Life Quality Outcomes
in Children and Young People with
Neurological and Developmental Conditions

神经发育性障碍儿童和青少年：
康复效果与生活质量

[加] 伽布瑞尔・M. 罗南（Gabriel M. Ronen）

[加] 彼得・L. 罗森鲍姆（Peter L. Rosenbaum）◎ 著

魏国荣 刘笑婴 张芳芳◎主译　黄卫平 赵会中 郑飞雪◎主审

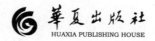

华夏出版社
HUAXIA PUBLISHING HOUSE

《神经发育性障碍儿童和青少年：康复效果与生活质量》著译者名单

作者　伽布瑞尔·M. 罗南（Gabriel M. Ronen）

　　　　彼得·L. 罗森鲍姆（Peter L. Rosenbaum）

主译　魏国荣　刘笑婴　张芳芳

主审　黄卫平　赵会中　郑飞雪

译者（按姓氏笔画排序）

王　灿	牛　舒	卢　茜	刘合建	刘笑婴	孙丽佳
邱　莉	林国徽	邱慧莹	徐开寿	张芳芳	张树新
赵晓旭	黄卫平	程亚慧	靳晓坤	韩立梅	魏国荣

统稿　韩立梅

献　词

　　我怀着极其荣幸的心情将此书献给那些出现在我们的生命历程中给我们的生活质量带来重要影响的人士——米歇尔（Michele），利·罗南（Lea Ronen），拉斐尔·罗南（Raphael Ronen），苏珊（Suzanne），保利娜（Pauline），乔安娜（Joanna）和丹尼尔·罗森鲍姆（Daniel Rosenbaum）。谨以此书表达我们的爱和崇敬！无论是作为医生、导师、研究者，还是作为编者，能够得到你们长此以往的支持，我们深感荣幸！我们试图将我们及同家人一起的生活经历、生活所悟融入书中，用爱、激情、希望、积极应对挑战和成就生活等作为主题，相信这些也应该是神经发育性障碍者及其家庭的生活主线！

伽布瑞尔·M. 罗南（Gabriel M. Ronen）

彼得·L. 罗森鲍姆（Peter L. Rosenbaum）

译者前言

　　儿童期残疾造成生活轨迹的改变。一直以来，许多研究结果强调缺陷的影响，强化了多年来的传统概念：即养育一个有障碍的儿童是辛苦的、负面的，而且无所回报；专业人员也深感疲惫、力不从心。但是本书强调的概念是：由于我们目前提供的服务无法满足这些儿童的发育需求，使得他们及其家庭的生活道路充满了不确定性和挣扎；针对神经发育性障碍儿童的治疗和服务常常过分关注他们的残损层面，而忽视了他们的优势所在。实际上，优势或许能够更好地预测他们的最终结局和生活质量。儿童康复发展到今天，让康复及卫生专业人员理解这些概念是非常必要的，因为它可以帮助在困境中挣扎的家庭开始关注自己的能力，而不是将精力过多地用于去挑战消极方面、去进行没有结果的讨论。本书从多个视角讨论如何理解儿童期残疾、如何进行循证实践、如何评估治疗效果，以及如何为残疾儿童及其家庭争取权利，将提高他们的生活质量作为康复的关注点。本书是将国际功能、残疾和健康分类（International Classification of Functioning, Disability and Health，ICF）的理念应用到我们工作实践中的范本。

　　在日内瓦参加世界物理治疗大会（World Confederation for Physical Therapy，WCPT）（2019）时，我有幸与相关专家讨论该主题，更进一步确定我们需要将优势导向的概念落实到神经发育性障碍儿童的康复之中，从而使我们的干预可以帮助提高他们的生活质量，真正体现儿童康复治疗专业人员的价值。

　　本书得以翻译出版，得到多方的支持与鼓励：翻译团队的各位中国儿童康复领域的专家和一线专业人员在百忙之中挤时间、投入精力潜心斟酌，不敢怠慢任何一个字眼、细节；本书的原作者、主编等给予远程指导，特别是彼得·L.罗森鲍姆教授多次通过邮件往来交流；主审黄卫平老师、赵会中主任、郑飞雪主任对译文进行严格把关；负责统稿的韩立梅女士，对终稿进行逐字逐句地通篇阅读；华夏出版社梁学超主任慧眼识真知，在当今很多注意力放在所谓"治疗技术"上时，重视这本具有更新理念和指导方向的书实属智慧之举。每一个人的尽职尽责使得本书尽量以最高质量呈现给读者。

原书的作者为了强调背景的重要性，将"第一章"放在"第一部分"之前，所以，第一部分直接从第二章起始，为尊重原著，译者未加改动，特此说明。

示而后知不足，译文不妥之处，敬请读者予以指正！

魏国荣

2019 年 5 月 12 日

于瑞士　日内瓦

序

要想最大程度地提高全民健康状况，需要采取综合的措施来解决卫生保健、心理和社会方面的问题。然而，近几十年来，公众和专业人员的意见在缺乏明确证据的情况下摇摆不定：要么认为，残疾人缺乏有意义的生活质量，任何干预都是没有价值的；要么认为，无论效果如何，都应该用上所有可用的干预措施。

北美和其他地方关于医疗改革的讨论侧重于种族、民族、文化、性别及性取向所引起的健康差异，但往往忽略了残疾。有充足的经验和一些数据可以证明，残疾是造成差异的主要原因。儿童时期就出现的残疾并不会消失，而且有可能加重，大多数有残疾的儿童都可以步入成年。现在，是时候汇总和整理过去三四十年来我们所学到的关于生活质量和健康状况的概念，尤其是有关残疾的影响。

由罗南（Ronen）和罗森鲍姆（Rosenbaum）教授编写的这本书很好地体现了加拿大相关政策的演变，实在是令人钦佩。健康的生物－心理－社会模式是本书的核心。作者应用了在世界卫生组织支持下，在过去至少三十年中发展起来的国际功能、残疾和健康分类（International Classification of Functioning, Disability and Health, ICF）模式，配合国际疾病分类（International Classification of Disease, ICD），ICF 提供了一个框架，用于考虑生物、环境、社会及个人因素对功能状态的影响。ICF 模式能够综合人们的功能状态，这使得基于该模式的评估工具在公共健康和政策制定方面具有了价值。建立起个人健康与公共健康之间的这座桥梁绝非易事。ICD 是用于说明疾病生物学原因的一个相当完整的系统；而 ICF 提供了一个用于说明个体功能能力的系统，从管理和政策的角度来看，这些功能能力对病因来说通常是"非绝对性的"，发育性残疾尤其如此。对残疾原因与后果之间区别的认识不足，已经阻碍了科学研究和公众的理解。作者通过分析近年来文献中出现的令人迷惑的表述，阐明了有关健康状况、健康相关生活质量及生活质量个人感受等既相互关联又有明显区别的概念，做出了非常大的贡献。依靠直观思维和刻板假设来看待发育性残疾人士的生活质量，尤其令人烦恼。卫生保健专业人员常常高估健康状况受损所带来的"负担"，并倾向于将健康状况与生活质量混为一谈，甚至家人也可能做出错误的消极假设。作者很好地说明了一种"残疾悖论"，即健康状况受损，甚至严重受损的人群，对他们的个人生活质量有更为积极的看法。ICF 鼓励通过关注生活中的活动和参与，以及也许比生物学因素更容易改变的环境和社会因素，来解决这一悖论。

这本书将满足以下几类人群的广泛需求。学生们会找到对当前核心概念的清晰介绍，这将有助于他们建构有关残疾的思维；对慢性病感兴趣的卫生保健专业人员会发现，本书有关测量的章节对他们在服务儿童和家庭的过程中，从不同途径来考虑生活质量问题特别有帮助；研究人员可以体会本书的出色综述，并发现那些需要更多调查研究的领域；而卫生保健服务的决策人员、管理人员和执行人员将发现大量信息，这有助于他们更好地组织卫生保健服务，以满足数量不断增加的残疾人士的需要，残疾人的寿命将不断延长，并且他们可以积极地赚取收入，参与社会的各个方面。案例的使用对说明几个最重要的问题特别有用。本书还以建设性的方式展示了加拿大的立法和司法经验，这将促使其他国家得以借鉴。

作者用开创性的思维为我们提供了这部有价值的专著。鉴于所涉领域非常年轻而充满活力，我期待他们在未来几年内为我们提供第二版。

约翰·F. 麦克劳克林医生（John F. McLaughlin MD）

儿科学教授

美国　西雅图儿童医院

前言

21 世纪，西方世界的卫生保健正在经历重大复兴。令人兴奋的发展之一是卫生保健服务人员对识别、理解、尊重和测量存在慢性健康隐患人群现有生活经历的重要性的认识。这些观点包括对不同个体生活经历的认识，是对临床医生和研究人员传统生物医学意义上健康观念的补充。人们越来越认识到，面对信任我们的服务对象，我们在计划和提供服务时，必须综合考虑各种因素。

这本书对健康问题保持"非绝对性"的态度。大量证据表明，尽管各种慢性健康状况的潜在生物医学原因和特征存在巨大差异，但这些状况对慢性病人群生活方面的影响存在相当多的共同点。患者自我报告结果这一测量方式正处于发展中，并且得到广泛应用，使卫生保健专业人员和研究人员能够充分了解慢性病患者在这些疾病中的生活经历，以及专业人员如何能够利用这些结果让患者参与进来，一起发展和实现满足其个体化需求的服务。

本书作者论述了当前的概念、证据、科学测量方法、挑战，以及研究、理解和应用我们从慢性病患者身上学到知识的机会，重点集中于存在神经发育性障碍的儿童和年轻人的经历。不幸的是，人们常常感到悲观，并且感觉没有办法帮助他们。本书共阐述了三个主题：（1）尽管存在明显的生物学缺陷，人们的生活也是丰富的，并且常常可以收获生活的满足感；（2）人们从生活中可以学到很重要的内容；（3）现有的一些值得信赖的科学方法可以被用来推动该领域的发展。

本书是为那些对神经发育性障碍的儿童和年轻人及其家庭等方面感兴趣的人写的。作为本书的编写者，我们希望这些方法对读者具有可及性和实用性。

如果这些观点和概念可以提高服务提供者、研究人员、倡导者和政策制定者的工作质量，那么本书就达到了我们写作它的目的。

伽布瑞尔·M. 罗南（Gabriel M. Ronen）

彼得·L. 罗森鲍姆（Peter L. Rosenbaum）

加拿大　麦克马斯特大学

2012 年 12 月

目录

第一章 背景：简介与概述

伽布瑞尔·M. 罗南（Gabriel M. Ronen）

彼得·L. 罗森鲍姆（Peter L. Rosenbaum）

神经发育性障碍发生率高，会引起生物医学和功能方面的障碍，从而导致残疾。患神经性残疾的人面临巨大的挑战，这些挑战已被主要国际组织确定为全球健康优先考虑的问题（Janca et al. 2006），并且具有社会和公共卫生影响。在这些问题中，发生于产前、围产期和新生儿期的最为普遍（Bergen & Silberberg 2002，Mwaniki et al. 2012），而且是干扰儿童期和成年早期正常发育过程的重要原因（因此常被称作"神经发育性"损伤和残疾）。

显然，存在神经性发育障碍的人面临各种困境的风险很高，这些困境影响他们生活的方方面面，诸如医疗、行为、心理、学业、社会生活等各个层面。即使我们对病因的认识取得了重大的科学上的突破，或发现了阻止疾病发展或严重恶化的干预措施，也仍然无法解决患者由疾病带来的个人和社会性挑战。

卫生保健人员越来越多地意识到，就人们在日常生活和长期结果方面受到的影响而言，存在持久损伤的人对其自身状况和一系列相关的社会因素的看法与其生物医学情况本身一样重要。认识的提升有赖于多方面的发展，包括：（1）国家和国际社会对残疾人权利、尊严和保护的重视；（2）世界各地众多组织针对神经发育性障碍进行的倡导和知识普及活动；（3）相关理论的不断完善，有关结果、健康和与健康相关构建之概念框架的发展，如功能、参与和生活质量；（4）健康测量工具开发的改善，如今涵盖了与健康相关的大多数层面，包括患者自我报告的结果，让实证性研究能够扩展到生物－心理－社会建构的领域；（5）强大统计学方法的开发，使研究人员能够横向和纵向地研究各种健康因素之间复杂的关系。这些统计方法减少了因为应用还原法而将生活问题过度简化的风险；还原法只包含有限的数量，运用单变量分析，很容易导致人们从狭隘角度看待人类问题，从而忽略其真实情况的复杂性。

面对这些现实，本书旨在为健康服务人员和健康服务研究人员提供经过严格审查的关于生活质量结果、重要概念和方法学的最新知识，以反映罹患慢性病的儿童和年轻人及其家庭的生活问题的复杂性。我们将具备科学基础的观点和相关案例说明汇集在一起，希望能够提高人们对整体观和具体观的理解，这些观念对慢性病患者的功能及其个人目标的实现至关重要。我们还试图让大家知道，这些个人及其家人如何看待自己的生活、我们的干预措施及他们得到的医疗保健管理。

我们选择将"准"成年人的结果纳入本书，因为存在神经发育性障碍的年轻人，他们在青少年时期和成年初期，可能尚未具备完全的认知、沟通及处理成人世界可能面对的挑战的社会能力（Arnett 2004）（图 1.1）。我们已经认识到，许多存在神经发育性障碍的人的大脑成熟过程需要更长的时间。例如，研究人员发现，在正常发育的人中，大脑不同部分的成熟时间存在很大差异，直到三十岁，大脑灰质和白质仍在不断地重构中（Lenroote et al. 2006）。其他经验数据表明，存在发育问题的年轻人，大脑成熟速率更缓慢，特别是皮质髓鞘的形成，落后于对照组 3.2 年（Pujol et al. 2004）。然而，大脑延迟成熟对准成年人的生物 - 心理 - 社会影响尚未得到应有的关注，这不利于人们了解他们在过渡期和成年期所需的具体照顾。

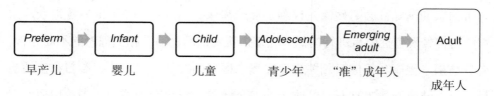

图 1.1　本书考虑的年龄范围内的发育阶段

本书强调医疗人员和研究人员必须意识到年轻人结果的多样性；利用现有的工具和方法去评估健康、功能和生活质量方面的结果；识别每种结果的决定因素；在规划干预措施中考虑这些结果；找机会评估这些结果，为改进和实施基于循证的服务提供数据。毫无疑问，应该尽可能进行干预，以最大限度地减少这些结果对年轻残疾人整体健康的威胁，促进其心理、情感、身体和社会的积极发展；即使面对"损伤"，也要在其整个生命周期中，以积极的方式影响他们的健康轨迹。我们希望本书能激发各种机会，改善残疾人士的生活前景，帮助他们做自己想做的事情，成为自己想成为的人。我们相信，这一目标可以从生活的各个方面，通过促进各种与健康相关的干预措施来实现，这些干预措施可以从人们生活的多个切入点向存在缺陷的个体或群体介绍。因此，希望本书能在全球较大范围内和不同社会群体中激发研究这些结果的新方法。我们相信，将这些主题汇集在一本书中，能够产生比单独主题的书籍更显著的影响力。

目前来看，医疗人员并不了解患者对其病情的看法，以及这些看法对患者价值观、生活目标和幸福感的影响。因此，本书第一部分介绍了延伸的生活质量相关结果，这些结果反映了患者及其家属如何看待其健康问题和我们提供的干预。我们高度重视本领域的"非分类"方法，它是对"分类"或诊断方法的补充，以反映本书对超越特定诊断的常见问题的关注程度。我们尝试整合来自生物－心理－社会的多维度的最新研究数据，这些维度对于存在神经发育性障碍的年轻人及其家庭的生活状况非常重要。

全书重点强调那些可以使我们进一步发展和扩展现有想法的概念，而不是专注于那些界限固定的定义，或局限于一种途径。第二章至第五章详细讨论了世界卫生组织（World Health Organization，WHO）及相关人士对"健康""功能""参与"和"生活质量"的概念和定义。我们认为，这些理念既相关又有其各自的特点。我们沿用了 WHO 的国际功能、残疾与健康分类（International Classification of Functioning, Disability and Health, ICF）（WHO 2001）的生物－心理－社会框架的术语，并按照其顺序编排章节；我们认为这种思维方式有利于"划定"与年轻人相关的问题，创建可能影响结果的动态结构，形成国际公认的术语。

我们试图在整本书中遵循 ICF 的相关术语（WHO 2001）。因此（见第二章和第四章），残疾和功能被视为**健康状况（health conditions）**（疾病、失调和残损）与**背景性因素（contextual factors）**之间相互作用的结果。术语**残损（impairment）**用于身体功能或结构中的问题，如显著的偏差或损失；而**残疾（disability）**则用作损伤、活动受限和参与受限的总称。这里使用残疾，始终都是指人的特征与其生活的整体背景特征之间的相互作用。但请注意，残疾的某些方面几乎完全是个人内在的，而另外一些方面几乎完全是外在的（WHO 2001）。有时，残损和残疾之间的区别可能并不那么明显。需要指出的是，立法尚未采用 ICF 的模式。在本书中，我们尝试在提及任何实质性权利时使用"残疾人或残疾个体"，例如，"残疾人有权享有尊严"。

第六章至第九章侧重讨论神经发育性障碍的年轻人的生活发展方面；生活在这些条件下的心理影响，主要采用作者对癫痫患儿的研究的例子；同伴关系；两性关系的发展，报告对脑瘫青年的研究细节。第十章至第十三章讨论各种潜在的环境促进因素，包括抗挫力和家庭，潜在的环境障碍，如污名化（再次使用从癫痫患者身上吸取的经验教训），研究法律条文的用处，介绍司法系统的例子。

第二部分（第十四章至第十八章）专门介绍研究生活质量的方法和测量工具。本书的这一部分包括对测量概念和标准的讨论，以及在临床环境和研究中选择患者报告的结果测量之前应考虑的特定通用问题，例如，是否清楚地理解了生活质量的问题，或是否需要一个初步的探索性质的研究方法来确定问题的本质？而且，在选择一项测量工具时，我们需要问："选择此项工具的目的是什么？"（即需要被回答的问题是什么？）"我需要通过这项工具获取哪些信息？""选择的工具是否能涵盖干预的预期结果？""生活质量是否是我在临床中关注的问题？""我应该使用自我报告还是代理人报告？""在这种背景下需要考虑哪些伦理问题？"及"正常参考值与这个问题是否相关，如果相关，那么在衡量被测群体的生活质量问题时，应该考虑采用哪个值做参考？"

第三部分（第十九章至第二十六章）讨论我们认为将给医疗人员、卫生管理人员、政策制定者和研究人员带来有趣挑战的问题，即如何积极影响对残疾人及其家庭非常重要的生活质量。本部分的各章将讨论通用的创新思维、实施策略和建议。这些章节分为三个小部分。第十九章至第二十一章讨论残疾和教育方面的主题，包括从专业院系就开始引入的跨专业教育的想法，调整执业实践以强化知识转化和运用效果的建议，根据来自复杂性癫痫年轻人实验班的研究证据，重新评估特殊教育课程对存在学业障碍的特定残疾人的影响。第二十二章至第二十四章探讨儿童期发病的人一生所面临的问题和他们的生活。

第二十五章和第二十六章综述关于残疾的社会问题，强调需要支持家长组织工作（主要基于英国的经验）、参与政策辩论，并理解和参加关于改善患者生活方面的法院判决。

最后，我们需要持续告知和启发大众、媒体和政策制定者，永远不应将有缺陷的人士描绘成没有价值的、生活悲惨的形象。在 ICF 的"背景性因素"概念中，环境通常是指人们生活中的物质和人文因素。我们有意安排了相关章节提醒大众，社会政治环境也会对公民的生活产生极大影响，对存在发育障碍的儿童、青年人及其家庭也不例外。

读者会注意到，虽然有些章节在讨论广泛存在的问题时，没有提及具体的生物医学状况，但有时候会使用特定疾病（如癫痫或脑瘫）的详细数据来说明与许多神经发育性障碍患者相关的、复杂的共性问题。编辑们有意邀请了各自领域经验丰富的研究人员，期望读者能够通过特定例子理解所说明的总体概念。大多数章节并不是要对该主题的所有问题进行详尽地讲述；相反，我们希望作者阐明与其指定领域相关的问题和概念。

医疗专业不应故步自封，在这个瞬息万变的时代，我们必须不断发展自身的技能，并在充满活力和不懈追求改进的过程中保持自我。卫生保健提供者通常不注重培养新的能力和技能，不情愿接受创新的想法。此外，我们倾向于使用直觉思维，即使我们错了，也对得出的结论充满信心。2002 年诺贝尔经济学奖获得者丹尼尔·卡恩曼（Daniel Kahneman）指出，"……多数情况下，质疑我们自己的信念和想法是困难的，尤其在我们最需要这样去做的时候更是如此，但我们可以从其他知情人的意见中受益"（2011）。在最近的一篇文章中，葛文德（Gawande）（2011）讨论了通过积极寻求知情的同事或其他人的指导，来克服人类容易感性行事的方法。成功的指导更有可能帮助我们发现自己的缺点、世俗偏见，以及思维、判断和决策方面的错误，这些通常不是我们能够自己改正的，从而让我们意识到从自己的角度看不到的问题，并帮助促进有效的改进和判断，类似于运动员和音乐家为自己寻求指导。

在卡恩曼（2011）观点的基础上，本书的目的是通过提供更丰富和更准确的语言来讨论理念、判断和选择等问题，提供评估干预效果的想法和工具，以提高人们发现并理解在理念、判断和选择方面的局限性的能力。

在编写过程中，我们无法涵盖所有相关方面，存在遗漏或错误在所难免。对所有有益于未来版本的评论，我们都将不胜感激。

参考文献

Arnett JJ (2004) *Emerging Adulthood. The Winding Road from the Late Teens through the Twenties*. Oxford, UK: Oxford University Press.

Bergen DC, Silberberg D (2002) Nervous system disorders: a global epidemic. *Arch Neurol* 59: 1194–1196. http://dx.doi.org/10.1001/archneur.59.7.1194

Gawande A. (2011) Personal best: top athletes and singers have coaches. Should you? *New Yorker*. Available at: www.newyorker.com/reporting/2011/10/03/111003fa_fact_gawande (accessed 27 August 2012).

Kahneman D (2011) *Thinking, Fast and Slow*. New York: Farrar, Straus, and Giroux.

Janca A, Aarli JA, Prilipko L, Dua T, Saxena S, Saraceno B (2006) WHO/WFN survey of neurological services: a worldwide perspective. *J Neurol Sci* 247: 29–34. http://dx.doi.org/10.1016/j.jns.2006.03.003

Lenroot RK, Giedd JN (2006) Brain development in children and adolescents: insights from anatomical magnetic resonance imaging. *Neurosci Biobehav Rev* 30: 718–729. http://dx.doi.org/10.1016/j.neubiorev.2006.06.001

Mwaniki MK, Atieno M, Lawn J, Newton CRJ (2012) Long-term neurodevelopmental outcomes after intrauterine and neonatal insults: a systematic review. *Lancet* 379: 445–452. http://dx.doi.org/10.1016/S0140-6736(11)61577-8

Pless IB, Pinkerton P (1975) *Chronic Childhood Disorders: Promoting Patterns of Adjustment*. Chicago, IL: Year Book Medical Publishers.

Pujol J, López-Sala A, Sebastián-Gallés N, Deus J, Cardoner N, Soriano-Mas C (2004) Delayed myelination in children with developmental delay detected by volumetric MRI. *NeuroImage* 22: 897–903. http://dx.doi.org/10.1016/j.neuroimage.2004.01.029

World Health Organization (2001) *International Classification of Functioning, Disability and Health*. Geneva: WHO Press.

第一部分

概念和视角

健康、残疾及生活质量的概念

第二章 神经发育性障碍儿童和青少年"健康"和"生活质量"的概念及视角

伽布瑞尔·M.罗南（Gabriel M. Ronen）

彼得·L.罗森鲍姆（Peter L. Rosenbaum）

概要

本章用"非分类"方法阐述健康和生活质量的框架和概念——我们认为这些方法可以帮助我们拓宽专业视角，并可应用于临床或卫生服务研究项目中。本章将探讨我们如何理解个体的健康，并批判性地评价WHO对健康的定义，接下来综述人们如何概念化"生活质量"这一术语，并讨论谁的观点更重要，接着讨论ICF框架的潜在价值，包括残损和残疾的相关概念，然后综述"残疾悖论"的含义，为个体的生活质量概念化铺平道路。本章的最后简短介绍"健康相关生活质量"这一术语及其评测方法。

一、引言

杰出的微生物学家和哲学家勒内·杜博斯（René Dubos）阐述了健康的主要理论之一，即：

疾病和残疾将在不同程度上始终伴随着我们，所有社会的卫生保健必须解决现有的负面结果，并且适应新的社会和环境影响。即使在最佳安排下，预防性保健与治疗性保健相结合，卫生保健提供者的主要工作也不是治疗，而是照护。

（Dubos 1981，引自 Levine et al. 1983: 401）

这段引文阐明了我们需要了解有关健康和生活质量的挑战，特别是对存在神经发育性障碍的儿童和青少年。引文提醒人们对一系列问题进行反思：科学可以消除对神经发育性障碍的夸大言辞；进行全面的科学调查和经验数据分析，以丰富我们对患者及其家属基本问题的理解的迫切需要；不仅要改善以证据为基础的治疗方法，还要为患者提供有意义的循证照护的重要性；随之而来的制订和应用适当的评测方法，来描述人们的日常生活并计划生活质量研究的需要。在本章中，我们将研究健康的几个关键概念、定义和观点，并评估其在临床和研究中的意义。为了增加对这些术语和概念的理解，我们将依赖能够阐明问题本质的理论，产生有意义的假设，从而进行具体理论驱动性的研究。与此同时，因为本书旨在供卫生专业人员使用，所以我们的目标是在实用和可操作层面考虑这些概念。

二、有关患者健康的非分类方法

慢性病的非分类方法强调跨疾病类别（诊断）中生活经验的共性问题，同时阐述影响健康的各种因素及其多样性（Pless & Pinkerton 1975）。突出这一概念的原因是我们的生物医学传统——根深蒂固地存在于疾病特异性的诊断和治疗——限制了我们发现共性情况的能力。相反，在非分类方法的观点中，日常功能受限被视为健康受损的共同表现（无论残损的原因是什么），而不是特定病因的结果。

范德堡大学（Vanderbilt University）通过研究慢性病儿童及其所需服务，写了一本系统介绍儿童健康中各种慢性病共性原则的书（Hobbs et al. 1985），这是一部具有里程碑意义的著作。但是直到今天，尽管我们已经将临床视野扩展到非分类思维，并考虑其对提供服务的影响，依旧很难将这种方法转化为实践。在保险覆盖和公共政策对慢性神经发育性障碍都产生广泛影响的当代，无论具体诊断如何，这一视野的扩展尤其重要。例如，残疾儿童健康的首要研究重点是找出卫生服务的促进和障碍因素，同时找到将其需求纳入初级保健系统的最佳策略。这些研究结果表明，确保全部残疾人士享有适当的卫生保健系统是首要的，而解决疾病特异性的残损则是次要的（Tomlinson et al. 2009）。

非分类方法通过研究存在神经发育性障碍的青少年及其家庭的生活适应情况，以及疾病对教育和社会发展的影响及对他们未来成年生活的影响，让我们有可能评价各种神经性疾病在整个发育时期的影响。这种思维方式也可以让我们构建评估慢性病患者群体之间及群体内部结局的模型。用非分类方法评估结果的工具可以聚焦有关健康的多维视角，认识神经发育性障碍儿童和青少年及其家庭的优先事项。

三、个体健康

1948 年，WHO 把健康定义为"身体、心理和社会功能三方面的完满状态，而不仅仅是没有疾病和不虚弱"，这是一个创新，它将健康理念拓宽到一个多维结构，除了生物医学之外，还包括人们的心理和社会层面，同样重要的是，从关注疾病转变为积极关注幸福感。有些人可能认为这个定义是一个无法实现的乌托邦，我们只能在概念上追求它。今天，仍然有学者们认为这个定义适得其反，因为"完满的"让人们觉得慢性病患者是生病的和不健康的。

事实上，临床医生对健康的看法各不相同，这基于他们的价值观、信仰和日常实践经验。不过，学者们提出，从定义到概念框架的转变拓宽了人们对健康的视角，使人们能够以一种现实的方式将健康视为包括个人期望和机会的普遍现象（Huber et al. 2011）。很显然，我们不能简单地从解剖学、生理学或心理学来衡量健康。健康的真正衡量标准是即使有疾病的存在，个体仍然能够以一种可以接受的方式在其社交圈内生活（Dubos 1959, 1979）。健康可以被视为一个宽泛的概念，它包括生活中的所有领域，如社会地位、教育程度、贫困或政治自由，虽然这些重要的生活要素对健康的影响是不可否认的，但仅把它看作是一种附带现象是不现实和不切实际的。

令人遗憾的是，1948 年 WHO 对健康的定义不够具体，未能增进我们对提高某些人群健康所需技能的了解。此外，儿童和青少年健康的概念是多方面的、复杂的。除了生物医学因素之外，还有许多因素会导致健康的变化，包括持续发展和变化的动态方面及心理社会适应与生物、心理和社会环境因素相互作用的方式。然而，毫无疑问，值得考虑的是，"健康并不意味着你没有任何疾病，而是意味着你可以发挥自己的作用，做自己想做的事，成为自己想成为的人"（Dubos 1981，引自 Levine et al. 1983: 400）。

四、结局

结局指的是服务方案或干预措施在现实生活中对参与者的影响范围和程度，以及用各种指标来体现的目标实现情况。

> 因此，*健康结局*可以被认为是个人、小组或人群的整体健康或任何核心领域的变化，这种变化可以归因于有计划的单一或系列干预，无论是否有意为之。干预措施可以包括政府政策和相关服务、法律法规，或者包括健康促进在内的卫生服务项目，它还包括除卫生之外的其他政府部门政策带来的预期或非预期的健康结局。

> （摘自：www.definitionofwellness.com/dictionary/health-outcomes.html）

由于术语**结局**（outcomes）和**预后**（prognosis）通常可以互换使用，我们建议保留医学术语"预后"，以指明患者的健康状况及其治疗的医学终点。希波克拉底（Hippocrates）使用"预后"一词预示疾病的进程。它起源于希腊语 *progignoskein*，意思是"事先知道"或"预知"。目前，预后常用预期的寿命、康复的机会、生存率或某些特定的终点来表示。受到干预影响后，每一个预后都被认为是一个"结局"。

在研究健康结局时，我们希望通过回答以下问题来提高我们对患者医疗状况及其管理的理解："怎样才能判断患者在接受干预后是否'更好'？""我们所说的'更好'具体指什么，谁来评判？""随着时间的推移，我们采用什么标准评估结局和健康的变化？"同样重要的是，我们需要知道谁的观点是重要的。在卡塞尔（Cassell 1982）概念的基础上，我们认为，把人分解成与其疾病相关的各种碎片，并不能帮助我们更好地了解这个人，包括他们潜在的愿望和痛苦，或者他们最重要的生活问题。我们建议，在思考**结局**时，不仅要认识和领会介于"健康"与"不健康"这个连续体之间的实际情况和对健康状态的感受，而且要意识到一个人的人生目标在任何时候都会受到多种因素的影响。这种宽泛的观点超越了 ICF 框架所表达的健康概念（下文讨论）。

越来越多的经验性证据表明，在各种慢性疾病中，很难将更好或更差的健康结局完全归因于疾病的生物学特性及其医学治疗。从患者的角度来看，生活质量结局与生物医学残损之间的关系不一定是线性的。面对病情复杂的患者，临床医生现在认识到，管理疾病"严重程度"的生物医学部分是必要的（例如，在减少药物副作用的情况下控制癫痫发作或通过肉毒毒素注射减少痉挛），但是还不够。在青少年慢性疾病患者的总体结局中，还有许多额外的因素，如儿童的心理适应能力、解决问题的能力、逆境中的应对技巧、社会交往、教育问题和服务的提供，以及众多环境因素，其中最重要的因素是——家庭。

无论采用何种方法及在何种环境下治疗，临床医生收集和评估"证据"，以评价"健康结局"，都应该做到利大于弊，如运用药物控制癫痫发作或注意缺陷多动障碍（attention deficit hyperactivity disorder, ADHD）的症状。然而，目前我们尚不清楚患者是否认同医生对利和弊的看法，或者他们是否对幸福感和生活质量有额外或不同的关注，这导致了相关专业人士的质疑："我们应参考什么样的框架来指导我们对患者生活质量的理解和相关证据的收集，以及我们应该用什么工具来评估这些结果？"结局研究指的是对经验、决定因素（如促进因素和障碍因素）的研究，以及对慢性病患者生命历程模式的研究（包括卫生保健的影响）；这样的研究考虑了患者的经历、偏好和价值观。患者报告的结果直接来自患者本人的病情报告，没有任何外人的解释。在这种情况下，区分调节因素（moderating factor）和中介因素（mediating factor）对规划有价值的干预措施至关重要（Baron & Kenny 1986）。

系统理论模型在结局研究中发挥着重要作用。一个**结局系统**（outcomes system）被概念化为一个系统，在这个系统中，人们试图干预现实生活的一个因果过程，以改变更高层次的结果。结局系统模型包含一系列预期的因素和效果，这些因素既可以影响某些事情的发生，也可以是"消极的"，即阻止更高层次的结果发生。**结果**（outcome）由结局模型中较低层次的步骤导致（或阻止）（Duignan 2009）（更多关于系统理论的信息，请参见第二十章）。在接下来的章节中，基于证据的结果显然需要遵循合理的理论框架。

五、国际功能、残疾和健康分类（ICF）

根据《联合国残疾人机会均等标准规则》（*the United Nations Standard Rules on Equalization of Opportunities for Persons with Disability*）（1994），ICF（WHO 2001）的发展和传播为健康结局重要维度的思考，特别是对慢性病患者，提供了一个有用的框架。

ICF通过功能来描述健康。它评估身体功能和结构、活动（生活的任务和需求）及参与（生活中的参与）之间的相互作用（Leonardi & Ustun 2002）（参见第四章，其中详细讨论了这些观点）。功能的这些组成部分被认为与环境相关的背景性因素（社会、物理和地域）和个人因素（使每个人成为独特个体的特征）之间存在动态关系。ICF超越了传统认为残疾是身体状况的直接后果，并聚焦于个体的观点。相反，它将（好的或想要的）健康视为功能和相关因素相互关联的组成部分之间和谐互动的动态过程。在这个模型中，残疾是人的身体功能和结构之间相互作用的结果，他们的活动及在社会中的参与受到环境和个人因素的影响。因此，残疾是结构损伤、活动受限和参与限制的总称，阻碍人们在其周围环境和个人背景下获得期望的功能，因此它本质上是个性化的。

ICF 被认为是对功能和残疾整合理解的重要一步，为跨文化的健康描述提供了多学科间的概念和术语。ICF 的儿童和青少年版（ICF-CY）（WHO 2007）的创建，通过解决儿童发展问题完善了 ICF 框架中残疾的概念。然而，人们仍可以对 ICF 的一些概念性和实践性问题提出批评，例如，作为一个客观的分析评估系统，ICF 忽略了个人的感知体验（Ueda & Okawa 2003, Hemmingsson & Jonsson 2005）。（第四章将详细介绍在各种临床情况下采用 ICF 的好处）

六、残损和残疾

"残损"表明身体功能下降，这是公认的；而"残疾"这个术语，从在 WHO 的国际残损、残疾和残障分类的线性疾病模型［→残损（impairment）→残疾（disability）→残障（handicap）]（WHO 1980）中的使用，到目前受到 ICF 理论概念框架（WHO 2001）的影响，其意义发生了重大转变。2006 年发表在《柳叶刀》（Lancet）上的一篇评论文章建议，"为了能够经得起审查，残疾的定义应该：（1）适用于所有人；（2）不分群体，如'视障群体'或慢性疾病群体；（3）能够描述多个功能领域的残疾经历；（4）允许比较不同类型残疾的严重程度；（5）足够灵活，适合多种用途；（6）能够描述所有类型的残疾；（7）认可环境对个人残疾的影响；（8）不包括关于任何残疾原因的规定"（Leonardi et al. 2006）。作者建议将残疾定义为"在一个或多个生命领域中，身体、个人或社会层面上的功能困难，就像健康状况与背景性因素相互作用时所经历的那样"。这个定义既与 ICF 的定义一致，又与非分类方法背后的思想一致。

在本书中，我们建议把残疾作为一个概念框架，在这个框架上进行扩展和构建，并据此提出我们的残疾分类观念：在 ICF 跨维度构建中，当主要组成部分之间的相互作用表现出紧张时，我们认为残疾"存在但没有限制"（轻度残疾）；当相互作用虽严重受损但在某些层面仍然存在时，则为"相互作用受损"（中度残疾）；当整个系统完全解体时，则为"相互作用瓦解"（严重残疾）。能力（capability）概念的引入为残疾提供了另一种理解，该概念增加了个人是否真正想参与特定生活环境的维度（Morris 2009）。

目前尚未就如何标记和描述多种残疾的情况或个人达成一致。当患者存在多种进行性残疾时，不应使用带有负面含义的术语，如"疾病负担"或"灾难性状况"，我们倾向于使用中性短语，如"复杂性"或"复杂的生活"。**复杂性（complexity）**这个术语指的是一个系统的组织级别，有利于人们理解产生的结果。一个组织级别可以设定各种问题，让系统有可能通过与下级或上级系统之间的互动来保持动态稳定。遵循这一思路，残疾的复杂性越高，人的状态、人与人或人与环境之间的潜在冲突就越大。另外，复杂性越高，选择性、灵活性、适应性行为或系统重组的可能性就越大（Antonovsky 1993）。换句话说，随着复杂性的增加，与残疾相关的系统的不稳定性也会增加，从而使系统更有机会受益于有效的干预行为。

目前，布雷奥（Brehaut）、科恩（Kohen）、罗森鲍姆（Rosenbaum）和米勒（Miller）（Brehaut 2012，个人交流）正在探索研究另一个关于**复杂性**的观点，即抚养一个处于"复杂"生活状况的孩子对其父母和家庭的潜在影响。例如，这样的孩子在身体结构和功能上有多种残损，伴有活动和参与的限制，累积的影响可能使其父母产生巨大的压力和需求。请注意，这一观点与"严重程度"（一种描述特定疾病或失调程度的临床术语）有很大不同，它试图记录下这些现实对日常生活的影响，即这些现实是如何影响"复杂"情况下个人及其照护者的日常生活的。这种复杂性的概念需要被进一步探索和阐述，并且与"疾病负担"一词进行明确区分。

七、"残疾悖论"

当专业人士考虑患者的结局时，他们通常会与普通人的结局进行比较（通常包括他们自己）。身体健全的观察者倾向于关注他们眼中的"残疾人"想做的事情和他们认为"残疾人"能做的事情之间的差异。他们也可能会想象自己处于"残疾"状态，并基于这一观点进行自我评估（几乎总是负面的）。在评测这些结局时，卫生专业人员可能会将发现的结果与非残疾人的报告进行对比和解读。

和其他人一样，我们认为这种比较可能具有误导性，而且出于一些原因，这种比较往往是不合理的。慢性神经发育性障碍患者身体结构方面的残损不太可能被治愈，这是否意味着他们的健康结局会理所当然地、永久地比普通人的健康结局差呢？其他在健康属性量表（health attribute scale）（由普通人研制的测量残损程度的工具）中得分不那么完美的人，是否必然会有健康结局不佳的危险呢（Feeny et al. 1996）？健康属性量表评分低于 0 的患者真的认为活着不如死亡吗（Patrick et al. 1994）？一些经验数据表明，许多从生物医学角度来说有缺陷的人认为，他们的生活轨迹和普通人一样令人满意，这明显与他们看起来的健康状况并不一致（Albrecht & Devlieger 1999）。

与纯粹的生物医学方法相反，生活问题是高度个性化的。它们因人而异，这凸显了一个事实，即明显相似的健康状况，甚至相似的功能水平（如视力障碍），可以通过许多不同的方式被个人评估或感知。当旁人以为不痛苦时，患者可能说痛苦；相反，当旁人以为痛苦时，患者可能说不痛苦（Cassell 1982）。存在持久障碍的人至少可以对生活的某些方面感到非常满意，他们认为自己健康、独立，认为自己能够证明自己成功，并且有令人满意的生活质量。阿尔布雷希特（Albrecht）和德夫列热（Devlieger）（1999）研究了这一情况，引入了"残疾悖论"（disability paradox）一词。根据早期的研究，他们提出了这样一个问题："为什么许多存在严重持续性残疾（在本书的术语中是 impairment）的人报告说，他们拥有良好或卓越的生活质量，而在大多数局外人看来，他们似乎过着难以接受的日常生活？"从患者的角度来看，感知健康和生物医学残损的评级是两个不同的概念，这表明不能通过生物医学变量单独解释感知的结果，如患有脑瘫（Rosenbaum et al. 2007）和脊髓性肌萎缩（de Oliveira & Araujo

2011）的年轻人的情况。

阿尔布雷希特（Albrecht）和德夫列热（Devlieger）（1999）用半结构化的方法对中度和重度残损的患者进行了访谈。在那些自称生活质量良好的人群中：（1）残损和能力表现为个性化的、个人的，有时甚至是衡量成功的新标准（类似于许多移民者到新国家所经历的过程）；（2）满意度来自一个人在损伤和环境限制下，从生活中体验到的成就感和满足感（在生活中有一种"能做"的方式）；（3）找到生活的目的、意义，而且生活和谐很重要；（4）重要的是认识到能够掌控自己的身体、思想和生命的价值。这些观察结果都是高度个性化的，它们为现代有关患者报告的结果与损伤或功能之间的关系不一定是线性的观点提供了证据，也证明了"结局"似乎不能通过否认损伤或残疾的后果来进行解释。

目前已经发现能导致不良结局的因素包括：疼痛、感到疲劳和沮丧、失去对身体和精神的控制及缺乏生活目标。此外，存在隐形障碍的患者，其结局比存在可见障碍的患者差。我们认为任何痛苦都与不良后果有关。根据卡塞尔（Cassell）（1982）的观点，**痛苦（suffering）**是指感受到一种由威胁个人完整性的事件带来的巨大悲痛状态，或感受到即将到来的人生毁灭。作为痛苦产生的根源，它必将影响人们对未来事件的感知（Cassell 1982）。阿尔布雷希特（Albrecht）和德夫列热（Devlieger）（1999）对他们的研究结果进行了解释：他们认为，在存在损伤的人群中，自我的一个维度可能会补偿另一个维度中较差的功能，从而保持自我的相对平衡，继而得到良好的结果。我们认为，促进积极适应态度的建构，如自我效能、乐观、感恩、接受、专注和希望，可能是有助于解释残疾悖论的重要调节 – 中介因素，这些变量中有一些是可以改变的，因此可以通过强调优势为本的功能干预措施进行加强。（更多关于优势为本的健康方法，请参见第十章）

八、个人生活质量（另见第三章）

WHO（WHOQOL 1993）将生活质量定义为"个人在其生活的文化和价值体系中对其生活地位的看法，与其目标、期望和关注点有关"。在结局系统的理论模型中，健康可能是总体生活质量的主要组成部分，而健康相关生活质量（health-related quality of life, HRQL）既可能是高水平生活质量的组成部分，也可能是低水平健康的一部分。这只是多年来人们对生活质量和 HRQL 的无数定义难以统一的原因之一。

在这本书中，我们将在理念与操作层面上遵守上述定义或与 WHO 框架相一致的任何其他描述。例如，对于健康促进中心（CHP）来说，生活质量定义为"一个人在多大程度上享受他或她生活的重要可能性"，其主要成分是"存在"（这个人是"谁"）、"归属"（一个人在环境中的一席之地）和"成为"（实现自己的目标）（Renwick et al. 2003）。生活质量和 HRQL 这两个术语代表了许多相互作用的维度（因此，相对于多维度，我们更喜欢使用跨维度这一术语），它至少涉及个体感受的三个维度：（1）满意度；（2）愉快 - 不愉快天平上的情感平衡；（3）摆脱压力（Campbell 1976）。一个人最大的愿望和幸福不一定是他或她体验到身体活力和幸福感，甚至也不是长寿；相反，它是每个人实现为自己设定的目标或完成有价值任务的最适合状况（Dubos 1959）。"愿望"和"幸福"这两个词，虽然含糊不清，但似乎比其他任何词都更能体现生活质量的价值。在西方社会，健康被认为是生活中最重要的领域，健康的感知与生活质量的感知密切相关（Ferrans & Powers 1992）。因此，在这本讨论患者结局的书中，社会学和医学都聚焦在患者的生活质量上（Levine 1987）。

九、健康相关生活质量（HRQL）及其评测

如上所述，关于生活质量和 HRQL 的构成仍然存在重大的误解。在 20 世纪 70 年代末和 80 年代，"生活质量"的概念逐渐成为评价一般健康干预措施，特别是医疗干预措施的一个重要维度（Levine 1987）。在随后的几年中，卫生保健界逐渐认识到慢性疾病是无法治愈的，并且认识到可以改善慢性疾病患者的社会功能。另外，民间运动主张整个社会和健康规划者为社会中最薄弱环节承担更多的责任，呼吁更多的人性化卫生保健，并帮助患者适应他们的社交圈，

以实现他们的社会角色。莱文（Levine）等人（1987）强调，"医疗和其他健康行业的主要历史功能一直都是护理、治疗和提高生活质量"。

生活质量的概念已经超越了日常生活活动的概念，尽管这些活动可能很重要。生活质量的概念已经将注意力转移到了更完整的社会和心理状态、个人的社会角色表现、精神敏锐度、情绪状态和幸福感上（Levine 1987）。在医疗卫生服务的环境下，生活质量的构建旨在探索患者的主观感受，强调对健康的期望、价值观和满意度，而不是探索慢性疾病患者的实际健康问题或挑战的存在、缺失、频率或严重程度。研究者们开始"将生活质量中与健康相关的方面（HRQL），与存在于更大世界的基本社会状况中的生活质量进行区分"（Levine 1987）。HRQL 特别关注受健康状况影响的生活质量（Guyatt et al. 1993）。值得注意的是，HRQL 相对独立于健康状态的构建，它包含了 ICF 主要成分之间的动态作用，也可能包括患者的症状。

卫生保健系统的一个新目标是能够评测健康的非生物医学和非生理学的重要方面，关注疾病或治疗的间接影响，并包括个体的感知体验（Guyatt et al. 1989）。为评估这些属性而开发和应用的早期评测工具，都被称为"HRQL 工具"，尽管它们的内容与聚焦于 ICF 中功能要素的健康状况评测方法相似，但并不完全相同（Bergner 1985）。这些工具中的许多属性都是有用的，但是它们的内容与当前人们对 HRQL 的理解并不一致。塞拉（Cella）和图利斯基（Tulsky）（1993）认为，无论是从理论还是康复的角度来看，将生活质量定义为健康状况的概念都是有局限的，并警告人们不要将表现（和健康状况）量表与生活质量的评测相混淆。他们还明确指出，生活质量的单项评测虽然操作简便，但是不能作为生活质量的衡量标准，因为这种方法是没有维度的。单项评测不可能确定分数变化的具体信息（Cella & Tulsky 1993）。

我们认为，在概念上，HRQL 应被视为生活质量整体建构的一个子领域（Spilker & ReViki 1996），用通用的 HRQL 量表评测；或被视为一种关于人的具体健康问题的有密切关联但又相对独立的生活质量建构，从而患者可以根据自己的状况确定所关注的 HRQL 维度［并用疾病特异性 HRQL 量表（condition-specific HRQL scales）来评测］（Ronen et al. 1999，2003）。我们认为，在操作层面上，HRQL 应该专门用于描述患有慢性疾病的个人对其生活中与健康有关领域的看法和评估，而不应与功能或健康状况量表互换使用，因为后者关注的是功能的客观元素。

如今，卫生服务文献中发现的绝大多数 HRQL 和生活质量评测都是基于临床实践中出现的问题（Varni et al. 2005）。最近的评测结合了定性和定量的方法，包括患者对自己的价值、期望和生活困境的看法［被称为患者报告结果（patient-reported outcomes, PROs）］。在我们的实践中，常规收集 HRQL 数据增进了我们对青少年及其家人日常生活的理解，指导我们在个案水平上要关注哪些干预，在项目计划层面上要扩展哪些治疗（Ronen et al. 2010）。HRQL 评测不仅可以对干预措施进行有用的、具体的、有据可查的评估，还有助于加强和突出"真实"焦点，为卫生专业人员深入研究这些问题提供合法化及可行性建议（Annells & Koch 2001）。对存在慢性神经发育性障碍的年轻人来说，经过干预后的生活调整是非常可行的。以满意度、期望、标准和健康领域问题为目标的生活质量和 HRQL 工具，可能比仅使用健康状况评估工具更能让临床医生了解慢性损伤患者的生活情况（Fayed et al. 2011）。

十、总结

在这一章中，我们强调了这样一种概念，即对于存在长期或永久性神经发育性障碍的年轻人，必须在关注他们的愿望和他们想要做什么或想成为什么的前提下，考虑他们的医疗损伤，而不考虑其潜在的生物医学状况（非分类方法）。残疾可以被视为这个人被剥夺了行动的自由。对这些人来说，所谓**健康**是指即使存在生物医学角度上的缺陷（残疾悖论），他们也可以自由地过上充实的生活（Dubos 1979, Albrecht & Devlieger 1999）。对他们而言，理想的生活质量代表了他们在生活中的任何时刻实现目标的程度。除了重要的医疗指导之外，卫生专业人员能够且应该抓住这个机会，承担起责任，使患者能够实现自己的目标，或者至少在其生活中达到最佳平衡。

拓展阅读

Ronen GM, Fayed N, Rosenbaum PL（2011）Outcomes in pediatric neurology: a review of conceptual issues and recommendations. The 2010 Ronnie Mac Keith Lecture. *Dev Med Child Neurol* 53: 305–312

参考文献

* 主要参考文献

*Albrecht GL, Devlieger PJ (1999) The disability paradox: high quality of life against all odds. *Soc Sci Med* 48: 977–988. http://dx.doi.org/10.1016/S0277–9536(98)00411–0

Annells M, Koch T (2001) 'The real stuff': implications for nursing of assessing and measuring terminally ill person's quality of life. *J Clin Nurs* 10: 806–812. http://dx.doi.org/10.1046/j.1365–2702.2001.00546.x

*Antonovsky A (1993) Complexity, conflict, chaos, coherence, coercion and civility. *Soc Sci Med* 37: 969–981. http://dx.doi.org/10.1016/0277–9536(93)90427–6

*Baron RN, Kenny DA (1986) The moderator-mediator variable distinction in social psychological research: conceptual, strategic and statistical considerations. *J Pers Soc Psychol* 51: 1173–1182. http://dx.doi.org/10.1037/0022–3514.51.6.1173

Bergner M (1985) Measurement of health status. *Med Care* 23: 696–704. http://dx.doi.org/10.1097/00005650–198505000–00028

Campbell A (1976) Subjective measures of well-being. *Am Psychol* 31: 117–124. http://dx.doi.org/10.1037/0003-066X.31.2.117

*Cassell EJ (1982) The nature of suffering and the goals of medicine. *N Engl J Med* 306: 639–645. http://dx.doi.org/10.1056/NEJM198203183061104

Cella DF, Tulski DS (1993) Quality of life in cancer: definition, purpose, and method of measurement. *Cancer Invest* 11: 327–336. http://dx.doi.org/10.3109/07357909309024860

Dubos R (1959) *Mirage of Health: Utopias, Progress and Biological Change*. Garden City New York: Anchor Books Doubleday & Company, Inc.

Dubos R (1979) Adapting man adapting: curing, helping, consoling. *Yale J Biol Med* 52: 211–218.

Dubos R (1983) Interview reported in 'Modern Maturity', August–September 1981, p. 35. Cited by Levine S, Feldman JJ, Elinson J. Does medical care do any good? In: Mechanic D, editor. *Handbook of Health, Healthcare and the Health Professions*. New York: The Free Press, p. 400.

Duignan P (2009) Definitions used in outcome theory. Outcomes Theory Knowledge Base Article No. 231. Available at: http://knol.google.com/k/paul-duignan-phd/definitions-used-in-outcomes-theory/2m7zd68aaz774/59.

Fayed N, Schiariti V, Bostan C, Cieza A, Klassen A (2011) Health status and QOL instruments used in childhood cancer research: deciphering conceptual content using World Health Organization definitions. *Qual Life Res* 306: 639–645.

Feeny DH, Torrance GW, Furlong WJ (1996) Health Utilities Index. In: Spilker B, editor. *Quality of Life and Pharmacoeconomics in Clinical Trials*, 2nd edn. Philadelphia, PA: Lippincott-Raven, pp. 239–252.

Ferrans SE, Powers MJ (1992) Psychometric assessment of the Quality of Life Index. *Res Nurs Health* 15: 29–38. http://dx.doi.org/10.1002/nur.4770150106

Guyatt GH, Veldhuyzen Van Zanten SJO, Feeny DH, Patrick DL (1989) Measuring quality of life in clinical trials: a taxonomy and review. *Can Med Assoc J* 140: 1441–1448.

Guyatt GH, Feeny DH, Patrick DL (1993) Measuring health-related quality of life. *Ann Intern Med* 118: 622–629.

Hemmingsson H, Jonsson H (2005) An occupational perspective on the concept of participation in the International Classification of Functioning, Disability and Health – some critical remarks. *Am J Occup Ther* 59: 569–576. http://dx.doi.org/10.5014/ajot.59.5.569

Hobbs N, Perrin JM. (1985) *Issues in the Care of Children with Chronic Illness. A Sourcebook on Problems, Services and Policies*. San Francisco, CA: Jossey-Bass Publishers.

Huber M, Knottnerus JA, Green L, et al (2011) How should we define health? *BMJ* 343: d4163. http://dx.doi.org/10.1136/bmj.d4163

Leonardi M, Ustun TB (2002) The global burden of epilepsy. *Epilepsia* 43(Suppl. 6): 21–25. http://dx.doi.org/10.1046/j.1528-1157.43.s.6.11.x

*Leonardi M, Bickenbach J, Ustun TB, Kontanjsek N, Chatterji S (2006) The definition of disability: what is in a name? *Lancet* 368: 1219–1221. http://dx.doi.org/10.1016/S0140-6736(06)69498–1

*Levine S (1987) The changing terrains in medical sociology: emergent concern with quality of life. *J Health Soc Behav* 28: 1–6. http://dx.doi.org/10.2307/2137136

Levine S, Feldman JJ, Elinson J (1983) Does medical care do any good? In: Mechanic D, editor. *Handbook of Health, Healthcare and the Health Professions*. New York: The Free Press, pp. 394–404.

Morris C (2009) Measuring participation in childhood disability: does the capability approach improve our understanding? *Dev Med Child Neurol* 51: 92–94. http://dx.doi.org/10.1111/j.1469–8749.2008.03248.x

de Oliveira CM, Araújo AP (2011) Self-reported quality of life has no correlation with functional status in children and adolescents with spinal muscular atrophy. *Eur J Paediatr Neurol* 15: 36–39. http://dx.doi.org/10.1016/j.ejpn.2010.07.003

Patrick DL, Starks HE, Cain KC, Uhlmann RF, Pearlman RA (1994) Measuring preferences for health states worse than death. *Med Decis Making* 14: 9–18. http://dx.doi.org/10.1177/0272989X9401400102

Pless IB, Pinkerton P (1975) *Chronic Childhood Disorders: Promoting Patterns of Adjustment*. Chicago, IL: Year Book Medical Publishers.

Renwick R, Nourhaghighi N, Manns PJ, Rudman DL (2006) Quality of life for people with physical disabilities: a new instrument. *Int J Rehabil Res* 26: 279–287. http://dx.doi.org/10.1097/00004356-200312000-00005

Ronen G, Rosenbaum P, Law M, Streiner D (1999) Health-related quality of life in childhood epilepsy: the results of children's participation in identifying the components. *Dev Med Child Neurol* 41: 554–559.

Ronen GM, Streiner DL, Rosenbaum P, Canadian Pediatric Epilepsy Network (2003) Health-related quality of life in children with epilepsy: development and validation of self-report and parent proxy measures. *Epilepsia* 44: 598–612. http://dx.doi.org/10.1046/j.1528-1157.2003.46302.x

Ronen GM, Lach L, Streiner DL, et al (2010) Disease characteristics and psychosocial factors: explaining the expression of quality of life in childhood epilepsy. *Epilepsy Behav* 18: 88–93. http://dx.doi.org/10.1016/j.yebeh.2010.02.023

Rosenbaum PL, Livingston MH, Palisano RJ, Galuppi B, Russel DJ (2007) Quality of life and health-related quality of life of adolescents with cerebral palsy. *Dev Med Child Neurol* 49: 516–521. http://dx.doi.org/10.1111/j.1469-8749.2007.00516.x

Spilker B, Revicki DA (1996) Taxonomy of quality of life. In: Spilker B, editor. *Quality of Life and Pharmacoeconomics in Clinical Trials*, 2nd edn. Philadelphia, PA: Lippincott-Raven, p. 25.

Tomlinson M, Swartz L, Officer A, Chan KY, Rudan I, Saxena S (2009) Research priorities for health of people with disabilities: an expert opinion exercise. *Lancet* 374: 1857–1862. http://dx.doi.org/10.1016/S0140-6736(09)61910-3

Ueda S, Okawa Y (2003) The subjective dimension of functioning and disability: what is it and what is it for? *Disabil Rehabil* 25: 596–601. http://dx.doi.org/10.1080/0963828031000137108

Varni JW, Burwinkle TM, Lane MM (2005) Health-related quality of life measurement in pediatric clinical practice: an appraisal and precept for future research and application. *Health Qual Life Outcomes* 3: 34. http://dx.doi.org/10.1186/1477-7525-3-34

WHOQOL Group (1993) Study protocol for the World Health Organization project to develop a Quality of Life assessment instrument (the WHOQOL). *Qual Life Res* 2: 153–159. http://dx.doi.org/10.1007/BF00435734

World Health Organization (1980) *International Classification of Impairments, Disabilities and Handicaps*. Geneva: WHO Press.

World Health Organization (2001) *International Classification of Functioning, Disability and Health*. Geneva: WHO Press.

World Health Organization (2007) *International Classification of Functioning, Disability and Health – Children and Youth version*. Geneva: WHO Press.

第三章　神经发育性障碍年轻人的生活质量：问题和挑战

丽贝卡·伦威克（Rebecca Renwick）

概要

　　生活质量是一个热点话题，它使许多人产生共鸣，因此具有广泛的吸引力。这个词在日常生活中很常见，例如，在媒体、广告及政府发布的新闻稿和政策中。因此，人们常常认为每个人都知道生活质量意味着什么。然而，从关于生活质量的广泛而多样的文献中可以明显看出，它是一个复杂的、多维的、有点令人难以捉摸的、具有多重可能含义的概念。事实上，在不同的个体、不同的环境（如在医疗卫生、经济学、人口学、社会学领域）及不同的时期，它可以有不同的含义。鉴于生活质量的多重含义，它是否是一个重要而实用的概念呢？它的各种含义是什么呢？它与其他概念（如健康、功能状态、参与和幸福感）有何不同或相似之处呢？如何进行评测呢？应该主要考虑和强调谁对生活质量的看法呢？在对这群年轻人的研究和实践中，生活质量的概念和衡量生活质量的方法有哪些呢？

　　本章将讨论这些问题，并强调在研究和实践中对存在神经发育性障碍的年轻人的生活质量进行理解、概念化、评测和应用时所面临的问题和挑战。

一、为什么生活质量如此重要？

提高生活质量通常被认为是对神经发育性障碍儿童和青少年进行干预的最佳及终极目标（Koot & Wallander 2001，Renwick et al. 2003）。对急性和暂时性疾病患者的医疗通常侧重于减轻症状或治愈，康复干预措施旨在恢复患者的正常功能水平，并促进其恢复日常生活的常规活动。然而，对有持久性疾病、损伤和残疾的个体来说，预期的医疗和康复结果通常包括控制症状、改善功能和参与有意义的生活活动，经常通过使用技术设备、调整活动、选择合适的资源和接受他人的支持来实现（Payot & Barrington 2011）。最重要的是，在本章中，对有持久性疾病、损伤和残疾的个体进行医疗、康复和促进性干预的总体目标是改善或至少维持生活质量，使其可以过上美好的生活，理想情况下可能的最好生活。因此，最重要的是能够评测此类干预措施对生活质量的影响（Runwick 2004，Tsoi et al. 2011），并确定是否有其他干预措施有助于实现这一目标（Payot & Barrington 2011）。然而，生活质量的构成和如何进行评测取决于如何将生活质量概念化。这些问题将在后面的章节中介绍。

拥有高品质的生活或尽可能美好的生活是所有年龄段人们的共同目标，无论他们是否有疾病、损伤和残疾。对于存在神经系统障碍的年轻人来说，在生命周期中拥有良好的生活质量需要一些特殊的考虑，特别是当他们在生活中经历各种转变时，他们会遇到与他们的神经障碍、损伤和残疾相关的挑战。由于社会对残疾的一些观点（如社会模式）保持不变，环境因素在他们遇到的挑战中起着重要的作用（Whalley Hammell 2006）。例如，普通的城市和农村环境对存在神经发育性障碍的人来说有很多障碍，从而限制了他们充分参与有意义的社会活动。此外，社会、文化和社区对损伤和残疾的理解和假设都可能是有偏见的，态度上的障碍（例如，存在神经发育性障碍的年轻人能够做、不能够做、应该做、不应该做哪些事情）也可能影响他们的生活质量（Whalley Hammell 2006）。然而，有疾病和损伤并不一定会让所有人的生活质量都变差（Albrecht

& Devlieger 1999，Colver 2008，Payot & Barrington 2011）。基于本节中提到的这些原因，必须了解年轻人如何看待与健康结局相关的生活质量。

二、生活质量是什么意思？

生活质量是一个抽象概念，在某些情况下，可以通过明确、详细的概念框架或模型实现具象化，从而成为创建一个或多个评测工具的基础。然而，许多评测生活质量的工具只有隐含的概念基础，必须从其项目和评级量表中推断出来（Zeckovic & Renwick 2003，Davis et al. 2006）。本书的下一部分将讨论这个问题。本章重点讨论与生活质量相关的一些建构，以及理解和概念化生活质量的主要方法。

（一）与生活质量相关的建构

生活质量常常被拿来与一些其他术语相提并论，甚至互换，如**幸福**（well-being）、**参与**（participation）、**健康**（health）和**功能状态**（functional status）。虽然每个术语出现在文献中都有多重定义，但是这里只会选择一部分，以突出它们与生活质量的区别。然而，概念理论和评测工具的开发人员、研究人员和专业人员并未就生活质量的某个定义或这里所提到的任何建构达成一致，对这些建构之间的关系特性也没有完全一致的意见。这种多样性的观点极大地增加了有关生活质量的文献的复杂性。

在有关儿童损伤和残疾的文献中，**参与**经常与生活质量一起讨论。ICF 框架（WHO 2001）将参与定义为投入到真实生活的状态（如上学、在社区活动等）。胡格斯丁（Hoogsteen）和伍德盖特（Woodgate）（2010）对残疾儿童参与概念的分析拓宽了 ICF 的定义，他们的分析还认为，参与要求孩子们：参加活动或与他人交往；感觉自己融入其中；自己选择参与；通过参与，向一个有意义的目标前进（例如，提升一项技能或变得更加独立）。（关于参与的更多细节参见第五章）

幸福感是一个经常与生活质量互换使用的术语。然而，鲍林（Bowling）（1991）将幸福感概念化为一种比生活质量或生活满意度更广泛并与两者都相关的建构。她指出，幸福指的是生活整体上或在生活的一个或多个领域里的和谐状态（如物质幸福、身体健康、情绪健康）。

健康的定义有多种，但最著名的可能是由 WHO（1948）提出的，该定义认为健康不仅仅是"没有疾病"（p.13）。该定义还强调，健康不仅包括身体方面，还包括心理和社会功能方面。最近，《渥太华健康促进宪章》（*Ottawa Charter for Health Promotion*）调整了健康的建构，强调赋予人们更多的权力来加强对健康的控制和改善自身健康状况（WHO 1986）。功能状态与健康有关，但是一个较狭义的概念是指满足个人基本需求及支持健康和幸福所需的角色实现能力（Bowling 1991，Davis et al. 2006）。（详情请参阅第二章）

（二）生活质量的定义及生活质量概念的形成

美好生活（good life）或生活质量的概念可以追溯到亚里士多德的著作（Megone 1990）。这个术语似乎包含了一个具有广泛和持久吸引力的基本概念，至少在西方国家是这样。自 20 世纪 60 年代以来，文献中出现了 100 多种关于生活质量的定义和多种概念性方法。研究人员试图达成定义上的共识，以减少这种文字复杂性带来的潜在的混淆和困难（Hughes & Hwang 1996）。然而，对于定义或特定的概念，仍然没有共识（Bowling 1991，1995，Pizzi & Renwick 2010）。

许多定义、概念框架或生活质量模型适用于该年轻人群体（Davis et al. 2006），可以将它们看成一个连续统一体，一端是健康相关生活质量方法（health-related quality of life approaches），另一端是生活聚焦或整体方法（life-focused or holistic approaches）。生活质量的一些定义和概念包括两种方法的某些方面，但通常都与其中一种方法更匹配。

健康相关生活质量的定义差异很大（例如，参见 Davis et al. 2006）。这里介绍两个典型的例子。一个是格拉哈姆（Graham）等人（1997）所采用的定义，他们将其描述为个人对自身功能状况及自身功能的满意或困扰程度的评价。另外一个是费克斯（Fekkes）等人（2000）所采用的定义，他们根据盖亚特（Guyatt）等人（1993）及斯皮尔克（Spilker）和瑞维奇（Revicki）（1996: 25）之前的定义，将其描述为整体生活质量的一部分，主要受个人健康的影响，并可能受到临床干预的影响。与之相反，一个具有更广泛、更全面概念性方法的生活质量的定义是，它由"一个人已实现的与未满足的需求和欲望之间的差异"组成（Brown et al. 1994: 41），另一个则是，"一个人对其生活重要方面的享受程度"（Renwick et al. 2000：10）。

生活质量可以被概念化为环境或背景性因素（如环境条件、资源、支持）和个人因素（如经验、信仰、价值观）之间持续、复杂的相互作用（Renwick et al. 2000，Payot & Barrington 2011）。大多数概念化包括可以主观确定的领域（如对学校和休闲活动的满意度），而少数还包括可以客观衡量的领域（如教育质量、住房类型、家庭结构）（Lindstrom & Eriksson 1993，Brown et al. 1994，Hughes & Hwang 1996，Berntsson & Kohler 2001）。

健康相关生活质量的概念化侧重于与功能或健康，或二者都相关的生活方面（例如，对疼痛、焦虑和其他症状影响生活质量的感受；移动性；身体、心理和社会功能），这是文献中所报道的神经发育性障碍年轻人最常见的方法（例如，参见 Ronen et al. 1999，Cowan & Baker 2004，Narayanan et al. 2005，White-Koning et al. 2005，Davis et al. 2006）。**生活聚焦或整体生活质量（Life-focused or holistic quality of life）**较少在年轻人中使用，包括那些存在神经发育性障碍的人。这些方法涉及生活更广泛的方面，超越了对健康的传统理解（例如，对与社会和家庭生活相关的生活质量的感受、精神生活方面、与社区的联系、个人发展和实现的机会、做出选择和决定的机会，参见 Brown et al. 1994，Schalock 1996，Renwick et al. 2003，Renwick 2004）。

在有关神经发育性障碍的年轻人的文献中，对健康相关生活质量关注的重点主要体现在为这一群体开发的评测工具上。此外，虽然有一些与健康相关的概念性方法被描述得很清楚（例如，Ronen et al. 1999, 2003a，Narayanan et al. 2005），但用于这个群体的更多方法还必须从为评测生活质量而研发的工具来推测。为帮助人们了解神经发育性障碍的年轻人的生活质量而开发或应用的相对较少的整体方法，通常既能提出一个定义，又能提供生活质量概念框架或模型的详细说明

（参见 Renwick et al. 2003，Davis et al .2006，Waters et al. 2009 ）。

显然，对于专业人士、研究人员和家长而言，了解健康和功能对这群年轻人生活质量的影响很重要。然而，用一种更整体的方式了解他们的生活体验很有必要，因为与他们的神经发育性障碍、缺陷及残疾状况相比，他们首先是年轻人（Renwick et al. 2003）（参见第六章）。具体地说，随着这些年轻人从儿童期到青春期再到成年，由更广泛的生活质量概念包含的生活方面可能会变得越来越重要，对美好生活主观体验的贡献比那些与健康和功能密切相关的生活方面重要得多（参见 Albrecht & Devlieger 1999，Payot & Barrington 2011）。

从历史上看，很少有适用于神经发育性障碍的年轻人的生活质量概念是在咨询过他们或他们的家人之后定义出来的（Renwick et al. 2003，Davis et al. 2006）。然而，越来越多的人认识到这些年轻人及其家人的生活经验可以作为重要的信息来源，这种做法变得越来越普遍（例如，参见 Ronen et al. 1999，Renwick et al. 2003，Narayanan et al. 2005）。这是一种积极的发展，因为和专家资源一样，他们可以提供有关持续神经发育性障碍患者是如何生活的重要的、细致入微的信息；这些信息可以作为开发与这群年轻人更相关的生活质量评测工具的基础，用来指导概念性方法的创建。

（三）生活质量的动态建构

生活质量是一种动态或流动的结构。随着生活环境的改变，它会随着时间的推移而不断发展，例如，在发育过程中，特别是在青春期生活的转变（例如，从家到小学，再到中学）（Hanson 2001）。此外，儿童、年轻人和成年人对于生活得好或不好（即他们感知的生活质量）的看法存在差异。在不断变化的环境（如家庭、学校、社区、社会）中，个体对什么是良好生活质量的理解可能会受到认知和情感发展及生活经历的影响（Hanson 2001）。在不同的人生阶段，生活质量的含义不同；从童年到青年的成长轨迹中，生理因素变得不那么重要，而心理因素变得越来越重要（Payot & Barrington 2011）。不同时期人们对生活质量的需求不同，在特定的生命时期其需求可能比其他时期更突出。因此，在整个生命周期中，赖以维持或提高生活质量的资源和支持的类型、强度和组合也可能发生变化（Stark & Faulkner 1996）。然而，有关生活质量的发展演变及其临床意义，还有很多有待探索的问题。在大多数现有的概念框架中，生活质量这种随时间演变的特性并没有得到充分的体现。

三、生活质量是如何评测的?

研发人员对建构的理解和假设是生活质量评测工具的基础，无论这些陈述是明确的还是隐晦的。因此，这些工具通过关注生活的某些特定方面，而不是其他方面，来反映其概念基础。用于神经发育性障碍年轻人的生活质量评测工具中，无论是通用性工具还是条件特定性工具，概念基础能够被明确阐述的相对较少（Renwick et al. 2003，Davis et al. 2006）。**通用性工具**（generic instruments）可以应用于不同类型的人群，并可以在他们之间进行比较（例如，对存在心脏问题、皮肤问题和神经系统问题的年轻人的生活质量进行比较）；**条件特定性工具**（condition-specific instruments）侧重于有特定疾病或诊断的年轻人，如癫痫或脑瘫，它们对特定疾病的某些方面及其对生活质量（和/或功能）的影响特别敏感（Cowan & Baker 2004）。条件特定性工具有儿童癫痫问卷调查表（Quality of Life in Childhood Epilepsy Questionnaire，QOLCE）（Sabaz et al. 2000）和脑瘫儿童生活质量问卷量表（CP QOL-Child）（Waters et al. 2007）。儿童健康问卷（Child Health Questionnaire）（Landgraf et al. 1999，Vargas-Adams 2006）和儿童青少年健康相关生存质量量表（KIDSCREEN）（Ravens-sieberer et al. 2001）是典型的通用性工具。

如前所述，大多数工具可以根据其陈述隐晦或明确的概念基础进行分组。**健康相关生活质量**的评测工具评测生活质量的功能或与健康相关的方面，或者两者兼而有之；这类工具的例子如下：照料者优先和残疾儿童生活指数（Caregiver Priorities and Child Health Index of Life with Disabilities，CPCHILD）（Narayanan et al. 2005），癫痫儿童健康相关生活质量（Health-related Quality of

Life in Children with Epilepsy measure，CHEQOL–25）（Ronen et al. 2003b）。**生活聚焦或整体生活质量**的评测工具用来评估生活中更广泛的方面，而不仅仅针对健康和功能；生活质量问卷（Quality of Life Questionnaire）（Schalock & Keith 1993）、儿童青少年健康相关生存质量量表（Ravens–Sieberer et al. 2001）、智力/发育障碍儿童生活质量——父母版（Quality of Life Measure for Children with Intellectual/Developmental Disabilities-Parental Version）（Renwick et al. 2005）等，都是评测整体生活质量的工具。适用于这类年轻人的健康相关生活质量评测工具数量很多，但它们的概念基础并没有在文献中描述（Zekovic & Renwick 2003，Cowan & Baker 2004，Davis et al. 2006）；不过，也有一些例外（例如，Ronen et al. 1999，2003a, b，Narayanan et al. 2005）。

用于神经发育性障碍年轻人的大多数健康相关和整体生活质量的评测工具，已经在不同程度上进行了信度和效度的心理测量学评估，但是它们的心理测量学特性的质量参差不齐（参见第十四章和第十五章对心理测量评测的更详细的讨论）。建构效度通常不被报告，这是有关评测工具质量的关键信息缺失（Curmies et al. 2006，Davis et al. 2006）。此外，许多这类工具的生活质量随时间变化的反应性尚未得到充分测试，或者未被报道（Cowan & Baker 2004，Cremeens et al. 2006，Carlon et al. 2010）。因此，在选择评测工具时必须非常谨慎，评测工具要可靠、有效且能敏感探测到变化，这是临床评估或研究中采用结局评测工具方法时的基本特征。本章不详细讨论具体工具的特性，有很多篇对适用于神经系统疾病年轻患者生活质量的通用性和条件特定性评测工具进行比较和鉴赏的文章，可供参考（例如，Speith & Harris 1996，Cowan & Baker 2004，Cremeens et al. 2006，Waters et al. 2009，Carlon et al. 2010，Fayed et al. 2012）。

四、谁的观点应该被考虑？

近年来，旨在促进健康和福祉的国际组织发布了文件，明确强调，无论有无疾病、残疾和缺陷，都要让年轻人表达自己的观点和选择，同时我们也要听取他们的意见（WHO 2009, 2011，联合国儿童基金会 2010）。这些文件的共有信息指出了一个伦理问题，即要重视年轻人对影响他们自身健康和生活质量的问题的看法。

激发年轻人对自己的生活质量进行思考很有实际价值，它有助于专业人员更好地理解年轻人最重要的问题和关注点。它还可以帮助专业人员确定当前或最近的健康干预措施是否有效，以及他们认为重要的问题是否可以通过其他类型的健康干预措施解决（Colver 2008）。专业人员可以观察到或假想到年轻人的生活质量受到了损害，但这些年轻人可能对自己的生活有不同的评价（Payot & Barrington 2011）。此外，因为年轻人处于认知发展和生活经历的不同阶段，他们可能会以不同于成年人的方式关注和优先考虑其生活的各个方面（如社会关系、参与学校和休闲活动、享有自己做决定的机会）。年轻人最清楚自己的思想、感情、关心的问题和生活的经历，因此，他们是自身生活质量的重要和直接的信息来源（Renwick & Fudge Schormans 2011）。

在可能的情况下，获得年轻人自我感知生活质量的报告是至关重要的，但是对于一些神经发育性障碍的年轻人来说，这样做会面临更多的挑战。因此，生活质量的代理报告或间接报告（通常是由父母来做，较少是由专业人士来做）经常被用来评估认知水平未发育成熟的年幼儿童，以及那些存在认知障碍或发育障碍、不能说话，或兼而有之的年轻人的生活质量（Eiser & Morse 2001, Renwick & Fudge Schormans 2011）。但是，如果有适当的工具或方法，让年轻人能够或可能提供他们的自我报告，那么也可以使用代理人报告。近年来，人们更加重视开发一些项目和评分都更"方便使用者"的标准化生活质量评估工具，以便年龄跨度更大的年轻人完成，包括幼儿（例如，Ronen 2003a, b, Peterson et al. 2005，Varni et al. 2006），例如，已经有的不同的评分方法和工具形式（Curmies et al. 2006），以及适用于标准化工具的不同答题方法，对于有认知障碍、不能说话的年轻人，这些方法更容易理解，也能够有效地激发他们的回应（例如，Renwick & Fudge Schormans 2011）。

盖茨（Gates）等人（2010）通过一篇综述得出结论：父母的代理报告比老师和健康专业人员的代理报告更可靠，因为年轻人与其父母的评分有较高的一致性。然而，父母的代理报告与其子女的自我报告之间的一致性倾向于更容易观察到的生活领域，如与认知、身体功能和疼痛相关的领域。另外，代理报告也反映了父母对年轻人生活质量的标准和理念（Ronen et al.，2003a），以及他们对孩子状况的担忧和焦虑（White-Koning et al. 2005），例如，在年轻人的社会、心理、情感功能和幸福感方面，代理报告和自我报告之间存在差异（Varni et al. 2005，Gates et al. 2010）。总体而言，父母对孩子生活质量的评价往往低于年轻人自己的（Gates et al. 2010）。怀特－科宁（White-Koning）等人（2005）指出，父母和年轻人之间的评分不一致并不一定意味着不准确，相反，这种差异可能表明年轻人及其父母对此有不同的看法或解释（White-Koning et al. 2005，Waters et al. 2009）。

尽管人们使用代理报告时遇到了挑战，但是我们通常建议将代理报告与年轻人的自我报告结合使用（Davis et al. 2006，Gates et al. 2010，Tsoi et al. 2011）。然而，请注意，我们并没有建议用代理报告代替自我报告，还是应该要求年轻人尽可能地表达自己的观点（White-Koning et al. 2005），这样做既可以尊重年轻人在自己的健康和生活质量问题上被倾听的权利（Renwick & Fudge Schormans 2011），也有助于发现可能影响干预结果的主动性问题（Gates et al. 2010）。有人认为，父母的代理报告可能会提供其他信息，以指导选择合适的干预措施（Gates et al. 2010）；通过结合一个或多个代理报告，年轻人的自我报告可以提供多种不同类型的信息。引出多方观点的价值在于，可能提供关于年轻人生活质量的更多信息，绘制出一幅更全面、更详尽的画面，让我们知道在计划干预措施时应该如何考虑，以及如何通过干预措施对其产生影响（Gates et al. 2010）。（关于自我和代理评级的更详细讨论见第十七章）

五、定性方法能起什么作用？

在当代的许多科学和专业文献中，对神经发育性障碍的年轻人的生活质量评估和结果都集中在标准化的评测和统计学结果上。然而，定性方法可以在生活质量的经验和干预措施的效果方面提供有价值的信息和新的见解（例如，为开发和改进结果评测工具提供信息）（参见第十六章）。当然，使用定性方法也会面临挑战。显而易见，与使用标准化工具相比，定性方法对于研究人员和专业人员来说，会耗费更多的人力和时间（如收集和分析信息）。然而，这些方法通常会产生不同的、更有深度的、更细致的信息，而不仅仅是标准化工具的分数；它们也有可能捕获更多患有神经系统疾病的年轻人的声音（例如，年幼的儿童、存在认知障碍和发育障碍的年轻人），以及来自其家庭的详细背景信息。这里介绍几个使用定性方法的例子。

在实践和研究中，通常很难解释为什么年轻人和他们的父母分别完成的生活质量标准化评测结果缺乏一致性（White-Koning et al. 2005，Waters et al. 2007）。沃特斯（Waters）等人（2007）建议使用定性的方法来帮助解释这些自我报告和代理报告之间的差异，例如，使用开放式问题和追问，与年轻人及其父母分别进行"认知访谈"（cognitive interview），可以探索他们各自如何理解问卷项目，并以无法从数字评级中推断出的方式阐明其评分的原因。这样的访谈可以揭示年轻人及其父母在与生活中某些特定方面相关的期望、感知和优先考虑等方面可能存在的差异和相似之处（如独立、社会关系、学校和休闲活动）（White-Koning et al. 2005）。这种定性资料可以为解释年轻人及其父母看似不一致的数字评分提供更有意义的参考信息。

通过使用严密的定性方法，建立健康相关和整体生活质量的概念框架，可以提供有关患有神经系统疾病的年轻人及其家庭的经历、担忧、期望和优先事项等方面的一整套丰富而又揭示本质的主题。这些概念框架为标准化评测工具的开发奠定了有价值的基础，并有助于建立工具的表面效度和建构效度。诸如采用半结构化访谈或视频的方法来获取年轻人及其家庭的观点，并对访谈结果进行系统的定性分析，这些方法已被有效地运用于构建概念框架和 / 或制订评测工具。一些研究小组已经报道了这种定性工作的详细情况（例如，Ronen et al. 1999，2003a, b，Renwick et al. 2003, 2005，Narayanan et al. 2005，Morris et al. 2007，Waters et al. 2007，Renwick & Fudge-Schormans 2011 ）。

通过这种定性方法开发的生活质量概念框架可以作为相关研究和实践的指南，例如，某个特定的概念框架可以作为一项研究计划的理论基础，它可以作为研究人员提出和确定研究问题的基础，也可以帮助研究人员选择特定的标准化评测方法和 / 或定性方法。在临床实践中，临床单位可以采用与机构服务目标一致的概念框架来指导医疗服务的各个阶段，包括评估、个人目标设定、个人及团体的项目计划、干预和计划的有效性评估（Renwick et al. 2000，Renwick 2004）。在提供服务的每一个阶段，都可以使用定性和 / 或定量的方法（例如，既采用标准化工具，也采用定性评估，对年轻人及其父母进行初始和干预后的生活质量评估）。

六、总结：问题与挑战

鉴于神经发育性障碍年轻人生活质量相关文献的规模、范围和复杂性，选择并公正地描述影响研究和实践的所有相关的主要问题和挑战是相当困难的。因此，本章重点提到了其中几个关键的问题和挑战。

除了已经开展的重要研究之外，还需要更全面地构建生活质量的概念，特别是与健康相关的生活质量。此外，大多数现有的健康相关生活质量和整体生活质量的概念框架并不能充分解决年轻人从幼儿期到成年期的演变和随时间变化的问题。特别是，我们需要更多地研究存在神经发育性障碍的年轻人及其家庭对其生活质量随时间变化的看法。采用定性和定量两种方法的纵向和横向研究，可以在生活质量随时间而改变方面提供新的认知和更精细的概念化认识。这些研究还可以阐明在发展过程中提高生活质量所需的支持和资源模式。这种研究通常既昂贵，又费时费力，但会为这群年轻人及其家庭提供关于生活质量的丰富信息。

关于这群年轻人的生活质量概念的文献颇具多样性，特别是生活质量的定义和建构方面。基于现有定义和框架中的共同基础，并达成一致意见，可能有助于理解这些年轻人的健康相关生活质量和整体生活质量的实质。有了这样的共识，可以合理解释多份报告的研究结果，并体现一些生活质量方面的共同要素，用于未来的研究。

在研究和实践的背景下采用各种方法与信息收集策略组合的多模式方法，有助于我们更全面地理解生活质量。例如，评测工具方面，既采用生活质量的标准化工具，也采用定性开放式问题；应答方式方面，既有自我报告，也有代理报告。其他例子包括，将通用性工具与条件特定性工具结合使用，或者将整体生活质量评测与健康相关生活质量评测相结合。当然，要在实践环境中或某项研究中使用所有这些组合是不现实的，但使用两种精心选择的方法或策略便可以获得额外的信息。

正如第二部分关于方法和评测的阐述，对于医疗服务人员和研究人员来说，选择既适合特定目的（如评估、研究结果、各组之间的比较），又适合特定对象（如儿童、青少年、父母代理人），同时具备高质量心理测量学特性，还能在合理时间内完成的生活质量评测工具，可能相当困难。很多适用于这群年轻人的生活质量评测工具需要进一步的心理测量学测试，特别需要关注的两个领域是建构效度和发现生活质量改变的能力。对于希望在评估中能够包含关于生活质量的定性信息的临床和研究人员来说，找到适当的、现存的半结构化访谈纲要可能会很困难。文献中报道了一些已经被测试和改进的方案，但不一定介绍了全部问题和追问内容。因此，有时最有效的解决方案是修改一个现有的方案，或开发一个新的方案，进行预试验，并根据预期目的和需求进行完善。

定性方法有助于了解更多来自不同儿童的个人观点。如前所述，要获得幼儿及存在认知障碍或发育性障碍或没有言语能力的年轻人的看法和经验是一项很大的挑战。在应用现有的方法或创建新的方法和策略方面，尚有相当大的空间和潜力，比如那些基于图像的方法（如基于图片、视频、计算机等）。然而，在生活质量研究方面，尚有许多未知领域有待探索和进一步发展。

基于这里所提出的问题和挑战，仍有许多工作有待我们去完成。毋庸置疑，致力推动神经发育性障碍年轻人生活质量的知识和实践发展的研究人员和专业人员在处理这些问题和挑战时，可以期待一个令人兴奋的将来。

参考文献

* 主要参考文献

*Albrecht G, Devlieger PJ (1999) The disability paradox: high quality life against all odds. *Soc Sci Med* 48: 977–988. http://dx.doi.org/10.1016/S0277-9536(98)00411-0

Berntsson LT, Kohler L (2001) Quality of life among children aged 2–17 years in the five Nordic countries. *Eur J Pub Health* 11: 437–445. http://dx.doi.org/10.1093/eurpub/11.4.437

Bowling A (1991) *Measuring Health: A Review of Quality of Life Measurement Scales*. Buckingham, UK: Open University Press.

Bowling A (1995) *Measuring Disease: A Review of Disease-Specific Quality of Life Measurement Scales*. Buckingham, UK: Open University Press.

Brown RI, Brown PM, Bayer MB (1994) A quality of life model: new challenges arising from a six-year study. In: Goode D, editor. *Quality of Life For Persons with Disabilities: International Perspectives and Issues*. Cambridge, MA: Brookline, pp. 39–56.

*Carlon S, Shields N, Yong K, Gilmore R, Sakzewski L, Boyd R (2010) A systematic review of the psychometric properties of quality of life measures for school aged children with cerebral palsy. *BMC Pediatr* 10: 81. http://dx.doi.org/10.1186/1471-2431-10-81

Colver A (2008) Measuring quality of life in studies of disabled children. *Pediatr Child Health* 18: 423–426. http://dx.doi.org/10.1016/j.paed.2008.05.011

*Cowan J, Baker GA (2004) A review of subjective impact measures for use with children and adolescents with epilepsy. *Qual Life Res* 13: 1435–1443. http://dx.doi.org/10.1023/B:QURE.0000040796.54498.69

Cremeens J, Eiser C, Blades M (2006) Characteristics of self-report measures for children three to eight years: a review of the literature. *Qual Life Res* 15: 739–754. http://dx.doi.org/10.1007/s11136-005-4184-x

*Davis E, Waters E, Mackinnon A, et al (2006) Pediatric quality of life instruments: a review of the conceptual framework on outcomes. *Dev Med Child Neurol* 48: 311–318. http://dx.doi.org/10.1017/S0012162206000673

Eiser C, Morse R (2001) The measurement of quality of life in children: past and future. *J Dev Behav Pediatr* 22: 248–256. http://dx.doi.org/10.1097/00004703-200108000-00007

Fayed N, de Camargo OK, Kerr E, et al (2012) Generic patient-reported outcomes in child health research: a review of conceptual content using World Health Organization definitions. *Dev Med Child Neurol* 54: 1085–1095. http://dx.doi.org/10.1111/j.1469-8749.2012.04393.x

Fekkes M, Theunissen NC, Brugman E, et al (2000) Development and psychometric evaluation of the TAPQOL: a health-related instrument for 1–5 year old children. *Qual Life Res* 9: 961–972. http://dx.doi.org/10.1023/A:1008981603178

*Gates P, Otsuka N, Sanders J, McGee-Brown J (2010) Functioning and health-related quality of life of adolescents with cerebral palsy: self versus parent perspectives. *Dev Med Child Neurol* 52: 843–849. http://dx.doi.org/10.1111/j.1469-8749.2010.03666.x

Graham P, Stevenson J, Flynn D (1997) A new measure of quality of life for children: preliminary findings. *Psychol Health* 12: 655–665. http://dx.doi.org/10.1080/08870449708407412

Guyatt GH, Feeny DH, Patrick DL (1993) Measuring health-related quality of life. *Ann Intern Med* 118: 622–629.

Hanson CL (2001) Quality of life in families of youths with chronic conditions. In: Koot J, Wallander JL, editors. *Quality of Life in Child and Adolescent Illness: Concepts, Methods, and Findings*. New York, NY: Taylor and Francis, pp. 181–209.

Hoogsteen L, Woodgate RL (2010) Can I play? A concept analysis of participation in children with disabilities. *Phys Occ Ther Pediatr* 30: 325–339. http://dx.doi.org/10.3109/01942638.2010.481661

Hughes C, Hwang H (1996) Attempts to conceptualize and measure quality of life. In Schalock RI, editor. *Quality of Life: Volume 1. Conceptualization and Measurement*. Washington, DC: American Association on Mental Retardation, pp. 51–61.

Koot J, Wallander JL, editors (2001) *Quality of Life in Child and Adolescent Illness: Concepts, Methods, and Findings*. New York: Taylor and Francis.

Landgraf JM, Abetz L, Ware JE (1999) *The CHQ User's Manual* (second printing). Boston, MA: Health Act.

Lindstrom B, Eriksson B (1993) Quality of life among children in the Nordic countries. *Qual Life Res* 2: 23–32. http://dx.doi.org/10.1007/BF00642886

Megone, CB (1990) The quality of life starting from Aristotle. In: Baldwin S, Godfrey C, Popper C, editors. *Quality of Life: Perspectives and Policies*. London: Routledge, pp. 28–41.

Morris C, Liabo K, Wright P, Fitzpatrick R (2007) Development of the Oxford ankle foot questionnaire: finding out how children are affected by foot and ankle problems. *Child Care Health Dev* 33: 559–568. http://dx.doi.org/10.1111/j.1365-2214.2007.00770.x

Narayanan UG, Fehling DL, Campbell K, Weire S, Knights S, Kivan S (2005) *Caregiver Priorities and Child Health Index of Life with Disabilities (CPCHILD): Development and Validation of an Outcome Measure of Health Status and Well-being in Children with Cerebral Palsy*. Toronto, ON: The Canadian Orthopaedic Research Society and The Canadian Orthopaedic Association.

*Payot A, Barrington KJ (2011) The quality of life of young children and infants with chronic medical problems: review of the literature. *Curr Probl Pediatr Adolesc Health Care* 41: 91–101. http://dx.doi.org/10.1016/j.cppeds.2010.10.008

Peterson C, Schmidt S, Power M, Bullinger M, the DISABKIDS Group (2005) Development and pilot testing of a health-related quality of life chronic generic module for children and adolescents with chronic health conditions: a European perspective. *Qual Life Res* 14: 1065–1077. http://dx.doi.org/10.1007/s11136-004-2575-z

Pizzi MA, Renwick R (2010) Quality of life and health promotion. In: Scaffa ME, Reitz SM, Pizzi MA, editors. *Occupational Therapy in the Promotion of Health and Wellness*. Philadelphia, PA: F.A. Davis, pp. 122–134.

Ravens-Sieberer U, Gosch A, Abel T, et al (2001) Quality of life in children and adolescents: a European public health perspective. *Soc Prevent Med* 46: 294–302. http://dx.doi.org/10.1007/BF01321080

Renwick R (2004) Quality of life as a guiding framework for occupational intervention. In: Bachner S, Ross M, editors. *Adults with Developmental Disabilities: Current Approaches in Occupational Therapy*, 2nd edn. Bethesda, MD: American Occupational Therapy Association, pp. 20–38.

Renwick R, Fudge Schormans A (2011) *Using Video Methods to Access Voices of Children with Intellectual/Developmental Disabilities*. Toronto, ON: Quality of Life Research Unit, University of Toronto.

Renwick R, Brown I, Raphael D (2000) Person-centred quality of life: Canadian contributions to an international understanding. In: Keith KD, Schalock RL, editors. *Cross-cultural Perspectives on Quality of Life*. Washington, DC: American Association on Mental Retardation, pp. 5–21.

Renwick R, Fudge Schormans A, Zekovic B (2003) Quality of life: a new conceptual framework for children with disabilities. *J Dev Dis* 10: 107–121.

Renwick R, Fudge Schormans A, Zekovic B (2005) *Quality of Life Measure for Children with Intellectual and Developmental Disabilities – Parental Version*. Toronto, ON: Quality of Life Research Unit, University of Toronto.

Ronen GM, Rosenbaum P, Streiner P, Law M, Streiner DL (1999) Health-related quality of life in childhood epilepsy: the results of children's participation in identifying the components. *Dev Med Child Neurol* 41: 554–559. http://dx.doi.org/10.1017/S0012162299001176

Ronen GM, Streiner DL, Rosenbaum P (2003a) Health-related quality of life and epilepsy: moving beyond 'seizure control with minimal adverse effects'. *Health Qual Life Outcomes* 28: 1–36. http://dx.doi.org/10.1186/1477-7525-1-36

Ronen GM, Streiner DL, Rosenbaum P, Canadian Pediatric Epilepsy Network (2003b) Health-related quality of life in children with epilepsy: development and validation of self-report and parent proxy measures. *Epilepsia* 44: 598–612. http://dx.doi.org/10.1046/j.1528-1157.2003.46302.x

Sabaz M, Cairns DR, Lawson JA, Nheu N, Bleasel AF, Bye AM (2000) Validation of a new quality of life measure for children with epilepsy. *Epilepsia* 41: 765–774. http://dx.doi.org/10.1111/j.1528-1157.2000.tb00240.x

Schalock RL, editor (1996) *Quality of Life: Volume 1. Conceptualization and Measurement*. Washington, DC: American Association on Mental Retardation.

Schalock RL, Keith KD (1993) *The Quality of Life Questionnaire*. Washington, OH: IDS Publishing Co.

Speith LE, Harris CV (1996) Assessment of health-related quality of life in children and adolescents: an integrative review. *J Pediatr Psychol* 21: 175–193. http://dx.doi.org/10.1093/jpepsy/21.2.175

Spilker B, Revicki DA (1996) Taxonomy of quality of life. In: Spilker B, editor. *Quality of Life and Pharmacoeconomics in Clinical Trials*, 2nd edn. Philadelphia, PA: Lippincott-Raven, p. 25.

*Stark JA, Faulkner E (1996) Quality of life across the life span. In: Schalock RI, editor. *Quality of Life: Volume 1. Conceptualization and Measurement*. Washington, DC: American Association on Mental Retardation, pp. 23–32.

Tsoi WS, Zhang LE, Wang YW, Tsang KL, Lo SK (2011) Improving quality of life with cerebral palsy: a systematic review of clinical trials. *Child Care Health Dev* 38: 21–31. http://dx.doi.org/10.1111/j.1365-2214.2011.01255.x

United Nations Children's Fund (2010) *Facts for Life*. New York: UNCF.

Vargas-Adams J (2006) Longitudinal use of the Child Health Questionnaire in childhood cerebral palsy. *Dev Med Child Neurol* 48: 343–347. http://dx.doi.org/10.1017/S0012162206000752

Varni JW, Burwinkle TM, Lane MM (2005) Health-related quality of life measurement in pediatric clinical practice: an appraisal and precept for future research and application. *Health Qual Life Outcomes* 3: 1–34. http://dx.doi.org/10.1186/1477-7525-3-34

Varni JW, Burwinkle TM, Berrin S, et al (2006) The PedsQL in pediatric cerebral palsy: reliability, validity, and sensitivity of the generic core scales and the cerebral palsy module. *Dev Med Child Neurol* 48: 442–449. http://dx.doi.org/10.1017/S001216220600096X

Waters E, Davis E, MacKinnon A, et al (2007) Psychometric properties of the quality of life questionnaire for children with CP. *Dev Med Child Neurol* 49: 49–55. http://dx.doi.org/10.1017/S0012162207000126.x

*Waters E, Davis E, Ronen GM, Rosenbaum P, Livingstone M, Saigal S (2009) Quality of life instruments for children and adolescents with neurodisabilities: how to choose the appropriate instrument. *Dev Med Child Neurol* 51: 660–669. http://dx.doi.org/10.1111/j.1469-8749.2009.03324.x

Whalley Hammell K (2006) *Perspectives on Disability and Rehabilitation: Contesting Assumptions, Challenging Practice*. Philadelphia, PA: Elsevier.

*White-Koning M, Arnaud C, Bourdet-Loubère S, Bazex H, Colver A, Grandjean H (2005) Subjective quality of life in children with intellectual impairment – how can it be assessed? *Dev Med Child Neurol* 47: 281–285. http://dx.doi.org/10.1017/S0012162205000526

World Health Organization (1948) *Charter*. Geneva: WHO Press.

World Health Organization (1986) *Ottawa Charter for Health Promotion*. Geneva: WHO Press.

World Health Organization (2001) *International Classification of Functioning, Disability and Health*. Geneva: WHO Press.

World Health Organization (2009) *Child and Adolescent Health and Disability: Progress Report: Highlights*. Geneva: WHO Press.

World Health Organization (2011) *World Report on Disability*. Geneva: WHO Press.

Zekovic B, Renwick R (2003) Quality of life as a framework for evaluating public policy for children with disabilities. *Dis Soc* 18: 19–34. http://dx.doi.org/10.1080/713662199

第四章 "健康状态"与 ICF 框架的用途：临床与项目视角

奥拉夫·克劳斯·德卡马戈（Olaf Kraus de Camargo）

诺拉·法耶兹（Nora Fayed）

概要

　　《国际功能、残疾和健康分类》（ICF）是一个概念框架和通用语言，可用于建构和整理患者的临床表现、研究和观察生活状况。该框架基于广义的健康定义，由生物－心理－社会模式而来，包括身体功能与结构、活动、参与及环境因素等。在提供卫生保健的层面上，ICF 通过描述患者在特定环境下的个人功能，产生有意义的干预目标，进而帮助人们理解如何提高患者在生活角色中的参与程度。用作沟通工具时，ICF 可以促进跨学科之间对功能问题优先领域的理解，以便确定需求。

情境案例 1

　　亚伦（Aaron）是一个 8 岁的男孩，因为皮肤上出现许多咖啡斑而被诊断为 1 型神经纤维瘤（neurofibromatosis type 1, NF-1）。临床检查发现他面部粗糙、睑裂下斜及左侧视野缺失。他还患有视神经胶质瘤，伴有视网膜肿块，需要化疗，这在 NF-1 中很常见。亚伦在普通班级上学，与同学们相处得很融洽，在学校中很有成就感。亚伦的父母报告的主要困难包括：因资金缺乏而不能享受医院服务，交通受限，他的父亲因自身残疾而有一些需要，他的母亲是服务员，经常要上夜班。他的弟弟和家族其他成员并没有 NF-1 的迹象。

情境案例 2

布鲁诺（Bruno）是一个 9 岁的男孩，因为咖啡斑和小型视神经胶质瘤也被诊断为 NF-1。布鲁诺存在 NF-1 患儿常见的发育问题，比如言语和阅读迟缓、学习障碍及行为和人际交往问题。他有频繁的情绪失控和发怒倾向，与同学的关系不好。

一、运用 ICF 评估和管理残疾儿童

本章讨论如何将 ICF 框架及其分类应用到如上所述的存在神经发育问题的儿童的卫生服务情景中来，以及理论依据。ICF 将被用于临床案例的概念化，以便阐明专业人员如何利用这种方法在共同基础上合作、制订目标、评估儿童，并利用这一国际概念框架扩展人口健康的视野。

ICF 的健康概念通过对功能的解读，提供有关人们生活的更多视角，如第二章描述的，这样的健康观将儿童**身体功能与结构**、日常生活中的**活动**、构成其**参与**生活情景的个人和社会角色整合起来。儿童的功能发生于**环境**的背景下，受**个人因素**的影响，如年龄、文化背景、个人喜好和教育状态等。依据这样的框架，当这些功能组件出现不协调时，就会出现残疾（见图 4.1 和第二章）。

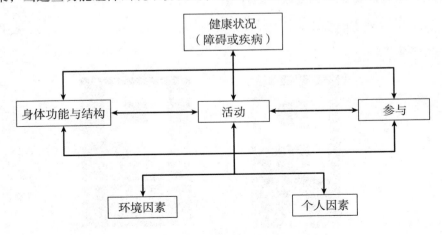

图 4.1　ICF 框架（WHO 2001）

ICF框架很简单，但将它应用在临床实践中有多方面的意义。我们选择界定健康的方式将影响亚伦和布鲁诺所接受的评估和健康服务方式。更重要的是，亚伦和布鲁诺的临床医生、健康服务研究人员、父母及社区支持者，将基于他们自己对儿童健康的理解来评价这些服务成功与否。ICF用共同的语言解释并规划了健康，所有相关人员都可以使用它来理解并评估儿童的健康状况。

正如第二章所述，卫生保健提供者当前所面临的挑战超出了急性疾病的范畴。许多情况是长期的、不可治愈的，这对我们认为仅仅是"没有疾病"的传统健康观提出了挑战（同见第二章）。然而，尽管有复杂的健康状况，但我们知道患有慢性病或复发性神经问题的儿童也可以接受医学治疗，这些治疗能够强化他们的潜能，使他们有可能成为幸福、健康的公民，有能力适应社会的挑战（Rosenbaum & Gorter 2011）。

对于许多临床医生、儿童、家长及公众来说，如果仅仅因为亚伦和布鲁诺等孩子有疾病和损伤，就认为他们健康状况不佳，甚至没有价值（法语为 *invalide*）或价值降低（西班牙语为 *menos valido*）（见图4.2），这种想法越来越不合适。许多与长期患病儿童生活相关的人非常关心这些儿童的情绪健康、日常生活的适应能力，以及各种关系的融洽程度等，**他们**认为这些是与儿童健康相关的元素。能够意识到健康涉及许多因素（其中只有部分是医学因素），促进我们改变了对健康的想法，以包含人们生活中与健康状况相关的生物、心理和社会等多个方面。

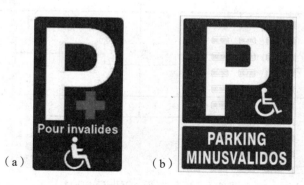

图 4.2　为残疾人设置的停车标志，法语版（a）和西班牙语版（b）

（一）使用 ICF 框架来定义和理解神经系统疾病患儿的照护问题

我们使用 ICF 的组件将功能视角应用到亚伦和布鲁诺的案例中，结果分别如图 4.3 和 4.4 所示。病变和残损与**身体功能**和**身体结构**相关，执行任务或参与生活角色的能力与限制分别被分为**活动**和**参与**，促进或限制参与的背景性因素属于 ICF 的**环境因素**。

描述中亚伦（图 4.3）的损伤包括 NF-1 的皮肤表现和视神经胶质瘤；由于左侧视野缺失（身体功能），他的眼球运动受损。他没有活动的受限：可以自由移动、正常交流，并能够学习和执行各种任务。亚伦作为患者，其参与性受到多方面的限制，如他父亲自身的残疾、家庭经济负担、保险公司没完没了的电话、时间限制及无法前往医院等。目前，亚伦及其家人将受益于交通补贴，以及在他

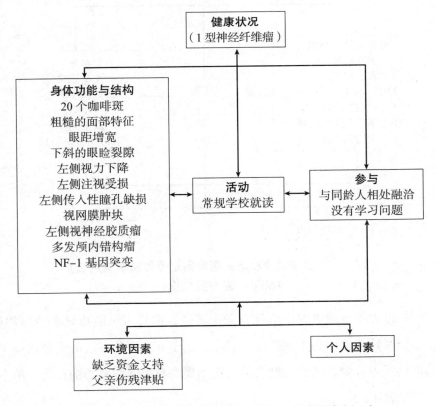

图 4.3 亚伦健康状况的影响因素（见情境案例 1）

父母不便时获得医疗服务或社会工作者的支持，以便完成他的诊疗预约。这些干预措施对他的功能和健康非常重要，不亚于针对他身体缺陷的传统医疗方法。

　　布鲁诺（图4.4）表现了与亚伦相似的身体结构和功能特征。尽管他的眼球运动功能未受损，但是他在集中注意力、记忆、调节情绪等必需的认知功能方面存在障碍。他在课堂上的参与程度受到这些认知障碍的限制。由于无法控制情绪，他几乎没有朋友。而环境因素中的相关人群，如父母和老师，可能没有意识到他的局限性，却期望他的表现和行为达到他无法达到的水平。因此，我们需要对他的认知和学习功能做进一步评估。

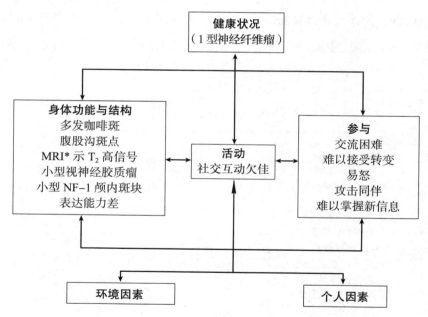

图 4.4　布鲁诺健康状况的影响因素（见情境案例 2）
*MRI：磁共振成像

　　ICF 中的功能和健康组件不仅有助于评估，而且有可能指导在身体功能、活动、参与及环境层面的干预措施。因此，基于 ICF 评估方法的干预措施可能包含适应性学习计划、随班辅助人员及使用提高布鲁诺注意力的药物（两个案例的总结见表 4.1）。

表 4.1 应用 ICF 促进专业间的沟通与记录

患者	需求	可获得的支持	涉及服务
亚伦	获得服务受限	交通津贴 健康服务人员	社会服务 健康服务
布鲁诺	认知功能受限	心理测评与咨询	教育服务
	注意力不集中	药物干预	健康服务

通过将 ICF 与美国儿科学会（American Academy of Pediatrics, AAP）2008 年发表的《神经纤维瘤健康监督的共识声明》（*Consensus Statement for Health Supervision in Neurofibromatosis*）中的建议框架进行比较，我们进一步评估了 ICF 在临床实践中的效用。AAP 的指南是根据亚伦和布鲁诺的年龄为他们推荐的（Hersh & AAP 2008）。通过将 ICF 应用于共识声明，我们发现了参与和环境因素等方面的影响，超出了定期筛查以监测身体结构与功能（主要是皮肤和神经系统）变化的建议，摘录如下：

AAP 检查儿童的发展与校园安置的适当性。

ICF **校园安置**（school placement）属于 ICF 的环境因素范畴。**发展** 是一个宽泛的概念，在这种情况下指的是对儿童不同年龄和阶段的期望。ICF 的方法是根据儿童的校园安置（环境）情况来评估其认知和适应功能（身体功能、活动和参与）。

AAP 如果儿童存在由身体状况或发育缺陷导致的自尊问题，应该将儿童转介给临床心理学家或儿童精神病学家进行进一步的评估与治疗。

ICF 在此，应根据临床发现，如难以达到预期学业成绩、情绪波动或行为孤僻（个人因素）等，考虑额外的医疗或辅助医疗服务（环境因素）。

AAP　检查青春期对疾病的影响。

ICF　因为 ICF 只描述了个体的当前功能状态，并非将来或潜在的发展轨迹（和预后），所以这方面的预期情况并不在 ICF 的内容中。尽管如此，正如罗森鲍姆（Rosenbaum）和戈特（Gorter）（2011）所指出的，在我们的工作中，要时刻牢记"未来"对患有慢性病的儿童和年轻人的重要性。

AAP　讨论青春期及妊娠期神经纤维瘤生长的可能性。

ICF　这一话题也具有预测性。在 ICF 中，服务提供者及其所提供的信息将成为环境的一部分，并促进或推动儿童的健康。

AAP　向父母提供何时及如何与孩子讨论诊断的建议。

ICF　此问题直接影响到父母对孩子诊断的态度这一环境因素。如果是从 ICF 角度讨论诊断，那么讨论的内容还应该包括功能残疾及其如何受环境影响（见第二章）。我们可以通过咨询，让家长认识到他们可以对孩子的功能产生积极的影响，他们不仅要了解有关 NF-1 的知识，还要明白孩子生活的社会和自然环境对其功能有多么重要的影响。

AAP　评估患者的生活质量……

ICF　尽管"生活质量"并不是 ICF 的正式组成部分（见 McDougall et al. 2010），但是儿童对其生活的感知，应该成为所有与存在障碍和慢性疾病儿童或青少年一起工作的服务提供者的思想的一部分。

亚伦和布鲁诺的情境案例是 NF-1 的两种常见表现。尽管有相同的诊断，但他们的情况却完全不同。在传统医疗服务中，诊断被认为可以为临床医生提供足够的信息，使其能够决定最合适的治疗方案并判断预后。诊断（在急性医疗照护中）通常可以用来立即决定患者所需的资源，如适当的药物、干预措施及专业支持。但是，诸如 AAP 之类的共识声明指出，诊断像 NF-1 这样临床表现多变的慢性疾病，需要更宽泛的途径，包括参与问题、环境影响等多个方面。这样，生物–心理–社会模式的许多方面就被引入现代临床思维中。

ICF 提供了一种标准化且国际认可的方式，用于讨论、收集和记录与患者有关的健康信息。用 ICF 的概念来描述亚伦和布鲁诺，会让我们更加注意到描述两个男孩的功能时还需考虑的其他因素。将 ICF 和 AAP 指南进行比较，我们看出每种方法都展示出另一种方法没有的一些元素。对于亚伦来说，AAP 声明中未提及提供社会支持的可能性；而布鲁诺需要对其校园安置和心理支持进行综合审视，这是由 AAP 提出的。我们注意到，尽管 AAP 共识声明的方法很宽泛，但仍然忽略了 NF-1 患者遇到的一些基础问题，特别是只有在学校环境下才会涉及的认知和行为问题。从这个意义上来说，在评估患者需求时，ICF 提供给我们的信息比 AAP 共识声明更为个体化。另外，在针对诊断或如何预防进一步的并发症或残疾时，ICF 本身并不能确定**今后**的影响。采用 ICF 描述儿童功能情况时，如何体现功能的发展可能是一个挑战。

在规划患者需要的支持和应有的服务时，ICF 可以理清不同类型的支持如何影响患者的功能。作为一个工具，ICF 发挥着重要的作用。在我们的两个例子中，组织整理研究结果，帮助我们确定它们的相互作用（如图 4.1 所示，见 ICF 图表中方框之间的双向箭头），并确定哪种支持和干预措施是合理的，以及它们可能对被描述人的生活和功能产生什么影响。尽管在传统上卫生服务之外的支持服务体系已经确定了有资格获得福利的标准，但随着 ICF 作为不同服务体系之间共同的语言和记录方式，我们认为这种做法可能会发生改变。获得服务的资格将取决于这些服务是否能够满足患者的需求，并改善其功能。

ICF 框架已被视为一个界定和了解儿童个体的工具，其分类系统为采用了该框架结构的所有用户提供了一种通用语言，可运用于项目层面的临床实践，达到跨专业交流和记录的目的。

在这种背景下，ICF 是一种分类方式，它将所观察现象的不同组件用标准化的方式组织起来，从而提供统一的词汇。在某些方面，它形成了具有自己文字和规则的通用语言。这种分类的目的是促进专业人员和患者对功能方面的理解，这些功能可能与患者的健康相关，而与诊断、语言、文化或服务场所等无关。

有必要指出的是，ICF 的应用并不能保证从业人员更加深入、更加细致，或提供更好的评估和干预措施；采用 ICF 的结果是促使我们从更广泛的层面考虑健康的各个方面。ICF 的许多新实践者评论说，他们一直都知道健康的组成成分（如参与、环境因素等），但是他们没有办法就其结果进行记录和沟通，就像他们对待磁共振成像或脑电图的结果那样（Kaffka-Backmann et al. 2007）。

上面的案例讨论了 ICF 概念在个体中的应用。将 ICF 分类作为一种服务的通用语言来使用，将在以下干预儿童喂养项目和与之相关的情境案例中进一步阐明。

二、在临床项目中应用 ICF 概念

情境案例 3

一个儿童康复机构的喂养团队，决定将 ICF 应用到他们的项目之中，以促进彼此间及与患儿家人之间更好地沟通。该团队包括一名发育儿科医生、一名放射科医生、一名护士、一名语言病理学家、一名作业治疗师、一名营养师和一名牙医。有需要时，他们可以请同机构内一名社会工作者和一名心理学家会诊。团队成员希望在他们的实践过程、文档记录和报告中能体现一致性的结果。

卫生专业人员有不同的学科语言、培训体系和文化，这些往往更关注儿童

在某些领域的功能。然而，应用 ICF 意味着临床团队的所有成员都要在一个共同的概念下考虑如何改善儿童的功能。在上述情境案例中，喂养团队致力在每个儿童的生活环境中提升儿童的进食功能，并且他们将 ICF 作为一个跨学科的机会来明确描述自身的角色。

作为角色讨论的起点，喂养团队的每位成员都花了一周的时间，来追踪他们在评估和干预中经常涉及的功能领域。团队成员汇总了清单，回顾了 ICF 的内容，将评估和干预措施按功能分类进行对应标记。所有专业人员都承认父母是了解自己孩子的专家，父母知道孩子在家庭环境中的表现、既往干预策略有效或无效，以及为改善孩子生活状况需要解决的问题。

团队一旦将他们的评估和干预措施与 ICF 联系起来，并且明确了他们在相应功能领域的参与情况，就确定了重叠的领域和每位参与者的独特贡献。重叠的功能领域并没有导致不同专业间职责的重新分配，因为团队发现从多个视角处理某些重要领域是有积极意义的。例如，团队所有成员都以自己的方式关注吞咽的安全问题，放射科医生完成吞咽录像检查程序，并解读结果；护士收集既往病史（如吸入性肺炎）；儿科医生提供和协调吞咽建议并进行临床检查（吞咽时颈部听诊）；作业治疗师确定每个孩子的餐具和食物进口方法，固体食物和液体在吞咽前在口腔的流动，以及固体和液体食物的质地；语言病理学家通过进行听诊和观察咽部对各种固体、液体和其他质地食物的协调性，进行吞咽功能的临床观察；营养师评估现有的咽部功能是否能够满足每个孩子所有的热量和营养需求；牙医评估口腔卫生及口腔卫生对颅脑、肺部症状的潜在影响。尽管所有这些角色都是为了改善吞咽功能（ICF 中的 b510 类），但每位专业人士都以团队和所服务的家庭认可的方式为这一目标做出贡献。表 4.2 对这些理念进行了概括。

将每个专业人员的临床评估和干预领域对应标记在 ICF 框架中，有助于突出每个专业对项目所服务儿童及其家庭功能所作贡献的独特性。作业治疗师有关辅助用具、设备及姿势管理等方面的知识，对进食的安全性和舒适性有重要作用；语言病理学家在语言能力方面的评估对儿童在进餐时做出选择、自主决策及解决进餐问题能力的促进有重要作用。这样的制图练习提升了团队在提供综合医护服务时对他人及自身角色的认识。

最后，与功能相关的角色列表有助于说明在生物－心理－社会模式下喂养团队所提供服务的全面性。例如，团队可以看到，在他们的服务一贯关注的身体功能和结构问题方面，已经有了很好的费用支付保障；在以参与为基础的领域（如与同伴共同进餐），或环境领域（如允许到学校提供喂养支持），则有机会提供更全面的照护服务。制图过程之后，团队就计划寻求基金支持，以便从儿童及其家庭的角度收集关于功能优先领域的系统的定性反馈信息。到时候，团队可以将目前项目所评估和处理的功能领域与儿童及其家庭确定的优先领域进行对比。一旦进行了这种比较（图 4.5），我们就可以通过使用 ICF 这种通用语言，将当前提供的服务与家庭优先事项之间的差距作为改进以家庭为中心的服务的起点。这样的方法将促进所有人员不断学习，为跨学科的过程提供了一个很好的例子。在这个过程中，包括家庭成员在内的所有成员，可以贡献的不再仅仅是他们自己的专业知识。

表 4.2　喂养团队成员所涵盖的服务领域与 ICF 领域之间的对应

评估 / 干预领域	专业评估或干预	ICF 领域	ICF 代码
		身体功能	b
喂养的情感方面（如挫折感、愉悦感、恐惧感）	全部	情感功能	b152
感官偏好和敏感性（对食物的味道、质地、外观和气味，以及进食环境的高敏感性、低敏感性）	OT	感觉功能和疼痛	b2
饮食、吞咽的安全性	全部	摄入功能	b510
反流和消化功能评估	MD	摄入功能	b510

注：MD：医生；OT：作业治疗师；SLP：语言病理学家

续表

评估 / 干预领域	专业评估或干预	ICF 领域	ICF 代码
体重、身高、营养和生长	营养师、MD、护士	体重维持功能	b530
监测与消化有关的疼痛、不适	MD（主要）全部（次要）	与消化系统相关的感觉	b535
代谢功能	营养师、MD	一般代谢功能	b540
水合作用	营养师、MD、护士	水、矿物质和电解质平衡功能	b545
整体肌肉张力和协调性	OT	肌张力功能、随意运动控制功能	b735 b760
		活动和参与	d
自我进食的能力	OT	掌握技能	d155
选择食物的能力	SLP、OT、营养师	做出决策	d177
促进进食的行为策略	SLP、OT	管理个人行为	d250
进食体位	OT	保持一种身体姿势	d415
餐具使用	OT	手精细功能使用	d440
手口协调	OT	手和手臂的使用	d445
口腔卫生保持	牙医、OT	护理身体各部	d520
对固体、液体食物的口腔运动发展	SLP（主要）全部（次要）	吃、喝、摄入功能	d550 d560 b510
杯子使用	OT	喝	d560
营养	营养师、MD、护士	照顾个人健康	d570
社交状态与饮食（包括家庭用餐时间、在校与同伴之间）	全部	人际交往和人际关系	d7

55

续表

评估 / 干预领域	专业评估或干预	ICF 领域	ICF 代码
		环境	**e**
照顾者的喂养知识	全部	直系亲属、个人护理员和个人助手	e310 e340
喂养的校园支持 （如教学助理）	SLP、OT	个人护理员和个人助手，教育和培训服务、体制和政策	e340 e585
与喂养问题相关的专业人员或支持者之间的协调	全部	卫生专业人员	e355
如果适用，探索经口喂养替代方案的家庭准备	全部	直系亲属的个人态度	e410
照顾者的喂养态度	全部	直系亲属的个人态度，个人护理员和个人助手的自身态度	e410 e440
		身体结构	**s**
口腔状态与口腔健康	牙医	口腔结构	s320

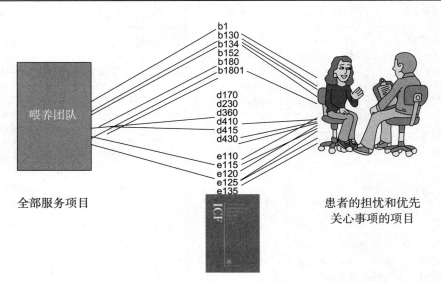

图 4.5　喂养团队的服务与儿童及其家庭关心的内容之间的比较与对照

示例：使用 ICF 设定患者目标与文档记录

> **情境案例 4**
>
> 安德烈娅（Andrea）是一个患有脑瘫的 14 岁女孩，她在独立行走上遇到了困难 [粗大运动功能分级（Gross Motor Function Classification System, GMFCS）Ⅱ 级]（Plalisano et al. 2008），她的体重指数为 16，处于同年龄段后 10% 的水平。她现在在综合课堂里学习。安德烈娅被她的家庭医生推荐到一个跨学科的喂养团队里，这个团队可以提供她想要的饮食安全、增加体重和口腔活动能力的相关信息。第一次到访，她看了发育儿科医生、作业治疗师、营养师、语言病理学家和牙医。她的母亲陪着她一起去的。

ICF 各章节概述的领域，因与进食有关而被用于制订目标（见表 4.3）。评估后，与安德列娅相关的 ICF 领域被记录下来，并与她及她的家人一起评估。一旦安德烈娅、喂养团队和她的家人确定了目标，这些目标就可以被优先考虑，以便安德烈娅从她的角度来阐明重要领域。这种形式同样可以为安德烈娅及其家人提供身体功能、活动、参与和环境等全方面的团队服务。

确定评价的范围

安德烈娅、她的母亲及团队优先考虑的方面同样也是评价的基础。对 ICF 领域进行个别化评价和小组评价都是有用的。表 4.3 展示的是基于设定的目标和优先问题而制订的个别化评价方法，将为团队提供安德烈娅相对于自身的进步情况。与此同时，采用综合措施的小组评价方法将提供该项目所服务儿童的总体信息。

表 4.3　安德烈娅的行动计划

ICF 领域	目标	方法	结果	所涉及专业人员	患者评级[a]
身体功能与结构	保持适当的体重以适应身高和生长	提供高热量、高营养、易吞咽的饮食，少食多餐地添加正餐和零食	安德烈娅将熟练地分辨不同食物的营养价值与相应口腔运动所遇到的困难，并监控适当的摄入量	营养师（门诊医生、家庭医生、护士、OT、SLP）	*
活动	饮食安全性	通过临床观察和吞咽研究评估一系列食物的黏稠度和摄入方法，并制订一个计划，使安德烈娅在进食的所有阶段摄入的食物都是"安全"的	安德烈娅和她的父母将熟练掌握食物的安全种类及食物的安全摄入方法等知识 安德烈娅将基于吞咽能力，在安全的食物范围内列出自己喜欢的食物	全部	**
参与和环境（校园）	少食多餐地添加正餐和零食	与老师和副校长面谈：探讨和解释安德烈娅将在上课时间吃东西的情况，以及同学们对此可能会有的态度	安德烈娅将在课堂上吃零食	门诊医生、营养师、OT、学校职工	***
环境（家人和家庭医生）	家人和家庭医生将了解安德烈娅现有身高情况下的合理体重范围	营养师和门诊医生回顾安德烈娅的生长和体重发育史、补水和营养状况，并与安德烈娅、其家人和医生一起确定她的"健康"标准	依据安德烈娅的身高确定其健康的体重目标范围	门诊医生、家庭医生、家人	*
环境（同伴）	同伴理解和接受安德烈娅的营养需求和策略	确定两个亲密同伴作为调解者和支持者	同伴会接受安德烈娅为自身健康所必需的营养小憩	老师、营养师	***

注：a 患者评级：* 最不重要，** 重要，*** 最重要；OT：作业治疗师；SLP：语言病理学家

三、ICF 在儿童和健康服务评价中的应用

在应用 ICF 时，使用整个分类系统来评价照护服务是不切实际的。鉴于世界卫生组织的 ICF 清单是以一般成年人为目标人群创建的，我们也不建议使用该清单。相反，ICF 框架可用于确定在目标设定工具和健康状况评测中应该包含哪些领域，以确保所选评测工具的内容与所评估的 ICF 概念相匹配（Fayed，2012）。

当我们想要评估一个儿童相对于自身的进步时，个别化的健康状况评估方法就显得非常有用。这种方法的优点是很容易注意到进步，但缺点是进行项目评估时，不同儿童之间的进步是不可比的。我们总可以运用流行的目标设定工具来找到一些目标，例如，感知效果和目标设定系统（Perceived Efficacy and Goal Setting system, PEGS）（Missiuna et al. 2006）、加拿大作业表现量表（Canadian Occupational Performance Measure，COPM）（Law et al. 2005）、目标成就量表（goal attainment scaling，GAS），将这些目标与 ICF 互相参照，以展示哪些目标是儿童及其家庭设定的（Nijhuis et al. 2008，Fayed & Kerr 2009，McDougall & Wright 2009）。上述目标确定系统（PEGS、COPM 和 GAS）都有定量方法，用于比较儿童接受干预或服务前后相对于自身的进展情况。我们要时刻注意这些目标与 ICF 整体概念的相关性，例如，是否仅仅设定了身体功能类型的目标，或是否已经把活动、参与和 / 或环境因素作为对特定儿童进行个别化评估的基础？当我们选择在临床实践中应用 ICF 时，应在健康评估中纳入目标设定和个别化评估的综合方法。

虽然目标设定工具对每一个特定儿童的需求、挑战和功能变化都高度敏感，但在项目或研究评估中，需要使用标准工具来评估组内和组间儿童的健康状况（见第十五章）。适用于儿童的通用健康状况评测工具是现成的，适用于任何诊断的儿童。这些评测工具的内容虽然可能差别很大，但把 ICF 的功能概念应用到任一考虑使用它的健康状态评测工具都会非常有用，这样可以使项目或团队需要或想要评测的领域与评测工具实际评测的领域之间达到良好匹配（Fayed et al. 2012）。例如，儿童健康问卷侧重于情感等身体功能属性、社交等活动和参与成分，以及与个人和环境因素相关的特性等；相反，健康效用指数Ⅲ（Health Utilities Index Ⅲ）则侧重于视觉、听觉、认知和情感等身体功能属性，行走、手功能和交流等活动和参与成分，而没有环境领域的直接评估。目前使用的健康状况评测工具的内容多样性表明，我们不能只依赖所谓的"健康状况"评测工具这个名称，就认为它是对 ICF 框架中功能的综合评估。关于 ICF 领域与评测工具内容匹配的具体实例，请参见第十五章中关于评测量表的选择。

四、结论

ICF 可用作一个框架，以促进对患者照护中的专业理解、患者评估、沟通交流、服务提供和文档记录等诸多方面的提高。ICF 还可以为个人和项目评估提供概念基础，并且可以在人们日益认识到慢性健康问题的时代，帮助确定人口健康目标。在儿童和青少年中应用 ICF 的一个明显制约是，需要对未来困难进行预测的发展性问题在框架中没有被很好地体现出来。尽管如此，国际经验还是支持 ICF 的使用及效用，并展示了 ICF 扩展健康医疗照护服务视野的潜力（Cerniauskaite et al. 2011）。

参考文献

* 主要参考文献

Cerniauskaite M, Quintas R, Boldt C, et al (2011) Systematic literature review on ICF from 2001 to 2009: its use, implementation and operationalisation. *Disabil Rehabil* 33: 281–309. http://dx.doi.org/10.3109/09638288.2010.529235

Fayed N, Camargo DE, Kerr E, et al (2012) Generic patient-reported outcomes in child health research: a review of conceptual content using World Health Organization definitions. *Dev Med Child Neurol* 54: 1085–1095. http://dx.doi.org/10.1111/j.1469-8749.2012.04393.x

Fayed N, Kerr EN (2009) Identifying occupational issues among children with intractable epilepsy: individualized versus norm-referenced approaches. *Can J Occup Ther* 76: 90–97.

Hersh J, American Academy of Pediatrics (2008) Health supervision for children with neurofibromatosis. *Pediatrics* 121: 633. http://dx.doi.org/10.1542/peds.2007-3364

Kaffka-Backmann M, Simon L, Grunwaldt A (2007) Praktische Erfahrungen mit der Verwendung einer ICF-Checkliste für die Interdisziplinäre Frühförderung ("ICF-Checkliste IFF"). *Frühförderung interdisziplinär* 26: 167–172.

Law M, Baptiste S, Carswell A, McColl M, Polatajko H, Pollock N (2005) *The Canadian Occupational Performance Measure*, 4th edn. Ottawa: CAOT Publications.

*McDougall J, Wright V (2009) The ICF-CY and Goal Attainment Scaling: benefits of their combined use for pediatric practice. *Disabil Rehabil* 31: 1–11. http://dx.doi.org/10.1080/09638280802572973

*McDougall J, Wright V, Rosenbaum P (2010) The ICF model of functioning and disability: incorporating quality of life and human development. *Dev Neurorehabil* 13: 204–211. http://dx.doi.org/10.3109/17518421003620525

Missiuna C, Pollock N, Law M, Walter S, Cavey N (2006) Examination of the Perceived Efficacy and Goal Setting System (PEGS) with children with disabilities, their parents, and teachers. *Am J Occup Ther* 60: 204–214.

*Nijhuis BJ, Reinders-Messelink HA, de Blecourt AC, et al (2008) Goal setting in Dutch paediatric rehabilitation. Are the needs and principal problems of children with cerebral palsy integrated into their rehabilitation goals? *Clin Rehabil* 22: 348–363. http://dx.doi.org/10.1177/0269215507083055

Palisano RJ, Rosenbaum P, Livingston MH (2008) Content validity of the expanded and revised Gross Motor Function Classification System. *Dev Med Child Neurol* 50: 744–750. http://dx.doi.org/10.1111/j.1469-8749.2008.03089.x

*Rosenbaum P, Gorter JW (2011) The 'F-words' in childhood disability: I swear this is how we should think! *Child Care Health Dev* 37: 1–7. http://dx.doi.org/10.1111/j.1365-2214.2011.01338.x

World Health Organization (2001) *International Classification of Functioning, Disability and Health*. Geneva: WHO Press.

第五章　神经发育性障碍儿童与青少年参与生活的作用

达娜·阿纳比（Dana Anaby）

玛丽·劳（Mary Law）

概要

在过去的 15 年里，儿童参与日常活动越来越受到研究人员和临床人员的关注，现在被认为是康复干预最重要的结果之一。事实上，参与的概念及其益处与许多利益相关者有关，包括患儿及其家人、老师和政策制定者。在这一章中，我们将探讨参与的概念和定义，特别关注"休闲参与"成分，并提出了参与的相关评估。此外，我们还总结了神经发育性障碍儿童和青少年参与性的研究证据，同时考虑了影响这些参与模式的因素。最后，我们利用一个情境案例来说明基于参与的评估和干预。

一、引言

"参与"已成为近 15 年来神经发育康复中的一个重要术语。然而在日常用语中，"参与"意味着"参加"。由于 ICF（WHO 2001）将参与纳入其中，人们越来越关注康复医学领域中的参与（见第四章）。将参与纳入 ICF 代表着向残疾学社会模式的转变，其中环境因素至关重要。随着知识的增长，有一点日益明朗，即参与是一个复杂的概念。

在 ICF 模式中并不区分活动和参与，因为活动被定义为"由个人执行的任务或行动"，在 ICF 中，活动和参与有很多相同的组织结构和内容。文献中有大量关于如何区分活动和参与的讨论（Whiteneck & Dijikers 2009），但尚未达成共识。大多数研究人员倾向于认为，参与是人在社会环境中发生的一组或一系列活动。

在 ICF 中，参与被定义为"参与生活情境"，如个人护理、社区生活、教育、工作或娱乐。ICF 的参与部分总结见表 5.1。ICF 模式还指出，参与会受到个人健康状况、个人因素和环境因素等多方面的影响。根据 WHO 的说法，参与限制反映了残疾的一个组成部分，是健康状况、身体功能与结构及个人因素和环境因素相互作用的结果（见第二章和第四章）。

表 5.1　ICF 中关于活动和参与的内容

内容	描述	举例
学习和应用知识	学习、应用学过的知识，思考、解决问题和做出决策	d155：掌握技能；遵守游戏规则和协调游戏动作
一般任务和要求	执行单项或多项任务，进行日常事务和控制应激	d230：进行日常事务；安排时间、完成日常角色，如起床、洗漱、进食等
交流	使用语言、符号、对话和设备进行交流	d360：使用交流设备与技术（如与朋友打电话、发邮件）
移动	变换身体姿势，移动物体，行走、跑步及运用交通工具	d470：作为乘客运用交通工具，如乘坐公共汽车
自理	照顾自己，包括穿衣、进食、洗漱及关心自己的身体健康	d5400：穿衣（完成为身体各部位穿上衣服的协调性动作，如头从领口中穿出、手臂从衣服袖口穿出）
家庭生活	完成家务和日常任务	d6300：准备简单的膳食（选择原材料、加热方式和上菜方式） d6506：照看宠物（训练、喂食、玩耍、打扮）
人际交往和人际关系	完成与人基本或复杂的人际交往所需的动作和任务	d7200：形成并维持短期或长期的人际关系（如同伴、家人）
主要生活领域	完成有关教育、就业及经济交易的任务	d820：学校教育；学习各课程材料、上课、与其他同学共同学习
社区、社会和公民生活	参与家庭以外的社区、公民生活所需要的活动和任务	d920：娱乐和休闲；体育健身、参观博物馆、去电影院、旅行、做手工艺

为了澄清参与的概念，科斯特（Coster）和希塔尼（Khetani）（2008）建议将参与定义为"指向个人或社会的有意义目标的一系列有组织的活动"。也有一些其他定义，更多强调参与的主观方面，如选择、控制和意图。由此，研究人员发现，儿童和青少年的参与包括选择、控制、归属及主动融入日常生活（Eriksson & Granlund 2004, Almqvist & Granlund 2005, Heah et al. 2007, Harding et al. 2009）。表 5.2 列出了文献中如何定义参与的例子。

表 5.2 "参与"的定义

网络	参与（particeps）＝取一部分
词源词典	部分（pars）＋拿取（capere）＝加入或分享
Fougeyrollas et al. 1998:133	生活习惯是指"一个人的日常生活活动和社会角色，这是其所在社会文化环境根据其年龄、性别、社会和个人身份而认定的"
WHO 2001:10	参与生活情境
Perenboom & Chorus 2003:578	"参与生活情境，包括在一定程度上自主或能够控制自己的生活，即使这个人实际上并没有自己完成事情。这意味着，不仅实际表现应作为关键指标，个人目标和社会角色的实现也应考虑其中"
Eriksson & Granlund 2004:240	"参与是一种定义幸福的方式"
Hemmingsson & Jonsson 2005:574	"除了实际表现，参与的成分包括意图、自主性和自我抉择的体验"
Almqvist & Granlund 2005:306	"参与的体验有三个互动维度：体验（通过与环境的积极互动，获得积极的控制与归属体验）；行动（包括身体上和精神上）；环境（有发生的活动，有与环境互动的机会）……成功的参与，必须要有成为某些事的一部分的感觉、有行动的能力及在特定环境中发生的活动"
Rochette et al. 2006:1233	"'最优'参与依赖于现实（活动和角色实际是如何实现的）和预期（活动和角色应该是如何实现的）之间的完美匹配"
Heah et al. 2007:41	"'成功的参与'与四个主题相关：愉悦感、成就感、和别人一起完成、独立完成"
Coster & Khetani 2008:643	"指向个人或社会的有意义目标的一系列有组织的活动"

续表

Hammel et al. 2008:1445	"一组价值观，包括：积极有意义地投入／融入、选择和控制、获得和机会、个人和社会责任、对他人产生影响和支持，以及社会联结、加入和成为一员"
Whiteneck & Dijikers 2009:S24	"参与比活动更复杂；它涉及社会层面的角色表现，更可能受到环境的影响。另外，活动发生在个人层面，更注重结果，是达到目的的手段"

因为参与不仅仅被定义为儿童会做或不会做某事，所以存在神经发育性障碍的儿童和青少年的参与情况不仅仅关注其实际表现。即使他们正在接受帮助，不能独立完成一项活动，他们仍可体验参与，例如，一个患有四肢瘫型脑瘫的少年，在参与娱乐舞蹈课程时就可以体验到参与，他或她可能不会独立地表演舞蹈动作，乍一看似乎很"被动"，然而，对主观体验的探索可能会揭示他或她非常享受这项活动，并且在音乐和社交背景下找到了生活的意义。诸如此类的活动对于结交朋友、营造集体归属感是非常好的机会。

换言之，即使孩子们没有独立地执行一项活动，他们仍可感受到充分地参与和完全地沉浸。此外，参与舞蹈课的方式不止一种，不应该局限于表演动作，例如，选择音乐和编排舞步也是人们可以参与的方式。所以，参与是一个复杂的过程，涉及多个活动的整合，很可能涉及其他人，而且常常具有环境依赖性。当我们考虑参与时，一定要想到活动的类型、活动发生的地点和对象，以及参与的其他方面，如频率、所涉及内容、意义和改变的欲望。

二、参与的益处

参与在儿童的发展中起着至关重要的作用，特别是在课外的休闲活动中。通过参加校外娱乐性活动，儿童和青少年可以提升技巧和能力，获得身心健康，并发现生活的意义和目的（Larson & Verma 1999）。有经验证据表明，参与令人愉悦的、促进技能发展的活动，可以保护处于风险中的儿童和青少年免于出现心理、学业和社会问题（Rutter 1987，Mahoney & Cairns 1997，Mahoney et al. 2002，Eccles et al. 2003）。参与，尤其是校外活动，对健康、生活质量和幸福感是一种正向力量，因为它为儿童和青少年的发展及准备生活过渡提供了环境。正如埃里克松（Eriksson）和格兰隆德（Granlund）（2004）指出的，参与是"一种定义幸福的方式"。

参与的其他方面，如校园参与，同样非常重要，但众所周知它受到了限制。因为我们的主要关注点是休闲参与，想要了解更多有关校园环境信息的读者，可以阅读阿尔姆奎斯特（Almqvist）和格兰隆德（Granlund）（2005）及西蒙森（Simeonsson）等（2001）的相关著作。

三、如何评测参与?（见表5.3）

因为建构性定义众多且缺乏概念的清晰度，所以参与是一个具有挑战性且难以操作和评测的概念。然而，人们一直认为，参与是一个由个人喜好和兴趣引导的多维度、高度个性化和主观建构的复杂概念（Whiteneck & Dijikers 2009）。

表 5.3　参与的评测方法

评测方法	目的/领域	目标人群（年龄范围，岁）	条目	指标	心理测量学研究
CAPE（Children's Assessment of Participation and Enjoyment）儿童参与和享受的评估调查	课外活动：休闲、体育、社交、技能、自我提升活动	6~21	55项活动	多样性强度愉悦感同伴地点	King et al. 2007
APCP（Assessment of Preschool Children's Participation）学前儿童参与量表	课外活动：玩耍、技能发展、积极的体能活动、社交活动	2~6	45种日常活动图	多样性强度	Law et al. 2012a
CASP（Child and Adolescent Scale of Participation）儿童和青少年参与量表	家庭、社区、学校	>5	20	年龄预期的参与	Bedell 2004

续表

评测方法	目的 / 领域	目标人群（年龄范围，岁）	条目	指标	心理测量学研究
LIHE–H （Assessment of Life Habits for Chidren-Frequency of Participation Questionnaire） 儿童生活习惯评估——参与频率问卷	日常活动、社会角色	5 ~ 13	64 项生活习惯	完成度满意度	Fougeyrollas et al. 1998
LAQ–CP （Lifestyle Assessment Questionnaire） 生活方式评估问卷	身体独立性、移动、教育、医疗负担、经济负担、社会整合	>5	46	残疾对儿童及其家人生活的影响	Mackie et al. 1998
PACS （Preschool Activity Card Sort） 学前活动卡片分类	自理、社区移动、休闲、社交互动、家务劳动、教育	3 ~ 6	85 种活动照片	由父母选出 5 种活动来引导干预	Berg & La Vasser 2006
PEM–CY （Participation and Environment Measure for children and Youth） 儿童和青少年参与和环境评测	家庭、学校、社区	5 ~ 17	25	计数、频率、参与、改变的欲望、环境支持与障碍	Coster et al. 2011
CHORES （Children Helping Out: Responsibilities, Expectations and Supports） 儿童助人：责任、期望和支持	家庭环境：自理、家庭护理	学龄儿童	34 项任务	表现、辅助	Dunn 2004
SFA （School Function Assessment） 学校功能评估	校园活动 / 环境	小学学龄儿童	6 种不同学校环境	参与、任务支持、表现	Coster et al. 1998
COPM （Canadian Occupational Performance Measure） 加拿大作业表现量表	自理、玩耍、完成效率	全部年龄	依据所选活动 / 目标数量确定	表现、满意度	Law et al. 2005
GAS （Goal Attainment Scaling） 目标成就量表	全部领域	全部年龄	依据所选目标数量来确定	目标完成情况	Kiresuk & Sherman 1968

可用于评估各个年龄和发育阶段的孩子们在家庭、学校和社区等不同环境下的参与情况的工具并不多，有的评测特定的方面或领域，如休闲（CAPE）、学校（SFA）和家庭（CHORES），有的则包括众多环境（PEM–CY、CASP）。大多数可用的评测方法都是通过可观察到的计数和频率数据来检测参与的定量维度。有些评测参与的方法更多的是考虑其定性方面或从参与中获得的主观体验，评估诸如愉悦感（CAPE）、表现的满意度（LIHE–H）及融入水平或程度（PEM–CY）等属性。

就像大多数高度个性化的建构一样，目前还没有用于衡量参与的标准，而且文献中关于"什么是最优的参与"及"为参与这个概念设定标准是否合适"等问题，尚存在相当大的争议。因为参与的个体间差异很大，而且基于反映个人价值观和主观视角，所以关于"成功或充分参与"的概念缺乏明确的界定。虽然在外人看来参与的活动数量有限（可能在辅助下），但一个人却能从中得到完全的满足感并体验到"完全参与"，只要参与的这些活动是有回馈的、充满个人意义，并且允许控制和选择（更多"残疾悖论"的概念参见第二章）。正如比德尔（Bedell）和科斯特（Coster）（2008：222）所言，"除非情况对孩子及其家庭至关重要，否则大量参与不一定会更好"。

因此，采用评测工具对参与的两个方面——实际数量和感受到的质量，都进行评估是值得的，例如，评测方法可以包括儿童参与的程度（量的方面）及他或她对参与程度的满意度（质的方面）。另一个较新的评测方法 PEM–CY（Coster et al. 2011），除了包括数量（如频率）和质量（如投入程度）两方面之外，还会评估实际参与和预期参与之间的差距。在这项评估中，父母被询问是否希望看到他们孩子在参与方面的变化，并且指出需要变化的类型，这些信息为原本复杂的情况提供了更多信息，可以帮助父母和临床人员识别参与问题和预期，并由此设计更有效的干预措施。

四、神经发育性障碍儿童的参与是否与正常发育的同龄人不同或相似？如果不同，如何不同？

尽管参与的益处人尽皆知，但仍有文献表明，存在各种类型身体功能障碍的儿童和青少年（Bult et al. 2010，King et al. 2010），如脑瘫儿童（Imms et al. 2008，Engel-Yeger et al. 2009）及获得性脑损伤儿童（Bedell & Dumas 2004、Law et al. 2011a），在参与休闲活动时，与正常发育的同龄人相比受到更多的限制。更具体地说，存在运动障碍的青少年更倾向于在家独自参与一些非正式活动，如阅读或完成拼图，他们不太愿意参与有组织的体育活动、有计划的团队或课程等正式的社交活动（Law et al. 2006，Majnemer et al. 2008，Klaas et al. 2010）。在获得性脑损伤儿童中也发现了类似的情况，他们在参与社区组织的正式活动和与同伴一起在社区或学校进行社交和休闲活动时，都受到更多的限制（Bedell & Dumas 2004，Galvin et al. 2010）。最终，在一项包含 576 名儿童和青少年（存在和不存在各种类型损伤）的研究中，发现了显著的差异，例如，37% 的残疾儿童和青少年从未在社区中参加过有组织的体育活动，而在正常发育的同龄人中，这一比例仅为 10%（Bedell et al. 2013）。

五、学校参与

在过去的 15 年中，一些研究探讨了存在各种障碍的儿童和青少年参与各种与学校有关的活动的情况。在学校环境中，残疾儿童的朋友较少，在结构化和非结构化的活动中参与程度也较低（Simeonsson et al. 2001，Eriksson et al. 2007）。需要注意的是，学校参与不仅仅局限于课堂上的学术活动，还包括其他更具有社会性的活动，如田间旅行、俱乐部/团体、午餐/课间休息及在学校中的特殊角色（Coster et al. 2012）。与正常发育的儿童相比，残疾儿童和青少年在校的参与情况受到了限制（W.Coster，个人交流 2012），例如，从未参加过学校发起的各种团队、俱乐部和组织的残疾儿童的人数（62%）是正常发育的同龄人（31%）的两倍。

证据显示，在**家庭环境**（home setting）中，残疾儿童采用相似的、本质区别较小的参与模式，与同龄人相比，他们更倾向于参加不那么复杂、安静和久坐的活动（Law et al. 2011b）。注意缺陷多动障碍的儿童参与家庭活动的程度也明显较低（Dunn et al. 2009）。

六、哪些因素影响参与?

有一些因素，尤其是与儿童及其家庭、环境相关的因素，影响着儿童的参与。在**儿童**的特征中，年龄是重要因素之一。当孩子在 12 岁左右进入青春期时，参与随之发生改变，这时除了社交活动，其他大多数活动的参与度大大降低。这种模式对于残疾儿童和正常儿童来说是相似的（Jarus et al. 2010，King et al. 2010），这可能反映了一种典型的发育变化。

参与的另一个重要的影响因素是性别。女孩倾向于参加更社会化的活动及技能活动，而男孩更喜欢体育活动（Engel–Yeger et al. 2009）。参与也会受到诸如粗大运动功能测量（Gross Motor Function Measure, GMFM）所测量的粗大运动功能（Majnemer et al. 2010），体能（Imms et al. 2009），行为、认知、身体功能（King et al. 2006）及损伤程度（Anaby et al. 2012）等儿童功能和能力的影响。总体来说，存在更严重功能障碍（粗大运动、精细运动、智力和交流）的儿童，参与的得分更低（Fauconnier et al. 2009）。

儿童的喜好是影响参与的另一个重要因素。当他们参与自己选择和感兴趣的活动时，参与度会更高（King et al. 2006）。也有一些证据表明，儿童的气质或个性也会影响参与，有毅力、征服欲望更强的脑瘫儿童参与度更高（Majnemer et al. 2008）。然而，在回归分析中，当儿童的功能这一条件被包含在内时，气质似乎不会对参与产生任何影响（Imms et al. 2009）。

家庭在影响儿童的参与方面也起着重要的作用（见第十一章）。当家庭收入较高、父母压力感较低时（Majnemer et al. 2008），当家庭重视休闲活动（King et al. 2006），并为孩子及家人提供物质和情感支持时（Lawlor et al. 2006，

Anaby et al. 2012），儿童和青少年的参与度更高。

最后，**环境**作为参与的一个关键因素得到越来越多的认可。参与的一个常见阻碍是其他人（包括同龄人和服务提供者在内）的消极态度（Law et al. 1999，Lawlor et al. 2006），相反，来自家人、同辈和朋友的更多社会支持会提升儿童的参与度（Harding et al. 2009）。由于进出建筑物和乘坐交通工具不便、服务有限及非包容性政策，儿童的参与往往非常有限。在加拿大和美国进行的一项研究证实（n=576），36% 的残疾儿童和青少年的照顾者表示没有机会或无法获得可用的项目和服务，相比之下，这个比例在正常儿童的照顾者中仅为 3%（Law et al. 2012b）。

欧洲一个研究小组（Colver et al. 2011）的报告指出，横跨欧洲 9 个地区的 818 名脑瘫儿童的参与度存在很大差异，清楚地证实了环境对儿童参与的影响；作者重点分析了这些地区的社会和立法差异，显示了政策对儿童参与的巨大影响。

七、参与如何随时间变化？

两项研究揭示了存在身体障碍的儿童和青少年（King et al. 2009）及获得性脑损伤儿童（Anaby et al. 2012）的休闲参与是如何随时间变化而变化的。这些研究表明，娱乐、体育及社交类活动比以技能为基础的和自我提升类的活动更容易改变。

八、未来发展方向：干预措施研究及知识转化活动

虽然对参与影响因素的研究证据越来越多，但人们对如何促进儿童的参与却知之甚少。迄今为止，对患有神经系统疾病的儿童和青少年进行的干预研究往往侧重于促进身体功能，如上肢技能（Imms 2008），或活动的功能性表现，如独立穿衣能力（Lammi & Law 2003），而不考察参与的更复杂但很关键的建构，如参与/加入童子军活动的频率。几乎没有证据表明改善身体功能或活动表现会直接影响参与（Wright et al. 2008）。此外，研究倾向于讨论与自理和移

动相关的参与领域，而休闲领域，一个被认为对儿童发展和幸福产生积极影响的领域，则不那么热门（Larson & Verma 1999）。

随着越来越多的证据表明环境对儿童参与的影响，人们的注意力被直接指向了以环境为中心的方法，以作为促进参与的一种策略，这种方法也被称为情境方法（Darrah et al. 2011），它认为干预措施亦可以针对改善环境条件（身体、社会、态度、家庭）以促进儿童的参与，而不是只关注改变儿童的能力。一项涉及 128 名脑瘫儿童的随机对照试验研究了情境方法，在这种方法中，改变是针对环境的，而不是儿童。该研究发现，情境方法在促进表现方面与常规方法同样有效（Law et al. 2011b）。我们需要在不同年龄和患不同神经系统疾病的儿童中，进一步研究这一策略与其他干预措施共同提升参与度的情况。

将现有围绕参与的证据进行知识转化，是另一个需要关注的重要研究线索。提高对参与重要性的认识对许多利益相关者都是有意义的，并不局限于研究人员和临床人员，患儿及其家人、老师和政策制定者都可以从这种内容中获益，从而促进社区和政策向以参与为本的方向转变（读者可以在第十九章中了解有关知识转化的更多信息）。

九、要点小结

- 参与是一个复杂的、高度个性化的概念，难以定义，因而也难以评测。
- 参与受多种因素影响，这些因素不仅局限于儿童的特性（健康状况、能力、动机），还包括与其家庭有关的因素及更广泛的环境因素。
- 干预措施研究及相关知识转化需要进一步的研究。

情境案例：促进蕾切尔参与社区活动

蕾切尔（Rachel）是一名 13 岁的脑瘫女孩，她可以在家扶物行走，在户外使用轮椅（GMFCS Ⅲ级），在社区中的移动存在困难。PEM–CY 量表（见表 5.3）显示她在家中能完成一系列的活动，但在社区和学校的活动次数却很少。蕾切尔和她的父母希望看到她在社区活动中的改变，例如，她希望更频繁地参加组织、团体、俱乐部的活动或有组织的体育活动，并且希望更多地参与社区里其他孩子的聚会。确定的环境障碍包括：物理环境的设施布局和蕾切尔在身体、社会和认知方面的需求。需要的支持包括：便利的交通、家庭支持、合适的设备、服务项目和资金。对信息的态度和获取途径有时是有帮助的，有时是有阻碍的。

蕾切尔和她的家人一起去见了作业治疗师，这位治疗师使用 COPM 量表（Law et al. 2005）来确定她具体的参与目标。确定的目标如下：

· 参加一个课外俱乐部
· 去当地的基督教青年会（Young Men's Christian Association, YMCA）游泳
· 和她的朋友们一起逛购物中心

干预措施

在情境方法（Darrah et al. 2011）的指导下，采用以家庭为中心的原则和教育策略的同时，重点改变任务和 / 或环境，制订了以下行动计划：

· 作业治疗师在分析目标活动的体能、社会及认知需求（如任务分析）的同时，也会评估实施参与目标的具体场景中的环境障碍和支持（如 YMCA、俱乐部、购物中心）。

· 建议通过改善环境条件克服这些障碍，使蕾切尔参与某项活动变成可能，例如，如果蕾切尔参与青年俱乐部的限制是由于同伴对其障碍的负面态度，那么干预措施就应该定位于提升她同伴关于其障碍的知识方面（例如，准备一个关于脑瘫的演讲、在社区中心发起一个关于包容的感悟日活动）。干预措施也可以针对社区中心体育设施布局问题，以便提升设施使用的方便性；还可以包括与市政服务部门联系，协商居住环境问题。

· 最终，干预措施可以在管理层面进行，包括与项目经理联系，描述蕾切尔的需求，并建议在项目内包含可以替代的活动和设施。

· 提供有关克服环境障碍的有用策略的教育，并利用支持、信息和倡导让她融入社会，这将赋予蕾切尔和她的父母以力量，例如，可以准备一份有助于自我倡议的小册子，列出蕾切尔参与活动的无障碍需求，还可以准备搜索活动的无障碍参考指南。

干预结果

可以使用 COPM 随时监控参与目标，以观察是否有令人满意的表现改变。整体参与模式可以使用 PEM–CY 进行再评估，进一步评价干预的效果。

参考文献

* 主要参考文献

Almqvist L, Granlund M (2005) Participation in school environment of children and youth with disabilities: a person-oriented approach. *Scand J Psychol* 46: 305–314. http://dx.doi.org/10.1111/j.1467-9450.2005.00460.x

*Anaby D, Law M, Hanna S, Dematteo C (2012) Predictors of change in participation rates following acquired brain injury: results of a longitudinal study. *Dev Med Child Neurol* 54: 339–346. http://dx.doi.org/10.1111/j.1469-8749.2011.04204.x

Bedell GM (2004) Developing a follow-up survey focused on participation of children and youth with acquired brain injuries after discharge from inpatient rehabilitation. *NeuroRehabilitation* 19: 191–205.

Bedell G, Coster W (2008) Measuring participation of school-aged children with traumatic brain injuries: considerations and approaches. *J Head Trauma Rehabil* 23: 220–229. http://dx.doi.org/10.1097/01.HTR.0000327254.61751.e7

Bedell GM, Dumas HM (2004) Social participation of children and youth with acquired brain injuries discharged from inpatient rehabilitation: a follow-up study. *Brain Inj* 18: 65–82. http://dx.doi.org/10.1080/0269905031000110517

Bedell G, Litjenquist K, Coster W, et al (2013) Community participation, supports and barriers of school age children with and without disabilities. *Arch Phys Med Rehabil* 94: 315–323. http://dx.doi.org/10.1016/j.apmr.2012.09.024

Berg C, La Vasser P (2006) The Preschool Activity Card Slot. *OTJR Occup Particip Health* 26: 143–151.

Bult M, Verschuren O, Gorter J, Jongmans M, Piskur B, Ketelaar M (2010) Cross-cultural validation and psychometric evaluation of the Dutch language version of the Children's Assessment of Participation and Enjoyment (CAPE) in children with and without physical disabilities. *Clin Rehabil* 24: 843–853. http://dx.doi.org/10.1177/0269215510367545

*Colver AF, Dickinson HO, Parkinson K, et al (2011) Access of children with cerebral palsy to the physical, social and attitudinal environment they need: a cross-sectional European study. *Disabil Rehabil* 33: 28–35. http://dx.doi.org/10.3109/09638288.2010.485669

*Coster W, Khetani MA (2008) Measuring participation of children with disabilities: issues and challenges. *Disabil Rehabil* 30: 639–648. http://dx.doi.org/10.1080/09638280701400375

Coster W, Deeny T, Haltiwanger J, Haley S (1998) *School Function Assessment User's Manual*. San Antonio, TX: The Psychological Corporation/Therapy Skill Builders.

*Coster W, Bedell G, Law M, et al (2011) Psychometric evaluation of the Participation and Environment Measure for Children and Youth. *Dev Med Child Neurol* 53: 1030–1037. http://dx.doi.org/10.1111/j.1469-8749.2011.04094.x

*Coster W, Law M, Bedell G, Khetani M, Cousins M, Teplicky R (2012) Development of the Participation and Environment Measure for Children and Youth: conceptual basis. *Disabil Rehabil* 34: 238–246. http://dx.doi.org/10.3109/09638288.2011.603017

*Darrah J, Law MC, Pollock N, et al (2011) Context therapy: a new intervention approach for children with cerebral palsy. *Dev Med Child Neurol* 53: 615–620. http://dx.doi.org/10.1111/j.1469-8749.2011.03959.x

Dunn L (2004) Validation of the CHORES: a measure of school-aged children's participation in household tasks. *Scand J Occup Ther* 11: 179–190. http://dx.doi.org/10.1080/11038120410003673

Dunn L, Coster WJ, Cohn ES, Orsmond GI (2009) Factors associated with participation of children with and without ADHD in household tasks. *Phys Occup Ther Pediatr* 29: 274. http://dx.doi.org/10.1080/01942630903008327

Eccles JS, Barber BL, Stone M, Hunt J (2003) Extracurricular activities and adolescent development. *J Soc Issues* 59: 865–889. http://dx.doi.org/10.1046/j.0022-4537.2003.00095.x

Engel-Yeger B, Jarus T, Anaby D, Law M (2009) Differences in patterns of participation between youths with cerebral palsy and typically developing peers. *Am J Occup Ther* 63: 96–104. http://dx.doi.org/10.5014/ajot.63.1.96

Eriksson L, Granlund M (2004) Conceptions of participation in students with disabilities and persons in their close environment. *J Dev Phys Disabil* 16: 229–245. http://dx.doi.org/10.1023/B:JODD.0000032299.31588.fd

Eriksson L, Welander J, Granlund M (2007) Participation in everyday school activities for children with and without disabilities. *J Dev Phys Disabil* 19: 485–502. http://dx.doi.org/10.1007/s10882-007-9065-5

*Fauconnier J, Dickinson HO, Beckung E, et al (2009) Participation in life situations of 8–12 year old children with cerebral palsy: cross sectional European study. *BMJ* 338: b1458. http://dx.doi.org/10.1136/bmj.b1458

Fougeyrollas P, Noreau L, Bergeron H, Cloutier R, Dion SA, St-Michel G (1998) Social consequences of long term impairments and disabilities: conceptual approach and assessment of handicap. *Int J Rehabil Res* 21: 127–141. http://dx.doi.org/10.1097/00004356-199806000-00002

Galvin J, Froude EH, Mcaleer J (2010) Children's participation in home, school and community life after acquired brain injury. *Aust Occup Ther J* 57: 118–126. http://dx.doi.org/10.1111/j.1440-1630.2009.00822.x

Hammel J, Magasi S, Heinemann A, Whiteneck G, Bogner J, Rodriguez E (2008) What does participation mean? An insider perspective from people with disabilities. *Disabil Rehabil* 30: 1445–1460. http://dx.doi.org/10.1080/09638280701625534

Harding J, Harding K, Jamieson P, et al (2009) Children with disabilities' perceptions of activity participation and environments: a pilot study. *Can J Occup Ther* 76: 133–144.

Harter S, Pike R (1984) The Pictorial Scale of Perceived Competence and Social Acceptance for Young Children. *Child Dev* 55: 1969–1982. http://dx.doi.org/10.2307/1129772

Heah T, Case T, Mcguire B, Law M (2007) Successful participation: the lived experience among children with disabilities. *Can J Occup Ther* 74: 38–47. http://dx.doi.org/10.2182/cjot.06.10

Hemmingsson H, Jonsson H (2005) An occupational perspective on the concept of participation in the International Classification of Functioning, Disability and Health – some critical remarks. *Am J Occup Ther* 59: 569–576. http://dx.doi.org/10.5014/ajot.59.5.569

Imms C (2008) The evidence-base for upper extremity intervention for children with cerebral palsy. In: Eliasson AC, Burtner PA, editors. *Improving Hand Function in Cerebral Palsy: Theory, Evidence and Intervention.* London: Mac Keith Press.

Imms C, Reilly S, Carlin J, Dodd K (2008) Diversity of participation in children with cerebral palsy. *Dev Med Child Neurol* 50: 363–369. http://dx.doi.org/10.1111/j.1469-8749.2008.02051.x

Imms C, Reilly S, Carlin J, Dodd KJ (2009) Characteristics influencing participation of Australian children with cerebral palsy. *Disabil Rehabil* 31: 2204–2215. http://dx.doi.org/10.3109/09638280902971406

*Jarus T, Anaby D, Bart O, Engel-Yeger B, Law M (2010) Childhood participation in after-school activities: what is to be expected? *Br J Occup Ther* 73: 344–350. http://dx.doi.org/10.4276/030802210X12813483277062

*King G, Law M, Hanna S, et al (2006) Predictors of the leisure and recreation participation of children with physical disabilities: A structural equation modeling analysis. *Child Health Care* 35: 209–234. http://dx.doi.org/10.1207/s15326888chc3503_2

King GA, Law M, King S, et al (2007) Measuring children's participation in recreation and leisure activities: construct validation of the CAPE and PAC. *Child Care Health Dev* 33: 28–39. http://dx.doi.org/10.1111/j.1365-2214.2006.00613.x

King G, Mcdougall J, Dewit D, Petrenchik T, Hurley P, Law M (2009) Predictors of change over time in the activity participation of children and youth with physical disabilities. *Child Health Care* 38: 321–351. http://dx.doi.org/10.1080/02739610903237352

King G, Law M, Hurley P, Petrenchik T, Schwellnus H (2010) A developmental comparison of the out-of-school recreation and leisure activity participation of boys and girls with and without physical disabilities. *Int J Disabil Dev Educ* 57: 77–107. http://dx.doi.org/10.1080/10349120903537988

Kiresuk TJ, Sherman RE (1968) Goal attainment scaling: a general method for evaluating comprehensive community mental health programs. *Community Ment Health J* 4: 443–453. http://dx.doi.org/10.1007/BF01530764

Klaas SJ, Kelly EH, Gorzkowski J, Homko E, Vogel LC (2010) Assessing patterns of participation and enjoyment in children with spinal cord injury. *Dev Med Child Neurol* 52: 468–474. http://dx.doi.org/10.1111/j.1469-8749.2009.03552.x

Lammi BM, Law M (2003) The effects of family-centred functional therapy on the occupational performance of children with cerebral palsy. *Can J Occup Ther* 70: 285–297.

Larson RW, Verma S (1999) How children and adolescents spend time across the world: work, play, and developmental opportunities. *Psychol Bull* 125: 701–736. http://dx.doi.org/10.1037/0033-2909.125.6.701

Law M, Haight M, Milroy B, Willms D, Stewart D, Rosenbaum P (1999) Environmental factors affecting the occupations of children with physical disabilities. *J Occup Sci Aust* 6: 102–110. http://dx.doi.org/10.1080/14427591.1999.9686455

Law M, Baptiste S, Carswell A, Mccoll MA, Polatajko H, Pollock N (2005) *Canadian Occupational Performance Measure*. Ottawa, ON: CAOT Publications ACE.

Law M, King G, King S, et al (2006) Patterns of participation in recreational and leisure activities among children with complex physical disabilities. *Dev Med Child Neurol* 48: 337–342. http://dx.doi.org/10.1017/S0012162206000740

Law M, Anaby D, Dematteo C, Hanna S (2011a) Participation patterns of children with acquired brain injury. *Brain Inj* 25: 587–595. http://dx.doi.org/10.3109/02699052.2011.572945

*Law M, Darrah J, Pollock N, et al (2011b) Focus on function: a cluster, randomized controlled trial comparing child- versus context-focused intervention for young children with cerebral palsy. *Dev Med Child Neurol* 53: 621–629. http://dx.doi.org/10.1111/j.1469-8749.2011.03962.x

*Law M, King G, Petrenchik T, Kertoy M, Anaby D (2012a) The assessment of preschool children's participation: internal consistency and construct validity. *Phys Occup Ther Geriatr* 32: 272–287. http://dx.doi.org/10.3109/01942638.2012.662584

Law M, Coster W, Bedell G, Arnaby D, Teplicky R, Khetani MA (2012b) Participation in occupations: profiles for children with and without disabilities. Paper presented at the Canadian Association of Occupational Therapists conference, June 2012, Montreal, QB.

Lawlor K, Mihaylov S, Welsh B, Jarvis S, Colver A (2006) A qualitative study of the physical, social and attitudinal environments influencing the participation of children with cerebral palsy in northeast England. *Pediatr Rehabil* 9: 219–228.

Mackie P, Jessen E, Jarvis S (1998) The lifestyle assessment questionnaire: an instrument to measure the impact of disability on the lives of children with cerebral palsy and their families. *Child Care Health Dev* 24: 473–486. http://dx.doi.org/10.1046/j.1365-2214.1998.00083.x

Mahoney P, Cairns RB (1997) Do extracurricular activities protect against early school dropout? *Dev Psychol* 33: 241–253. http://dx.doi.org/10.1037/0012-1649.33.2.241

Mahoney JL, Schweder AE, Stattin H (2002) Structured after-school activities as a moderator of depressed mood for adolescents with detached relations to their parents. *J Community Psychol* 30: 69–86. http://dx.doi.org/10.1002/jcop.1051

Majnemer A, Shevell M, Law M, et al (2008) Participation and enjoyment of leisure activities in school-aged children with cerebral palsy. *Dev Med Child Neurol* 50: 751–758. http://dx.doi.org/10.1111/j.1469-8749.2008.03068.x

Majnemer A, Shikako-Thomas K, Chokron N, et al (2010) Leisure activity preferences for 6-to 12-year-old children with cerebral palsy. *Dev Med Child Neurol* 52: 167–173. http://dx.doi.org/10.1111/j.1469-8749.2009.03393.x

Perenboom RJM, Chorus AMJ (2003) Measuring participation according to the International Classification of Functioning, Disability and Health (ICF). *Disabil Rehabil* 25: 577–587. http://dx.doi.org/10.1080/0963828031000137081

Rochette A, Korner-Bitensky N, Levasseur M (2006) 'Optimal' participation: a reflective look. *Disabil Rehabil* 28: 1231–1235. http://dx.doi.org/10.1080/09638280600554827

Rutter M (1987) Psychosocial resilience and protective mechanisms. *Am J Orthopsychiatry* 57: 316–331. http://dx.doi.org/10.1111/j.1939-0025.1987.tb03541.x

Simeonsson RJ, Carlson D, Huntington GS, Mcmillen JS, Brent JL (2001) Students with disabilities: a national survey of participation in school activities. *Disabil Rehabil* 23: 49–63. http://dx.doi.org/10.1080/096382801750058134

Whiteneck G, Dijikers MP (2009) Difficult to measure constructs: conceptual and methodological issues concerning participation and environmental factors. *Arch Phys Med Rehabil* 90: S22–S35. http://dx.doi.org/10.1016/j.apmr.2009.06.009

World Health Organization (2001) *International Classification of Functioning, Disability and Health*. Geneva: WHO Press.

Wright FV, Rosenbaum PL, Goldsmith CH, Law M, Fehlings DL (2008) How do changes in body functions and structures, activity, and participation relate in children with cerebral palsy? *Dev Med Child Neurol* 50: 283–289. http://dx.doi.org/10.1111/j.1469-8749.2008.02037.x.

神经发育性障碍儿童及青少年的生活问题

第六章　儿童期神经系统疾病的发育观

彼得·L. 罗森鲍姆（Peter L. Rosenbaum）

伽布瑞尔·M. 罗南（Gabriel M. Ronen）

概要

从传统意义上讲，儿童期神经系统障碍的临床治疗几乎全部集中在生物医学方面。正如 WHO 颁布的《国际功能、残疾和健康分类》（ICF）中所描述的那样，传统治疗的重点是对潜在损伤的诊断和"治疗"，而其中隐含的假设是——身体结构的改善将提高功能。

这些假设不仅缺乏有效性，而且也没有认识到这些疾病在儿童发育过程中产生的影响。本章将会阐述有关儿童发育方面的观点，并且认为，除了为这些存在"神经发育性障碍"的儿童提供基于循证的生物医学干预很重要外，专业人员和家长始终将关注儿童和家庭的发展作为治疗工作的指导原则，这一点也至关重要。

一、引言

儿科是临床医学的一个分支，主要研究婴儿、少年和青年的成长、发育及身心健康领域。现代儿科虽然仅有 150 年的历史，但它有着较为新颖的观点，即儿童不是小版的成年人，他们的权利也需要且值得引起人们的关注。因此，本章的主题是，所有参与儿童治疗的专业人员都需要认识到这个概念，并适当地调整想法和行为。

童年是人的一生发展中一个非常重要的基础阶段。我们期望自己能够终身成长，但事实上，生命的前二十年才是人类成长的黄金阶段，是对塑造我们成年特性的生物和社会因素最为敏感的生命时期。在此期间，人类会从最初几年的完全依赖他人，到第二个十年的生理上完全成熟，并逐渐具备完全独立的能力。

有人曾说"儿科是儿童发展的一个分支"，经过思考，我们就会发现事实确实如此。儿童的生理、心理和社会健康显然是"成长"过程中的重要元素，它们是儿童在其生命的前二三十年走向成年的重要组成部分（如第一章、第九章和第二十二章所述）。

从事儿童残疾领域（也有人称之为"应用儿童发展"领域）工作的人常常忽略这些疾病的"发展"方面（Rosenbaum 2009），尤其在考虑患有"神经发育"疾病的儿童时，因为这种持续的疾病会影响儿童中枢神经系统的发育。传统的临床治疗主要侧重于生物医学方面，即做出具体的诊断，确定潜在病因和病理生理机制，制订合理的治疗计划等。我们通常认为，通过修复身体结构和功能的潜在损伤，患者的功能就会改善，即 ICF（WHO 2001）中提到的"活动"（人们可以做什么）和"参与"（个体参与生活中有意义的活动）（见第五章）。不幸的是，有证据表明，这种线性关系不会像我们希望的那样发生（Wright et al. 2007）。

没有人会质疑这些生物医学干预措施的重要性，虽然我们认为它们是必要的，但它们并不是儿童残疾治疗的全部。本章接下来的部分会讲述我们关于儿童残疾发展方面的考虑，既可以补充我们在生物医学方面的工作，也可以帮助我们拓展思维，其中将包含我们所看到的对存在神经发育障碍的儿童及其家庭有帮助的巨大机遇。

二、与发育障碍和残疾的思考和行动相关的概念

（一）发育是所有儿童的生命力

生长、发育和变化是生命最初几十年的一种自然特性。如果人们对"典型"

儿童发育的巨大差异略作思考，就会很快意识到"典型"（typical）（我们尽量避免使用"正常"这个词）人群之间的能力差异非常大——可能至少部分是因为内在神经发育的差异性。或许是因为我们太容易将世界划分为"正常"和"异常"（我们认为这种区别毫无益处，还可能有侮辱性），所以我们很少会停下来思考人类各方面发育的差异性是如何成为人类经历的一部分的（Rosenbaum 2006）。

随着儿童能力的提高，他们通常会主动探索这些新技能，并且很少去请求家长的批准。想一想，一个忙碌不堪的 2 岁孩子带着速度和激情在探索周围的物理环境（成年人称之为"可怕"，因为他们实在"太好动了"），或者一个 3 岁的孩子不停地问"为什么"，因为他或她已经知道了因果联系，并需要了解这个世界。父母的主要任务之一就是要为孩子提供一个安全的养育环境，让这些奇妙的过程逐渐展开。

重要的是要记住，生长发育的力量也在存在神经发育性障碍的儿童中发挥作用——尽管他们生长和发育的轨迹可能或多或少地受到神经系统损伤的影响。因此，除了卫生专业人员评估和制订的神经发育性障碍生物医学方面的影响以外，我们还必须识别患有这些疾病的孩子可能会出现的"自然"发育，并利用每一个机会运用这些能力，即使它们可能是以非典型的方式表现出来的。本章后面部分会举例说明这一重要原则。

（二）认识儿童发育的"迁移性"本质

从传统的角度来说，儿童发育被视为是一种"自上而下"的过程，父母（通常是母亲）会对孩子的发育方式产生很大的影响。人们认为儿童是一块白板（"空白的心灵状态"），而成年人会根据自身的经验在上面进行书写（这跟雕塑家用一大块黏土进行雕塑一样）。这方面的一个明显例子，就是在 20 世纪 60 年代非常流行的一种观点，即儿童自闭症是由冷漠无情的母亲造成的——她们没有让孩子感受到温暖的亲情，才会使孩子变得自闭。现在，我们早已认识到这种观点不仅非常幼稚——自闭症是由多种生物损伤引起的，并不是由冷漠的家庭环境造成的——还对其父母和家庭造成了巨大的伤害，因为人们会因此责备那些排斥人际交往、存在社交障碍的孩子的父母们。

在过去的四十年里，我们对儿童发育理解的变化极大地改变了我们对儿童因素在父母与孩子互动方面的作用和育儿的看法。儿童发育"迁移性"模式假定，即便是婴幼儿也不是白板（Sameroff & Chandler 1975）；相反，他们被认为是高度复杂的生物体，会把自身的特征带到与周围世界的关系中，包括性格、气质、特长、缺点，甚至性别和眼睛颜色这些明显的因素。这种观点认为，婴幼儿会以强有力的方式不断影响着人类环境，改变后的人类环境（父母和其他人）又不断地在时间和空间的维度上以"迁移性"的方式对儿童做出回应。更通俗地说，就是我们常讲的"育儿是儿童引导下的舞蹈"！下面我们将详细论述这些观点对神经发育性障碍儿童发育的意义。

（三）神经发育性障碍会对儿童发育带来哪些重大影响？

要回答这个问题，我们要考虑两个重要因素。**第一**，早发性神经发育性障碍通常一定会影响儿童发育。这种影响可能直接发生，通过大脑受到损伤的程度，影响功能出现的方式和难易程度。正如我们在别处所述，对于典型发育人群来说确实如此！有些人很擅长数学、艺术或音乐，而有些人在这方面的能力却很差；有些人天生就是运动员或舞者，而有些人则缺乏这方面的能力和激情，哪怕父母让他们上再多课也无济于事。这并不意味着这些没有"才华"的人大脑受到了损伤——简单地讲，就是人类经历的无限差异化会在人类成就的范围内得以充分体现。

存在神经发育性障碍的儿童当然也存在差异——尽管他们的神经系统受到过损伤。因此，"以貌取人"这种做法是极其不妥的，我们不能仅仅因为神经发育性障碍患者在生活的某些方面有一些功能上的局限性就判断此人能力有限。同样，把神经发育性障碍患者可能经历的任何问题都认为是由他或她的神经发育性障碍"造成"的，将任何困难都归因于该病，这种假设是有偏见的（包括字面意义和口语意义）。

神经发育性障碍对发育的影响还有**第二个**重要因素。这就要求我们认识到这些疾病潜在的"次生"影响——功能限制可能会通过很多方式造成经历"剥夺"。人们只需简单地观察典型发育中的婴幼儿是如何玩耍的，就能够发现他们做事到底有多努力！无论是精细动作游戏，还是粗大运动探索，抑或语言练习，他们都无休止地练习，探索一种活动的多种变化。这些技能通过大量重复、反复尝试和犯错，在先前经验的基础上不断得到完善。

存在神经发育性障碍的儿童可能会对试验和实践有相似的兴趣和倾向，但由于疾病造成了功能限制，他们往往会被"剥夺"与周围世界接触的机会。想象一下，一个存在严重视力障碍的 2 岁儿童，或是一个活动明显受限的儿童，想要去了解这个世界。我们很容易想当然地认为儿童们"寻常"做的方式就是唯一的方式，而没有理解残疾儿童所面临的挑战，或认识到可以通过调整儿童身边的世界来尽力抵消这些存在的障碍。

当这两个儿童可能不是很好的"舞者"时，他们的父母可能很难知道如何才能促进孩子的发育。这时，专业人员可以发挥重要作用，他们可以通过识别与神经发育疾病相关的限制功能"发展"的因素，向家长们建议如何安排儿童的生活环境以增加他的学习机会，例如，视障儿童可以通过听觉（发声玩具和其他提示）、味觉（让儿童熟悉家中不同的房间）、触觉（通过温度、质地和形状学习辨别物体）来了解周围的环境。对于运动困难的 2 岁儿童，可以通过给他提供一个移动装置，如改装的电动轮椅，从而赋予儿童能力去探索世界、控制环境、获取生活经验，就好像他 / 她本来没有移动受限一样。这些观点得到了研究的有力支持，研究表明增强移动能力会让儿童在游戏、社交和语言技能方面取得重大进展，甚至会提高其自主运动的能力（Butler et al. 1984, Butler 1986）。

（四）我们如何才能将儿童发育与社会和生物学影响联系起来？

在过去的十年中，流行病学、心理学、基础神经科学和分子遗传学研究都为我们了解儿童早期生活经历如何影响其随后的发育和行为提供了很大的帮助。研究显示，社会心理也会像生物和营养因素一样影响基因表达的时间和模式，继而改变大脑的结构和功能。贫穷、不良的孕妇保健、过度的压力和母亲抑郁都是影响儿童大脑发育的危险因素（Walker et al. 2011）。神经发育性障碍患儿更易面临这些危险因素，从而阻碍其早期发育。这些环境因素作为信号影响基因转录，特别是在儿童早期发育过程中。

神经科学的研究进展表明，从妊娠的第六个月到几岁的儿童，其"脑快速发育期"的特征是在突触发生（神经元间突触的形成）过程中的精细动态功能重建。这一过程允许未成熟的大脑以儿童与环境互动为导向进行发育，并增强未成熟大脑的"可塑性"。在产前和儿童早期时接触生物和社会心理危险因素会影响大脑的结构和功能，阻碍儿童的发育并影响随后的发育轨迹。然而，通过消除或减少生物和社会心理危险因素，并且让儿童处在支持认知和社会情绪（social-emotional）发展的良好环境中，他们会体验更健康的大脑发育过程，从而使某些发育潜力得以发挥（Shen & Cowan 2009，Morrison et al. 2012）。

表观遗传机制可能在此期间发挥重要作用。表观遗传学是指一组生物化学信号，在不改变核苷酸序列的情况下，直接或间接控制基因组结构和功能（即转录）（Caldji et al. 2011）。事实上，这些表观遗传机制是环境影响大脑发育的重要媒介，为干预措施打开了许多窗口。用一些随机对照试验的例子来解释，印度智力障碍儿童的父母（Russell et al. 1999）和孟加拉国脑瘫患儿的母亲（McConachie et al. 2000）在进行互动小组治疗后，都表现出了更积极的态度，这不仅增加了促进发育的活动，还可能有益于儿童的认知和社会心理发展。

（五）发育的时间进程超越童年时期

儿童发育领域的许多武断举措之一是，无论是在我们的教学中，还是在父母的"书本上"和"互联网上"，都期望儿童按照里程碑的具体时机发育。里程碑是儿童发育的定量指标，如长出第一颗牙齿、迈出人生第一步、认识第一个字、第一次自己如厕、经历月经初潮等。正常发育儿童的父母及许多专业人员往往无法认识到这些里程碑之间存在巨大的差异，一旦儿童落后于其他儿童，他们就会变得格外紧张。女孩月经初潮存在 5～6 年的时间差异，这是我们最喜欢举的例子，因为它直观地表明女性生命在最初二十年中生理上的"正常"发育存在着巨大的差异。

因此，我们认为很有必要告知父母们在儿童发育过程中这些定量指标的差异性，并让他们尽可能将目光放在新出现的技能的定性指标上。沟通能力的发育就是这方面的一个很好的例证，例如，一个存在神经发育性障碍的3岁儿童不会讲一句话，这可能会给父母（往往是专业人员）带来巨大的困扰，然而，这个儿童很可能表现出其他的交际能力——注意力、言语理解、眼睛注视等，尽管没有传统上的口头语言"输出"，但所有这些现象都是沟通能力发育的重要标志。若是这样，儿童的父母最好给儿童提供"替代和辅助沟通"工具，如手语、画板或其他工具，使儿童既能表达自己的想法，又能接受这种互动所要求的社会、语言和认知反馈。（这当然是儿童发育迁移性模式发挥作用的另一个绝好例证！）

另一个与父母和专业人员有关的神经发育性障碍患儿发育的时间进程问题是，在儿童发育的不同维度上，技能的出现存在很大的差异，例如，移动能力受限的儿童可能具有正常的语言和认知技能，这些技能跟他或她的运动发育障碍不一致，而存在认知障碍的儿童可能具备良好的精细运动和粗大运动能力。因此，重要的是要分别考虑儿童发育的各个方面，然后根据其自身的优点管理每个方面，而不是基于发育的任何特定维度对患儿的能力或损伤进行假设。

这些儿童在发育过程中存在时间差异的例子有助于提醒我们，有必要帮助父母认识到神经发育性障碍患儿的发育轨迹可能与其他儿童的轨迹不同。这里必须强调的是，"不同"不一定是"不正常"的，他们可能需要耐心，因为儿童的技能和能力会随着时间和经验的累积不断提高和完善。视觉障碍儿童的语言发展模式与正常儿童不同，但基于这些儿童了解周围世界的方式与其他人不同（Reynell & Zinkin 1975），他们的能力最终可能具有很强的功能性。家长还需要认识到，具有明显相似症状的儿童也可能会表现出不同的发育轨迹，家长不应该因为在诊所或康复机构中观察到的其他儿童的发育或行为而感到沮丧。

（六）父母的需求是什么？

成年人也有发展和改变。这仅仅是因为即使是在青春期后，发展也是人类特性的一部分。在父母经历儿童发育的过程中，"育儿舞蹈"（parenting dance）的转换迁移意味着父母会不断受到挑战，从而适应发育中儿童的快速变化。这就使得养儿育女这一过程千变万化，令人无限着迷。

这些因素对于养育神经发育性障碍儿童的父母当然更为复杂。在为这些父母提供咨询服务的过程中，当谈到儿童的困境时，我们总是强调"只有半瓶水"，这很容易让父母对儿童的处境和自己的能力感到绝望。因为目前我们还不能完全治愈神经发育性障碍，所以专业人员很容易对其变化和发育持悲观态度。相反，如果我们向父母清楚介绍儿童发育的过程，我们相信，我们可以赋予他们力量，让其在塑造儿童的生活和经历方面发挥积极作用，同时也能接受神经发育性障碍所造成的差异（Rosenbaum & Gorter 2012）。

对于专业人员，我们建议干预措施既要考虑生物医学背景，也要考虑"发育"，例如，当儿童的发展迫使我们将"损伤"和"发育"问题分别考虑时，一个适合学龄前儿童的目标可能在儿童的后期发育阶段就不太合适了。"治疗"的本质应该通过适当地识别和实施与儿童发育阶段有关的活动来进行调节，这也包括让儿童积极参与自己的"治疗"——父母和专业人员**决定**儿童现阶段需要**做什么**，给儿童机会让他**选择怎么做**（Darrah et al. 2011）。

我们前面曾提到，儿童很少会请求父母批准他们练习和拓展新技能。对于发育正常的儿童，父母的大部分工作是回应，并跟儿童保持同步。存在神经发育性障碍的儿童可能很少有机会主动开始这些探索，其父母也可能认识不到促进儿童独立性的必要性。我们经常谈到"调皮捣蛋"的重要性，因为这可以帮助家长认识到，神经发育性障碍患儿也可以像大多数儿童一样冒险、犯错误，并从经验中学习。这并不是让父母纵容孩子鲁莽或接触危险，而是提醒他们有必要让孩子参与学习和选择，让他们有可能在自己的发育中发挥积极作用。有趣的是，我们发现父母们其实能够理解并支持这种育儿方式，并且对孩子们的"恶作剧"及随之而来的后果和表现出的"正常"感到兴奋不已。

当然，还有很多其他方式可以提醒父母，他们存在神经发育性障碍的孩子也具备自我探索的能力——所有这些都是为了提升儿童的自信心和个人能力，例如，父母们可以让孩子在日常生活中承担相应的职责——穿衣、上厕所、吃饭、打扫自己的房间、处理适当的家务，这些活动会让孩子的能力得到提升，同时也让他们相信自己"一定能行"。毋庸置疑，越是认为自己孩子能干的父母，越不可能将目光聚集到"损伤"上面。（有人可能会说，对于发育正常的儿童来说同样如此：当我们从孩子朋友的父母或孩子老师那里得知我们的孩子在其他环境中如何礼貌、友好、乐于助人、负责任时，我们就会发现我们的孩子会将家庭生活的经验融入他们自己的经历中，这常常令我们惊喜万分！）

（七）环境的作用

对儿童来说，最重要的环境就是他们的家庭，包括在其中发挥特殊作用的祖父母。因此，专业人员应当在获得神经发育性障碍患儿父母许可的情况下，让孩子的祖父母也参与其中。这一点很重要，因为在现实生活中，孩子的父母通常生活在"三明治"状态中——既是神经发育性障碍患儿的父母，又是自己父母的孩子。祖父母们的时间、金钱、生活经验比较丰富，加上他们对于自己孩子的关爱，因而可以帮助和支持这个刚刚开始准备养育一个神经发育性障碍患儿的小家庭。

当然，儿童也还有其他重要的环境——他们所就读的学前班或学校、社区娱乐项目及家人和朋友的居所。要将我们这里讨论的神经发育性障碍的发育特征告诉这些环境中的人们，这样他们才能为儿童提供适当的发展环境，而不是简单地把他们视为受损伤且需要依赖他人的生命体。不同地点、不同人物之间保持一致性，往往能够为神经发育性障碍患儿提供良好的环境，因为这些患儿适应力较差，所以这一点至关重要。

三、结论

在与神经发育性障碍患儿及其家人的相处中，我们当然重视并认可应用适当的循证生物医学干预措施，因为众所周知，这些措施会提高身体功能和生活质量。然而，最终我们还是认为最重要的目标应该是为神经发育性障碍患儿带来长期发育目标、提高身体功能和生活质量的效果，以及家庭的幸福感。我们认为，在这些患儿的成长发育过程中，陪伴并支持父母及其子女经历这一过程至关重要，我们持续为此提供机会。

参考文献

* 主要参考文献

*Butler C (1986) Effects of powered mobility on self-initiated behaviors of very young children with locomotor disability. *Dev Med Child Neurol* 28: 325–332. http://dx.doi.org/10.1111/j.1469-8749.1986.tb03881.x

Butler C, Okamoto GA, McKay TM (1984) Motorized wheelchair driving by disabled children. *Arch Phys Med Rehabil* 65: 95–97.

Caldji C, Hellstrom IC, Zhang TY, Diorio J, Meaney MJ (2011) Environmental regulation of the neural epigenome. *FEBS Lett* 585: 2049–2058. http://dx.doi.org/10.1016/j.febslet.2011.03.032

*Darrah J, Law MC, Pollock N, et al (2011) Context therapy – a new intervention approach for children with cerebral palsy. *Dev Med Child Neurol* 53: 615–620. http://dx.doi.org/10.1111/j.1469-8749.2011.03959.x

McConachie H, Huq S, Munir S, Ferdous S, Zaman S, Khan NZ (2000) A randomized controlled trial of alternative modes of service provision in young children with cerebral palsy in Bangladesh. *J Pediatr* 137: 769–776. http://dx.doi.org/10.1067/mpd.2000.110135

Morrison G, Fraser DD, Cepinskas G (2012) Mechanisms and consequences of acquired brain injury during development. *Pathophysiology* 731:

Reynell J, Zinkin P (1975) New procedures for the developmental assessment of young children with severe visual handicaps. *Child Care Health Dev* 1: 61–69. http://dx.doi.org/10.1111/j.1365-2214.1975.tb00203.x

*Rosenbaum P (2006) Variation and 'abnormality': recognizing the differences. Invited editorial. *J Pediatr* 149: 593–594. http://dx.doi.org/10.1016/j.jpeds.2006.08.030

Rosenbaum P (2009) Putting child development back into developmental disabilities. *Dev Med Child Neurol* 51: 251. http://dx.doi.org/10.1111/j.1469-8749.2009.03275.x

*Rosenbaum P, Gorter JW (2012) The 'F-words' in childhood disability: I swear this is how we should think! *Child Care Health Dev* 38: 457–463. http://dx.doi.org/10.1111/j.1365–2214.2011.01338.x

Russell PS, al John JK, Lakshmanan JL (1999) Family intervention for intellectually disabled children: randomized controlled trial. *Br J Psychiatry* 174: 254–258. http://dx.doi.org/10.1192/bjp.174.3.254

*Sameroff AJ, Chandler MJ (1975) Reproductive risk, and the continuum of caretaking casualty. In: Horowitz FD, Harrington M, Scarr-Salapatek S, Siegel G, editors. *Review of Child Development Research*, Volume 4. Chicago: University of Chicago Press, pp. 184–244.

Shen K, Cowan CW (2009) Guidance molecules in synapse formation and plasticity. *Cold Spring Harb Perspect Biol* 2: a001842.

Walker SP, Wachs TD, Grantham-McGregor S, et al (2011) Inequality in early childhood: risk and protective factors for early child development. *Lancet* 378: 1325–1338. http://dx.doi.org/10.1016/S0140-6736(11)60555-2

*World Health Organization (2001) *International Classification of Functioning, Disability and Health.* Geneva: World Health Organization.

*Wright FV, Rosenbaum PL, Goldsmith CH, Law M, Fehlings DL (2008) How do changes in body functions and structures, activity, and participation relate in children with cerebral palsy? *Dev Med Child Neurol* 50: 283–289. http://dx.doi.org/10.1111/j.1469-8749.2008.02037.x

第七章 与神经发育性障碍相伴而生的心理影响

米歇尔·C.索恩（Michele C. Thorne）

戴维·邓恩（David Dunn）

概要

由于神经发育性障碍的长期性和渐进性，神经发育性障碍患者面临许多困难，其中主要的有心理方面的担忧，如抑郁和焦虑，适应日益增长的医疗需求的问题，认知障碍，行为障碍，注意力不集中，受教育问题，与同龄人和成年人的社交挑战等。本章将审视神经发育性障碍患者一些重要的心理结局及终身神经发育性障碍对患者生活各方面的影响。我们还将讨论创建多学科团队的重要性，其中包括社区卫生服务人员、神经发育性障碍患者、患者的家人，旨在提高这些患者的生活质量并帮助他们发掘自身的潜能。虽然本章会特别介绍我们在治疗儿童和青少年癫痫患者方面广泛的经历，但也会提供和讨论其他神经发育性障碍的研究资料，以说明这些障碍带来的广泛心理影响。

一、引言

神经发育性障碍患儿的父母和照料者非常清楚儿童所面临的困难。由于这些疾病终身存在的特性，有必要与一个团队建立密切合作，以确保儿童的潜能得以发展，并帮助他们克服种种困难。为了能够与患儿及其家人建立起这种至关重要的工作关系，团队的每个人必须了解儿童所面临的众多困难，这些困难可能会影响儿童的身体、心理和情绪健康。本章将重点介绍终身罹患神经发育性障碍带来的心理结局，以及工作人员如何才能帮助他们获得理想的结果。首先是认知方面，这类疾病中有很多对智力和学习能力有影响；然后讨论很多患者都面临的情感挑战，以及这些障碍对其行为和社会功能的影响。

二、认知影响

正如罗南和罗森鲍姆在本书第一章所阐述的那样，神经发育性障碍患者的中枢神经系统（central nervous system，CNS）往往成熟较晚。这不仅会影响这些患者的认知和学习能力，还会极大地影响他们如何理解和认识周围世界。关注神经发育性障碍对学业成绩和健康结局影响的研究很多，例如，人们发现癫痫儿童容易出现学习成绩差、注意力不集中等问题（Rodenburg et al. 2011），此外，癫痫患者的反应速度也比较慢，短时记忆会存在障碍，出现这些问题的危险因素包括疾病的早期发作和持续加重。然而，让问题变得更加复杂的是，很多神经发育性障碍患者都会服用药物治疗，这些药物也可能会妨碍其短时记忆和注意力（Salpekar & Dunn 2007，Rodenburg et al. 2011）。

（一）智商（IQ）与记忆

目前已证实，脑瘫和神经纤维瘤等疾病对大脑整体功能有相当大的影响，这些疾病所导致的脑部病理状态会对患者的学习能力和适应能力造成不利影响（Sigurdardottir et al. 2010，de Vries & Bolton 2010）。事实上，智力障碍患者常常同时存在神经发育性障碍。严重智力受损的个体中，1/3 患有癫痫，30%～60% 患有脑瘫（Harris 2006）。

对患有癫痫等疾病的儿童认知能力的研究发现，这些儿童的智商（intelligence quotient，IQ）得分明显低于没有癫痫的儿童（Williams et al. 1998，Moore & Baker 2002，Smith et al. 2002，Salpekar & Dunn 2007）。研究表明，其 IQ 得分随着时间的推移会慢慢趋于稳定，但是记忆和巩固已学知识的问题会导致长期认知障碍（Borden et al. 2006，Salpekar & Dunn 2007）。虽然人们早已强调神经发育性障碍患儿存在记忆缺陷，但 IQ 方面的研究始终模糊不清，因为很难弄清记忆缺陷到底是认知功能低下的结果还是总体记忆障碍的表现。未来的研究应评估认知康复计划的益处，这些计划在治疗儿童癌症的化疗和 CNS 放疗相关的记忆障碍方面已经显示了较好的结果。

（二）学业表现：特定学习障碍

除了智力障碍引起的认知困难外，神经发育性障碍患儿还很有可能存在特定学习障碍。这些学习困难可能是由于 CNS 结构变化、综合征或染色体和基因疾病的表现、癫痫发作的影响，或者早期生活经验受损的继发性影响（详见第六章发育观点）。

学习能力障碍是许多综合征与染色体异常表型的一部分。神经发育性障碍患儿的学习能力基本上会低于他们的总体认知能力，并且被认为是遗传综合征的认知行为表型的一部分（Moldavsky et al. 2001），例如，唐氏综合征患儿在语言短时记忆上会有明显的缺陷，但有着很好的视觉空间短时记忆。与此相反，威廉斯综合征（Williams syndrome）患儿空间认知能力存在障碍，但语言能力相对较好（Gathercole & Alloway 2006）。胎儿酒精综合征（fatal alcohol syndrome）患儿可能在复杂的执行功能方面存在严重的缺陷，而患有脆性 X 染色体综合征（fragile X syndrome）的男性则在社会认知和语言表达上存在严重缺陷（Moldavsky et al. 2001，Hoyme et al. 2005）。

特定学习障碍在癫痫儿童当中很常见，有时甚至会影响智力正常的儿童。研究证明，大约一半的癫痫儿童存在特定学习障碍。不管用什么标准定义特定学习障碍，人们都发现学习障碍的患病率较高。法斯特瑙（Fastenau）等人（2008）发现，如果将测试得分低于 IQ 分数 1 个或 1 个以上标准差定义为学习障碍，那么48% 的智力正常的癫痫儿童至少存在一种学习障碍；无论与 IQ 分数相比有无差异，41%～62% 的儿童在阅读、数学或写作方面的分数都比正常值低 1 个标准差。

癫痫患儿特定学习障碍的病因有很多种。癫痫发作时可能存在损伤，这表明潜在的 CNS 功能障碍导致了癫痫的发作和神经心理障碍。法斯特瑙等人（2009）发现，27% 的智力正常的新发作癫痫患儿存在神经心理缺陷，而他们的兄弟姐妹中只有 18% 有此类症状；在有第二次发作、原因明确或不明、脑电图呈癫痫样活动及使用抗癫痫药物的患儿中，40% 的患儿存在神经心理缺陷。基线评估时，尽管首次发作癫痫患儿的神经心理功能评分较低，但与其兄弟姐妹相比，他们的学业成绩没有差异。

随着时间的推移，特定学习障碍可能会随着癫痫的反复持续发作而恶化，很显然，这与癫痫的治疗是相互矛盾的。赫尔曼（Hermann）等人（2006）发现，特发性癫痫发作 1 年后，神经心理测验会出现学业不良和轻度弥漫性认知障碍。邓恩（Dunn）等人（2010）重新评估了法斯特瑙（Fastenau）等人（2009）最初描述的癫痫发作 36 个月后的患儿，发现他们的阅读和算术能力有所下降。基线评估时，癫痫患儿的得分与其兄弟姐妹相比没有差异，但癫痫发作 36 个月后会存在显著性差异。

三、情绪影响

目前发现，神经发育性障碍患者发生情绪问题和焦虑的风险显著增加。事实上，在 20 世纪 60 年代末、70 年代初进行的怀特岛儿童流行病学研究发现，患有癫痫等疾病的儿童的心理健康问题是其他慢性病患儿（不直接影响大脑的疾病）心理健康问题的两倍（Rutter et al. 1970）。一项关于智力障碍儿童入学情况的调查显示，《精神疾病诊断和统计手册》（第四版）（*Diagnostic and Statistical Manual of Mental Disorders*，*DSM-IV*）中的症状发生率统计如下：焦虑性障碍 21.9%、情绪障碍 4.4%、破坏性行为障碍 25.1%（Dekker & Koot 2003）。似乎有两种不同的现象导致内化症状的发生：第一种是由疾病导致的神经生物学实质性变化；第二种是个体对神经发育性障碍的心理反应（Salpekar & Dunn 2007）。

针对存在神经发育性障碍的患儿，一个主要问题就是很难识别内化问题。大多数患儿因为有攻击性行为而寻求心理学评估，但是，攻击他人或自我伤害行为并不一定意味着患儿存在破坏性行为障碍。抑郁的儿童可能表现出激惹情绪，而不是明显的悲伤；焦虑症状也可能容易被误解为抵抗行为。我们应当分别从患儿和家长处采集病史，希望从中发现一些差异。患儿可能比父母更能意识到抑郁和焦虑，然而，存在认知缺陷的儿童可能无法识别情绪，有时他们会过于温和，对检查者的任何问题都回答"是"。家长和了解患儿的其他人（如教师）可以提供关于患儿行为、功能改变、异常行为的原因和独特应对机制的信息。评估行为变化时可能要考虑的重要因素包括健康问题（如痛苦的过程）、可能导致挫折感的感觉障碍、可能引起不良反应的新药物和环境的改变等。

在某种程度上，内化性行为障碍可能是由慢性疾病的压力造成的。罗登伯格（Rodenburg）等人（2005）对患有癫痫儿童的精神病理学研究进行了回顾，发现当对照组是患有其他慢性疾病的儿童时，他们患上心理疾病的概率只有小到中等的差异。而其他研究表明，患有 CNS 疾病的患儿更容易遇到困难。戴维斯（Davies）等人（2003）发现，16% 的复杂性癫痫患儿、16% 的非复杂性癫痫患儿、6% 的糖尿病组患儿，还有对照组 4% 有情绪问题。布雷斯劳（Breslau）（1985）发现，存在慢性脑功能障碍的儿童比患囊性纤维化的儿童问题更多；在这项研究中，该比率与认知障碍程度有关，但是即使剔除了 IQ 问题，患有 CNS 疾病的儿童也经历更多的社会孤立。

在神经发育性障碍患儿中，焦虑和抑郁的患病率因病情和年龄而异。唐氏综合征患儿的心理问题发生率相对较低，但到了青春期和青年期，症状的内化率和抑郁的患病率大大增加（Dykens 2007）。脆性 X 染色体综合征男性患者和女性患者的焦虑患病率都很高，普拉德－威利综合征（Prader–Willi syndrome）、威廉斯综合征、腭心面综合征（velo-cardiofacial syndrome）和特纳综合征（Turner syndrome）同样如此。患有普拉德－威利综合征、腭心面综合征和特纳综合征的儿童及患有威廉斯综合征的大龄青少年患抑郁症的风险也相对较高（Moldavsky et al. 2001）。对癫痫患儿和青少年来说，焦虑和抑郁也是他们的一大问题。卡普兰（Caplan）等人（2005a）发现，33% 复杂型局部发作癫痫患儿和失神癫痫患儿有焦虑症状。邓恩（Dunn）等人（2009）曾表示，癫痫患儿中有超过 30% 的人有恐惧症、强迫症、创伤后应激障碍和恐慌症。一份综述指出，癫痫患儿抑郁障碍的患病率为 12% ~ 26%（Barry 2008）。焦虑和抑郁经常没有被发现，也没有得到治疗。

其他严重行为包括自杀意向和自杀企图。与未患癫痫的同龄人和成年后发病的癫痫患者相比，患有癫痫等神经发育性障碍的儿童更容易有自杀的倾向，风险因素包括癫痫发作的早龄化和情绪问题的发生率（Nilsson et al. 2002，Rodenbury et al. 2011）。

焦虑或抑郁的治疗应该从仔细寻找病因开始，可以通过改变环境、改变药物和心理教育逐渐减轻焦虑和抑郁的症状。心理治疗、行为干预和精神药物治疗都是可以选择的治疗方式（Harris 2006）。就焦虑和抑郁的药物治疗而言，选择性 5- 羟色胺再摄取抑制剂（selective serotonin reuptake inhibitor, SSRI）的有效性已在双盲安慰剂对照试验中得到证实，最常见的副作用是恶心和镇静过度。一项荟萃分析发现，与使用安慰剂相比，使用 SSRI 的患儿自杀倾向和自杀企图只有极小的增加（Bridge et al. 2007）。此外，SSRI 并没有降低癫痫发作的阈值（Alper et al. 2007）。在癫痫患儿中，添加 SSRI 时，应监测抗癫痫药物的水平。安非拉酮和三环类抗抑郁药可能会降低癫痫发作的阈值，所以应该谨慎使用。

四、行为影响

无论是何病因，在患有慢性疾病的儿童中，情绪和焦虑问题的发生率都在增加，但是注意力问题似乎与 CNS 疾病特异相关。ADHD 的症状在患有胎儿酒精综合征、脆性 X 染色体综合征、威廉斯综合征、腭心面综合征、结节性硬化症、神经纤维瘤病、创伤性脑损伤及其他损害中枢神经系统的疾病的儿童和青少年中更为常见。癫痫患儿的 ADHD 患病率要高于正常儿童。一项基于人群的研究发现，44% 的癫痫患儿有 ADHD 症状，而基于临床的研究显示患病率为 11% ~ 40%（Turky et al. 2008，Dunn et al. 2011）。癫痫患儿的 ADHD 症状较多见于合并其他神经功能障碍的患儿和严重顽固性癫痫患儿（Davies et al. 2003，Sherman et al. 2007）。ADHD 症状在癫痫性脑病患儿当中更为常见，但与特定的癫痫发作类型或综合征无关。此外，注意力问题可能跟巴比妥类药物、苯二氮䓬类药物和托吡酯等抗癫痫药物的使用有关（Loring & Meador 2004）。目前发现，使用丙戊酸钠的失神癫痫患儿会比使用拉莫三嗪或乙琥胺的患儿出现更多的注意力问题（Glauser et al. 2010）。

对注意力不集中的治疗非常重要，因为它与患儿的学习能力密切相关。对癫痫患儿的研究表明，注意力不集中对学习能力的影响要大于对记忆力的影响。患儿在阅读和算术方面的障碍与 ADHD 有关，患有癫痫和 ADHD 的儿童在基线评估时的认知得分较低，并且在两年的随访中发现其认知能力落后于患有癫痫但无 ADHD 的儿童（Williams et al. 2001，Fastenau et al. 2008，Hermann et al. 2008）。

癫痫患儿的 ADHD 治疗与无癫痫症状儿童的 ADHD 治疗相似。在精神药物治疗中，兴奋剂是首选药物。据报道，人们已经用非盲试验对胎儿酒精综合征、脆性 X 染色体综合征、腭心面综合征、神经纤维瘤病、创伤性脑损伤患儿的兴奋剂使用效果进行了测试（Kledzik & Dunn 2010）。一项自闭症谱系障碍儿童兴奋剂的安慰剂对照试验表明，49% 的患儿使用利他灵后症状得到缓解（自闭症儿童药理学研究小组 2005）。虽然利他灵的说明书中警告不允许癫痫儿童使用兴奋剂，但非盲研究表明，患有 ADHD 而癫痫得到良好控制的儿童使用利他灵不会引起癫痫发作次数的增加（Gross–Tsur et al. 1997，Gucuyener et al. 2003）。然而，需要密切观察患有顽固性癫痫和 ADHD 的儿童使用该药物的过程。安慰剂对照试验发现，使用渗透泵控释技术（osmotic-controlled release oral delivery system，OROS）的利他灵最高剂量会导致癫痫发作频率增加（Gonzalez–Heydrich et al. 2010）。

然而，治疗神经发育性障碍患儿的注意力问题可能不会像只患有 ADHD 的儿童那样有效。对患有胎儿酒精综合征和 ADHD 的儿童及患有创伤性脑损伤和 ADHD 的儿童的研究发现，这些儿童在使用兴奋剂后症状都有减轻，但不如无合并症的 ADHD 患儿的效果好。在对自闭症谱系障碍儿童使用利他灵的治疗试验中，效应量为 0.20 ~ 0.54，其中 18% 的参与者因为不良反应退出（自闭症儿童药理学研究小组 2005）。与无合并症的 ADHD 患儿相比，合并复杂型局部发作癫痫的 ADHD 患儿在使用利他灵时得分有所上升，但仍比正常水平低 1.5 个标准差，而无合并症的 ADHD 患儿的得分变为正常（Semrud–Clikeman & Wical 1999）。

对大多数神经发育性障碍来说，有关 ADHD 替代药物的数据有限；被批准用于 ADHD 治疗的托莫西汀并没有增加 ADHD 患儿的癫痫发作次数，但这些患儿原本就没有癫痫（Wernicke et al. 2007）。非盲研究表明，托莫西汀是一种安全有效的药物，但它对癫痫儿童和青少年的 ADHD 治疗效果不如兴奋剂（Hernández & Barragán 2005，Torres et al. 2011）。安非他酮和三环类抗抑郁药可有效治疗 ADHD，但会降低癫痫发作的阈值，应避免使用。

对立违抗性障碍包括挑衅、愤怒和烦躁，而品行障碍主要表现为盗窃、破坏财产、攻击等重大侵权行为。德克尔（Dekker）和库特（Koot）（2003）发现，在轻度至中度智力障碍儿童的抽样调查中，有 17% 的儿童存在对立违抗性障碍或品行障碍。这些障碍在癫痫患儿中的发生率没有 ADHD 患儿的那么明确。一项针对 9 ~ 14 岁癫痫儿童的临床研究发现，对立违抗性障碍的发生率为 21%，品行障碍的发生率为 18%（Dunn et al. 2009）。而一项流行病学研究显示，品行障碍在复杂性癫痫患儿中的发生率为 24%，在单纯性癫痫患儿中为 17%（Davies et al. 2003），相比之下，一般人群中对立违抗性障碍和品行障碍的发生率为 2% ~ 16%。

五、社会影响

（一）社会认知

社交能力包括发展和参与社交互动、展示社会互惠，以及满足自己需要的同时尊重他人需要的能力。神经发育性障碍患者可能在与认知障碍、语言及行为相关的社交能力方面存在困难。扎德（Zadeh）等人（2007）发现，语言是外化性障碍和社会认知障碍之间的中介变量。卡普兰（Caplan）等人（2005b）表明，癫痫患儿较低的社交能力得分应通过其外化性行为和较低的智商来预测，而不是通过癫痫发作变量。癫痫患儿中，注意力不集中焦虑都与同伴关系紧张有关（Drewel et al. 2008）。虽然社会局限性的主要预测因素是特定学习障碍，但是患有癫痫却没有其他认知或行为问题的成年人依然更容易失业或未充分就业，也更难结婚生子（Jalava & Sillanpää 1996，Chin et al. 2011）。

（二）同伴关系

大量的研究证明，童年和青春期积极的同伴互动在学业成就和成人关系发展方面非常重要（Parker & Asher 1993，Birch & Ladd 1996，Newcomb & Bagwell 1998）。癫痫、脑瘫和脊柱裂等神经发育性障碍患者出现社交障碍和社会互动障碍的风险显著增高（Lavigne & Faier-Routman 1993，Salpekar & Dunn 2007）。这些障碍可能包括社交能力较差、发起社交互动存在困难、与疾病相关的社会隔离、社会耻辱感较高及疾病带来的身体障碍所导致的社会限制（Warchausky et al. 2003，Cunningham et al. 2007，Parkes et al. 2008）。在小学时期，癫痫患儿不太可能与同学成为最好的朋友，且更容易被同学欺负，与同龄人相比，更容易被老师认为是社交能力差的孩子（Hamiwka et al. 2009，2011）（这些问题会在第八章和第十二章进一步讨论）。

社会耻辱感不仅存在于同伴层面，而且存在于照顾神经发育性障碍患儿的成年人层面，例如，癫痫患儿的老师常常说自己没有做好充分的准备来教导患有癫痫的学生，并且倾向于认为这些孩子的学习能力低于没有癫痫的孩子（Salpekar & Dunn 2007）。此外，一些研究也表明，老师总是对娱乐和体育活动设定更多的要求，这些要求可能超出了慢性疾病的实际需要。

（三）家庭关系

神经发育性障碍患儿的行为问题与家庭内部困难的关系是双向的。患儿的疾病和行为会对其父母和家庭造成巨大的打击。同时，神经发育性障碍患儿的心理反应也会因其父母和家庭因素而恶化或改善。

家庭生活和父母对未来的期望可能会因他们生出一个存在 CNS 功能障碍或

初步诊断为神经发育性障碍的孩子而遭到打击。哈里斯（Harris）（2006）曾表示，与年龄或认知能力水平相比，神经发育性障碍患儿的行为和情感障碍能够更好地预测家庭功能。可能影响家庭的其他因素还包括疾病预后不明确、照护孩子需要时间，以及与疾病相关的耻辱感。

反过来，家庭内部问题也会影响孩子的行为和学习能力。罗登伯格等人（2006）表示，亲子关系的质量比癫痫相关因素更能预测儿童的行为问题。奥斯汀（Austin）等人（2004）在一项新发癫痫患儿的研究中发现，父母对患儿的管教缺乏原则和管教态度不端正与起病时和 24 个月后的患儿行为问题有关。父母的焦虑和抑郁与癫痫患儿的生活质量较差有关（Ferro et al. 2011，Stevanovic et al. 2011）。神经心理测试得分偏低对来自家庭氛围好的患儿的学业成绩影响较小，而对家庭氛围杂乱和缺乏关爱家庭的患儿影响较大（Fastenau et al. 2009）。此外，父母的焦虑与患儿在癫痫发作 36 个月后学习成绩出现下降有关（Dunn et al. 2010）。（家庭问题会在第十一章进行更全面的讨论）

（四）与医护人员的关系

照护神经发育性障碍患者最重要的因素之一是照护的连续性。很多在儿时就患有慢性疾病的人在将照护转向成人医疗时会遇到很多困难（参见第二十二章和第二十三章）。阻碍成功过渡的因素包括缺少过渡诊所和青少年诊所、专门研究成人疾病的医生通常不熟悉患者童年期起病的问题、诊治儿童和成人的医护人员缺乏学科间沟通等（Rodenburg et al. 2011）。标准的神经发育性障碍患者照护应包括制订患者从青少年期过渡到成人照护的全面计划。在患者青少年期就制订出一套标准的治疗方案将对患者的治疗有益（第二十二章会详细论述）。

六、结论

尽管神经发育性障碍患者及其家人面临很多挑战，但还是有许多人能够顺利地度过童年和青少年期，并和正常成年人一样过上健康幸福的生活。与这种理想结局相关的因素包括家人的支持、对自身及其能力的乐观态度、能够获取最新的卫生保健和信息、学习和运用自我管理技巧和策略应对这些疾病或生活状况中出现的其他困难等。虽然还有很长的一段路要走，但是一些致力于强化以上因素、帮助患者学会专注于生活中的可控方面的干预措施已经成功地改善了患者的整体生活质量，并提升了他们对自身疾病管理能力的信心（Dunn & Austin 2004，Wagner et al. 2010）。针对学校制度和与这些疾病相关的社会耻辱感的干预措施也至关重要，如为看护人（老师和助手）提供信息和工具，以帮助患儿发挥最大的学习潜力。同样，针对同伴关系的社交技能小组和干预措施对神经发育性障碍患儿的情绪和健康也很重要。此外，还应继续发展家长培训和家庭干预，评估家长提高家庭关系的能力，教给他们健康的应对策略，并培养他们在卫生保健方面的独立性和责任感。

人们已经认识到，神经发育性障碍患儿的心理健康问题的发生率远高于其他儿童，因此，早期筛查和干预应该成为这些患儿初级卫生保健服务的一项标准内容。此外，要采用调查问卷和检查清单之类的工具，对常见精神障碍进行评估，包括注意力问题、特定学习障碍、抑郁和焦虑等。有必要与处理儿童精神和医疗共患问题的专家建立联系，以确保能够将患儿转介给合适的医疗人员去处理相关症状，制订合理的治疗计划，以解决特定学习障碍问题。

神经发育性障碍患儿向成年期的过渡面临巨大挑战。为此，应制订相关的治疗方案以减少向成人照护过渡的障碍，包括诊治儿童和成人的医护人员之间良好的沟通、帮助患者理解和学习管理其卫生保健需求的过渡方案，以及帮助父母鼓励和培养孩子独立性的家庭教育等。最后，神经发育性障碍成人互助小组也有助于培养其社区意识，并为其提供社会支持和帮助。

虽然为了实现提高神经发育性障碍患者的生活质量及提供全面的治疗服务这一目标，我们还需要进行更多的研究才能确定正确的途径，但是多学科治疗已经逐渐成为普遍现象，而不是特例。医护人员正在意识到，多学科治疗团队在治疗包括神经发育性障碍在内的儿童慢性病方面的重要性。本章介绍了神经发育性障碍患者面临的种种困难，提出了提高总体生活质量和心理健康的方法，并强调多学科治疗方法在这些疾病管理方面的重要性。

参考文献

* 主要参考文献

*Alper K, Schwartz KA, Kolts RL, Khan A (2007) Seizure incidence in psychopharmacological clinical trials: an analysis of Food and Drug Administration (FDA) summary basis of approval reports. *Biol Psychiatry* 62: 345–354. http://dx.doi.org/0.1016/j.biopsych.2006.09.023

Austin JK, Dunn DW, Johnson CS, Perkins SM (2004) Behavioral issues involving children and adolescents with epilepsy and the impact of their families: recent research data. *Epilepsy Behav* 5: S33–S41. http://dx.doi.org/10.1016/j.yebeh.2004.06.014

*Barry JJ, Ettinger AB, Friel P, et al (2008) Consensus statement: the evaluation and treatment of people with epilepsy and affective disorders. *Epilepsy Behav* 13: S1–S29. http://dx.doi.org/10.1016/j.yebeh.2008.04.005

Birch SH, Ladd GW (1996) Interpersonal relationships in the school environment and children's early school adjustment: the role of teachers and peers. In: Juvonen J, Wentzel KR, editors. *Social Motivation: Understanding Children's School Adjustment*. New York: Cambridge University Press, pp. 199–255.

Breslau N (1985) Psychiatric disorder in children with physical disabilities. *J Am Acad Child Adolesc Psychiatry* 24: 87–94. http://dx.doi.org/10.1016/S0002-7138(09)60415-5

Bridge JA, Iyengar S, Salary CB, et al (2007) Clinical response and risk for reported suicidal ideation and suicide attempts in pediatric antidepressant treatment: a meta-analysis of randomized controlled trials. *JAMA* 297: 1683–1696. http://dx.doi.org/10.1001/jama.297.15.1683

Burden KA, Burns TG, O'Leary SD (2006) A comparison of children with epilepsy to an age- and IQ-matched control group on the Children's Memory Scale. *Child Neuropsychology* 12: 165–172.

Caplan R, Siddarth P, Gurbani S, et al (2005a) Depression and anxiety in pediatric epilepsy. *Epilepsia* 46: 720–730. http://dx.doi.org/10.1111/j.1528-1167.2005.43604.x

Caplan R, Sagun J, Siddarth P, et al (2005b) Social competence in pediatric epilepsy: insights into underlying mechanisms. *Epilepsy Behav* 6: 218–228. http://dx.doi.org/10.1016/j.yebeh.2004.11.020

Chin RFM, Cumberland PM, Pujar SS, et al (2011) Outcomes of childhood epilepsy at age 33 years: a population-based birth-cohort study. *Epilepsia* 52: 1513–1521. http://dx.doi.org/10.1111/j.1528-1167.2011.03170.x

Cunningham SD, Thomas PD, Warschausky S (2007) Gender differences in peer relations of children with neurodevelopmental conditions. *Rehab Psych* 52: 331–337. http://dx.doi.org/10.1037/0090-5550.52.3.331

Davies S, Heyman I, Goodman R (2003) A population survey of mental health problems in children with epilepsy. *Dev Med Child Neurol* 45: 292–295. http://dx.doi.org/10.1111/j.1469-8749.2003.tb00398.x

Dekker MC, Koot HM (2003) DSM-IV disorders in children with borderline to moderate intellectual disability. I: prevalence and impact. *J Am Acad Child Adolesc Psychiatry* 42: 915–922. http://dx.doi.org/10.1097/01.CHI.0000046892.27264.1A

Drewel EH, Bell DJ, Austin JK (2008) Peer difficulties in children with epilepsy: association with seizure, neurological, academic, and behavioral variables. *Child Neuropsychol* 15: 305–320. http://dx.doi.org/10.1080/09297040802537646

Dunn DW, Austin JK (2004) Social aspects. In: Wallace SJ, Farrell K, editors. *Epilepsy in Children*, 2nd edition. London: Arnold, pp. 363–473.

Dunn DW, Austin JK, Perkins SM (2009) Prevalence of psychopathology in children with epilepsy: categorical and dimensional measures. *Dev Med Child Neurol* 51: 364–372. http://dx.doi.org/10.1111/j.1469-8749.2008.03172.x

Dunn DW, Johnson CS, Perkins SM, et al (2010) Academic problems in children with seizures: relationships with neuropsychological functioning and family variables during the 3 years after onset. *Epilepsy Behav* 19: 455–461. http://dx.doi.org/10.1016/j.yebeh.2010.08.023

Dunn DW, Kronenberger WG, Sherman E (2011) Autistic spectrum disorder and attention deficit hyperactivity disorder in childhood epilepsy. In: Helmstaedter C, Hermann B, Lassonde M, Kahane P, Arzimanoglou A, editors. *Neuropsychology in the Care of People with Epilepsy*. Esher, UK: John Libbey Eurotext, pp. 273–284.

Dykens EM (2007) Psychiatric and behavioral disorders in persons with Down syndrome. *MRDD Res Rev* 13: 272–278.

*Fastenau PS, Shen J, Dunn DW, Austin JK (2008) Academic underachievement among children with epilepsy: proportion exceeding psychometric criteria for learning disability and associated risk factors. *J Learn Disabil* 41: 195–207. http://dx.doi.org/10.1177/0022219408317548

Fastenau PS, Johnson CS, Perkins SM, et al (2009) Neuropsychological status at seizure onset in children: risk factors for early cognitive deficits. *Neurology* 73: 526–534. http://dx.doi.org/10.1212/WNL.0b013e3181b23551

Ferro MA, Avison WR, Campbell MK, Speechley KN (2011) The impact of maternal depressive symptoms on health-related quality of life in children with epilepsy: a prospective study of family environment as mediators and moderators. *Epilepsia* 52: 316–325.

Gathercole SE, Alloway TP (2006) Practitioner review: short-term and working memory impairments in neurodevelopmental disorders: diagnosis and remedial support. *J Child Psychol Psychiatry* 47: 4–15. http://dx.doi.org/10.1111/j.1469-7610.2005.01446.x

Glauser T, Cnaan A, Shinnar S, et al (2010) Ethosuximide, valproic acid, and lamotrigine in childhood absence epilepsy *N Engl J Med* 362: 790–799.

Gonzalez-Heydrich J, Whitney J, Waber D, et al (2010) Adaptive phase I study of OROS methylphenidate treatment of attention deficit hyperactivity disorder with epilepsy. *Epilepsy Behav* 18: 229–237. http://dx.doi.org/10.1016/j.yebeh.2010.02.022

Gross-Tsur V, Manor O, van der Meere J, Joseph A, Shalev RS (1997) Epilepsy and attention deficit hyperactivity disorder: is methylphenidate safe and effective? *J Pediatr* 130: 670–674. http://dx.doi.org/10.1016/S0022-3476(97)70258-0

Gucuyener K, Erdemoglu AK, Senol S, Serdaroglu A, Soysal S, Kockar AI (2003) Use of methylphenidate for attention-deficit hyperactivity disorder in patients with epilepsy of electroencephalographic abnormalities. *J Child Neurol* 18: 109–112. http://dx.doi.org/10.1177/08830738030180020601

Hamiwka LD, Yu CG, Hamiwka LA, et al (2009) Are children with epilepsy at greater risk of bullying than their peers? *Epilepsy Behav* 15: 500–505. http://dx.doi.org/10.1016/j.yebeh.2009.06.015

Hamiwka L, Jones JE, Salpekar J, Caplan R (2011) Child psychiatry. *Epilepsy Behav* 22: 38–46. http://dx.doi.org/10.1016/j.yebeh.2011.02.013

Harris JC (2006) *Intellectual Disability: Understanding its Development, Causes, Classification, Evaluation, and Treatment*. New York: Oxford University Press.

Hermann B, Jones J, Sheth R, et al (2006) Children with new-onset epilepsy: neuropsychological status and brain structure. *Brain* 129: 2609–2619. http://dx.doi.org/10.1093/brain/awl196

Hermann B, Jones J, Sheth R, et al (2008) Growing up with epilepsy: a two-year investigation of cognitive development in children with new onset epilepsy. *Epilepsia* 49: 1847–1858. http://dx.doi.org/10.1111/j.1528-1167.2008.01735.x

Hernández AJC, Barragán PEJ (2005) Efficacy of atomoxetine treatment in children with ADHD and epilepsy. *Epilepsia* 46(Suppl. 6): 241.

Hoyme HE, May PA, Kalberg WO, et al (2005) A practical clinical approach to diagnosis of fetal alcohol spectrum disorders: clarification of the 1996 Institute of Medicine criteria. *Pediatrics* 115: 39–47. http://dx.doi.org/10.1542/peds.2005-0702

Jalava M, Sillanpää M (1996) Concurrent illnesses in adults with childhood-onset epilepsy: a population-based 35-year follow-up study. *Epilepsia* 37: 1155–1163. http://dx.doi.org/10.1111/j.1528-1157.1996.tb00547.x

Kledzik AM, Dunn D (2010) Treatment of attention deficit hyperactivity disorder in children with medical conditions. *Psychopharm Rev* 45: 49–55.

Lavigne JV, Faier-Routman J (1993) Correlates of psychological adjustment to pediatric physical disorders: a meta-analytic review and comparison with existing models. *J Dev Behav Pediatr* 14: 117–123.

Loring DW, Meador KJ (2004) Cognitive side effects of antiepileptic drugs in children. *Neurology* 62: 872–877. http://dx.doi.org/10.1212/01.WNL.0000115653.82763.07

*Moldavsky M, Lev D, Lerman-Sagie T (2001) Behavioral phenotypes of genetic syndromes: a reference guide for psychiatrists. *J Am Acad Child Adolesc Psychiatry* 40: 749–761. http://dx.doi.org/10.1097/00004583-200107000-00009

Moore PM, Baker GA (2002) The neuropsychological and emotional consequences of living with intractable temporal lobe epilepsy: implications for clinical management. *Seizure* 11: 224–230. http://dx.doi.org/10.1053/seiz.2001.0668

Newcomb AF, Bagwell CL (1998) The developmental significance of children's friendship relations. In: Bukowski WM, Newcomb AF, Hartup WW, editors. *Company They Keep: Friendship in Childhood and Adolescence*. New York: Cambridge University Press, pp. 289–321.

Nilson L, Ahlom A, Bahman Y, et al (2002) Risk factors for suicide in epilepsy: a case control study. *Epilepsia* 43: 644–651. http://dx.doi.org/10.1046/j.1528-1157.2002.40001.x

Parker JG, Asher SR (1993) Friendship and friendship quality in middle childhood: links with peer group acceptance and feelings of loneliness and social dissatisfaction. *Dev Psychol* 29: 611–621. http://dx.doi.org/10.1037/0012-1649.29.4.611

Parkes J, White-Konig M, Dickinson HO, et al (2008) Psychological problems in children with cerebral palsy: a cross-sectional European study. *J Child Psychol Psychiatry* 49: 405–413. http://dx.doi.org/10.1111/j.1469-7610.2007.01845.x

Research Units on Pediatric Psychopharmacology Autism Network (2005) Randomized, controlled, crossover trial of methylphenidate in pervasive developmental disorders with hyperactivity. *Arch Gen Psychiatry* 62: 1266–1274. http://dx.doi.org/10.1001/archpsyc.62.11.1266

*Rodenburg R, Stams JG, Meijer AM, Aldenkamp AP, Deković M (2005) Psychopathology in children with epilepsy: a meta-analysis. *J Pediatr Psychol* 30: 453–468. http://dx.doi.org/10.1093/jpepsy/jsi071

Rodenburg R, Meijer AM, Deković M, Aldenkamp AP (2006) Family predictors of psychopathology in children with epilepsy. *Epilepsia* 47: 601–614. http://dx.doi.org/10.1111/j.1528-1167.2006.00475.x

Rodenburg R, Wagner JL, Austin JK, Kerr M, Dunn DW (2011) Psychosocial issues for children with epilepsy. *Epilepsy Behav* 22: 47–54. http://dx.doi.org/10.1016/j.yebeh.2011.04.063

Rutter M, Graham P, Yule W (1970) *A Neuropsychiatric Study in Childhood*. Philadelphia, PA: Lippincott Williams & Wilkins.

Salpekar JA, Dunn DW (2007) Psychiatric and psychosocial consequences of pediatric epilepsy. *Semin Pediatr Neurol* 14: 181–188. http://dx.doi.org/10.1016/j.spen.2007.08.004

Semrud-Clikeman M, Wical B (1999) Components of attention in children with complex partial seizures with and without ADHD. *Epilepsia* 40: 211–215. http://dx.doi.org/10.1111/j.1528-1157.1999.tb02077.x

Sherman EMS, Slick DJ, Connolly MB, Eyrl KL (2007) ADHD, neurological correlates, and health-related quality of life in severe pediatric epilepsy. *Epilepsia* 48: 1083–1091.

Sigurdardottir S, Indredavik MS, Eiriksdottir A, Einarsdottir K, Gudmundsson HS, Vik T (2010) Behavioural and emotional symptoms of preschool children with cerebral palsy: a population-based study. *Dev Med Child Neurol* 52: 1056–1061. http://dx.doi.org/10.1111/j.1469-8749.2010.03698.x

Smith ML, Elliott IM, Lach L (2002) Cognitive skills in children with intractable epilepsy: comparison of surgical and nonsurgical candidates. *Epilepsia* 43: 632–637. http://dx.doi.org/10.1046/j.1528-1157.2002.26101.x

Stevanovic D, Jancic J, Lakic A (2011) The impact of depression and anxiety disorder symptoms on the health-related quality of life of children and adolescents with epilepsy. *Epilepsia* 52: e75–e78. http://dx.doi.org/10.1111/j.1528-1167.2011.03133.x

Torres A, Whitney J, Rao S, Tilley C, Lobel R, Gonzalez-Heydrich J (2011) Tolerability of atomoxetine for treatment of pediatric attention-deficit/hyperactivity disorder in the context of epilepsy. *Epilepsy Behav* 20:

95–102. http://dx.doi.org/10.1016/j.yebeh.2010.11.002

Turky A, Beavis JM, Thapar AK, Kerr MP (2008) Psychopathology in children and adolescents with epilepsy: an investigation of predictive variables. *Epilepsy Behav* 12: 136–144. http://dx.doi.org/10.1016/j.yebeh.2007.08.003

de Vries PJ, Bolton PF (2010) Tuberous sclerosis. In: Howlin P, Udwin O, editors. *Outcomes in Neurodevelopmental and Genetic Disorders*. New York: Cambridge University Press, pp. 272–298.

Wagner JL, Smith G, Ferguson PL, van Bakergem K, Hrisko S (2010) Pilot study of an integrated cognitive–behavioral and self-management intervention for youth with epilepsy and caregivers: Coping Openly and Personally with Epilepsy (COPE). *Epilepsy Behav* 18: 280–285. http://dx.doi.org/10.1016/j.yebeh.2010.04.019

Warchausky SA, Argento AG, Hurvitz E, Berg M (2003) Neuropsychological status and social problem solving in children with congenital or acquired brain dysfunction. *Rehab Psych* 48: 250–254. http://dx.doi.org/10.1037/0090-5550.48.4.250

Wernicke JF, Holdridge KC, Jin L, et al (2007) Seizure risk in patients with attention-deficit–hyperactivity disorder treated with atomoxetine. *Dev Med Child Neurol* 49: 498–502.

Williams J, Griebel ML, Dykman RA (1998) Neuropsychological patterns in pediatric epilepsy. *Seizure* 7: 223–228. http://dx.doi.org/10.1016/S1059-1311(98)80040-X

Williams J, Phillips T, Griebel ML, et al (2001) Factors associated with academic achievement in children with controlled epilepsy. *Epilepsy Behav* 2: 217–223.

Zadeh AY, Im-Bolter N, Cohen NJ (2007) Social cognition and externalizing psychopathology: an investigation of the mediating role of language. *J Abnorm Child Psychol* 35: 141–152. http://dx.doi.org/10.1007/s10802-006-9052-9

第八章 神经发育性障碍儿童的同伴关系

特蕾西·瓦扬古（Tracy Vaillancourt） 珍妮弗·赫普迪奇（Jennifer Hepditch）

艾琳·维托洛尔（Irene Vitoroulis） 阿曼达·克里斯曼（Amanda Krygsman）

克里斯蒂娜·布莱恩－阿尔卡罗（Christine Blain–Arcaro）

帕特里夏·麦克杜格尔（Patricia McDougall）

概要

　　本章的重点是讲述存在神经发育性障碍的学龄儿童（5~18岁）与同伴之间的关系。我们会重点介绍视觉和听觉、学习、智力及自闭症谱系障碍（autism spectrum disorder, ASD）等身体障碍，因为它们的患病率较高，而且已经有很多文献可以使我们从中得出一些结论。本概述陈述了一个重要事实，即神经发育性障碍患儿与正常发育儿童一样有着与同伴形成良好关系的需求。然而，神经发育性障碍患儿往往需要成年人的支持才能促进这种关系。

　　对人际关系的渴望可能是目前用于理解人性的最具深远意义和综合性的观念之一。我们认为，如果说心理学在归属感的必要性方面犯了错误，其错误并不是否定了这种动机的存在，而是低估了它的价值。

（Boumister & Leary 1995: 522）

一、引言

我们曾一度认为，与家庭的重要性相比，儿童的社会关系是一种可有可无的存在。然而，经过几十年的研究，很多令人信服的证据表明同伴关系非常重要，这让我们意识到同龄人对儿童产生的巨大影响（Harris 1995）。正是在同伴关系的影响下，儿童才能熟练掌握"操场政治"——学习重要的社交技巧，如换位思考、谈判、解决冲突和公平竞争等（Parker et al. 1995，Bierman 2004）。同伴在健康的认知、情感和社会发展中发挥重要作用这一事实应该不足为奇，因为证据表明与社会保持联系（Vaillancourt et al. 2010a）并获得归属感是人类的一个基本需求（Baumeister & Leary 1995）。当儿童缺少归属感时，发育就会偏离正常轨道。事实上，许多被同龄人拒绝、忽视和/或虐待的儿童都不会健康成长；与那些社会接受度较高的同龄人相比，他们往往会存在更多的心理、身体健康问题和学业问题，而且，纵向研究指出，这些问题都与不良的同伴关系有关（Vaillancourt et al. 2010a,b）。

不良的同伴关系带来的后果是，没有归属感的儿童往往会在适龄社会技能发展方面落后同龄人一大截。因为他们无法参加与同伴的互动，所以无法获取互动所传达的重要发展信息；反过来，他们实践社交技能的机会就会受到严重限制。这种消极的社会互动，存在着被转化为认知缺陷的重大风险，因为认知已被证明是由社会介导的（Piaget 1959，Vygotsky 1962）。即便对于具备熟练社交技巧的人，启动、维护和促进积极的同伴关系也相当困难。对于神经发育性障碍患儿来说，这种挑战几乎是无法完成的，原因如下：（1）有些患儿不具备获得维持积极的同伴关系这项社交技能所必需的身体、感官和/或智力能力（King et al. 1997）；（2）那些具备必需社交技能的患儿往往也被排除在同伴群体之外，反过来，这又会使他们面临未来社交技能发展不充分的风险（Frostad & Pijl 2007）。

二、身体障碍

身体障碍的患病率主要取决于评估的损伤类型。据估计，在美国 5~15 岁儿童中有 5% 的人存在听觉、视觉、认知、行走、自我照顾或独立生活的障碍（Erickson et al. 2010）。6 ~ 21 岁人群中约有 2% 的人存在某种身体障碍，如听觉 / 视觉或骨科方面（美国教育部 2005）。其他形式的身体障碍，如脊柱裂和脑瘫，患病率分别为 3‰和 4‰（Shin et al. 2010，Allsopp et al. 2010）。在加拿大，5 ~ 14 岁的青少年中有 14% 存在运动性障碍（加拿大统计局 2001），根据国家参与及活动受限的调查结果，19% 的残疾儿童会与父母同住，特别是身体上存在障碍的儿童（加拿大统计局 2006a）。

身体障碍可能会限制儿童某些领域的发展，但是它们并不能减少儿童对被同伴接受和重视的渴望。事实上，获得归属感和认同感是存在身体障碍的年轻人在生活中获得成功的一个重要方面（King et al. 2000）。对身体障碍儿童同伴关系的研究表明，与正常发育的同龄人相比，这些儿童与朋友和同学的交往较少（Skär & Tamm 2002），他们经常会在沟通或建立同伴关系方面遇到困难（Stevens et al. 1996）。根据家长和儿童反映，功能不好的儿童的生活质量会因同伴接纳而得到很大的提升（Davis et al. 2008）。然而，存在身体障碍的儿童一旦由于无法使用设施而遭受同伴孤立或排斥，不能参加娱乐活动（如在操场上运动和游戏），他们就会变得失能。此外，同伴们认为存在身体障碍的儿童与他们是"不一样的"（Nadeau & Tessier 2006），这同样也有可能给存在身体障碍的儿童带来消极的社会经历，从而导致失能。

残疾儿童反映，身体障碍确实限制了他们进行社会交往（Skär 2003）。当同伴们认为他们是残疾人时，他们的自尊心会受到极大的伤害（Wolman & Basco 1994）。此外，存在身体障碍的儿童还告诉我们，他们在学校环境中会有更多不好的经历，如遭到排斥（Lindsay & McPherson 2012）；相比于身体健康的同龄人，他们遭到欺凌和孤立的可能性更高（Sweeting & West 2001, Mihaylov et al. 2004，Saylor & Leach 2009, Essner & Holmbeck 2010, Sentenac et al. 2011）。博尔克（Bourke）和布里曼（Burgman）（2010）对存在身体、听觉和视觉障碍的儿童进行了采访，发现绝大多数障碍儿童都曾在学校遭受过欺凌，他们认为朋友很重要，既有助于克服患儿的身体障碍，也有助于避免欺凌问题。特纳（Turner）及其同事（2011）发现身体障碍受访者中有 36% 的人曾遭受过同伴的攻击或欺凌。患有偏瘫的学生比其他同学遭受更多的伤害，并且很少有人愿意与他们交朋友（Yude et al. 1998）。一般来说，残疾学生更容易对学校安全和同伴骚扰感到焦虑，他们比正常发育的同龄人更担心身体受伤（Saylor & Leach 2009）。

虽然存在这些令人不快的事实，但也有一些研究表明，存在身体障碍的儿童和正常发育的儿童在遭受同伴伤害方面没有差异（Piek et al. 2005，Twyman et al. 2010，Turner et al. 2011）。这些研究表示，一些社会人口特征，如家庭背景（如父母的心理健康），与残疾儿童遭受同龄人侵害和其他形式伤害有关。此外，外化行为问题和缺乏社交能力似乎也与 ADHD 和特定学习障碍患儿遭受同龄人欺凌和伤害有关，但与身体缺陷无关，这暗示儿童的行为可能会使他们更容易遭到同龄人伤害，而不是因为身体上的缺陷（Twyman et al. 2010，Turner et al. 2011）。还有证据表明身体有缺陷的年轻人能够与同伴形成并保持健康长久的友谊关系，无论这些同伴是否存在身体缺陷。

身体障碍儿童社交网络的特点是至少会有一个最好的朋友，这个朋友通常也是一名身体障碍儿童，这个社交网络由 2～10 名儿童组成，他们一起进行社交活动，如下棋或看电视（Blum et al. 1991，Skär & Tamm 2002，Shikako-Thomas et al. 2008，Asbjørnslett et al. 2012）。史蒂文斯（Stevens）等人（1996）发现，在朋友数量方面，大多数身体障碍青少年与身体健康的同龄人一样多，并且他们的孤独程度也差不多。然而，他们倾向与年幼或年长的同伴交朋友（Skär 2003）。

从对身体障碍儿童同伴关系的研究中可以清楚地看出，同伴友谊对他们的发育有积极的作用，从同学和朋友那里得到的支持会让他们的心理更加健康，如抑郁症的症状会减少（Appleton et al. 1997，Antle 2004）。身体障碍儿童还可以从与同伴的在线交流中获益，例如，利德斯特伦（Lidström）等人（2010）发现身体障碍儿童会与在网络上认识的朋友在学校外见面，阿斯比约恩斯勒特（Asbjørnslett) 等人（2012）还发现网络友谊会增强儿童的自信心，有助于他们的社交活动，如阅读和分享爱好等。最后，在他们能够参与并被接纳的活动中，身体障碍儿童反映他们感受到了更强烈的归属感，并感觉自己与同龄人是一样的（Taub & Greer 2000）。此外，随着身体障碍儿童参加更多的休闲活动和常规课程，他们会感受到不断增强的社会接受度和同伴亲密度（Wendelborg & Kvello 2010）。

三、视觉和听觉障碍

在美国，在《残疾人教育法案》（*Individuals with Disabilities Education Act*）框架下接受服务的单纯视觉障碍和听觉障碍儿童的百分比相对较低（视觉障碍为小于1%，听觉障碍为1%），而存在视觉/听觉障碍和合并障碍的儿童数量要多很多（美国教育部2002）。在加拿大，15岁以下儿童中13%存在听觉障碍，9%存在视觉障碍（加拿大统计局2001）。视觉障碍或听觉障碍儿童的同伴关系与其他身体障碍儿童的同伴关系相似，并且障碍的严重程度（如失聪/失明 vs 视觉/听觉受损）在社交的质量和数量中起重要作用。

视觉障碍或听觉障碍儿童社交能力较差，在人际沟通中存在更多困难（Wolters et al. 2011），而且可能无法识别他人的情绪（Dyck et al. 2004）。此外，他们较少参加体育活动，尽管听觉障碍儿童比视觉障碍儿童更加活跃一些（Longmuir & Bar–Or 2000）。一项研究显示，视觉障碍（包括失明）青少年平均有4个朋友，其中有65%的人朋友数量少于5个（Kef et al. 2000）。据报道，在学校，听觉障碍（听障）儿童的朋友比听健儿童的朋友数量少，并且经历更多的同伴排挤（Nunes et al. 2010）、社交退缩和抑郁（Wauters & Knoors 2007, Theunissen et al. 2011）。此外，视觉障碍儿童可能会比正常发育的同龄人经历更多的同伴伤害（Pinquart & Pfeiffer 2011），并且与听觉障碍类似，由于经常遭受同伴伤害，他们会缺乏自我认同感（Kent 2003）。

视觉障碍或听觉障碍儿童的社交网络和活动可能会受到限制，然而，有证据表明，他们也确实有良好的社交经历。最近的研究结果显示，听觉障碍儿童或接受人工耳蜗植入的儿童在自信、社交、快乐方面与正常听力的同龄人相似，并且在同伴接纳和伤害、社会地位及朋友数量方面与正常听力儿童没有区别（Wauters & Knoors 2007，Percy-Smith et al. 2008，Bauman & Pero 2011）。通常情况下，视觉障碍儿童能够与那些过去有相似生活经历的人建立友谊（Rosenblum 1998），并且他们需要的社会支持和同伴关系与听健儿童无异（Kef & Decović 2004）。虽然视觉障碍对儿童参与的活动范围有负面影响，但他们仍然能够分享共同的兴趣（如音乐）或参加对体力要求不高的活动。失聪儿童或失明儿童可能与没有身体障碍的儿童接触有限，然而，在主流学校就读的儿童有更多的机会与同伴进行互动。利（Leigh）等人（2009）发现，在聋哑学校就读的听觉障碍儿童融入正常同龄人的能力较低，而在综合学校就读的接受人工耳蜗植入的听觉障碍儿童则更容易融入正常同龄人群体。此外，接受人工耳蜗植入的听觉障碍儿童在口头交际能力方面有所改善（Bat-Chava & Deigman 2001），生活质量也有所提高（Loy et al. 2010，Edwards et al. 2012）。因此，随着技术和医疗的进步，听觉障碍儿童可能会在社交领域获得显著改善。

四、特定学习障碍

特定学习障碍包括多种不同障碍，"特征是学业功能明显低于其年龄、智力测量水平和教育程度的预期"（美国精神病学会 2000: 39）。特定学习障碍包括阅读、算术、书面表达方面的障碍，但并没有明确规定语言处理、语音处理、视觉空间处理、处理速度、记忆力和注意力及执行功能等障碍的严重性和影响范围，如计划和决策（加拿大学习障碍协会 2001）。特定学习障碍是加拿大儿童面临的最常见的障碍形式，5～14 岁的儿童的患病率为 3%。事实上，存在特定学习障碍的儿童远多于存在其他障碍的儿童；所有障碍儿童中，69% 的患儿存在特定学习障碍（加拿大统计局 2006b）。在美国，2008—2009 学年期间，就读于公立学校的 3～21 岁人群中有 5% 的人被认定为存在特定学习障碍（美国教育部 2011）。

虽然与没有学习障碍的儿童相比，存在特定学习障碍的儿童出现同伴问题的概率仍然很高，但许多这样的孩子都被纳入同伴群体（Estell et al. 2008）。例如，沃恩（Vaughn）及其同事（1996）发现，在整个学年期间，存在特定学习障碍的儿童会有更多的社会疏离感，受同龄人欢迎程度低于普通同龄人，并且在学年结束时人气较低；重要的是，这种较低质量的同伴关系发生在包容性课堂的情境中（即这些学生和无特定学习障碍的同龄人在一间教室学习）。埃斯特尔（Estell）及其同事（2008）在另一项跟踪研究中（从三年级到六年级）发现，与正常发育的儿童相比，存在特定学习障碍的儿童在知名度和人气（即受同龄人欢迎）方面会一直处于较低水平。

除了不受同龄人喜欢外，特定学习障碍儿童也比正常发育的同龄人更容易遭受同伴虐待（Luciano & Savage 2007，Mepham 2010，Rose et al. 2011a; 也见于 Rose et al. 2011b），特别是特定学习障碍儿童比正常儿童更容易遭到同龄人的欺凌，而且当他们确实遭受虐待时，其遭受伤害的频率更高（Luciano & Savage 2007，Rose et al. 2011b）。老师们也证实，存在障碍的学生比正常的或聪明的学生更容易遭到欺凌（Estell et al. 2008）。与正常发育的同龄人相比，特定学习障碍学生遭受言语、社会和身体攻击的概率更高（Rose et al. 2011b）。虽然由于各种原因（如人口、教育背景和障碍类型），这些孩子的受害率不一致，但有一致的证据表明，特定学习障碍学生面临着较高的受害风险（Rose et al. 2011b）。一项研究显示，他们的受害率是正常发育同龄人的 3 倍（36% vs 12%）（Conti-Ramsden & Botting 2004）。

特定学习障碍儿童不仅容易遭到同龄人欺凌，而且会以同样的方式虐待同龄人。这些儿童会通过语言欺凌、身体攻击及斗殴等方式对其他儿童造成伤害（Rose et al. 2011a,b）。在最近关于障碍学生遭受欺凌和伤害的文献综述中，罗丝（Rose）及其同事（2011b）强调，存在学习和情绪行为障碍的儿童蓄意欺凌同龄人的概率是正常同龄人的 2 倍，这一现象已经通过同龄孩子和老师们的报告得到证实（Estell et al. 2008）。罗丝及其同事（2011b）表明，对同龄人的高攻击率可能是某些特定学习障碍儿童长期受到伤害的继发结果，另一种可能性是这些年轻人对特定学习障碍导致的社交情况产生误解和 / 或过度反应。

特定学习障碍儿童的同伴关系和友情质量同样也存在问题。据家长、老师和同龄人反映，这些儿童的互惠友谊要少于正常发育的同龄人，尽管他们声称有相似的朋友数量（Estell et al. 2008，也见 Wiener 2004）。因为互惠友谊有时候可以起到保护作用，所以他们遭受同龄人伤害有一部分是由缺乏友谊造成的（Rose et al. 2011b）。特定学习障碍儿童间的友谊也不太稳定，且质量较低，他们之间缺少交流、亲密感和认同感，冲突更多，而且解决冲突困难较大（Wiener & Schneider 2002, Wiener 2004, Rose et al. 2011b）。与没有学习障碍的儿童相比，他们交朋友的对象更可能是比自己小两岁或以上的孩子、老师认为存在学习障碍的孩子和 / 或不在同一所学校的孩子（Wiener & Schneider 2002）。

社会认知能力、沟通 / 语言技能、社交技能和情绪调节方面的缺陷也是特定学习障碍儿童同伴关系紧张的原因（参见 Kavale & Forness 1996 年及 Wiener 2004 年的综述，McLaughlin 2010），例如，这些儿童在解决社交问题过程中会遇到困难，如在故事中发现并想出解决社交问题的办法（Wiener 2004）。他们的非言语沟通能力受限，包括难以理解面部表情、游戏时较少非言语行动，以及对他人的行动反应较小（Weiner 2004，Agaliotis & Kalyva 2008）。研究已经证实，实用性和表达性语言困难与特定学习障碍儿童的同伴关系问题密切相关，控制接受性词汇的差异可以消除特定学习障碍儿童和正常儿童之间受到同龄人伤害的差异（Conti–Ramsden & Botting 2004，Luciano & Savage 2007）。社交技能也是一个问题，因为特定学习障碍儿童会比正常儿童更不听话、更武断、更具竞争性和占有欲（参见 Wiener 2004 年的综述）。在一项特定学习障碍儿童社交能力缺陷的荟萃分析中，卡瓦莱（Kavale）和福尼斯（Forness）（1996）发现，根据老师、家长和儿童自我的报告，与正常发育的同龄人相比，特定学习障碍儿童中有多达 75% 的人存在明显的社交技能缺陷。与社交问题相关的情绪调节和持续注意力方面的缺陷，也可能是因为这些儿童中 ADHD 发病率较高（Wiener 2004，Andrade et al. 2009）。

特定学习障碍儿童面临的同伴关系紧张问题，如不愉快的友谊关系、同龄人排斥、伤害和欺凌等，已被证明会对儿童的心理健康、学校表现、自尊和孤独感造成破坏性后果（Bear et al. 1993，Margalit & Al-Yagon 2002，Pijl & Frostad 2010，Rose et al. 2011b），特别是，同伴关系紧张还会导致焦虑、抑郁、课堂参与率较低、逃学和学业不良（Buhs & Ladd 2001，Rose et al. 2011b）。不被同伴群体接纳的特定学习障碍学生通常会有消极的自我认知（Bear et al. 1993，Pijl & Frostad 2010）。这些儿童感到孤独的概率会比其他同龄人更高，这无疑是他们同伴关系问题的后果（参见 Margalit & Al-Yagon 2002 年的综述）。

虽然在同龄人群体中存在挑战，但也存在着**促进**存在特定学习障碍和具备个人特征的儿童社会发展的环境，从而**提高**其被同龄人接受的程度，例如，儿童参加普通班级，而不是被分隔到特殊班级，会改善其同伴关系，如获得更多的互惠友谊和社会认可（Vaughn et al. 1996，Wiener & Tardif 2004）。埃斯特尔及其同事（2008）对包容性环境下特定学习障碍儿童的同伴关系进行研究发现，在整个童年中期，这些儿童与同龄人在很多方面相似，包括成为朋友群体成员的机会、在群体中的向心地位级别（通常是次要地位或核心地位，与边缘地位相对），以及在班级社交网络内拥有相似规模的朋友群体及向心地位。因此，作者们建议，与正常发育儿童在一起可以给特定学习障碍儿童带来积极的社交经历，并且可以防止他们的社交能力与其他儿童的差距随着时间的推移增大。此外，那些被同龄人认为聪明、运动好或体质较好的儿童会更受欢迎（Siperstein et al. 1978）。

其他性格特征如更听话、不调皮、不打架或不依赖他人等，都与较高的同龄人接受度息息相关（Wiener et al. 1990）。当特定学习障碍儿童拥有几个密友时，他们会体验到更好的结果，包括对社会接受度的自我认知（Bear et al. 1993）。对特定学习障碍儿童的教育工作者和家长们来说，让这些儿童跟其他正常儿童一起和谐共处可以缓解同伴排斥的现象，而且比社交能力训练等其他干预措施更实际、更有效（Wiener & Schneider 2002）。此外，毛尔高利特（Margalit）和阿勒亚贡（Al-Yagon）（2002）发现，积极的应对技巧，如主动寻找朋友或专心地独自活动（如锻炼、阅读和听音乐），会帮助这些儿童避开孤独感，或当孤独感出现时能更有效地管理它们。

五、智力障碍

目前定义智力障碍或残疾（在英国也称为学习障碍，参见第二章关于障碍与残疾的讨论）通常包括三个要素：（1）智力功能受限；（2）适应性行为受限；（3）18岁之前发病（Schalock et al. 2007，Parmenter 2011，美国智力与发育障碍协会2012）。智力障碍可分为轻度、中度、重度和极重度四种类型（Katz & Lazcano-Ponce 2007）。由于构建障碍的概念发生的转变——从以个人特性为中心的描述转变到生物和社会因素引发的多维人类现象，智力障碍或智力残疾一词越来越被人们接受，并已取代智力落后一词（Schalock et al. 2007，Parmenter 2011）。符合智力落后诊断标准的人通常也符合智力障碍的标准（Schalock et al. 2007）。智力障碍患病率会根据所使用的定义和正常值标准不同而有所不同。加拿大一项针对14~20岁人群的研究表明，智力障碍的总体患病率小于1%（Bradley et al. 2002；Winzer 2008）。博伊尔（Boyle）等人（2008）发现，在1997—2008年，美国3~17岁的儿童和青少年智力障碍患病率也小于1%（美国精神病学会2000）。

智力障碍儿童比正常发育的同龄儿童出现精神健康问题的风险更大，这些儿童中约有40%符合至少一种精神障碍的诊断标准（Einfeld & Tonge 1996，Dekker & Koot 2003，Emerson 2003）。在轻度至中度智力障碍儿童中，破坏性行为障碍更为普遍（Einfeld & Tonge 1996，Dekker & Koot 2003），这些儿童在社会问题和注意力问题上的得分也高于正常发育的同龄人（Dekker et al. 2002）。

鉴于智力障碍儿童受损的性质，他们很难与同龄人互动交往。许多智力障碍儿童缺乏沟通技巧，处理社交信息存在困难，表达能力和理解能力都比较弱。例如，莱弗特（Leffert）和西珀斯坦（Siperstein）（1996）发现，虽然轻度智力障碍儿童在冲突情境中理解敌意的程度与正常发育儿童水平相同，但他们很难理解善意的暗示。处理社交信息的困难和沟通技巧的不足同样会影响这些儿童与同龄人交往的概率。在普通教育中，与正常学生相比（观察值为 18%），智力障碍青少年发起社会互动的频率（观察值为 5%）低很多（Hughes et al. 1999）。当这些年轻人与他人互动时，他们与同为智力障碍的年轻人互动的频率比与正常发育的同龄人的互动高（Cutts & Sigafoos 2001）。

尽管跟同龄人互动较少，但人们发现，在小学早期，智力障碍儿童与同龄人互动的信心处于平均水平（Zic & Igric 2001）。事实上，智力障碍儿童的信心水平已被证明与正常发育的儿童相似。然而，虽然他们有信心与其他同龄人互动，但还是很少被同龄人接纳，也更容易遭到排斥（Zic & Igric 2001）。在学校，与正常发育的儿童相比，智力障碍儿童也更容易遭到欺凌和嘲笑（Guralnick et al. 1996, Mishna 2003）。与没有智力障碍的同龄人一样，他们受欺凌的原因与情感问题和人际关系问题有关（Reiter & Lapidot-Lefler 2007）。然而，一个重要的限定因素是，尽管智力障碍儿童对学校同伴关系的自我评价似乎是不准确的（倾向于自认为的结果好于被观察到的结果），但他们的满意度可能与良好的邻里关系有关（Zic & Igric 2001）。这些邻里关系通常发生在年龄较小的同伴中，因为他们的发育水平可能相似，从而使他们之间的交流更为顺畅。智力障碍儿童之间也会频繁地交流，从而增强他们对能力的感受（Cutts & Sigafoos 2001）。

儿童的社交技能在适应环境方面显得尤为重要，例如，麦金太尔（McIntyre）及其同事（2006）发现，在对智力障碍儿童和非智力障碍儿童的发育与适应性功能进行了控制后，社交技能预示着良好的学校适应能力，这一发现表明，适应问题有可能是由社交技能和行为问题导致的，而不是由智力障碍本身。在另一项研究中，西珀斯坦（Siperstein）和莱弗特（Leffert）（1997）发现，一些智力障碍儿童（16%）确实被同龄人接纳。与正常发育同龄人的情况相似，被社会接纳的智力障碍儿童被认为更善于交际、更友善，也更乐于助人。相比之下，被排斥的智力障碍儿童更难交到朋友，也更容易出现悲伤或沮丧等情绪。观察性研究表明，虽然智力障碍儿童与同龄人互动较少，但当他们真正互动时，交流往往是积极的（Hughes et al. 1999, Cutts & Sigafoos 2001）。综上所述，研究表明，智力障碍儿童仍可能会有积极的社交互动，尽管其发生概率低于正常发育的儿童。一些智力障碍患者被同龄人接纳后确实充分地提升了社交技能，这些社交技能似乎在适应学校环境方面起重要作用。

六、自闭症谱系障碍

自闭症谱系障碍（autism spectrum disorder，ASD）是一系列病因不明的神经发育性障碍。在美国，每 88 名儿童中就有 1 人患有此类疾病（美国疾病控制和预防中心 2012），而在加拿大则是每 147 名儿童中就有 1 人患病（Fombonne 2003，Lazoff 2010）。ASD 定义的障碍包括社交和沟通障碍、固执及刻板行为，这些行为的表现程度个体差异很大（美国精神病学会 2000）。

韦斯（Weiss）和哈里斯（Harris）（2001）在综述中强调，在存在 ASD 的儿童中发现的某些关键特征是导致其社交技能缺陷的原因。这些特征包括缺乏对社交刺激的定位、不充分使用眼神接触、难以启动社交互动和运用适当的问候、难以解读口头和非口头暗示及不适当的情感，还有对他人的痛苦缺乏同理心等。社会交互性，包括促进有意义的朋友关系的技能和策略，是同伴关系和友谊的中心特征（Denham et al. 2001）。不幸的是，人们发现，许多存在 ASD 的儿童很难分享情感体验或理解他人的观点（Gutstein & Whitney 2002），而这些问题会随着时间的推移持续存在（Sigman & Ruskin 1999）。一项检测 ASD 儿童之间友谊质量的研究结果表明，这些孩子最好的友谊质量也低于正常发育的儿童，这一点不足为奇（Whitehouse et al. 2009）。虽然这些孩子能够识别友谊，但当人们给他们看描绘社交场景的图片时，他们难以识别其中的情感特征（Bauminger et al. 2004）。据报告，ASD 儿童（与正常发育儿童相比）在发展友谊方面的自主动机较低，但并非完全缺乏。虽然他们有交朋友的动机，但他们感到很难交到朋友，并且如果没有家长和老师的帮助，这些友谊很难维持（Bauminger & Shulman 2003，Knott et al. 2006）。ASD 儿童也比正常发育的同龄人更容易感到孤独（Bauminger & Kasari 2000，White & Robertson-Nay 2009，

Lasgaard 2010），这也证明了 ASD 儿童确实需要积极的同伴关系（Causton-Theoharis et al. 2009）。此外，当 ASD 儿童交到朋友时，他们会产生较高的自我价值感和较低的孤独感（Bauminger et al. 2004）。

对就读于普通学校的 ASD 儿童的社交网络进行的研究表明，这些儿童没有很好地融入同龄人群体。例如，张伯伦（Chamberlain）及其同事（2007）发现，ASD 儿童在同龄人群体向心性、同龄人群体接纳度、伙伴关系、友谊互惠等方面水平较低。这些特征与被同龄人群体"忽视"的正常发育儿童的特征一致。被同龄人忽视的儿童性格比较孤僻、好斗，并且朋友很少（Newcomb et al. 1993），由于缺乏朋友的陪伴，又会比其他同龄人更孤独（Asher et al. 1984）。不过，这种社交特征还存在着"一线希望"——被忽视的儿童比受排斥的儿童少受欺负（Knack 2012）。事实上，被忽视的学生被欺负的概率与被接纳的同龄人相似。不幸的是，ASD 儿童却不是这样。利特尔（Little）（2001）发现多达 75% 的 ASD 儿童遭到同龄人的伤害。此外，高功能型的 ASD 儿童对欺凌行为有良好的洞察力；事实上，他们正确识别欺凌情况的能力和正常发育的同龄人一样（van Roekel et al. 2010）。然而，遭受较多同龄人伤害的 ASD 儿童比没有 ASD 的儿童更容易将非欺凌行为误解为欺凌行为。

虽然存在 ASD 的儿童在发展友谊、被同龄人接纳和融入同龄人群体方面面临很大的困难，但也有研究表明，一些存在 ASD 的儿童确实学会了促进发展和维护友谊的一些必要的社交技巧。一项旨在发展 ASD 儿童社会情感理解与社会互动的认知行为干预的回顾性研究表明，ASD 儿童的整体良性社会互动能力有所增强，这说明人们可以教导 ASD 儿童管理自己的情绪，并且可以通过专业化的训练提高这些儿童的社会认知（Bauminger 2002）。鲍明格（Bauminger）及其同事（2008）近期的一项研究发现，ASD 儿童的友谊与正常发育儿童的友谊有几点相似特征，例如，友谊的持久性、关系中的领导角色及分享经验、情感和注意力等。这些研究结果表明 ASD 儿童是可以建立真诚的友谊的。事实上，有证据表明，ASD 儿童和正常儿童之间的混合友谊比非混合的二人友谊更持久、稳定，具有较高水平的积极社交导向和凝聚力及更复杂的协调游戏（Bauminger et al. 2008）。然而，需要注意的是，发现ASD儿童积极同伴关系的研究报道常常适用于高功能的ASD儿童。

七、临床和教育实践的启示

从研究文献中我们可以清楚地看出，归属感是人类的一个基本激励因素，即使是存在障碍的儿童也不例外。不幸的是，直到现在，神经发育性障碍儿童的社会关系几乎完全被人们忽视，人们总是将目光集中在疾病对身心健康方面的影响，以及这种影响对教育成就的意义。这种对存在障碍的儿童社交世界关注的缺乏是非常奇怪的，因为有大量的文献资料指向缺乏归属感导致的后遗症。鉴于归属感的根本需求特性，医疗服务提供者和教育工作者应优先考虑儿童和青少年的同伴关系，无论他们是否存在障碍。那么，我们该如何实现这一优先次序？遗憾的是，目前还没有关于如何实现这一目标的指导方针。我们根据广泛的文献资料提供了以下建议，以供参考。

（一）临床

1. 卫生保健从业者为儿童提供服务时必须考虑儿童障碍之外的范畴。存在障碍的儿童希望交到朋友，并且希望被其他同龄人接纳，那些没有归属感需求的儿童则很难有满足感。目前，人们认为身心疾病并存是障碍的一部分或是一种延伸。我们必须考虑到合并症可能是由不良的同伴关系造成的。因此，卫生保健从业者需要识别患儿在同龄人互动方面的困难，并且要跟学校和家庭合作，帮助患儿促进积极的社会关系（Lamb et al. 2009）。

2. 当障碍儿童的父母带着孩子寻求卫生保健服务时，儿童会表现出多个与健康相关的困难。这将有助于卫生保健提供者验证一个概念，即关注存在障碍的儿童的社交发展问题，特别是与同伴关系困难有关的问题，是合理的、有重大意义的，并且与生物医学障碍一样值得给予重视和进行必要干预。

3. 与其他儿童一样，存在障碍的儿童需要在学校环境中与同龄人建立积极的社会关系，并且得益于此，但是，如果不能上学，他们就应当与校外不同年龄的伙伴们建立并维持积极的友谊。关键是要找到能够满足儿童归属感的环境。

（二）教育

1. 存在障碍的儿童在融入同龄人群体时会比正常发育儿童更依赖成年人的帮助（Diamond et al. 2011），例如，一个存在运动障碍的孩子在教室时，需要考虑如何运用物理环境方便其活动，从而接近同伴。因此，教育工作者需要认真考虑障碍儿童的物理环境，以促进他们更好地融入同伴群体。

2. 我们应当鼓励促进智力障碍儿童与普通教育同龄人之间社会互动的项目（Carter et al. 2005）。这一建议是基于社交对认知、情感和社会发展具有重要作用（见上文），以及将智力障碍儿童与正常发育儿童结对的研究结果：（1）社交互动的频率显著增加；（2）社交互动质量更高；（3）智力障碍儿童体验更积极的情感（Carter et al. 2005）。

3. 调查显示，在接受损伤和残疾教育后的正常发育儿童对智力障碍儿童（即唐氏综合征）的态度比没有接受教育的儿童更积极，也更愿意与智力障碍儿童交朋友（Laws & Kelly 2005）。此外，正常发育儿童最不喜欢的是那些具有攻击性和破坏性行为的儿童，其次才是智力障碍儿童和身体障碍儿童（Laws & Kelly 2005，Nowicki 2006）。因为存在障碍的儿童会比正常儿童更容易遭到羞辱，所以老师需要通过培养儿童的包容心和消除对差异的误解来减少存在障碍的儿童的受辱问题。

4. 同伴的态度和对损伤和残疾的认知是正常发育的学生与存在障碍的学生互动时需要考虑的重要因素，并不是所有的损伤都有相同的同伴风险因素。实验研究表明，正常发育的学生对存在身体障碍（举例说明）的儿童持有积极的意向和态度，他们愿意跟坐在轮椅上的儿童进行游戏活动（Morgan 1998，Tamm & Prellwitz 1999）。相反，神经发育性障碍儿童由于存在异常行为，如社交能力差和外化性问题，更容易遭到同伴伤害（Twyman et al. 2010，Turner 2011）。因此，存在身体障碍或不太严重的智力障碍和学习障碍的儿童，比存在严重障碍或具有破坏性行为的儿童更容易获得积极的社交体验。

5. 儿童需要学习符合他们年龄群体的社交词汇，如果学校派一名助教作为他们主要的社交支持人员，他们反而更不可能融入同伴群体，因此也不太可能学习社交规范。协助神经发育性障碍儿童的助教在工作时需要注意他们的存在对儿童同伴关系的影响，并最大限度地提高儿童与同伴的交往，例如，让一个儿童整天跟助教黏在一起对促进同龄人间的友谊几乎没有任何帮助。

八、结论

事实上，有些研究并未发现神经发育性障碍儿童和无神经发育性障碍儿童之间存在社交差异，这也是一种希望。显然，并不是所有存在障碍的儿童都会被剥夺积极的社交体验，或最终得到相同的负面结果，例如，我们知道，正如在其他环境一样，牢固的友谊可以缓解儿童在社交方面存在的问题（Bourke & Burgman 2010）。因此，一个未来大有可为的研究方向是，找出与神经发育性障碍儿童（或存在不同类型障碍的儿童亚组）相关的其他"保护性"因素和策略，这些研究结果可以为个性化干预措施的制订和实施提供依据。

参考文献

* 主要参考文献

Agaliotis I, Kalyva E (2008) Nonverbal social interaction skills of children with learning disabilities. *Res Dev Disabil* 29: 1–10. http://dx.doi.org/10.1016/j.ridd.2006.09.002

American Association on Intellectual and Developmental Disabilities (2012) Definition of an intellectual disability. Available at: www.aaidd.org/content_100.cfm?navID=21 (accessed 23 March 2012).

American Psychiatric Association (2000) *Diagnostic and Statistical Manual of Mental Disorders, Text Revision* (DSM-IV-TR). Washington, DC: American Psychiatric Association.

Andrade BF, Brodeur DA, Waschbusch DA, Stewart SH, McGee R (2009) Selective and sustained attention as predictors of social problems in children with typical and disordered attention abilities. *J Attention Disord* 12: 341–352. doi:10.1177/1087054708320440.

Antle BJ (2004) Factors associated with self-worth in young people with physical disabilities. *Health Social Work* 29: 167–175. http://dx.doi.org/10.1093/hsw/29.3.167

Appleton PL, Ellis NC, Minchom PE, Lawson V, Boll V, Jones P (1997) Depressive symptoms and self-concept in young people with spina bifida. *J Pediatr Psychol* 22: 702–722. http://dx.doi.org/10.1093/jpepsy/22.5.707

Asbjørnslett M, Engelsrud GH, Helseth S (2012) 'Friendship in all directions': Norwegian children with physical disabilities experiencing friendship. *Childhood* 19: 481–494. http://dx.doi.org/10.1177/0907568211428093

*Asher SR, Hymel S, Renshaw PD (1984) Loneliness in children. *Child Dev* 55: 1456–1464. http://dx.doi.org/0009–3920/84/5504–0005$01.00

Bat-Chava Y, Deigman E (2001) Peer relationships of children with cochlear implants. *J Deaf Stud Deaf Educ* 6: 186–199. http://dx.doi.org/10.1093/deafed/6.3.186

Bauman S, Pero H (2011) Bullying and cyberbullying among deaf students and their hearing peers: an exploratory study. *J Deaf Stud Deaf Educ* 16: 236–253. http://dx.doi.org/10.1093/deafed/enq043

*Baumeister RL, Leary MR (1995) The need to belong: desire for interpersonal attachments as a fundamental human motivation. *Psychol Bull* 117: 497–529. http://dx.doi.org/10.1037/0033–2909.117.3.497

Bauminger N (2002) The facilitation of social–emotional understanding and social interaction in high-functioning children with autism: intervention outcomes. *J Autism Dev Disord* 32: 283–298. http://dx.doi.org/0162–3257/02/0800–0283/0

Bauminger N, Kasari C (2000) Loneliness and friendship in high-functioning children with autism. *Child Dev* 71: 447–456. http://dx.doi.org/0009–3920/2000/7102–0014

*Bauminger N, Shulman C (2003) The development and maintenance of friendship in high-functioning children with autism. *Autism* 7: 81–97. http://dx.doi.org/10.1177/1362361303007001007

Bauminger N, Shulman C, Agam G (2004) The link between perceptions of self and of social relationships in high-functioning children with autism. *J Dev Physical Disabil* 16: 193–214. http://dx.doi.org/1056–263X/04/0600–0193/0

Bauminger N, Solomon M, Aviezer A, et al (2008) Children with autism and their friends: a multidimensional study of friendship in high-functioning autism spectrum disorder. *J Abnorm Child Psychol* 36: 135–150. http://dx.doi.org/10.1007/s10802-007-9156-x

Bear GG, Juvonen J, McInerney F (1993) Self-perceptions and peer relations of boys with and boys without learning disabilities in an integrated setting: a longitudinal study. *Learning Disability Quarterly* 16: 127–136. http://dx.doi.org/10.2307/1511135

*Bierman KL (2004) *Peer Rejection: Developmental Processes and Intervention Strategies*. New York: Guilford Press.

Blum R, Resnick MD, Nelson R, St Germaine A (1991) Family and peer issues among adolescents with spina bifida and cerebral palsy. *Pediatrics* 88: 280–285.

Bourke S, Burgman I (2010) Coping with bullying in Australian schools: how children with disabilities experience more support from friends, parents and teachers. *Disabil Soc* 25: 359–371. http://dx.doi.org/10.1080/09687591003701264

Boyle CA, Boulet S, Schieve LA, et al (2008) Trends in the prevalence of the developmental disabilities in US children, 1997–2008. *Pediatrics* 127: 1034–1042. http://dx.doi.org/10.1542/peds.2010–2989.

Bradley EA, Thompson A, Bryson SE (2002) Mental retardation in teenagers: prevalence data from the Niagara region, Ontario. *Can J Psychiatry* 47: 652–659.

Buhs E, Ladd G (2001) Peer rejection as antecedent of young children's school adjustment: an examination of mediating processes. *Dev Psychol* 37: 550–560. http://dx.doi.org/10.1037/0012–1649.37.4.550

Carter EW, Hughes C, Guth CB, Copeland SR (2005) Factors influencing social interaction among high school students with intellectual disabilities and their general education peers. *Am J Ment Retard* 110: 366–377. http://dx.doi.org/10.1352/0895–8017%282005%29110%5B366:FISIAH%5D2.0.CO;2

Causton-Theoharis J, Ashby C, Cosier M (2009) Islands of loneliness: exploring social interaction through the autobiographies of individuals with autism. *Intellectual Dev Disabil* 47: 84–96. http://dx.doi.org/10.1352/1934-9556-47.2.84

Centers for Disease Control and Prevention (2012) Prevalence of autism spectrum disorders – autism and developmental disabilities monitoring network, 14 sites, United States, 2008. Surveillance Summaries, 61(SS03), 1–19. Available at: www.cdc.gov/mmwr/preview/mmwrhtml/ss6103a1.htm?s_cid=ss6103a1_w (accessed 30 May 2012).

Chamberlain B, Kasari C, Rotheram-Fuller E (2007) Involvement or isolation? The social networks of children with autism in regular classrooms. *J Autism Dev Disord* 37: 230–242. http://dx.doi.org/10.1007/s10803-006-0164-4

Conti-Ramsden G, Botting N (2004) Social difficulties and victimization in children with SLI at 11 years of age. *J Speech Lang Hearing Res* 47: 145–161. http://dx.doi.org/10.1044/1092–4388(2004/013)

Cutts S, Sigafoos J (2001) Social competence and peer interactions of students with intellectual disability in an inclusive high school. *J Intellect Dev Disabil* 26: 127–141. http://dx.doi.org/10.1080/13668250020054444-0

Davis E, Shelly A, Waters E, et al (2008) Quality of life of adolescents with cerebral palsy: perspectives of adolescents and parents. *Dev Med Child Neurol* 51: 193–199. http://dx.doi.org/10.1111/j.1469-8749.2008.03194.x

Dekker MC, Koot HK (2003) DSM-IV disorders in children with borderline to moderate intellectual disability. I: Prevalence and impact. *J Am Acad Child Adolesc Psychiatry* 42: 915–922. http://dx.doi.org/10.1097/01. CHI.0000046892.27264.1A

Dekker MC, Koot HM, van der Ende J, Verhulst FC (2002) Emotional and behavioural problems in children with and without intellectual disability. *J Child Psychol Psychiatr* 43: 1087–1098. http://dx.doi.org/10.1111/1469-7610.00235

Denham S, Mason T, Caverly S, et al (2001) Preschoolers at play: co-socialisers of emotional and social competence. *Int J Behav Dev* 4: 290–301. http://dx.doi.org/10.1080/016502501143000067

*Diamond KE, Huang H-H, Steed EA (2011) The developmental of social competence in children with disabilities. In: Smith PK, Hart CH, editors. *The Wiley-Blackwell Handbook of Childhood Social Development*, 2nd edition. Oxford: Wiley-Blackwell, pp. 627–645. http://dx.doi.org/10.1002/9781444390933.ch33

Dyck MJ, Farrugia C, Shochet IM, Holmes-Brown M (2004) Emotion recognition/understanding ability in hearing or vision impaired children: do sounds or words make a difference? *J Child Psychol Psychiatry* 45: 789–800. http://dx.doi.org/10.1111/j.1469–7610.2004.00272.x

Edwards L, Hill T, Mahon M (2012) Quality of life in children and adolescents with cochlear implants and additional needs. *Int J Pediatr Otorhinolaryngol* 76: 851–857. http://dx.doi.org/10.1016/j.ijporl.2012.02.057

Einfeld SL, Tonge BJ (1996) Population prevalence of psychopathology in children and adolescents with intellectual disability: II epidemiological findings. *J Intellect Disabil Res* 40: 99–109. http://dx.doi.org/10.1046/j.1365-2788.1996.767767.x

Emerson E (2003) Prevalence of psychiatric disorders in children and adolescents with and without intellectual disability. *J Intellect Disabil Res* 47: 51–58. http://dx.doi.org/10.1046/j.1365–2788.2003.00464.x

Erickson W, Lee C, von Schrader S (2010) Disability Statistics from the 2008 American Community Survey (ACS). Ithaca, NY: Cornell University Rehabilitation Research and Training Center on Disability Demographics and Statistics (StatsRRTC). Available at: www.disabilitystatistics.org (accessed January 2012).

Essner BS, Holmbeck GN (2010) The impact of family, peer, and school contexts on depressive symptoms in adolescents with spina bifida. *Rehabil Psychol* 55: 340–350. http://dx.doi.org/10.1037/a0021664

*Estell DB, Farmer TW, Irvin MJ, Crowther A, Akos P, Boudah DJ (2008) Students with exceptionalities and the peer group context of bullying and victimization in late elementary school. *J Child Fam Studies* 18: 136–150. http://dx.doi.org/10.1007/s10826-008-9214-1

Fombonne E (2003) Epidemiological surveys of autism and other pervasive developmental disorders: an update. *J Autism Dev Disord* 33: 365–382. http://dx.doi.org/0162–3257/03/0800–0365/0

*Frostad P, Pijl SP (2007) Does being friendly help in making friends? The relation between the social position and social skills of pupils with special needs in mainstream education. *Eur J Spec Needs Educ* 22: 15–30. http://dx.doi.org/10.1080/08856250601082224

Guralnick MJ, Connor RT, Hammond MA, Gottman JM, Kinnish K (1996) The peer relations of preschool children with communication disorders. *Child Dev* 67: 471–489. http://dx.doi.org/10.1111/1467–8624. ep9605280322

Gutstein SE, Whitney T (2002) Asperger syndrome and the development of social competence. *Focus on Autism and Other Developmental Disabilities* 17: 161–171. http://dx.doi.org/10.1177/10883576020170030601

*Harris JR (1995) Where is the child's environment? A group socialization theory of development. *Psychol Rev* 102: 458–489. http://dx.doi.org/10.1037/0033–295X.102.3.458

Hughes C, Rodi MS, Lorden SW, et al (1999) Social interaction of high school students with mental retardation and their general education peers. *Am J Ment Retard* 104: 533–544. http://dx.doi.org/10.1352/0895-8017(1999)104<0533:SIOHSS>2.0.CO;2

Katz G, Lazcano-Ponce E (2007) Intellectual disability: definition, etiological factors, classification, diagnosis, treatment and prognosis. *Salud Publica Mex* 50(Suppl. 2): S132–S141.

Kavale KA, Forness SR (1996) Social skill deficits and learning disabilities: a meta-analysis. *J Learn Disabil* 29: 226–227. http://dx.doi.org/10.1177/002221949602900301

Kef S, Decović M (2004) The role of parental and peer support in adolescents well-being: a comparison of adolescents with and without a visual impairment. *J Adolescence* 27: 453–466. http://dx.doi.org/10.1016/j.adolescence.2003.12.005

Kef S, Hox JJ, Habekothé HT (2000) Social networks of visually impaired and blind adolescents. Structure and effect on well-being. *Social Networks* 2: 73–91. http://dx.doi.org/10.1016/S0378–8733(00)00022–8

Kent BA (2003) Identity issues for hard-of-hearing adolescents aged 11, 13, and 15 in mainstream setting. *J Deaf Stud Deaf Educ* 8: 315–324. http://dx.doi.org/10.1093/deafed/eng017

King GA, Specht JA, Schultz I, Warr-Leeper G, Redekop W, Risebrough N (1997) Social skills training for withdrawn, unpopular children with physical disabilities: a preliminary evaluartion. *Rehabil Psychol* 42: 47–60. http://dx.doi.org/10.1037/0090–5550.42.1.47

King GA, Cathers T, Polgar MJ, MacKinnon E, Havens L (2000) Success in life for older adolescents with cerebral palsy. *Qualitative Health Research* 10: 734–749. http://dx.doi.org/10.1177/104973200129118796

Knack JM, Tsar V, Vaillancourt T, Hymel S, McDougall P (2012) What protects rejected adolescents from also being bullied by their peers? The moderating role of peer-valued characteristics. *J Research Adolesc* 22: 467–479. http://dx.doi.org/10.111/j.1532–7795.2012.00792.x

Knott F, Dunlop AW, Mackay T (2006) Living with ASD: how do children and their parents assess their difficulties with social interaction and understanding? *Autistic Soc* 10: 609–617. http://dx.doi.org/10.1177/1362361306068510

Lamb J, Pepler DJ, Craig W (2009) Approach to bullying and victimization. *Can Fam Physician* 55: 356–360.

Lasgaard M, Nielson A, Eriksen ME, Goossens L (2010) Loneliness and social support in adolescent boys with autism spectrum disorders. *J Autism Dev Disord* 40: 218–226. http://dx.doi.org/10.1007/s10803–009–0851-z

Laws G, Kelly E (2005) The attitudes and friendship intentions of children in United Kingdom mainstream schools towards peers with physical or intellectual disabilities. *Int J Disabil Dev Educ* 52: 79–99. http://dx.doi.org/10.1080/10349120500086298

Lazoff T, Zhong L, Piperni T, Fombonne E (2010) Prevalence of pervasive developmental disorders among children at the English Montreal School Board. *Can J Psychiatry* 55: 715–720.

Learning Disabilities Association of Canada (2002) Official definition of learning disabilities. Available at: www.ldac-acta.ca/en/learn-more/ld-defined.html (accessed 28 November 2012).

Leffert JS, Siperstein GN (1996) Assessment of social–cognitive processes in children with mental retardation. *Am J Ment Retard* 100: 441–455.

Leigh IW, Bat-Chava Y, Maxwell-McCaw D, Christiansen JB (2009) Correlates of psychosocial adjustment in deaf adolescents with and without cochlear implants: a preliminary investigation. *J Deaf Stud Deaf Educ* 14: 244–259. http://dx.doi.org/10.1093/deafed/enn038

Lidström H, Ahlsten G, Hemmingsson H (2010) The influence of ICT on the activity patterns of children with physical disabilities outside of school. *Child Care Health Dev* 37: 313–321. http://dx.doi.org/10.1111/j.1365–2214.2010.01168.x

Lindsay S, McPherson AC (2012) Experiences of social exclusion and bullying at school among children and youth with cerebral palsy. *Disabil Rehabil* 34: 101–109. http://dx.doi.org/10.3109/09638288.2011.587086

Little L (2001) Peer victimization of children with Asperger spectrum disorders. *J Am Acad Child Adolesc Psychiatry* 40: 995–996. http://dx.doi.org/10.1097/00004583–200109000–00007

Longmuir PE, Bar-Or O (2000) Factors influencing the physical activity levels of youth with physical and sensory disabilities. *Adapted Physical Activity Q* 17: 40–53.

Loy B, Warner-Czyz AD, Tong L, Tobbey EA, Roland PS (2010) The children speak: an examination of the quality of life of pediatric cochlear implant users. *Otolaryngol Head Neck Surg* 142: 247–253. http://dx.doi.org/10.1016/j.otohns.2009.10.045

Luciano S, Savage RS (2007) Bullying risk in children with inclusive educational settings. *Can J School Psychol* 22: 14–31. http://dx.doi.org/10.1177/0829573507301039

McIntyre LL, Blacher J, Baker BL (2006) The transition to school: adaptation in young children with and without intellectual disability. *J Intellect Disabil Res* 50: 349–361. http://dx.doi.org/10.1111/j.1365–2788.2006.00783.x

McLaughlin C, Byers R, Vaughn RP (2010) Responding to bullying among children with special educational needs and/or disabilities. London: Anti-Bullying Alliance. Available at: www.anti-bullyingalliance.org.uk/research/sen-and-disabilities.aspx (accessed 28 November 2012).

Margalit M, Al-Yagon M (2002) The loneliness experiences of children with learning disabilities. In: Wong BYL, Donahue M, editors. *The Social Dimensions of Learning Disabilities.* Mahwah, NJ: Lawrence Erlbaum Associates, pp. 53–75.

Mepham S (2010) Disabled children: the right to feel safe. *Child Care Pract* 16: 19–34. http://dx.doi.org/10.1080/13575270903368667

Mihaylov SI, Jarvis SJ, Colver AF, Beresford B (2004) Identification and description of environmental factors that influence participation of children with cerebral palsy. *Dev Med Child Neurol* 46: 299–304. http://dx.doi.org/10.1017/S0012162204000490

Mishna F (2003) Learning disabilities and bullying: double jeopardy. *J Learn Disabil* 36: 336–347. http://dx.doi.org/10.1177/00222194030360040501

Morgan SB, Bieberich AA, Walker M, Schwerdtfeger H (1998) Children's willingness to share activities with a physically handicapped peer: am I more willing than my classmates? *J Pediatr Psychol* 23: 367–375. http://dx.doi.org/10.1037/0090–5550.44.2.131

Nadeau L, Tessier R (2006) Social adjustment of children with cerebral palsy in mainstream classes: peer perception. *Dev Med Child Neurol* 48: 331–336. http://dx.doi.org/10.1017/S0012162206000739

Newcomb AF, Bukowski WM, Pattee L (1993) Children's peer relations: a meta-analytic review of popular, rejected, neglected, controversial, and average sociometric status. *Psychol Bull* 113: 99–128. http://dx.doi.org/10.1037/0033–2909.113.1.99

Nowicki EA (2006) A cross-sectional multivariate analysis of children's attitudes towards disabilities. *J Intellect Disabil Res* 50: 335–348. http://dx.doi.org/10.1111/j.1365–2788.2005.00781.x

Nunes T, Pretzlik U, Olsson J (2010) Deaf children's social relationships in mainstream schools. *J Deaf Education Int* 3: 123–136. http://dx.doi.org/10.1179/146431501790560972

*Parker JG, Rubin KH, Price JM, DeRosier ME (1995) Peer relationships, child developmental and adjustment: a developmental psychopathological perspective. In: Cicchetti D, Cohen D, editors. *Developmental Psychopathology, Vol. 2. Risk, Disorder, and Adaptation*. New York: Wiley, pp. 96–161.

Parmenter TR (2011) What is intellectual disability? How is it assessed and classified? *Int J Disabil Dev Education* 58: 303–319. http://dx.doi.org/10.1080/1034912X.2011.598675

Percy-Smith L, Cayé-Thomasen P, Gudman M, Jensen JH, Thomsen J (2008) Self-esteem and social well-being of children with cochlear implant compared to normal hearing children. *Int J Pediatr Otorhinolaryngol* 72: 1113–1120. http://dx.doi.org/10.1016/j.ijporl.2008.03.028

Piaget J (1959) *The Language and Thought of the Child*, 3rd edition. London: Routledge and Kegan Paul. (Original work published in 1923 and 1948.)

Piek JP, Barrett NC, Jones AA, Louise M (2005) The relationship between bullying and self-worth in children with movement coordination problems. *Br J Educ Psychol* 75: 453–463. http://dx.doi.org/10.1348/000709904X24573

Pijl SJ, Frostad P (2010) Peer acceptance and self-concept of students with disabilities in regular education.

Eur J Special Needs Educ 25: 93–105. http://dx.doi.org/10.1080/08856250903450947

Reiter S, Lapidot-Lefler N (2007) Bullying among special education students with intellectual disabilities: differences in social adjustment and social skills. *Intellect Dev Disabil* 45: 174–181. http://dx.doi.org/10.1352/1934–9556(2007)45[174:BASESW]2.0.CO;2

van Roekel E, Scholte RHJ, Didden R (2010) Bullying among adolescents with autism spectrum disorders: prevalence and perception. *J Autism Dev Disord* 40: 63–73. http://dx.doi.org/10.1007/s10803-009-0832-2

*Rose CA, Espelage DL, Aragon SR, Elliott J (2011a) Bullying and victimization among students in special education and general education curricula. *Exceptionality Educ Int* 21: 2–14. Available at: http://ejournals.library.ualberta.ca/index.php/eei/article/view/12229 (accessed 28 November 2012).

*Rose CA, Monda-Amaya LE, Espelage DL (2011b) Bullying perpetration and victimization in special education: a review of the literature. *Remedial Special Educ* 32: 114–130. http://dx.doi.org/10.1177/0741932510361247

Rosenblum P (1998) Best friendships of adolescents with visual impairments: a descriptive study. *J Visual Impair Blindness* 92: 593–608.

Saylor CF, Leach JB (2009) Perceived bullying and social support in students accessing special inclusion programming. *J Dev Phys Disabil* 21: 69–80. http://dx.doi.org/10.1007/s10882-008-9126-4

Schalock RL, Luckasson RA, Shogren KA, et al (2007) The renaming of mental retardation: understanding the change to the term intellectual disability. *Intellect Dev Disabil* 45: 116–124. http://dx.doi.org/10.1352/1934-9556%282007%2945%5B116:TROMRU%5D2.0.CO;2

Sentenac M, Gavin A, Arnaud C, Molcho M, Godeau E, Gabhainn SN (2011) Victims of bullying among students with a disability or chronic illness and their peers: a cross-national study between Ireland and France. *J Adolesc Health* 48: 461–466. http://dx.doi.org/10.1016/j.jadohealth.2010.07.031

Shikako-Thomas K, Majnemer A, Law M, Lach L (2008) Determinants of participation in leisure activities in children and youth with cerebral palsy: systematic review. *Phys Occupat Ther Pediatr* 28: 155–169. http://dx.doi.org/10.1080/01942630802031834

Shin M, Besser LM, Siffel C, et al (2010) Prevalence of spina bifida among children and adolescents in 10 regions in the United States. *Pediatrics* 136: 274–279. http://dx.doi.org/10.1542/peds.2009–2084

Sigman M, Ruskin E (1999) Continuity and change in social competence of children with autism, Down syndrome, and developmental delays. *Monographs of the Society for Research in Child Development* 64(1, Serial No. 256).

Siperstien GN, Leffert JS (1997) Comparison of socially accepted and rejected children with mental retardation. *Am J Ment Retard* 101: 339–351. Available at: http://ovidsp.ovid.com/ovidweb.cgi?T=JS&PAGE=reference&D=psyc3&NEWS=N&AN=1997-02425-001 (accessed 26 March 2012).

Siperstein G, Bopp MJ, Bak JJ (1978) Social status of learning disabled children. *J Learn Disabil* 11: 98–102. http://dx.doi.org/10.1177/002221947801100206

Skär LRN (2003) Peer and adult relationships of adolescents with disabilities. *J Adolesc* 26: 635–649. http://dx.doi.org/10.1016/S0140-1971(03)00061-7

Skär L, Tamm M (2002) Disability and social network. A comparison between children and adolescents with and without restricted mobility. *Scandinavian J Disabil Res* 4: 118–137. http://dx.doi.org/10.1080/15017410209510788

Statistics Canada (2001) Profile of disability among children. 89–577-XIE. Available at: www.statcan.gc.ca/pub/89–577-x/4065023-eng.htm (accessed January 2012).

Statistics Canada (2006a) Living with disabilities series. Social participation of children with disabilities. 11–008-X No. 88 2009002. Available at: www.statcan.gc.ca/pub/11–008-x/2009002/article/11021-eng.htm (accessed January 2012).

Statistics Canada (2006b) Participation and Activity Limitation Survey (PALS): facts on learning limitations. Available at: www.statcan.gc.ca/pub/89-628-x/89-628-x2009014-eng.pdf (accessed January 2012).

Stevens ES, Steel CA, Jutai JW, Kalnins IV, Bortolussi JA, Biggar DW (1996) Adolescents with physical disabilities: some psychosocial aspects of health. *J Adolesc Health* 19: 157–164. http://dx.doi.

org/10.1016/1054-139X(96)00027-4

Sweeting H, West P (2001) Being different: correlates of the experience of teasing and bullying at age 11. *Res Papers Educ* 16: 225–246. http://dx.doi.org/10.1080/02671520110058679

Tamm M, Prellwitz M (1999) 'If I had a friend in a wheelchair': children's thoughts on disabilities. *Child Care Health Dev* 27: 223–240. http://dx.doi.org/10.1046/j.1365–2214.2001.00156.x

Taub DE, Greer KR (2000) Physical activity as a normalizing experience for school-age children with physical disabilities: implications for legitimation of social identity and enhancement of social ties. *J Sport Soc Issues* 24: 395–414. http://dx.doi.org/10.1177/0193723500244007

Theunissen SCPM, Rieffe C, Kouwenberg M, Soede W, Briaire JJ, Frijns JHM (2011) Depression in hearing-impaired children. *Int J Pediatr Otorhinolaryngol* 75: 1313–1317. http://dx.doi.org/10.1016/j.ijporl.2011.07.023

Turner HA, Vanderminden J, Finkelhor D, Hamby S, Shattuck A (2011) Disability and victimization in a national sample of children and youth. *Child Maltreatment* 16: 275–286. http://dx.doi.org/10.1177/1077559511427178

Twyman KA, Saylor CF, Saia D, Macias MM, Taylor LA, Spratt E (2010) Bullying and ostracism experiences in children with special health care needs. *J Dev Behav Pediatr* 31: 1–8. http://dx.doi.org/10.1097/DBP.0b013e3181c828c8

US Department of Education (2002) Twenty-fourth annual report to Congress on the implementation of the Individuals with Disabilities Education Act. Available at: www2.ed.gov/about/reports/annual/osep/2002/index.html (accessed January 2012).

US Department of Education, National Center for Education Statistics (2011) Digest of Education Statistics, 2010 (NCES 2011-015), Chapter 2. Available at: http://nces.ed.gov/fastfacts/display.asp?id=64 (accessed 28 November 2012).

US Department of Education, Office of Special Education and Rehabilitative Services, Office of Special Education Programs (2005) Twenty-Sixth Annual (2004) Report to Congress on the Implementation of the Individuals with Disabilities Education Act, vol. 1. Washington, DC: US Department of Education.

*Vaillancourt T, Hymel S, McDougall P (2010a) Why does being bullied hurt so much? Insights from neuroscience. In: Espelage D, Swearer S, editors. *Bullying in North American Schools*. New York: Taylor & Francis Group, Inc., pp. 23–33.

*Vaillancourt T, Clinton J, McDougall P, Schmidt L, Hymel S (2010b) The neurobiology of peer victimization and rejection. In: Jimerson SR, Swearer SM, Espelage DL, editors. *The Handbook of Bullying in Schools: An International Perspective*. New York: Routledge, pp. 293–327.

Vaughn S, Elbaum BE, Schumm JS (1996) The effects of inclusion on the social functioning of students with learning dis-abilities. *J Learn Disabil* 29: 598–608. http://dx.doi.org/10.1177/002221949602900604

Vygotsky LS (1962) *Thought and Language*. Cambridge, MA: MIT Press. http://dx.doi.org/10.1037/11193-000

Wauters LN, Knoors H (2007) Social integration of deaf children in inclusive settings. *J Deaf Stud Deaf Educ* 13: 21–36. http://dx.doi.org/10.1093/deafed/enm028

*Weiss MJ, Harris SL (2001) Teaching social skills to people with autism. *Behav Modification* 25: 785–802. http://dx.doi.org/10.1177/0145445501255007

Wendelborg C, Kvello Ø (2010) Perceived social acceptance and peer intimacy among children with disabilities in regular schools in Norway. *J Applied Res Intellect Disabil* 23: 143–153. http://dx.doi.org/10.1111/j.1468-3148.2009.00515.x

White SW, Robertson-Nay R (2009) Anxiety, social deficits, and loneliness in youth with autism spectrum disorders. *J Autism Dev Disord* 39: 1006–1013. http://dx.doi.org/10.1007/s10803-009-0713-8

Whitehouse AJO, Durkin K, Jaquet E, Ziatas K (2009) Friendship, loneliness and depression in adolescents with Asperger's syndrome. *J Adolesc* 32: 309–322. http://dx.doi.org/10.1010/j.adolescence.2008.03.004

*Wiener J (2004) Do peer relationships foster behavioral adjustment in children with learning disabilities? *Learn Disabil Quarterly* 27: 21–30. http://dx.doi.org/10.2307/1593629

Wiener JR, Schneider BH (2002) A multi-source exploration of the friendship patterns of children with and without learning disabilities. *J Abnorm Child Psychol* 30: 127–141. http://dx.doi.org/10.1023/A:1014701215315

Wiener J, Tardif CY (2004) Social and emotional functioning of children with learning disabilities: does special education placement make a difference? *Learn Disabil Res Pract* 19: 20–32. http://dx.doi.org/10.1111/j.1540-5826.2004.00086.x

Wiener J, Harris PJ, Shirer C (1990) Achievement and social behavioral correlates of peer status in children with learning disabilities. *Learn Disabil Quarterly* 13: 114–127. http://dx.doi.org/10.2307/1510655

Winzer M (2008) *Children with Exceptionalities in Canadian Classrooms*, 8th edition. Toronto, ON: Pearson Prentice Hall.

Wolman C, Basco DE (1994) Factors influencing self-esteem and self-consciousness in adolescents with spina bifida. *J Adolesc Health* 15: 543–548. http://dx.doi.org/10.1016/1054-139X(94)90137-R

Wolters N, Knoors HET, Cillessen AHN, Verhoeven L (2011) Predicting acceptance and popularity in early adolescence as a function of hearing status, gender, and educational setting. *Res Dev Disabil* 32: 2553–2565. http://dx.doi.org/10.1016/j.ridd.2011.07.003

Yeargin-Allsopp M, Van Naarden Braun K, Doernberg NS, Benedict RE, Kirby RS, Durkin MS (2010) Prevalence of cerebral palsy in 8-year-old children in three areas of the United States in 2002: a multisite collaboration. *Pediatrics* 121: 547–554. http://dx.doi.org/10.1542/peds.2007-1270

Yude C, Goodman R, McConachie H (1998) Peer problems of children with hemiplegia in mainstream primary schools. *J Child Psychol Psychiatry* 39: 533–541. http://dx.doi.org/10.1017/S002196309800239X

Zic A, Igric L (2001) Self-assessment of relationships with peers in children with intellectual disability. *J Intellect Disabil Res* 45: 202–211. http://dx.doi.org/10.1046/j.1365-2788.2001.00311.x

第九章　神经发育性障碍年轻患者的恋爱关系和性体验

黛安娜·维格林克（Diana Wiegerink）

马里吉·罗伯克（Marij Roebroeck）

概要

　　包括儿童在内的所有人都是性生物，因此必须认识到存在神经发育性障碍的人也渴望恋爱和性关系。本章将讲述身体残疾青少年的恋爱关系和性关系的发展及可以辨别的阶段。本章将利用患有脑瘫和脊柱裂年轻人的实证数据来详细阐述恋爱关系和性兴趣的出现及随着时间推移出现的关于性的里程碑事件。对于卫生保健专业人员来说，了解恋爱关系和性经验的潜在促进因素和阻碍非常重要。同样值得注意的是，身体、社交、态度和情绪限制可能会成为神经发育性障碍年轻人在性行为中的阻碍。

一、引言

　　性是人类生活的一部分，但存在障碍的年轻人的性生活却很少受到关注，他们在这方面得到的教育非常匮乏。神经发育性障碍年轻人需要通过特定的信息来了解他们的障碍对性行为的影响，在诊所就诊时，他们期待医护人员提供这方面的相关知识是情理之中的事情。本章介绍了支持这一过程相关的几种方法和材料。这些内容可以帮助专业人士在与患者的定期接触中提出话题，并解决恋爱关系和性行为中出现的问题。

二、恋爱关系和性发育的出现

儿童天生就是性个体。性的不同方面会在不同阶段发育，这与儿童的总体发育密切相关（世界卫生组织和德国联邦健康教育中心 2010）。特定发育方面的探索会在不同的年龄或发育阶段出现。例如，幼儿会发现男女身体存在差异，探索自己的身体，玩弄自己的生殖器，在玩"医生游戏"时检查同伴的身体，并且会对婴儿的由来感到好奇。在 6 ~ 9 岁，儿童会学会区分情感、表达自己的愿望及管理自己的失望情绪，友谊、爱情和嫉妒是这种发展的自然组成部分。12 ~ 25 岁是人类性发育的关键时期，这段时期会出现生理变化、手淫、约会、性别认同、开始恋爱及性体验，身体存在障碍或患有慢性疾病的人同样会出现这些特征。

曼宁（Manning）及其同事（2005）发现，美国性活跃青少年中有 60% 的人会在恋爱关系或非恋爱关系中获得性体验。随着时间的推移，性经验不是一成不变的。青春期是一个探索和把握机遇的时期，而非恋爱关系中的性行为同样是一种好的机遇。由于建立恋爱关系和实际性活动的潜在发展过程可能不同，我们会分别讲述**恋爱关系的发展**（development of romantic relationships）和**性发育**（sexual development）。

跟朋友一起多参加社交活动对年轻人**发展恋爱关系**非常重要。青春期，青少年的活动会从以家庭为中心转向以同伴为中心，朋友的建议和观点会比父母的更加重要（详见第八章）。在同伴关系的背景下，青少年难免会接触到异性朋友，从而发展异性关系，如社交互动、恋爱和性关系（Connolly et al. 1999，2000，Zimmer-Gembeck 2002，Zimmer-Gembeck et al. 2004）。他们会从同性同伴那里学会调情和性行为。对他们来说，别人的意见会很重要，他们会形成自己的性形象。在男女混合的群体中，他们会有自己人生的初次恋爱和性关系。他们往往首先是在与同龄人的活动中牵手和接吻，然后是情侣约会，试验他们的关系。

青春期**性发育**（12～15岁）会从性幻想、在媒体中寻找色情片及手淫开始。12～20岁的年轻人会逐渐形成自己的性取向并开始获得性体验（世界卫生组织和德国联邦健康教育中心 2010），他们会体验亲吻和爱抚。年轻人的性发育过程通常如下：接吻、穿衣抚摸、裸体抚摸、性交（异性恋），最后可能有口交和肛交。在青春期，年轻人也开始在性关系中告知对方他们的愿望和界限。

洛克（Lock）（1998）在一项关于**身体残疾**（身体障碍）**年轻人**的文献综述中，指出青春期的三个发育阶段，每一个阶段都会带来与恋爱关系和性生活有关的具体问题。

在早期阶段（约11～13岁），青少年会关注生理（青春期）发育，如第二性征发育和外观变化。在这个年龄阶段，几乎所有的青少年都会有这方面的担忧，但存在身体障碍的青少年也可能对身体和/或外貌的差异感到不确定。

在中期阶段（约14～16岁），跟同伴的接触成为青少年生活的中心，尤其是在同伴群体中，他们会分享很多约会和性经历的技巧。跟同伴一起参加的社交活动对于发展恋爱关系很重要（Wiegerink et al. 2010a）。我们建议存在障碍的青少年应在没有父母的陪同下多接触同龄人。在与同龄人接触的亲密关系中，他们会交换对"他人"的看法，讨论调情和约会经验。存在障碍的年轻人往往遇到交流方面的挑战，从而阻碍两性之间的接触。

在第三阶段（约17～19岁），长期恋爱关系的发展成为青少年生活的中心。此时，关于生育和遗传的问题会变得更加突出。许多存在神经发育性障碍的年轻人对其生物医学上的诊断、潜在的遗传影响及该病对受孕、怀孕和养育孩子的影响知之甚少。

对于一些年轻人来说，他们对父母的依赖会使自己很难进入对建立恋爱和体验亲密关系非常重要的成人角色。存在障碍的年轻人的个人护理会依赖潜在的伴侣，这种不舒服但有时又确实存在的现实令他们感到担忧。

本章会重点关注没有严重智力障碍的年轻人，因为性发育对于存在严重智力障碍的年轻人更为复杂，无论他们的身体是否有其他障碍。对于许多存在严重智力障碍的年轻人来说，其认知发展、情绪水平和社会功能都可能处于与正常人明显不同的水平。此外，其社会功能（参与）的许多方面往往依赖成人或专业护理人员。在讨论性欲、爱情和欲望等情感时，其父母或专业看护人员必须考虑到这些功能存在的差异。例如，一名存在严重智力障碍的 16 岁男孩必须知道，手淫是一种私人活动，千万不能在教室或公共场合进行。这方面知识的详细讲解不在本章所讨论的范围以内。

三、神经发育性障碍年轻人随时间推移的发展情况

存在障碍的年轻人的恋爱关系发展指标包括经历约会和稳定的恋爱关系。性发育则包括从法式接吻到性交的性兴趣和性行为标志性事件。根据我们的研究，我们会详细介绍这些 16 ~ 24 岁的脑瘫患者 4 年期的性发育指标。这是一群没有严重智力障碍的脑瘫年轻人，其中 82% 的人 GMFCS 处于 I 级至 II 级水平（意味着他们有相对良好的独立移动性）（Wiegerink et al. 2010b）。

（一）约会和恋爱关系

年轻脑瘫患者的约会活动在 4 年内从 52% 增加到 76%，在同一时期，他们的恋爱关系并没有增加（从 73% 到 79%）。此外，只有很少的年轻人会经历一段浪漫的恋情（图 9.1）。在 20 ~ 24 岁的人群中，只有 30% 的年轻脑瘫患者处于恋爱关系中，而适龄对照组是 63%。

同样，仅有 25% 的年轻脊柱裂患者有恋人（Verhoef et al. 2005）。年轻脑瘫患者当前处于恋爱关系的女性人数明显高于男性（图 9.1）（Wiegerink et al. 2010b）。

（二）性兴趣

与适龄对照组相比，年轻脑瘫患者以性幻想的形式表现出相似的性兴趣水平（男性为 66%，女性为 33%）。与对照人群相似，在 4 年里，有自慰经历的人数比例从 53% 增加到 80%。年轻脑瘫患者中有性幻想和自慰经历的男性人数要多于女性，其父母和专业人士应当认识到这些表现属于正常性心理发

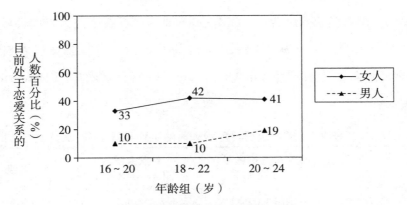

图 9.1 年轻脑瘫患者中女性和男性恋爱关系
随时间的发展情况（Wiegerink et al. 2010b）

展的一部分。尽管表现出正常的性兴趣，年轻脑瘫患者的性接触还是少于对照人群。

（三）性里程碑

与恋爱关系相比，有性经历的年轻脑瘫患者的人数在 4 年时间里的确有所增加（图 9.2）。在 20 ~ 24 岁的年轻脑瘫患者中，83% 的人有过法式接吻的经历，60% 的人有过性交。在年轻脊柱裂患者中（16 ~ 25 岁），64% 的人性活跃，包括性接触和自慰，22% 的人在前一年有过性交经历（Verhoef et

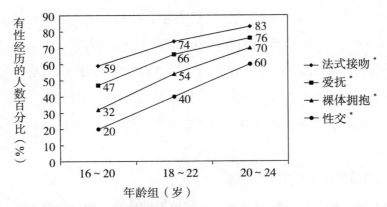

图 9.2 年轻的脑瘫患者性活动随时间的发展情况（Wiegerink et al. 2010b）
*4 年间显著增加

al. 2005）。在年轻脑瘫患者中，GMFCS 在Ⅲ级到Ⅴ级之间人群的性经历增长缓慢，性交经历较少（从 6% 到 33%）。平均而言，年轻脑瘫患者出现性里程碑的时间要晚于对照组（de Graaf et al. 2005），见表 9.1（Wiegerink et al. 2010b）。

表 9.1　首次经历性里程碑时的平均年龄（年：月）

	年轻脑瘫患者 （n=103）	对照人群 （n=1813）	P 值
法式接吻	16:3（2:4）	14:0	<0.001
爱抚	16:5（2:2）	15:4	0.001
裸体拥抱	17:5（2:2）	16:3	0.001
性交	18:4（2:3）	16:7	<0.001

注：对照人群是相同年龄的荷兰人，男性为 912 人，女性为 901 人（de Graaf et al. 2005）。（括号中的年龄数字是标准差）

四、恋爱关系和性经历的推动因素和障碍

与正常发育的年轻人一样，年轻的脑瘫患者参与同伴互动和社会活动可能会有助于他们发展一段浪漫的恋爱关系（Wiegerink et al. 2010）。多交朋友、多出去参加社交活动都是促成约会的因素，如可以参加生日聚会或夜生活娱乐活动。我们不得不承认，约会是促成恋爱关系和性行为的一种重要途径（Wiegerink et al. 2010a）。年轻的脊柱裂患者可能会在拜访家人和朋友及参加休闲活动时遇到交通方面的阻碍（Verhoef et al. 2005，Barf et al. 2009），这些限制可能使他们在创造男女混合接触和约会的机会方面处于不利地位。但个人和环境因素可能会有助于年轻脑瘫患者的恋爱关系或性经历。下面我们将进一步阐述这些问题。

（一）当前恋爱关系的重要因素

作为女性，良好的心理调节能力、积极的性自尊、积极的自我性意识及自我效能感，都可能是当前恋爱关系的重要因素（Wiegerink et al. 2006，2012）。

父母过度保护的养育方式和其他人的冷漠态度可能会对年轻脑瘫患者的自我效能感产生负面影响（Wiegerink et al. 2006）。请注意，粗大运动功能和教育水平与恋爱关系其实并无关联（Wiegerink et al. 2012）。

（二）性经历的重要因素

年龄更大和粗大运动功能更好，似乎可以促进性交活动。积极的性自尊和主动发起的能力也会极大地促进性交的可能性。而且在主流学校就读似乎也可以促进性经历（Wiegerink et al. 2012）。在 55 名有性伴侣的年轻脑瘫患者中，只有 7 名的伴侣是存在身体障碍的（Wiegerink et al. 2012）。虽然这一发现只包括少数人，但残疾伴侣可能也是性经历方面的一个限制因素。

五、残疾人士性经历的问题

残疾（障碍）人士与普通人一样有着相同的情感、生理需求和欲望，但是……社交孤立和功能限制常常会影响他们的社交 / 性的发展。

（Tepper et al. 2001）

这些发现已经在 74 名年龄在 20～24 岁的年轻人样本中得到证实（Wiegerink et al. 2011）。男性对异性的性幻想明显多于女性（男性为 86%，女性为 56%）；其中大多数人有过性冲动，67% 的人经历过性高潮，20% 的人性快感缺失。年轻脑瘫患者可能会经历各种各样的性问题或性挑战；80% 的人报告了与脑瘫有关的性方面的身体限制，尽管在粗大运动功能方面他们几乎没有限制。表 9.2 显示最常报告的影响性行为的身体障碍，其中包括痉挛（41%）、僵硬（28%）、肌肉无力（18%）和颤抖（13%）。另一方面，性行为也会对痉挛或僵硬产生有益的影响：12% 的年轻脑瘫患者曾在性爱中得到放松。

年轻脊柱裂患者也报告了一些性功能问题，其中大多与生殖器感觉或性兴奋障碍、尿失禁、勃起、性高潮和射精等有关（Verhoef et al. 2005）。

表 9.2　年轻脑瘫患者性行为相关的十大身体障碍

排名	问题	百分比（%）（ n=59）
1	痉挛	41
2	腿部伸展困难	31
3	骨盆倾斜困难	29
4	关节和肌肉僵硬	28
5	疲劳	25
6	平衡问题	22
7	手功能受损	20
8	耐力不足	18
9	肌肉无力	18
10	颤抖	13

　　情绪问题也是一种常见因素。年轻脑瘫患者中有 45% 的人曾在开始进行性接触时经历过情绪抑制而无法勃起。年轻脑瘫患者可能缺乏自信（19%）或可能为自己的身体（15%）、功能受限（11%）或疤痕（9%）感到羞耻，20% 的人觉得自己的身体与正常人不同，其中的部分原因可能是医疗人员经常以非常直接且不含蓄的方式查看他们的身体。年轻的脊柱裂患者也会经历类似的情绪障碍，他们认为其他人以不同的方式对待他们（Verhoef et al. 2005）。

六、干预措施

（一）特殊信息需求

　　在荷兰，几乎所有年轻的脑瘫患者（Wiegerink et al. 2011）或脊柱裂患者（Verhoef et al. 2005）都接受过有关生殖、节育和性传播疾病等通识性教育，这属于普通学校性教育课程的一部分。家长也是性信息的重要来源。存在障碍的年轻人中有 5%～75% 的人曾讨论过性骚扰问题。当然，涵盖性信息的所有方面都至关重要。如果年轻人只知道风险和危险，他们就会缺乏判断当前性经历的参照标准。

然而，尽管年轻患者确实存在很多关于性行为的具体问题，但很少有人会讨论针对障碍和性行为的特定问题。年轻的脑瘫或脊柱裂患者会关心很多性方面的问题，包括疾病的遗传、脑瘫或脊柱裂对性和生育能力的影响（Cho et al. 2004）。他们提到的实际问题包括治疗方案的选择、（医疗）设备和药物及如果一方存在障碍该如何处理性行为。有时，还会存在一些问题，如乳胶过敏和避孕套使用，有关性冷淡、尿失禁和性欲丧失的担忧，以及关于性生活辅助用具和替代用具的信息需求。对一个人身体的满意度是一个重要的问题，重要的还有与恋爱关系和障碍有关的社会方面，例如，如何与伴侣讨论性的问题，以及同性恋的问题。

（二）性问题的讨论

大多数年轻患者表示，在接受康复服务时没有提及有关性的问题。对很多人来说，性是一个难以启齿的话题，因此，许多人更愿意让别人提出这个问题。年轻的脑瘫或脊柱裂患者建议医师或其他医护人员主动提出性方面的话题并提供必要的信息（Verhoef et al. 2005，Wiegerink et al. 2011）。

（三）应该是谁的责任——PLISSIT 模式

大多数卫生保健提供者在讨论性行为时会感到不自在，因此他们会尽量避免讨论这个话题。在多学科团队中，人们很容易将这个话题扔给其他成员（"这不是我的工作，我的同事对性问题比较有研究"或"我不知道问题的具体答案"）。PLISSIT 模式（Madorsky & Dixon 1983）表明，在讨论性问题时，有不同层面的对话和参与方式：许可（Permission）、有限的信息（Limited Information）、具体建议（Specific Suggestions）、强化治疗（Intensive Therapy）。在许可层面上，专业人员允许患者开始公开谈论性问题，只需在接受病史或与患者交谈期间将性确定为允许的话题。在有限的信息层面上，专业人员可以给患者提供针对特定诊断的信息，例如，"我们知道对于一些脊柱裂患者来说，失禁可能是性行为的障碍……"这种有限的（介绍性）信息可以在门诊就诊时进行讨论，也可以通过宣传单上的信息提示、玩特定的游戏或与一组青少年一起观看视频时进行讨论。一旦患者对他或她的个人情况（如性行为姿势、尿失禁、跟伴侣讨论性）存在特定的疑问，那么他就需要得到具体的建议。有时候会遇到非常复杂的性问题，那么我们会建议他们进行强化治疗。在大多数情况下，如果问题很严重，患者应被转诊到专科医生处进行治疗，如性科医生或心理治疗师等专家。

（四）与父母或年轻人讨论?

性发育始于出生，是儿童整体发育的正常部分。在童年时期，父母是第一个讨论这个话题的人。当然，在个人接触的过程中，儿童也有机会与医疗人员进行此话题的适龄讨论，如交朋友、恋爱和休闲活动等。在医学检查期间或教导青少年间歇性清洁导尿技术时，医疗人员有必要保持一定的敏感度，包括检查或触摸私密部位时请求允许、询问对方是否需要帮助等，这有助于赋予青少年个体掌控权，并帮助他们理解羞怯的概念。孩子们应尽早学会大小便管理及其他日常生活活动，从而避免来自他人的潜在的羞辱，提高独立性。

青春期的年轻人通常不会与父母讨论他们的个人问题。在与专业人员的临床接触时，父母的存在通常会妨碍他们对性话题的公开讨论。因此，一般来说，当青少年患者大约 12 岁时，人们应鼓励他们多参加活动并对自身疾病带来的后果负责，这样可以提高他们的独立性和自我效能感，同时他们要学会与医护人员敞开心扉，讨论所有重要的话题。这种谈话可以先从父母不在场的短时间的私人讨论开始，一般可以从 5 分钟开始。当青少年患者大约 16 岁时，他们可以在父母不在场的情况下与医护人员单独讨论任何话题。在这些私人时间里，他们可以询问性方面的问题或获得有关特定诊断的信息（PLISSIT 模式第一层面和第二层面）。

（五）话题

对于存在神经发育性障碍的儿童，在其长期的治疗期间没有与其谈论性发育和亲密关系的自然时刻。在童年和青春期，根据儿童或青少年的发育阶段讨论适合此时期的话题非常重要。表 9.3 总结了与神经发育性障碍年轻人相关的重要话题。

表 9.3　神经发育性障碍儿童、青少年和年轻人的适龄性话题
（考虑到他们的发育和理解能力）

ICF 领域	9～12 岁	12～15 岁	16～21 岁
生理功能 • 人体 • 受孕和生殖	青春期早期：身体变化、月经、乳房发育、梦遗	避孕套使用和乳胶过敏（非乳胶避孕套） 受孕和遗传，叶酸 了解自己身体的性情况：勃起或性高潮的问题、针对身体残疾的性选择	（医疗）设备和药品 性伴侣替代、与他人见面的安全方式
活动与参与 • 关系与生活方式 • 同伴 • 媒体	社会参与：朋友、娱乐、户外活动 学会在社交场合进行谈判（建立在过去的基础上） 以决策技能为基础 社交媒体	在没有父母的陪同下跟朋友一起外出 健康的恋爱关系 在亲密接触中表达个人愿望和个人界限（与值得信赖的成年人或同样有残疾的人讨论） 媒体中的形象与个人自身形象（增强自尊的活动）	学会与伴侣谈论亲密关系：期望、可能性、姿势、替代品 安全性行为
环境因素 • 私密性	隐私与社会行为 隐私与公共行为 如何避免性虐待或性传播疾病	个人护理中的隐私：不依靠父母	
个人因素 • 性欲 • 情绪 • 健康和幸福	大小便自我管理方案 清洁卫生：避免气味和防止意外事故的自我照顾技能 情绪调节管理（针对脑瘫）认同他人（针对脊柱裂）	身体形象（身体的外观和裸体）：疤痕、差异	

注：ICF，《国际功能、残疾和健康分类》

资料来源：Labhard et al.（2010）

（六）可能性、材料和方案

1. 许可

在"允许"谈论恋爱关系和性行为时，把性欲作为管理或咨询的主题是有

帮助的，举例如下。

- 在鹿特丹过渡期剖析量表（Rotterdam Transition Profile）（Donkervoort et al. 2009）中，性和恋爱关系是"参与"的一部分，另外还有工作和居家等。
- HEADSS 是家庭（Home）、教育（Education）、活动（Activities）、药物（Drugs）、性（Sex）和自杀（Suicide）的缩写，可以用来询问这些方面的一系列问题（Ehrman & Matson 1998，Van Amstel et al. 2004，Yeo et al. 2005）。
- 只需在标准病史记录中添加一个问题，例如：
- "你曾经有过求爱的经历吗？"
- "你对自己的身体和外表满意吗？"
- "你知道自己身体上的限制是否会影响你的性生活吗？"

2. 有限的信息

在有限的信息这个层面（PLISSIT 模式的第二层面），可以讨论关于某个特定诊断的一般性性问题。人们可以告诉年轻患者一些相关的网站，这会非常有用，因为这些网站可以帮助他们找到这个话题总体方向所需的信息。对于存在神经发育性障碍的年轻人群体，使用棋类游戏和特殊视频也可以促进恋爱关系和性行为的讨论。在荷兰，人们专门针对患有慢性疾病或身体存在障碍的年轻人开发了棋类游戏"性对话"（van der Stege et al. 2010）。有关这方面的书籍、视频和网址，请参阅附录。

3. 具体建议

在考虑恋爱关系和性活动之前，神经发育性障碍年轻患者发展的第一阶段是社会参与（参见第五章）。交朋友、加入同龄人群体和外出游玩，这些话题都需要具体的个人建议才能适应年轻人的个人愿望和可能性。在同龄人群体中，调情、约会、接吻和亲密关系将得到发展。对于存在神经发育性障碍的青少年来说，获得建议并参与有关这些技能的角色扮演可能会有所帮助。在荷兰，人们已经开发出一款关于朋友、求偶和性的集群模块（Hilberink et al. 2013）。

关于性行为的具体建议包括个人的姿势、支持设备和床上活动等，还可以包括需讨论的医疗方法，如真空装置、注射及用于勃起、植入物、振动器的尿道给药系统（medicated urethral systems for erections，implants，vibrators，MUSE），准备一个有样品材料的临床工具包会有帮助。详情可参考网站：www.intimaterider.com。

4. 强化治疗

对于复杂的性问题，我们建议进行强化治疗，这项工作只有专家才能完成。在适当的情况下，应当推荐使用这一方法，并将年轻患者转介给能帮助他们的合适专家。

七、未来方向

在我们的前瞻性研究中，我们跟踪观察了 20～24 岁的脑瘫患者。然而，研究表明，他们的性发育在这个年龄尚未完成。目前的结果并未表明年轻脑瘫患者在性发育和发展恋爱关系方面是否比正常人迟缓，或者某些人的性活动是否会继续减少。理想情况下，对年轻脑瘫患者性行为发展的跟踪研究应该持续到成年期，如到 20～30 岁及以后（参见第二十四章）。

目前，我们还缺乏有效的辅导方法或适用工具的证据，以及对特定青少年群体需要的治疗或帮助的透彻理解。根据我们目前了解的知识，粗大运动功能的限制并不是脑瘫青少年开启恋爱关系和性活动的主要障碍。与身体障碍相比，个人因素如自尊、自我效能感和性自尊才是恋爱关系或性活动是否成功的较好指征。即使对于身体没有障碍的年轻人，性都是一个试验和反复试验的过程，大多数人最终都会成功。对于年轻脑瘫患者亦是如此，重要的是要观察他们的性发展，并与这些年轻患者持续地讨论性问题，以便深入了解他们的疑问和未解决的问题。辅导课程或其他工具可能会提高他们恋爱关系和性经历的成功率。我们希望，针对这些干预措施的评估研究可以有助于我们深入理解这些变化的过程，并找出可以改善在对神经发育性障碍年轻患者进行常规照护的同时对性问题进行专业指导的关键要素。

其他资料

书籍

Labhard S, Laird C, Linroth R, et al (2010) *Sexuality and Spina Bifida*. Washington, DC: Spina Bifida Association.

Kroll K, Klein EL (2001) *Enabling Romance: A Guide to Love, Sex, and Relationships for People with Disabilities (And the People who Care About Them)*. Horsham, PA: No Limits Communications.

McLaughlin K, Topper K, Lindert J. *Sexuality Education for Adults with Developmental Disabilities*. Burlington, VT: Planned Parenthood of Northern New England and Green Mountain Self-Advocates. Available at: http://www.plannedparenthood.org/ppnne/development-disabilities-sexuality-31307.htm (accessed 5 December 2012).

Maurer LT (1999) *Talking Sex: Practical Approaches and Strategies for Working with People Who Have Developmental Disabilities When the Topic is Sex*. Ithaca, NY: Planned Parenthood of Tompkins County.

National Coalition to Support Sexuality Education (NCSSE). Available from: www.ncsse.org

Sexuality across the Lifespan for Children and Adolescents with Developmental Disabilities: An Instructional Guide for Educators, 2005. Tallahassee, FL: Florida Developmental Disabilities Council.

Sexuality across the Lifespan for Children and Adolescents with Developmental Disabilities: Instructional Guide for Parents/Caregivers, 2005. Tallahassee, FL: Florida Developmental Disabilities Council.

网站

www.SexualHealth.com
www.sexualityandu.com
www.disabilityresources.org/SEX
www.mypleasure.com
http://goaskalice.columbia.edu

影像资料

A Boy's Guide to Puberty and Personal Safety. Accession Number: H3009, Marsh Media, 2006.
A Girl's Guide to Puberty and Personal Safety. Accession Number: H3009, Marsh Media, 2006.

参考文献

* 主要参考文献

*Barf HA, Post MW, Verhoef M, Jennekens-Schinkel A, Gooskens RH, Prevo AJ (2009) Restrictions in social participation of young adults with spina bifida. *Disabil Rehabil* 31: 921–927. http://dx.doi.org/10.1080/09638280802358282

*Cho SR, Park ES, Park CI, Na SI (2004) Characteristics of psychosexual functioning in adults with cerebral palsy. *Clin Rehabil* 18: 423–429. http://dx.doi.org/10.1191/0269215504cr739oa

Connolly J, Craig W, Goldberg A, Pepler D (1999) Conceptions of cross-sex friendships and romantic relationships in early adolescence. *J Youth Adolesc* 28: 481–494. http://dx.doi.org/10.1023/A:1021669024820

Connolly J, Furman W, Konarski R (2000) The role of peers in the emergence of heterosexual romantic relationships in adolescence. *Child Dev* 71: 1395–408. http://dx.doi.org/10.1111/1467-8624.00235

*Donkervoort M, Wiegerink DJ, Van Meeteren J, Stam HJ, Roebroeck ME (2009) Transition to adulthood: validation of the Rotterdam Transition Profile for young adults with cerebral palsy and normal intelligence. *Dev Med Child Neurol* 51: 53–62. http://dx.doi.org/10.1111/j.1469-8749.2008.03115.x

Ehrman WG, Matson SC (1998) Approach to assessing adolescents on serious or sensitive issues. *Pediatr Clin North Am* 45: 189–204. http://dx.doi.org/10.1016/S0031-3955(05)70589-7

de Graaf H, Meijer S, Poelman J, Vanwesenbeeck I (2005) *Seks Onder Je 25e. Seksuele Gezondheid van Jongeren in Nederland Anno 2005.* [*Sex Under the Age of 25. Sexual Health of Youth in the Netherlands in the Year 2005.*] Delft: Eburon.

Hilberink SR, Kruijver E, Wiegerink DJHG, Vliet Vlieland TPM (2013) A pilot implementation of an intervention to promote sexual health in adolescents and young adults in rehabilitation. *Sex Disabil* (epub ahead of print, 19 January 2013). http://dx.doi.org/10.1007/ss11195-013-9288-6

*Labhard S, Laird C, Linroth R, et al (2010) *Sexuality and Spina Bifida.* Washington, DC: Spina Bifida Association.

*Lock J (1998) Psychosexual development in adolescents with chronic medical illnesses. *Psychosomatics* 39: 340–349. http://dx.doi.org/10.1016/S0033-3182(98)71322-2

*Madorsky JG, Dixon TP (1983) Rehabilitation aspects of human sexuality. *West J Med* 139: 174–176.

Manning WD, Monica A, Longmore MA, Giordano PC (2005) Adolescents' involvement in non-romantic sexual activity. *Soc Sci Res* 34: 384–407. http://dx.doi.org/10.1016/j.ssresearch.2004.03.001

van der Stege HA, Van Staa A, Hilberink SR, Visser AP (2010) Using the new board game SeCZ TaLK to stimulate the communication on sexual health for adolescents with chronic conditions. *Patient Educ Couns* 81: 324–331. http://dx.doi.org/10.1016/j.pec.2010.09.011

Tepper MS, Whipple B, Richards E, Komisaruk BR (2001) Women with complete spinal cord injury: a phenomenological study of sexual experiences. *J Sex Marital Ther* 27: 615–623. http://dx.doi.org/10.1080/713846817

Van Amstel LL, Lafleur DL, Blake K (2004) Raising our HEADSS: adolescent psychosocial documentation in the emergency department. *Acad Emerg Med* 11: 648–655. http://dx.doi.org/10.1197/j.aem.2003.12.022

*Verhoef M, Barf HA, Vroege J, et al (2005) Sex education, relationships, and sexuality in young adults with spina bifida. *Arch Phys Med Rehabil* 86: 979–987. http://dx.doi.org/10.1016/j.apmr.2004.10.042

*Wiegerink DJ, Roebroeck ME, Donkervoort M, Stam HJ, Cohen-Kettenis PT (2006) Social and sexual relationships of adolescents and young adults with cerebral palsy: a review. *Clin Rehabil* 20: 1023–1031. http://dx.doi.org/10.1177/0269215506071275

*Wiegerink DJ, Roebroeck ME, Van Der Slot WM, Stam HJ, Cohen-Kettenis PT (2010a) Importance of peers and dating in the development of romantic relationships and sexual activity of young adults with cerebral palsy. *Dev Med Child Neurol* 52: 576–582. http://dx.doi.org/10.1111/j.1469-8749.2010.03620.x

*Wiegerink DJ, Stam HJ, Gorter JW, Cohen-Kettenis PT, Roebroeck ME (2010b) Development of romantic relationships and sexual activity in young adults with cerebral palsy: a longitudinal study. *Arch Phys Med Rehabil* 91: 1423–1428. http://dx.doi.org/10.1016/j.apmr.2010.06.011

*Wiegerink D, Roebroeck M, Bender J, Stam H, Cohen-Kettenis P (2011) Sexuality of young adults with cerebral palsy: experienced limitations and needs. *Sex Disabil* 29: 119–128. http://dx.doi.org/10.1007/s11195-010-9180-6

*Wiegerink DJ, Stam HJ, Ketelaar M, Cohen-Kettenis PT, Roebroeck ME (2012) Personal and environmental factors contributing to participation in romantic relationships and sexual activity of young adults with cerebral palsy. *Disabil Rehabil* 34: 1481–1487. http://dx.doi.org/10.3109/09638288.2011.648002

*World Health Organization Regional Office for Europe and the German Federal Centre of Health Education (2010) *Standards for Sexuality Education in Europe. A framework for policy makers, educational and health*

authorities and specialists. Geneva: WHO.

Yeo MS, Bond LM, Sawyer SM (2005) Health risk screening in adolescents: room for improvement in a tertiary inpatient setting. *Med J Aust* 183: 427–429.

Zimmer-Gembeck MJ (2002) The development of romantic relationships and adaptations in the system of peer relationships. *J Adolesc Health* 31: 216–225. http://dx.doi.org/10.1016/S1054-139X(02)00504-9

Zimmer-Gembeck MJ, Siebenbruner J, Collins WA (2004) A prospective study of intraindividual and peer influences on adolescents' heterosexual romantic and sexual behavior. *Arch Sex Behav* 33: 381–394. http://dx.doi.org/10.1023/B:ASEB.0000028891.16654.2c

障碍儿童及青少年生活中的环境因素

第十章 环境推动：抗挫力、心理一致感与希望

韦罗妮卡·史密斯（Veronica Smith）

金·朔纳特 – 赖希尔（Kim Schonert–Reichl）

概要

　　了解儿童和青少年在生活中取得成功所需的因素，是家长及专业人员长期以来的重要目标。这些专业人员来自各个学科，都致力提高能力，防止长期的不利结果，当某种神经发育性障碍加重了挑战时，这就尤其重要了。当一个人的优势受到早期发育风险或损伤的影响，又常常被家庭状况、困苦和冲突遮盖时，要对其优势进行确定和评估会很困难。此外，优势还可能被卫生专业人员忽视，因为他们接受的教育培训通常是要专注于描述和治疗损伤、缺陷、养育困难或精神健康状况。本章讨论一种对健康的积极定位，聚焦于提升抗挫力的过程和机制，这种抗挫力是针对与养育神经发育性障碍儿童相关的、看似不可避免且常常无法预知的压力的。

一、引言

　　利用以优势为本的健康方法领域中丰富的跨学科研究结果，我们将讨论三个相互关联的建构：抗挫力（resilience）、心理一致感（sense of coherence）与希望（hope）。通过描述这些框架对于满足神经发育性障碍导致的个人及父母需求的作用，我们希望证明，采用积极的视角——其主要的焦点是发现优势，而

147

不是简单地降低与导致功能障碍相关的风险，是有作用的。抗挫力、心理一致感与希望的参考框架，为讨论 ICF 动态过程及相互关联的功能、环境、经验组件提供了一种视角（WHO 2001；参见第四章）。本章总结概述了最近出现的一些支持这些框架的关键研究结果，并讨论成长及环境在提升个人和家庭能力方面的重要作用。

在本章中，我们采取亚伦·安东诺夫斯基（Aaron Antonovsky）（1979）提出的"健康本源"（Salutogenic）观点，作为理解人类功能的一种导向以识别出影响"舒适 / 不适"（ease / dis-ease）动态发展连续体的因素。需要特别注意的是，安东诺夫斯基借用了拉丁语的"salus"（该词的原意为健康和幸福），来强调这种导向更注重健康，而不是病理。运用安东诺夫斯基的框架，我们希望提出一些新方法和替代措施来改善神经发育性障碍患者的环境。

二、损伤的影响：关注压力

一直以来，人们很少注意到神经发育性障碍的正面表现，尤其是在有关发育的研究中。通过回顾二十多年来对障碍儿童家庭的研究，赫尔夫（Helff）和格利登（Glidden）（1998）在报告关于抚养障碍儿童的研究结果时发现，"……研究人员仍然非常强调负面的反应"。从 20 世纪 90 年代末以来，我们发现，最近十年的研究一直以探讨神经发育性障碍负面影响的原因为主导，尤其是父母的压力。这些研究解释的影响原因包括：信息需求未被满足（Hawley et al. 2003）、其他人对于诊断的负面反应（Lawson 2004）、干预需求带来的压力增加（Warfield 2005）、父母养育能力下降（Hassall et al. 2005）。尽管这些发现为定向支持提供了有用的指导，但许多研究结果强调了缺陷的影响，这更强化了一种说法，即养育一个存在障碍的儿童是辛苦的、负面的，且无所回报。这些研究遗漏了一个概念，即虽然有损伤，但它可能不是限制性的，可能只是部分影响了互动，或事实上可能在生活的一个或多个领域出现变化（Scorgie & Sobsey 2000，Morris 2009）。

三、一个新的焦点：抗挫力

抗挫力——抵御危机和逆境并反弹的能力，这个建构在制订以强化和支持神经发育性障碍患者和家人为目标的干预和预防服务方面具有巨大的潜在价值。抗挫力最初被定义为存在于个体内（Walsh 1996），现已扩大到包含家庭、社区、文化和社会资源等各方面（Wright & Masten 2006）。有观点认为，儿童早期的经历为后来的调整铺平道路，出现这种观点的部分原因是，研究表明儿童期的风险是预测成人后不良结局的强大指标（Werner & Smith 1982，1992，2001）。事实上，许多存在神经发育性障碍的儿童和年轻人面临着很多问题，这些问题既影响他们现在，也影响他们未来的适应性。对这些儿童来说，他们的早期经历遵循一条可以预测的道路，即在一个视缺陷为耻辱或多余（见第十二章关于"耻辱感"的叙述）、往往无法提供足够的服务以满足他们的发育需要的社会里的一条充满了不确定性和挣扎的道路。针对神经发育性障碍儿童的治疗和服务常常过分关注他们的损伤相关的可预测风险，以致忽视了对其优势的检查，而优势或许能够更好地预测其社会结局和适应性。

对**抗挫力**的研究可以追溯到 50 年前该领域为数不多的先驱，如诺曼·加梅齐（Norman Garmezy），迈克尔·拉特（Michael Rutter）和埃米·沃纳（Emmy Werner）等，他们发现有一些存在巨大风险的儿童取得了成功（Schonert-Reichl & LaRose 2008）。例如，诺曼·加梅齐在他早期对精神分裂症母亲的孩子的研究中，发现一组被认定为有高度心理障碍风险的儿童竟奇迹般地表现为健全的适应性。加梅齐和他的同事们没有将这些儿童视为"非典型病例"，而是试图找出可能促使他们成功的因素。这种从关注风险到关注抗挫力的改变，反映了一种从聚焦病理或失调到关注优势和成功的模式转变（Garmezy & Rutter 1983）。

在抗挫力研究的历史早期，在极端逆境中成功的儿童被描述成"坚不可摧"或"不可战胜"。因此，坚不可摧或不可战胜的儿童被认为在遇到压力时是"不受影响"的。然而，很快就有证据明确显示这种说法是错误的——这些儿童不是"钢铁制造"，即抛向他们的所有风险都被避开了；很少有儿童在面对风险时表现出如此完全的免疫力，据此推测，无论脆弱或坚强，都不是"全或无"的现象。

如今，"坚不可摧"已经被"抗挫力"所替代，术语"抗挫力"是首选，因为它指的是儿童和年轻人面对压力而不丧失能力，但这并不意味着他们从来没有经历过痛苦或他们不会受伤——这正是"坚不可摧"这一术语的意思。自发布以来，抗挫力的建构已有多种定义。有些研究人员使用这一术语以指尽管面临威胁（如贫困、损伤），仍然保持健康发展；其他研究人员使用这个术语以指从创伤（如父母过世、致残疾病的确诊等）中迅速恢复。虽然单一定义可能无法表达出这一术语固有的复杂性，但多重定义确实给研究和政策带来了问题，并且可能掩盖这一领域的进步。然而，尽管有不同的术语，但有一点是公认的，即抗挫力是一个多维度的现象，具有环境特异性，会随着发育而变化。

加梅齐和马斯滕（Masten）提出的关于抗挫力的一个定义，抓住了当前许多抗挫力定义的本质：

> ……面临挑战或威胁环境成功适应的过程、能力或结果。
>
> （Garmezy & Masten 1991）

几乎所有的定义都包括以下四部分：（1）个体特征；（2）环境性质；（3）风险因素，即逆境；（4）对抗、保护和补偿因素。

根据拉特（1979）研究，抗压力或抗挫力：（1）**不是一个单体建构**，即一旦实现，将始终存在——它是相对的，而不是绝对的；（2）既是个人因素的结果，也是环境因素的结果；（3）不是个人的固定属性或特质；（4）依赖于环境。也就是说，**抗挫力不是一个适用于所有生活领域的建构**——儿童和青少年可能对一种风险条件具备抗挫力，对其他却相当脆弱。以有智力障碍父母的儿童为例，这个儿童可能在家里表现出高水平的能力，譬如照顾年幼的弟妹、做饭、洗衣、去杂货店买东西等；然而，这个儿童在其他环境，如在学校和同辈关系中，可能有不佳的表现，可能会经历学业困难及不良的同伴关系。

研究人员对如何定义抗挫力发生的原因的讨论是有用的。考虑到发育的许多生态学影响，阿诺德·萨默罗夫（Arnold Sameroff）（1999）描述了三个因素：**危机因素、促进因素**和**保护因素**。**危机**一词最初来自流行病学文献并被发育学的科学家采用。它基于一个概念，即负面结果通常不是由某个单一因素造成的——一般情况下，多个因素组合在一起使一个人处于"危机中"。**促进**因素正相反，它是正面的，单一变量被认为是潜在的风险（如育儿方式）。促进因素被界定为对高危和低危人群具有同样的效果，例如，回应性育儿方式（一个促进因素）被认为是好的，不管是对高危儿童（如自闭症等神经发育性障碍的儿童）（Siller & Sigman 2008），还是对低危儿童（如正常发育儿童）（Hart & Risley 1995），都是如此。与此相反，**保护**因素与群体风险水平相互作用。在低风险群体中，保护因素没有或只有很少影响（如防止阅读障碍的通用方案对没有阅读障碍风险的儿童没有或有很少影响），而在高风险群体中（如那些有阅读障碍风险的儿童），保护因素（如防止阅读障碍的方案）具有很大的影响（Smith 2004）。另一个例子是鼓励同伴互动的方案，对于拥有很少朋友的神经发育性障碍儿童，它可能是非常有用的，但对那些有良好同伴关系的儿童，它的效果可能很小或没有（Locke et al. 2012）。

四、采用发展观的重要性（另见第六章）

抗挫力研究很早就发现，儿童和青少年在不同发育阶段可能有不同的危机因素、促进因素和保护因素。例如，在发育的最早阶段，由于完全依赖于照料者，婴儿极易受到失去父母或被照顾者虐待的伤害。与此相反，婴儿较少受严重压力的影响，如战争或自然灾害，因为他们缺乏对正在发生的事情的理解。随着儿童成长，他们从家庭进入领域更大的学校和社区，会接触到更广泛的风险和保护因素，如无人监督的活动、与同伴在一起。这种接触可能会导致风险增加，但也可为儿童在其社交网络中遇到支持者提供机会，如邻居或老师。随着青少年的发展，他们可能面临其他风险或保护因素，例如，他们的认知能力提高了，可以思考和规划未来了。此外，有些因素可能在发育过程中呈现"休眠者"效应。沃纳（1993）发现在一群面临学习困难的儿童中，积极乐观的性格不能减少他们在 18 岁时的不佳表现，但是当这些人到 32 岁时，早年的性格测量结果确实预测了良好的适应性，包括职业和婚姻满意度。

五、考虑抗挫力的环境和过程

埃米·沃纳具有里程碑意义的考艾岛研究（Kauai Study）（Werner 1992），以及随后进行的其他大规模纵向风险研究（例如，Garmezy & Rutter 1993，Cicchetti & Tucker 1994，Cowen et al. 1997，Masten 2001）都表明，有抗挫力的儿童与那些表现欠佳的儿童在很多因素方面不同，有个体因素，也有家庭和系统性因素。个体因素包括积极的自尊、自我效能感或掌控感、促进自主性产生的核心安全感，以及亲社会能力，包括同理心、寻求和接受他人帮助的能力。重要的是，我们还看到了以好奇心、探索和解决问题的能力为标志的智力因素（Wright & Masten 2006）。

纵向研究告诉我们，许多个体属性在婴儿期已出现。在婴儿期，有抗挫力的儿童表现出可预测的反应、强适应性和积极主动的性情，他们有更强大的情感和社交能力。总体说来，他们有能力使自己更"容易被照顾"，更容易引起他人注意、得到温暖和社会支持（Laucht et al. 1997）。然而，这并不意味着他们是最强、最有主见或最好斗的儿童（Papousek 2011）。重要的是，除了他们自己的素质外，那些被认为"有抗挫力的"儿童在家庭中或家庭外，除了依赖来自其他家庭、社区和整个系统的支持外，他们往往依赖至少一个稳定且安全的亲密关系（如老师、亲属、朋友或邻居）（Werner 2001）。赖特（Wright）和马斯滕（2006: 24）制订了一份关于这些支持因素的"简短列表"（如表 10.1），并认为它们是"支持人类发展的根本性适应系统"。

表 10.1 与抗挫力有关的因素示例

儿童因素	幼儿时期的社交和适应性格 良好的本性；多情的性格（抗挫力性格） 良好的认知能力和解决问题的能力 有效的情绪和行为调控策略 积极的自我观（自信、高度自尊） 积极的人生观，信任 自我效能感；对"命运"的自我控制意识 人际关系线索的精确处理 有效的工作、玩耍和爱情 寻求帮助；果敢 社交智商高于平均水平 拥有亲密关系的能力 健康的期望和需求 将才能用于个人利益 延期满足 有未来的方向（为未来做计划） 拥有信念，生活充满意义 具有被社会和自我认可的价值（才华、幽默感、吸引别人的魅力）
家庭因素	稳定和支持的家庭环境 父母和谐程度高 父母的温暖 与照顾者关系密切 权威育儿风格（热情、组织／监管和期望水平高） 积极的兄弟姐妹关系 与大家庭成员的支持性联系 家长参与儿童教育 父母拥有以上列出的个人素质，作为儿童的保护因素 社会经济优势 受过高等教育的家长
社区因素	邻里素质高 安全的邻里关系 社区暴力程度低 房屋经济适用 可用的康乐中心 清洁的空气和水 有效率的学校 训练有素和报酬可观的老师 课外课程 学校娱乐资源（体育、音乐、艺术） 父母和青少年的就业机会 良好的公共卫生保健

社区因素	可用的紧急服务（警察、消防、医疗） 学校归属感 与重要及有爱心成年人的联系（如老师、教练等） 与亲社会同龄人的联系
文化或社会因素	保护性的儿童政策（童工、儿童保健和福利） 用于教育的价值和资源 保护儿童免受压迫或政治暴力 对身体暴力的容忍程度低

情境案例 1

10 岁的杰玛（Gemma）就读于靠近老城区的一所当地小学，那里的大部分学生都生活在贫困线以下。杰玛是她家四个孩子中的老大，患有唐氏综合征，她现在与单身母亲生活在离学校很近的补贴住房里。尽管学校有额外的"老城区"资金，但也要努力才能满足许多困难孩子的需求。杰玛每天不吃早餐，很早就到学校，学校的秘书名字叫琼（June），住在学校附近，琼是第一个到学校的。琼让杰玛进学校，给她一些食物当早餐，安排她做一些办公室里的小事。在过去的一年里，杰玛知道了琼住的地方，会到她家门前玩耍，或坐在她家前门廊。琼现在邀请杰玛到家，为她做晚餐，并与她的母亲商量，当琼的同龄孙女回家过周末时，安排杰玛留在她家过夜。现在杰玛很多时间都待在琼家里。杰玛存在严重的言语和理解障碍，尽管她的语言难以理解，但作为她的老师，琼和学校其他工作人员还是发现了她的迷人和有趣之处，并特意去争取言语和语言病理学家等额外资源的支持。尽管杰玛已经四年级了，她一年级的老师还继续为她提供阅读方面的课外辅导。学校辅导员定期访问杰玛的家，为她正在与抑郁症抗争并操持家庭的母亲提供支持。尽管杰玛存在缺陷，但是她在学校期间，慢慢地学会了阅读，讲话逐渐变得清晰。

正如杰玛的故事所展示的，对于一些被认定为"处于危机中"的儿童和青少年，他们的发育轨迹被重新定向——被其他更加正面的力量推出了原定轨道。

人们对这一非典型路径的了解是少之又少的——特别是对存在神经发育性障碍的儿童和青少年，他们在逆境中成长为功能良好和相对健康的成年人的路径。这就是杰玛的故事，像她这样的人，通过自信、应对技巧及在相对完整的学校和其他环境里的成功，在危机中生存下来。这些人在面对困境时，表现出了自己的能力，并获得了成功，展示了自己的抗挫力。杰玛的故事可以用来解释抗挫力的建构。想想她的故事——一个年轻的女孩，尽管智力受损，在面对父母的无视和一个杂乱无章的家庭时，决定寻找可以帮她蓬勃发展和成功的环境和人；她的机灵、坚韧和毅力是显而易见的，故事里她为了找到支持而使用的策略足以说明这点——她每天在校门前等待学校秘书，因为她认定学校秘书是一个合适的导师；在学校里，她受到老师和治疗师的喜爱，他们与她建立了联系，接替了她在家庭环境中失去的保护角色。

纵向研究还分析了照料者的信息。有抗挫力的儿童的照料者更有可能给儿童提供细心的护理、温暖、人身安全、接纳和尊重，遵循培养儿童自尊、自我、独立和自主的教育风格。根据巴亚（Bayat）（2007）的研究，越来越多的领域开始关注家庭抗挫力及有助于提升家庭应对逆境能力的因素。尽管有这种研究兴趣，有关这一课题的探索才刚刚从残疾儿童家庭开始。

为了更好地了解抗挫力是如何在自闭症儿童家庭里实现的，巴亚（2007）对175个有2~18岁自闭症儿童的家庭进行了家庭连贯性和亲密度、发现损伤的积极意义、灵性和个人成长等方面的检测。她发现有证据表明，40%的参与家庭表现出抗挫力因素，最明显的是家庭成员变得更加亲近，并且更能欣赏一般的生命和具体个人。与斯科吉（Scorgie）和索布西（Sobsey）（2000）一样，通过调查养育智力受损儿童的转变经历，巴亚（2007）发现当损伤发生在家庭时，家庭会变得更强大。这些发现告诉我们，并非家庭特性和家庭功能的所有方面都因有残疾儿童而自动地受到负面影响。这种意识对卫生专业人员是至关重要的，因为它可能引发在困境中挣扎的家庭开始关注自己已经得到强化或丰富的功能领域，而不是聚焦于在育儿挑战中的消极方面进行着没有结果的讨论。

抗挫力研究为如何在需要额外支持的家庭中培育隐藏的优势资源提供了越来越多的指导。提供更可预测的安排和加强父母的积极响应等因素已经成为了许多育儿方案不可或缺的核心组成部分，包括针对正常发育儿童的方案，如3P方案，即"积极育儿方案"（Positive Parenting Program）（Sanders 1999），针对行为障碍高危儿童的方案，[如"不可思议的年代"方案（Incredible Years，IY）（Webster–Stratton 2001）]，以及针对神经发育性障碍儿童的方案，如"不止于语言"方案（More than Words），是为自闭症儿童的父母设计的方案（Sussman 2008）。例如，帕保谢克（Papousek）（2011）描述了针对哭闹婴儿的慕尼黑干预方案（Munich Intervention Program），该方案充分利用儿童发育早期就出现的，以包含在照顾者–婴儿系统（caregiver–infant system）中的调节过程为根源的动态互动（Cicchetti & Tucker 1994）。在照顾者–婴儿系统中，婴儿表现出内在的直觉能力，以吸引父母对他们的注意，父母以基于直觉的合适方式进行回应。通过了解这种交互作用系统，帕保谢克提出了应用以优势为基础的方法来辅导有发育障碍婴儿的家庭。在慕尼黑方案中，临床医生使用精心策划的父母–婴儿亲子互动录像来捕捉父母回应的积极例子。通过和父母一起观看录像，临床医生能帮助他们"再体验"这种积极互动方式，从而强化母亲的直觉能力体验（Papousek 2011）。因此，该方案是以照顾者和婴儿互动中的现有优势为基础，而不是旨在处理父母或子女的缺陷。

然而，有必要注意的是，有关抗挫力的研究告诉我们，"有抗挫力"并不是先天人格特征，而是如帕保谢克的研究所展示的那样，它是由积极的本质属性和特殊的照顾–接受经验之间动态互动演变而来的。能力或抗挫力来自儿童和其所处环境之间的复杂互动，能力将会随着儿童及其所处环境的改变而改变。因此，一个孩子与其所经历的环境相伴的功能将会影响能力。这里尤其要注意的是，当儿童必须采取行动以展示自己能力时，他或她自己寻找到的环境就会传授给（他／她）能力。正是环境中那些老练的成年人或同龄人通过安排活动和提供支持，才能引导儿童表现出更高水准，以达到他或她的最高潜能。

正如巴亚（2007）、斯科吉和索布西（2000）及其他人（如 King et al. 2006，Papousek 2011）的研究所提示的那样，残疾儿童的父母无法避免发育的双向效应：就像残疾影响父母的育儿方式，他们孩子的残疾也影响他们的行为及他们对世界的理解。父母理解世界及传授能力的方式是我们的下一个重点。

六、意义形成：心理一致感

家庭对待新挑战、逆境及陌生领域的方式是抗挫力产生的根本。根据弗罗马·沃尔什（Froma Walsh）的研究，他曾调查发育障碍儿童家庭的抗挫力，他说这些家庭以一种"我们将会克服"的态度面对新挑战（Walsh 2003：6）。为了描述获取这一总体生活定位的过程，亚伦·安东诺夫斯基提供了一个有用的框架，即心理一致感（Sense of Coherence，SOC）。安东诺夫斯基如此定义 SOC：

> ……一个整体定位，表达了一个人在多大程度上对以下几点保有普遍的、持久的、动态的信心：（1）生活中来自内、外部环境的刺激是结构化的、可预测的、可解释的；（2）应对这些刺激所需的资源可满足人的需求；（3）这些需求是挑战，值得投入和参与。
>
> （Antonovsky 1987: 19）

SOC 的三个部分被称为：（1）**可理解性**（comprehensibility），理解正在发生的事情的能力；（2）**可管理性**（manageability），评估和相信现有资源是充足的；（3）**意义性**（meaningfulness），一种值得参与的感觉。

安东诺夫斯基（1987：150）表示，"具有高 SOC 的个体更能意识到自己的情绪，能更容易地描述这些情绪，更少受到这些情绪的威胁。这些情绪在个人和文化上更容易接受，因此不需要忽视它们的存在；它们是对一个人所处现实状况的更恰当的回应"。

情境案例 2

经过等待已久的妊娠期，马尔奇（Marci）早产了一个女孩，但是她被告知，女儿可能会存在严重的障碍。她耐心听儿科医生讲话，医生建议做几个测试，并仔细监测，以更好地确定残疾的性质。尽管马尔奇很难全部听进去，但她还是仔细听着，随后与丈夫及前来医院看望她的家人讨论。她发现她有更多的问题，并要再次询问儿科医生。

以上描述的马尔奇的一些行为表明，她试图理解这一消息。通过与她的家人分享这个消息，然后寻求更多的信息，她急切地搜索出自己所有的资源，试图弄清楚女儿的健康状况。如果一个母亲拥有高 SOC，她最终会相信她有能力处理这种新情况。她视这种情况为一个挑战，并相信她需要更好地了解这对她的家庭意味着什么。通过这个过程，她逐渐获得她所在社区能够提供给她的资源。她的高 SOC 促使她的健康状况在良好 - 不健康连续体中移向良好的一端，并调节她的整体压力。一个低 SOC 的母亲可能会感到不知所措，并采取回避应对机制。因为回避信息且不赋予其意义，这类母亲在争取促进儿童发育所需的资源方面将会面临更多挑战。

为研究 SOC 的效用，安东诺夫斯基确定了一些特性来解释人们在压力下如何看待生活，他创制了一个量表——生活定位调查问卷（Orientation to Life Questionnaire）。量表中包含了许多问题，如"你感觉你正在被不公平对待吗？""你感觉你正处于一种陌生的环境且不知如何是好吗？"及"当事情发生时，你一般觉得你在以适当的尺度衡量它，还是低估或高估了它的重要性？"许多国家的卫生专业人员已发现此量表的效用，此量表已被翻译成 30 多种语言。2006 年，埃里克松（Erikkson）和林德斯特伦（Lindstrom）查阅了截至2003 年发表的 453 项使用 SOC 的研究。他们发现，SOC 测量已被用于从儿童到成年人的健康人群、存在急性和慢性损伤的个体，并在多种不同情形下使用，包括医疗服务、学习场所和亲属照顾等。在以上所有这些人群中，SOC 都与健康，尤其是心理健康高度相关。埃里克松和林德斯特伦总结认为，SOC 的建构似乎是一种促进健康的资源，能够增强抗挫力，带来积极的健康状态。

马勒卡·马加利特（Malka Margalit）主导的研究已经帮我们更好地了解了神经发育性障碍儿童的父母的 SOC（如 Margalit et al. 1991，1992）。她发现，障碍儿童父母的 SOC 低于一般人群，但是，与一般人群相似，障碍儿童父母间的 SOC 得分有差异，这表明有些家长在这方面有优势。尽管对障碍儿童家庭 SOC 的研究主要是描述性和探索性的，但结果显示，在神经发育性障碍儿童的家庭中，SOC 似乎更低，并且与父母压力、逃避和抑郁有关（Margalit et al. 1991，King et al. 2006，Oelofsen & Richardson 2006）。

为了探索神经发育性障碍儿童父母的 SOC 是否能够被加强，马加利特和克莱特曼（2006）测试了参加早期干预方案的一组神经发育性障碍儿童父母的 SOC 是否可以被改变。有趣的是，在参与的 70 位母亲中，有 24 位在干预开始时表现出更高的 SOC，在方案结束时，这些母亲的压力更低，对方案的满意度更高。与此相反，在方案开始时有较低 SOC 水平的母亲，到方案结束时，甚至有更低的 SOC 和更高的压力。这些结果也许能够解释为什么有些家庭在有些干预中比其他家庭做得更好。这些结果意味着需要规划有效的方案，并且在采取干预措施之前先满足家庭需要，这样可能会更好地为一些家庭提供服务。

七、寻找解决方案：希望

希望是帮助我们理解抗挫力过程的另一个框架。有趣的是，尽管有大量自传式或传记式报告记录神经发育性障碍个体及家庭的希望（参见叙述自闭症患者生活的例子），对希望的实验性测试却很少受到注意（Lloyd & Hastings 2009）。作为一种心理建构，希望并不像平时使用的那样类似于"乐观的愿望"（如"我希望他变得更好"）或"积极的情感"（如"他们有希望"）。希望理论区别于乐观和积极的情感，它描述的是一个心理过程，依赖的前提是人类的行为本质上是目标驱动的。相反，乐观或愿望是一个广义的预期，好事会发生，而坏事不会。"乐观"就像它的反面"悲观"一样，被认为是一种"性格"特征（Seligman & Csikszentmihalyi 2000）。同样，"积极的情感"虽然往往与希望（和乐观）相连，但它指的是积极的态度、情绪和心情，更多的是作为幸福的一个基本方面（Lyubormirsky et al. 2005）。希望理论最初是由查尔斯·斯奈德（Charles Snyder）在 1991 年提出，他将希望界定为专注于目标的状态，以及对实现这些目标的能力的感知。作为一种心理建构，希望既包括目标能够实现的感知（动力），也包括计划实现这些目标的方式的能力（途径）（Snyder et al. 2002）。在斯奈德看来，"动力"（agency）指的是个人发起和保持行动以维持目标的能力，"途径"（pathways）是指个人有能力找到可行的路径以实现这些目标（Synder et al. 1991，1996）。

为了测试希望理论，斯奈德开发了希望量表（Hope Scale）（Snyder et al. 1991），此量表后来被无数研究采用。该量表由 12 个项目组成，分别用 4 个项目衡量动力（如"我积极地追求自己的目标"）和途径（如"我可以想出很多办法来摆脱困境"）。巴巴克（Babyak）和他的同事（1993）对希望量表进行了验证性因素分析，发现"动力"和"途径"的项目是相互独立的。进一步的研究表明，更高的动力和途径思维与更高的希望有关（Snyder 2002）。然而，各个组成部分并不总是相互依存，高动力的人可能会启动目标导向行为，但可能处于低途径思维里。因此，一旦目标没有实现，人们无法找到实现目标的新方法，也就可能不会继续追求它们，这将会导致希望的减少，例如，父母开始给孩子实施干预措施，如果只看到很少的变化，他们就会放弃，并且认为干预对孩子没有帮助，而不是去寻求其他干预或修改第一次干预，以期更好地满足孩子的需要。

随着育儿的额外需求增加，如获取适当的医疗和教育干预，在许多情况下，为了支付这些服务的费用（Baker Ericzen et al. 2005，Dupont 2009），神经发育性障碍儿童的父母必须展示足够的动力和计划，才能找到满足儿童额外需要的方法。这些行为是希望的根本特征（Snyder et al. 1991）。

针对神经发育性障碍儿童父母希望的表现和特征的研究为数不多，这些研

究已经有一些值得注意的发现。考萨尔（Kausar）和他的同事们（2003）询问
了 19 位神经发育性障碍儿童的父母对希望的感觉，并进行评价。他们对希望
的定义方式与斯奈德和同事们的定义不一样（1991），他们将希望描述为"积极
的转变和动态的过程"，这有助于父母"重新建构他们的生活"；他们发现，希
望作为一种现象，是父母曾经考虑过的事情。他们经过分析得出 8 个主题，其
中包括：积极的态度和信念是希望的根源，希望是接受儿童及其障碍现实的一
种结果，以及希望是养育智力障碍儿童的一种结果。卡尼（Kearney）和格里芬
（Griffin）（2001）在对养育发育性障碍儿童的父母经历的定性调查中发现，不
管是母亲还是父亲都认为希望是一个重要的概念，但是，父母的评论并未对专
业人员给予正面的反应。有父母透露，在某些情况下，他们感觉专业人员强加
给了他们"没希望"的讯息，即使父母对未来感到乐观和有希望。此外，当父
母表达他们的希望时，专业人员认为在他们这种情况下是不适当的。这两项研
究都表明，希望作为一种建构能够使神经发育性障碍儿童的父母产生共鸣。

　　在一项使用斯奈德希望概念的研究中，劳埃德（Lloyd）和黑斯廷斯
（Hastings）（2009）探讨了 138 个智力障碍儿童家庭的希望水平、儿童行为问题和
父母幸福感之间的关系。他们发现，对母亲而言，较低的希望值（动力和途径）
及更多的儿童行为问题预示了产妇抑郁症。较少的儿童行为问题和更高水平的希
望动力值则预示着积极的情感。对于父亲来说，焦虑和抑郁是由低希望动力值预
测的，积极的情感是由高希望动力值预测的。希望途径，或者说进行计划以实现
目标的能力，并不是对父亲幸福感的重要预测。希望动力和希望途径相互作用可
以预测产妇抑郁症，如果母亲的希望的两个维度都高，则预示着最低水平的抑郁
症状。他们的研究表明，希望与家庭幸福息息相关，这值得进一步调查研究。

　　这些关于希望的研究并不仅仅表明"更多的希望就是更好的"，相反，希望
是一个复杂的建构，与家庭的积极功能有关。这项研究有可能会为卫生服务人
员提供一个框架，以帮助家庭准确地搭建和探索更有希望的认知。设定准确适
当的目标、明确如何实现目标是家庭参与进来的重要过程。以家庭为中心的服

务（如 Rosenbaum et al. 1998，Dunst & Trivette 2005），让家庭积极参与目标制订过程，有可能强化与家庭抗挫力行为相关的远期结局，比割裂的干预措施更有利于家庭功能。

八、总结及未来方向

许多因素促进了神经发育性障碍人士的整体幸福，包括他们独特的个性、他们的家庭结构和支持、他们的文化和社会支持，以及他们所在社区能提供的系统性支持。具有抗挫力视角的框架有助于理解许多能影响发育的积极互动，并提供一种更全面的健康观，以阐释这种动态过程及由 ICF 指出的功能、环境、经验等相互关联的组成部分。抗挫力领域里的许多最新研究一致认为，抗挫力是与面对严重的当前或过去逆境时表现出来的能力息息相关的。积极的框架将我们的关注引向了那些仅聚焦于处理残疾方面问题的服务模式时可能被忽视的过程和机制。

毫不奇怪，一些研究损伤和残疾的人员已经快速地采取优势模型（如 Margalit & Kleitman 2006）作为一种更好地了解发育及干预措施有效性的视角。多纳休（Donahue）和珀尔（Pearl）（2003）列举了几个采取这种视角的原因，其中重要的一个是它让研究人员能够对结果进行多样化界定，并为预防和干预工作提供更好的多层次指导。如果我们的视角过于狭隘地关注个体结果，这些结果将掩盖这些个体及其家庭是如何看待自己的生活、看待我们的干预措施和他们接受的卫生保健服务，那么我们可能就无法辨别为什么有些儿童和家庭对干预无效，而有些却能大受裨益。抗挫力框架建议，在发育过程中有多种相互作用的特性发挥着作用——个人、家庭、社区，这些作用都产生着危机性或保护性和促进性影响，抗挫力框架帮助我们理清和理解这种复杂性。

像 SOC 和希望这样的心理过程让我们可以重新界定神经发育性障碍儿童的家庭是如何形成适应性策略或理解世界的方法、参与积极的规划和传授能力的。这种积极的框架在政策和实践中也是很有用的，因为它们有可能为能够扩大现有或无效程序的干预措施提供指引（Seccombe 2002）。

虽然关于以优势为基础的方法和干预措施是如何促进神经发育性障碍儿童

的健康发育的还有很多方面需要研究，但是目前对抗挫力和积极导向认知框架的综述，如 SOC 和希望，都表明这一领域的研究有可能会阐明潜在的过程和机制。这种支持儿童和家庭的导向也可能会提供一个迫切需要的方向，即改善以促进保护性因素为目标的干预方案的临床应用。可能没有单一的途径或"灵丹妙药"来解决神经发育性障碍儿童及其家庭的问题，但这个综述表明，通过关注促进发育的许多方面，包括优势，我们可以对理解和处理这一复杂现象的方式有更多新的见解。

参考文献

* 主要参考文献

Babyak MA, Snyder CR, Yoshinobu L (1993) Psychometric propertis of the Hope Scale: a confirmatory factor analysis. *J Res Pers* 27: 154–169. http://dx.doi.org/10.1006/jrpe.1993.1011

Antonovsky A (1979) *Health, Stress, and Coping: New Perspectives on Mental and Physical Well-being*. San Francisco, CA: Jossey-Bass.

Antonovsky A (1987) *Unraveling the Mystery of Health. How People Manage Stress and Stay Well*. San Francisco, CA: Jossey-Bass.

Baker-Ericzen MJ, Brookman-Frazee L, Stahmer A (2005) Stress levels and adaptability in parents of toddlers with and without autism spectrum disorders. *Res Pract Persons Severe Disabil* 30: 194–204. http://dx.doi.org/10.2511/rpsd.30.4.194

*Bayat M (2007) Evidence of resilience in families of children with autism. *J Intellect Disabil Res* 51: 702–714. http://dx.doi.org/10.1111/j.1365-2788.2007.00960.x

Cicchetti D, Tucker D (1994) Development and self-regulatory structures of the mind. *Dev Psychopathol* 6: 533–549. http://dx.doi.org/10.1017/S0954579400004673

Cowen EL, Wyman PA, Work WC, Kim JY, Fagen DB, Magnus KB (1997) Follow-up study of young stress-affected and stress-resilient urban children. *Dev Psychopathol* 9: 565–577. http://dx.doi.org/10.1017/S0954579497001326

Donahue ML, Pearl R (2003) Studying social development and learning disabilities is not for the faint hearted: comments on the risk/resilience framework. *Learn Disabil Res Pract* 18: 90–93. http://dx.doi.org/10.1111/1540-5826.00064

*Dunst CJ, Trivette CM (2005) Characteristics and consequences of family-centred helpgiving practices. *CASEmakers* 1: 6, 1–4. Available at: www.fippcase.org/casemakers/casemakers_vol1_no6.pdf (accessed 10 March 2012).

DuPont MR (2009) An exploration of resilience in families with a child diagnosed with an autism spectrum disorder. PhD dissertation, Texas Woman's University, Houston, TX. Retrieved from Dissertations & Theses: Full Text (Publication No. AAT 3399069) 9 March 2012.

Eriksson M, Lindstrom B (2006) Antonovsky's sense of coherence scale and the relation with health: a systematic review. *J Epidemiol Health* 60: 376–381. http://dx.doi.org/10.1136/jech.2005.041616

*Garmezy N, Masten AS (1991) The protective role of competence indicators in children at risk. In: Cummings EM, Greene AL, Karraker KH, editors. *Life-span Developmental Psychology: Perspectives on Stress and Coping*. Mahwah, NJ: Lawrence Erlbaum Publishers, pp. 151–174.

*Garmezy N, Rutter M, editors (1983) *Stress, Coping, and Development*. New York: McGraw-Hill.

*Hart B, Risley T (1995) *Meaningful Differences in the Everyday Lives of Children*. New York: Brookes Publishing.

*Hassall R, Rose J, McDonald J (2005) Parenting stress in mothers of children with an intellectual disability: the effects of parental cognitions in relation to child characteristics and family support. *J Intellect Disabil Res* 49: 405–418. http://dx.doi.org/10.1111/j.1365-2788.2005.00673.x

Hawley CA, Ward AB, Magnay AR, Long J (2003) Parental stress and burden following traumatic brain injury amongst children and adolescents. *Brain Injury* 17: 1–23. http://dx.doi.org/10.1080/0269905021000010096

Helff CM, Glidden LM (1998) More positive or less negative? Trends in research on adjustment of families rearing children with developmental disabilities. *Ment Retard* 36: 457–464. http://dx.doi.org/10.1352/0047-6765(1998)036<0457:MPOLNT>2.0.CO;2

Kausar S, Jevne RF, Sobsey D (2003) Hope in families of children with developmental disabilities. *J Dev Disabil* 10: 35–46.

Kearney PM, Griffin T (2001) Between joy and sorrow: being a parent of a child with developmental disability. *J Adv Nurs* 34: 582–592. http://dx.doi.org/10.1046/j.1365-2648.2001.01787.x

King GA, Zwaigenbaum L, King S, Baxter D, Rosenbaum P, Bates A (2006) A qualitative investigation of changes in the belief systems of families of children with autism or Down syndrome. *Child Care Health Dev* 32: 353–369. http://dx.doi.org/10.1111/j.1365-2214.2006.00571.x

*Laucht M, Esser G, Schmidt MH (1997) Developmental outcome of infants born with biological and psychosocial risks. *J Child Psychol Psychiatry* 38: 843–854. http://dx.doi.org/10.1111/j.1469-7610.1997.tb01602.x

Lawson J (2004) Disclosing childhood impairment and the consequences for professional relationships. *Practice* 16: 273–281. http://dx.doi.org/10.1080/09503150500046095

*Lloyd TJ, Hastings R (2009) Hope as a psychological resilience factor in mothers and fathers of children with intellectual disabilities. *J Intellect Disabil Res* 53: 957–968. http://dx.doi.org/10.1111/j.1365-2788.2009.01206.x

Locke J, Rotheram-Fuller E, Kasari C (2012) Exploring the social impact of being a typical peer model for included children with autism spectrum disorder. *J Autism Dev Disabil* 42: 1895–1905. doi:10.1007/s10803-011-1437-0.

*Luthar SS, Zigler E (1991) Vulnerability and competence: a review of research on resilience in childhood. *Am J Orthopsychiatry* 61: 6–22. http://dx.doi.org/10.1037/h0079218

Lyubomirsky S, King L, Diener E (2005) The benefits of frequent positive affect: does happiness lead to success? *Psychol Bull* 131: 803–855. http://dx.doi.org/10.1037/0033-2909.131.6.803

Margalit M, Kleitman T (2006) Mothers' stress, resilience, and early intervention. *Eur J Spec Needs Educ* 21: 269–283. http://dx.doi.org/10.1080/08856250600810682

Margalit M, Raviv A, Ankonina DB (1992) Coping and coherence among parents with disabled children. *J Clin Child Psychol* 21: 202–209. http://dx.doi.org/10.1207/s15374424jccp2103_1

Margalit M, Leyser Y, Ankonina DB, Avraham Y (1991) Community support in Israeli kibbutz and city families of disabled children: family climate and parental coherence. *J Spec Educ* 24: 427–440. http://dx.doi.org/10.1177/002246699102400404

*Masten AS (2001) Ordinary magic: resilience processes in development. *Am Psychologist* 56: 227–238. http://dx.doi.org/10.1037/0003-066X.56.3.227

Morris C (2009) Measuring participation in childhood disability: does the capability approach improve our understanding? *Dev Med Child Neurol* 51: 92–102. http://dx.doi.org/10.1111/j.1469-8749.2008.03248.x

Oelofsen N, Richardson P (2006) Sense of coherence and parenting stress in mothers and fathers of preschool children with developmental disability. *J Intellect Dev Disabil* 31: 1–12. http://dx.doi.org/10.1080/13668250500349367

*Papousek M (2011) Resilience, strengths, and regulatory capacities: hidden resources in developmental disorders of infant mental health. *Infant Ment Health J* 32: 29–46. http://dx.doi.org/10.1002/imhj.20282

Rosenbaum P, King S, Law M, King G, Evans J (1998) Family-centred services: a conceptual framework and research review. *Physiother Occupat Ther Pediatr* 18: 1–20. http://dx.doi.org/10.1080/J006v18n01_01

Rutter M (1979) Protective factors in children's responses to stress and disadvantage. In: Kent MW, Rolf JE, editors. *Primary Prevention in Psychopathology, Vol. 8. Social Competence in Children.* Hanover, NY: University Press New England, pp. 49–74.

Sameroff A (1999) Ecological perspectives on developmental risk. In: Osofsky JD, Fitzgerald HE, editors. *WAIMH Handbook of Infant Mental Health, Vol. 4. Infant Mental Health Groups at Risk.* New York: Wiley, pp. 223–248.

Sanders MR (1999) Triple-P Positive Parenting Program: towards an empirically validated multilevel parenting and family support strategy for the prevention of behaviour and emotion problems in children. *Clin Child Fam Psychol Rev* 2: 71–89. http://dx.doi.org/10.1023/A:1021843613840.

Schonert-Reichl KA, LaRose M (2008) Considering resilience in children and youth: fostering positive adaptation and competence in schools, families, and communities. The National Dialogue on Resilience and Youth Conference, 17–19 November, Winnipeg, MN. Available at: www.thelearningpartnership.ca/page.aspx?pid=468 (accessed 2 March 2012).

*Scorgie K, Sobsey D (2000) Transformational outcomes associated with parenting children who have disabilities. *Ment Retard* 38: 195–206. http://dx.doi.org/10.1352/0047-6765(2000)038<0195:TOAWPC>2.0.CO;2

Seccombe K (2002) 'Beating the odds' versus 'changing the odds': poverty, resilience, and family policy. *J Marriage Fam* 64, 384–394. http://dx.doi.org/10.1111/j.1741-3737.2002.00384.x

Seligman MEP, Csikszentmihalyi M (2000) Positive psychology: an introduction. *Am Psychol* 55: 5–14. http://dx.doi.org/10.1037/0003-066X.55.1.5

Siller M, Sigman M (2008) Modeling longitudinal change in the language abilities of children with autism: parent behaviors and child characteristics as predictors of change. *Dev Psychol* 44: 1691–1704. http://dx.doi.org/10.1037/a0013771

Smith V (2004) Preventing Early Reading Failure. Unpublished dissertation, University of British Columbia, Vancouver, BC.

*Snyder CR (2002) Hope theory: rainbows in the mind. *Psychol Inquiry* 13: 249–275. http://dx.doi.org/10.1207/S15327965PLI1304_01

Snyder CR, Harris C, Anderson JR, Holleran SA, Yoshinobu L, Gibb J, et al (1991) The will and the ways: development and validation of an individual – differences measure of hope. *J Pers and Soc Psychol* 60: 570–585. http://dx.doi.org/10.1037/0022-3514.60.4.570

Snyder CR, Sympson SC, Ybasco FC, Borders TF, Babyak MA, Higgins RL (1996) Development and validation of the State Hope scale. *J Pers Soc Psychol* 70: 321–335. http://dx.doi.org/10.1037/0022-3514.70.2.321

*Snyder CR, Rand KL, Sigmon DR (2002) Hope theory: a member of the positive psychology family. In: Snyder CR, Lopez SJ, editors. *Handbook of Positive Psychology.* New York: Oxford University Press, pp. 257–276.

Sussman F (2008) *More than Words: Helping Parents Promote Communication in Children with Autism Spectrum Disorders.* Toronto, ON: The Hanen Centre.

*Walsh F (2003) Family resilience: a framework for clinical practice. *Fam Process* 42: 1–8. http://dx.doi.org/10.1111/j.1545-5300.2003.00001.x

Warfield ME (2005) Family and work predictors of parenting role stress among two earner families of children with disabilities. *Infant Child Dev* 14: 155–176. http://dx.doi.org/10.1002/icd.386

Webster-Stratton C (2001) The Incredible Years: Parents, teachers, and children's training series. Seattle, WA: The Incredible Years.

Werner EE (1993) Risk, resilience, and recovery: perspectives from the Kauai Longitudinal Study. *Dev Psychopathol* 5: 503–515. http://dx.doi.org/10.1017/S095457940000612X

Werner EE, Smith RS (1982) *Vulnerable but Invincible: A Study of Resilient Children.* New York: McGraw-Hill.

Werner EE, Smith RS (1992) *Overcoming the Odds: High-risk Children from Birth to Adulthood.* New York: Cornell University Press.

*Werner EE, Smith RS (2001) *Journeys from Childhood to Midlife: Risk, Resilience and Recovery*. New York: Cornell University Press.

World Health Organization (2001) *International Classification of Functioning, Disability and Health*. Geneva: World Health Organization.

*Wright MO, Masten A (2006) Resilience processes in development: fostering positive adaptation in the context of adversity. In: Goldstein S, Brooks RB, editors. *Handbook of Resilience in Children*. New York: Springer, pp. 17–47.

第十一章　家庭很重要

露西娜·洛奇（Lucyna Lach）

概要

　　几乎所有的儿童和青少年都是在某种家庭环境下长大的；当然，所有儿童都出生于其中。大多数医疗从业者都同意这样一个无可争议的说法，即家庭（在 WHO 的术语中，这是一种基本的"环境"）是使儿童幸福的一个重要因素。然而，更加引人注目且更复杂的问题包括：家庭的哪些方面对儿童和青少年的幸福至关重要？与其他因素相比，这些特征在多大程度上是更重要的？本章先假设家庭的某些方面对所有儿童的幸福很重要，当一个儿童存在神经发育性障碍时，家庭有一些额外的挑战必须解决，这表明，这些家庭所需要的比其他没有此类情况的家庭更多。本章通过理论描述和实证研究，探讨神经发育性障碍儿童的家庭功能，力求揭示一般性和特异性的各种维度，它们为我们的出发点提供了实质性的基础，即家庭很重要！

一、在当今这个多元化的社会，什么是家庭？

　　在开始这个关于神经发育性障碍儿童家庭的重要故事之前，我们有责任定义一下什么是家庭，因为家庭有多重定义，每个定义都取决于是谁定义的及其目的是什么。例如，遗传学家定义的家庭是指一组具有逻辑关联的个体；这样的定义对跟踪遗传信息的代际传递非常重要，这是一个必要的诊断过程，用来理解遗传、接触风险的可能性和疾病的显性表达。社会学家更倾向于把家庭称为一个由个体组成的网络，这些个体在特定的角色范围内活动，有着共同的过去和未来，并受彼此承诺的约束；这样的定义有助于我们理解家庭是如何受到历史、社会、政治和经济环境影响的。又或者，心理学家或社会工作者可能把家庭看作是一群在情感上、行为上和／或认知上有联系的个体（Crosbie-Burnett & Klein 2009）。对这些专业人员来说，在与"家庭"见面或提及"家庭"的心理社会评估中，他们很少会考虑到每个有生物或社会关系的成员。相反，对他们来说，家庭变成了一种简称，用于指那些受当前问题影响最大或有关联的人。

回顾社会科学文献中关于神经发育性障碍儿童作为建构"家庭"的一种资源的理论和实证文献，我们发现"家庭"的含义同样种类繁多。期刊文章和章节标题可以用"家庭"一词来指家庭特征，如交流方式、家庭成员间的亲密程度或凝聚力（如 Hiemen & Berger 2008），"家庭"也被用来指父母的压力（如 Glenn et al. 2008）、心理或身体健康方面（如 Miograg & Hodapp 2011）或子女养育方面（如 Rodenburg 2006）。"家庭"一词在文献中的含义相当广泛，而且是多维度的，但有时被不加以区分地使用，以致很难对这些研究进行比较。因此，这一章将涵盖构成"家庭很重要"这一理念的内容，包括关于家庭、父母、养育子女的理论和实证文献，以使我们能更容易理解家庭重要性的意义。

二、家庭很重要

在考虑和／或研究"家庭"时，你必须决定是要记录家庭的病理状况，还是家庭优势，或两者兼有。当然，这些不同的视角在文献资料中都有大量描述；总的来说，强调对病理的记录较多。关于有神经发育性障碍儿童的家庭，故事第一部分从一个问题开始：有神经发育性障碍儿童的家庭是否比其他家庭更糟糕？以人口为基础的研究以其精确的抽样和概括性而闻名，它们已经明确证实，相比于那些没有同类慢性障碍儿童的家庭，有神经发育性障碍儿童的家庭更痛苦；并且，当儿童有行为调节障碍时，痛苦的风险更高（Raina et al. 2005，

Brehaut et al. 2009，2011, Lach et al. 2009），临床研究也证实了这一发现（如 Majnemer et al. 2012）。

然而，这个故事有两点需要注意。首先，只有一小部分样本的得分属于有临床意义的痛苦范围，这表明大多数样本并没有表现出有临床意义的受损。其次，在基于人口的研究中，我们对反映家庭积极态度的家族特性一无所知，比如在有神经发育性障碍儿童的家庭中，家庭成员之间的参与度或亲密度，以及他们与没有障碍儿童的家庭之间的对比。这类问题更容易出现在较小样本的临床研究中，这些研究通常设计得不那么严谨，但可以使用更具体、更有趣的家庭功能指标，例如，要求有神经发育性障碍儿童的家庭，对儿童残疾如何积极地和消极地影响家庭生活进行评价和反馈（Trute & Heibert–Murphy 2002, Trute et al. 2007）。定性研究还记录了父母如何经历疲倦、失眠、就业和对儿童未来的担忧，以及同时获得鼓舞（Davis et al. 2009）。

（一）根据家庭理论

家庭系统理论被广泛用于理解家庭如何应对和适应来自内部和外部的挑战。作为一个相互影响的系统，家庭由较小的子系统（如父母、夫妻、兄弟姐妹群体）组成，并融入更大的系统中（如医疗卫生、学校、社区团体）。家庭的结构通过角色的分配和协商以及边界的维护方式呈现出来（Cox & Paley 1997），后者（边界）是指将单个家庭成员和家庭子系统分开的自然关系线（如父母、子女、配偶）。边界发挥作用的方式之一是监控信息在系统内部和跨系统间交换的程度。如果一个家庭的边界是封闭的，那么这个家庭的内部运作就不容易被外界刺激和信息影响，这个家庭也会与医疗卫生专业人员产生情感上的距离；反之，一个边界更加开放和可渗透的家庭，则允许家庭系统内外的信息流动，为成员提供处理新信息的机会并做出相应改变（Minuchin et al. 2007）。

人们可以想象，一个新移民家庭在不了解西方卫生系统工作方式的情况下，可能会担心卫生系统向"移民官员"泄漏信息，所以他们对专业人员十分警惕。他们很少披露个人信仰、态度或学识，似乎有更封闭的边界，只与善意的卫生保健提供者进行最低限度的接触，他们可能被认为是心不在焉甚至是充满敌意的（Fadiman 1998）。另一种情况是，一个家庭很容易透露家庭生活的私密细节，并可能希望专业人员通过电子邮件或电话无条件地为他们提供服务，或者在不方便的时候为他们提供网页或短信服务，这样的家庭边界似乎是另外一个极端。认识到家庭边界有其心理和社会性依据，使专业人员能够在处理家庭问题时，表现出对家庭边界建构方式多元化的尊重，同时负责协商和维持他们自己对家庭边界影响的期望。

上面的例子描述了家庭系统理论如何作为实践问题的元理论，阐述所有关于家庭的理论不是本章的目的，感兴趣的读者可以参考相关综述（Boss et al. 1993）。然而，值得特别关注的两个模型是奥尔森（Olson）的家庭功能环状模式理论（Olson 2000）和家庭抗挫力模型（McCubbin et al. 1996, Patterson 2002）。这两种模型都包含了非常重要的概念，这些概念在考虑家庭问题时是相关的。

1. 家庭适应性和凝聚力问题

在将家庭视作一个相互影响的系统时，家庭**适应性**（adaptability）是指家庭在挑战其核心信念、价值观、传统和行为准则的环境中能够保持灵活并恢复平衡的程度。在那些有神经发育性障碍儿童的家庭里，适应能力尤为重要。儿童状态的变化、新成长阶段相关的挑战或服务系统的变化，都要求家庭调整其常规和熟悉的操作方式以适应这些特殊需要，例如，癫痫儿童的父母调整他们的日常习惯以适应儿童癫痫发作并确保其安全。以下[1]摘录自对一位患有癫痫的15岁女孩的母亲的采访，她描述了自己和丈夫如何适应女儿的癫痫发作。

1　为了保护隐私，内容中的姓名及身份信息均被替代。

——是的，这是玛莎（Martha）的一部分，我们对待她的癫痫就像对待其他事情一样。这是我们现在的生活的一部分。她发作时我们不会停止一切，家庭生活不会停顿。例如，我们正在去某个地方的路上，我记得是我妈妈和爸爸的纪念弥撒。我们正要去做弥撒，她突然发病了，我只是想："好吧，我们只会比大家晚十分钟。"我们刚到教堂，她累了，就蜷缩在我旁边的长凳上，我们只是继续（弥撒），不会停下，永远不会。或者，我们从没想过"我们不能这么做"。现在，有一些我们过去常常做的事情，如高山滑雪，我们不和玛莎一起滑，所以她不用学。特雷沙（Teresa）（她的姐姐）和罗伯特（Robert）（她的父亲）一起滑雪。玛莎认识到有些事情对她来说并不安全，就像我们去潜水，她不会去。我们去潜水，她去浮潜，但同样，要离她近些，因为你永远不知道她会不会又一次在海里（癫痫发作）。教她的东西，比如逻辑上的东西，比如我们在码头上时，她会走在我和鲍勃（Bob）之间，以防她突然发作并掉进水里，你知道，这让我们害怕。在游泳池里，我们中有人不得不说："好吧，我看着（她）。"即使到了这个年龄（笑），你可能认为她已经 15 岁了，但我们不能坐着喝酒或和泳池边的朋友聊天，我们中有一个人必须注意着玛莎。

尤其引人注目的是，这个家庭是如何平衡其需要，以保持有质量的家庭日常生活，但又以一种女儿安全最大化的方式做到了这一点。家长在确保参与的同时，他们管理安全问题的创造性方式得到了其他家长的响应；这些家长不得不对儿童外出过夜、参加有组织的团队活动、高中舞会和其他典型的同龄人团体活动的邀请进行权衡。安全与促进独立之间的紧张关系在所有家庭中都很典型，包括那些有神经发育性障碍儿童的家庭。与其他青少年相比，存在神经发育性障碍的青少年想参加成长过程中典型活动的想法一点都不少，这些家庭并不能"避免"儿童成长过程中遇到的危机。事实上，危机可能在那些神经发育性障碍青少年的身上被放大。

家庭**凝聚力**（cohesion）是第二个维度，指家庭内部的亲密程度和关联度。

在"典型的"家庭功能术语中，凝聚力是在家庭发展阶段的背景下考虑的，也就是说，家庭成员间的亲密程度 / 亲近程度取决于孩子在家庭中的发育阶段及在他们"进入成熟"时对家庭成员的需求。在一个存在神经发育性障碍的儿童学龄或青少年阶段时，随着与"进入成年"相关的机会的改变，家庭凝聚力的规范意识必然会被改变。亲密程度和关联度的改变时间可以是暂时的或被无限期地延长，这取决于儿童的障碍程度。

> ——在我们家庭中，每个人都是如此紧密地联系在一起，因为我们必须这样。每个人都知道这是一种强大的合作感，就好像我们需要在这里合作，因为在我没法帮助亨利（Henry）时，当他因为癫痫发作而倒下时，另一个人会更好地介入，这是毫无疑问的…是的，他的妹妹也一样，在她很小的时候，我们外出时，她就会这么做。不是因为我们希望她那么做，也不是因为我们让她那么做，只是因为环境的原因，你知道的。所以我认为这种关系是，我猜"强烈"这个词不断出现，这是它的一部分。

　　家庭成员可能愿意并且能够在一段时间内保持更高水平的凝聚力。然而，随着兄弟姐妹年龄的增长，因为教育、工作或恋爱关系使他们远离家庭，角色被重新分配，曾经有助于凝聚力的家庭结构受到了挑战。很显然，随着兄弟姐妹和父母年龄的增长，凝聚力长时间维持同一水平将更加困难（McMillan 2005）。然而，有关家庭应对这种转变的故事并不总是负面的。当研究人员问及抚养神经发育性障碍儿童或与存在神经发育性障碍的兄弟姐妹共同生活有哪些积极因素时，家庭成员描述了这种情况如何以一种几乎不可能的方式使他们更加团结（Dykens 2005, Findler & Vardi 2009）。随着时间的推移，兄弟姐妹们找到了方法来保持他们生活中已经积累的经验，并产生了一些创造性的方法，让他们在不影响其他责任的情况下继续参与（Kuo & Lach 2012）。

　　2. 家庭压力问题

　　家庭理论家汉密尔顿·麦卡宾（Hamilton McCubbin）和琼·帕特森（Joan

Patterson）推动了对家庭生活积极因素的质疑。从希尔（Hill）（1949）的
ABC-X家庭危机模型开始，它提出了一个家庭经历的压力取决于压力源的
类型、家庭应对危机的资源，以及危机对这个家庭的意义，他们确定了家庭
适应压力的一个更加复杂的过程，这就是双重 ABC-X 模型（McCubbin et al.
1983）。此后，汉密尔顿·麦卡宾和琼·帕特森分道扬镳，帕特森把她的模型称
为家庭调整与适应模型（Family Adujgment and Adaptation Model）（Patterson
1988, 2002），麦卡宾则继续发展家庭调整与适应的类型模型（Typology Model
of Family Adjustment and Adaptation）（McCubbin et al. 1987）及家庭压力、调
整与适应的抗挫力模型（Resiliency Model of Family Stress, Adjustment, and
Adaptation）。这一系列模型的主要驱动力来源于试图揭示家庭调整和适应的过
程，以解释"为什么有些家庭在面对相似的压力情况下比其他家庭表现得更
好"。下面描述这组模型中的关键概念，并将它们应用于有神经发育性障碍儿童
的家庭。

（1）压力源

这个术语是指很多发生在个人、家庭、社区水平的事件（Patterson 1988），
例如，父母第一次知道孩子的诊断结果，家庭经历青少年高中毕业这种转变，
学校或社区机构突然意外地减少了对家庭的支持。如果将这些因素与对时间和
精力的需求放在一起，如按时送孩子上学或确保摄入足够的营养食物等日常琐
事，这些因素都表现为家庭对资源调度的需要。

（2）压力

这个术语是指个人、家庭、社区对压力源的反应状态。压力可能是功能性
的，是日常生活中一个正常/典型的部分体验，当体验过多时，可能会有很大
问题。在麦卡宾和帕特森的后来版本的模型里，没有了所谓的"压力"变量。
相反，压力被视为家庭应对生活中各种压力源的过程，这一定义与拉扎勒斯
（Lazarus）（1999）的定义类似。

（3）评价

对于任何特定的压力源，每个家庭的感受会各不相同，在一定程度上会受评估（evaluated）或评价（appraisal）压力源的方式的影响（加重或减缓），因此，对个人和家庭来说，压力源的意义是不同的。对一些人来说，压力源可能代表着他们从未预料到的障碍、损失或差异，而对另外的人而言，同样的压力源可能会被视作挑战，甚至对他们来说，可能是让他们和家人重新评估他们家庭优先事项的一份礼物。这意味着，当父母被问及抚养存在认知障碍、自闭症、唐氏综合征等神经发育性障碍的儿童时，有些父母会将自己的经历视为一个巨大的磨难和损失，而另一些则表示这种经历充实了他们家庭成员个人乃至整个家庭（King et al. 2009）。最有趣的是，这些经历很少是非此即彼。最常见的情况是，家庭成员会同时表达正、反两方面的经历（Frederickson & Losada 2005）：当被问到正面问题时（如"养育子女的哪些方面对家庭产生积极的作用"），家庭成员倾向于反思成长、洞察力和充实等方面；当被问到负面问题时（如"养育子女是如何使家庭变得困难的"），则倾向于反思不同的方面。两方面的观点都是主观的，但两者是高度相关的，构成了养育神经发育性障碍儿童的家庭经历的复杂性（Trute et al. 2007，2010）。

（4）应对

"应对"这个高度普的术语被用来反映家庭作为一个整体及其个体成员对压力的回应。这种回应可能是身体上的、认知上的、情绪上的和/或行为上的，旨在重建资源需求和满足这些需求的资源之间的平衡。麦卡宾等人（1987）将家庭应对策略分为五种模式：减少资源需求的数量和/或强度、获取额外资源、维持现有资源、管理紧张压力及改变状况的意义。资源指的是个人特征（如身体健康和时间），家庭资源（如支持和沟通），以及社区资源（如保健服务）。

青少年在青春期诊断出神经发育性障碍，则需要家庭调整他们的日常生活以适应青少年日益增长的独立需求和与同龄人亲近的需要，这要求改变家人共度时光的规则和方式，在对待与家人一起活动和与家人以外的同龄人一起活动的期望上需要做出调整。所有家庭都会面临的一个挑战是，既要为青少年创造机会以使他们能够安全地参加家庭外的同龄人活动（如参加学校舞会、看电影等），同时还要保持家庭亲密度和凝聚力。当有一个神经发育性障碍的孩子时，家庭可能很难维持这种状态，因为青少年没有同等的机会，或者，如果有机会，则需要调动更多的资源。例如，在我们关于癫痫患儿生活质量的研究中，一些家长表示，他们非常积极地为青少年创造、促进和组织了社交机会，此外，他们还"随时待命"，以防癫痫在家庭以外的地方发作。

> ……出于某种原因，索尼游戏站（Sony Playstation）会导致癫痫发作。我记得他说："哦，妈妈，我想去格里（Gerry）（一个朋友）那儿，"我说："好吧，好吧，你去吧。没问题。"然后我对格里说："这是我的电话号码，如果发生什么事，打电话给我，我会来接他。"他到了那里，十五分钟后，格里的母亲打电话来，说："哦，我不知道彼得（Peter）怎么了。他很快就昏倒了，我无法让他醒过来。赶紧来吧，他无意识了。"于是我立马过去，然后我说……她知道癫痫，但是她不知道这是如此糟糕，所以彼得再也没去那里。

在上面的例子中，15岁的彼得请求和他的朋友格里在一起，然而，为了确保这一寻常的社交经历的成功和安全，需要更全面的考虑。这要求他的母亲处于"警惕"的状态，快速地应对需求，同时也需要格里和他母亲适当而不是过于夸张地回应。神经发育性障碍儿童的父母可能会发现，应对青少年对更多自主权的渴望是一种压力源，而管理这种紧张状态的方式之一是在许可的同时，允许犯错误，期待最好的结果。上面的例子要求彼得的母亲非常了解潜在风险，并愿意把这种风险暂时放在一边，以支持儿子自主的愿望。

（5）家庭抗挫力

有关抗挫力的研究和理论起源于心理学（Garmezy 1996, Rutter 2006），这个概念被引入家庭压力理论的词典中，在理解上具有相当程度的自由。定义和应用的范围包括从那些将抗挫力视为一种"特质"（如这个家庭是"有抗挫力的"），到把它看成是一个"过程"，即风险和保护因素相互作用以影响家庭结局（第十章也有讨论）。在前者，抗挫力是反映家庭成员间高度结合和高灵活性的家庭特征（McCubbin & McCubbin 1987）；后者将抗挫力视为风险和保护因素相互作用的结果，以使家庭在面临压力时具有更好的适应性。家庭保持平衡及和谐的程度被用来评估家庭的适应性。抗挫力被应用于有神经发育性障碍儿童的家庭，在面临与儿童病情有关的重大压力时，抗挫力的作用是显而易见的：这些家庭努力使用既定的成员间沟通方式、掌握的资源、评估机制和问题解决能力，以在家庭环境内、家庭成员间和居住的社区内达到平衡及和谐。

（二）根据研究

1. 什么影响家庭幸福？

医疗从业人员有时会反思某一特定的神经发育性疾病，如脑瘫或脊柱裂，对家庭幸福有什么影响。尽管这个问题很重要，但是也有其他因素能预知家庭幸福。本章无法穷尽所有这些因素，只选择家庭收入和民族特性来说明这一点。

在英国，大多数有智力障碍风险的儿童都在极其不利的社会经济情况下度过他们的早年生活（如有 63% 的 3 岁儿童生活在贫困状态），甚至发育已经受到损害的儿童将继续在这种环境成长，这将进一步限制他们自己及他们家庭的幸福（Emerson et al. 2008）。与其他家庭相比，智力障碍儿童的家庭经历更大的不稳定和经济困难，特别是对单身母亲和同居伴侣而言（Parish et al. 2008）。残疾儿童的母亲到 36 岁就很少有连续工作超过 5 年的，并且收入低于无损伤儿童的母亲。此外，随着儿童的成长，她们将更不太可能有全职工作（Parish et al. 2004）。大多数研究对社会经济指标进行控制，旨在努力不用这些指标来解释结果，包括诠释家庭幸福。然而，较低的收入水平与高水平家庭支持需求是相关联的（Almasri et al. 2011）。更进一步来说，父母感到支持的程度会影响他们的养育行为，并影响孩子的幸福感（McConnel et al. 2010），连锁反应是很大的。虽然，社会经济劣势指标有时被称为"远端因素"（distal factors），但是通过"控制社会经济地位"来消除其对结果的解释价值，不仅意味着改善神经发育性障碍儿童家庭财务状况的方法很少，也将对贫困的思考置之不顾。收入支持方案，如联邦税收奖励和符合注册规定的残疾储蓄计划，能对家庭幸福产生影响，且不应该这么轻易地被低估。这些问题的影响及穷困对家庭幸福方面的影响，值得进一步研究。

在针对残疾儿童的研究中，另一个经常被提到但没有被讨论的因素是种族因素。这一点很遗憾，因为有一些证据表明，不同种族背景的家庭以不同的方式经历儿童残疾的影响；另外，种族文化背景不同，影响他们经历的因素也不同（Neely-Barnes & Marcenko 2004）。尽管在临床上这似乎是显而易见的问题，但是很少有人系统地研究过，例如，在中国台湾文化中，脑瘫儿童融入家庭生活的方式（Kuo & Lach 2012）可能与旧金山富裕家庭的方式非常不同。人们不能假设在各种文化里与家庭融合有关的价值观都是相似的，或者说它们在任何特定的文化里都是类似的。这意味着需要做更多的研究来解决这些问题，使种族因素成为一个前沿和中心的现象，而不是幕后的。同时，医疗从业人员最好采取一种文化开放的姿态。通过提问环节，来自不同文化的家庭能够把他们的价值观"教给"医疗从业者，如家庭融合及他们运作一个家庭的方式［更多解释，请参阅 Fadiman（1998）的书］。这种方法与以家庭为中心的观点完全一致，这也被认为是适合所有家庭的最佳实践模式。

2. 家庭对父母和儿童的幸福的影响有什么不同？

从家庭系统来看，家庭环境是父母和儿童双方成长和互动的情境之一。因此，环境的质量对双方的幸福都有影响。脑瘫儿童家庭的信息获取和财政支持需求得不到满足的程度较高，其父母的压力水平也最有可能高（Glenn et al. 2008）。家庭适应外部刺激和变化的能力是必不可少的，并且已表明这种能力能够预测产妇抑郁程度的变化（Baker et al. 2011）及父母压力的变化（Glenn et al. 2008）。同样地，它能预测儿童行为问题的变化（Baker et al. 2011b）。家庭环境和儿童行为之间并非明确的因果关系和线性关系，因为儿童的行为和功能限制也表明了家庭所经历的负担和压力程度（Majnemer et al. 2012）。

这种"先有鸡还是先有蛋"的两难处境在文献资料上确实**没有**得到解决。

这种关系可能是双向的和转换的，并且是随着时间循环反复的。中枢神经系统参与儿童行为的调节，使得这一问题更加复杂化（可参见第七章）。在一项由奥斯汀（Austin）等人组织的前瞻性研究中，他们对新诊断的癫痫患儿立刻进行行为失调评测发现在家人有机会对诊断做出"反应"并形成根深蒂固的有问题的互动模式前，儿童行为失调的程度就已经很高了。作者们强烈认为，这可能与大脑固有的异常有关。此项研究具有重大的影响，因为它质疑家庭环境是导致癫痫患儿行为问题的主要原因这一假设。

三、父母问题

众所周知，各种神经发育性障碍儿童的父母有更高的风险出现抑郁、焦虑和压力的症状（Singer 2006, Bailey et al. 2007，Gray et al. 2011），他们也有更高的风险出现身体健康问题，如偏头痛、背部疼痛和关节炎（Lach et al. 2009）。关于孩子被诊断为"A"的父母是否比孩子被诊断为"B"的父母更好或更差的问题有时会被提出——有些文献支持这一观点。例如，阿贝杜托（Abbeduto）等人（2004）发现自闭症青年的母亲比唐氏综合征青年的母亲具有更高程度的悲观情绪和抑郁症状。另一些人则认为，将一个诊断组的母亲与另一个诊断组的母亲进行比较是没有帮助的，因为它掩盖了特定诊断的变异性，弱化了所有诊断共享的特征（Stein & Jessop 1982）。（这些"非分类"问题在第二章也有讨论。）换言之，在每个分组中有些母亲做得好，有些母亲做得不太好，并且她们的幸福感更有可能是取决于儿童的行为功能，而不是诊断本身。例如，在阿贝杜托等人（2004）的研究中，诊断为自闭症的青年的行为问题明显比那些唐氏综合征青年的行为问题严重。因此，照料者悲观情绪和抑郁症状的差别既可能是由于诊断不同，也可能是由于行为功能的差异。

这些观察表明，照料者的结果应该通过神经发育性障碍来研究，而不是通过诊断，而且儿童的功能特征，如行走、推理、交流或调节行为的能力，可能和诊断本身一样有用。当将这些神经发育性障碍儿童的照料者按"非分类"的方式分组，并与无神经发育性障碍儿童的照料者比较时，他们在身体、心理、健康结果方面都更糟糕，并且行为失调问题还有附加的影响（Lach et al. 2009）。在另一个非分类研究中，对诊断不同但都存在智力障碍的儿童的照料者进行研究，与没有社会适应问题和心理健康问题的儿童的照料者相比，那些这类问题比较严重的儿童的照料者发生心理健康问题的概率更高（Gray et al. 2011）。这些发现提供了一个例证：不仅是儿童的诊断会影响父母的幸福感，其他功能障碍产生的伴随症状也有重要影响。

与父母幸福感有关的指标因素包括：脑瘫儿童是否存在智力障碍（Glenn et al. 2008）和家庭中残疾儿童的数量（Abbeduto et al. 2004，Orsmond et al. 2007）。在患有脆性 X 染色体综合征儿童的父母中，儿童的适应能力水平预测了父亲的压力，而最能预测母亲压力的是婚姻满意度（McCarthy et al. 2006）。在自闭症青年的母亲中，当社会支持网络变小、生活压力变大时，母亲的焦虑情绪会更高（Barker et al. 2011）。在另一个关于智力障碍儿童的父母的非分类研究中，行为问题和低希望值都是母亲抑郁和焦虑的重要预测因素，但只有低希望值对父亲有显著影响。作者猜测，也许是照料者的角色导致父亲和母亲之间的差异，而不是性别（Lloyd & Hastings 2009）。父母幸福感和儿童困难关系的方向性问题，与家庭幸福感和儿童困难的关系是类似的。随着研究人员开始研究两种关系的力量（儿童困难预测父母压力，反之亦然），因果研究发现，儿童困难对父母压力有更强的因果关系，强于反向的关系，这为这种关系提供了实证（McConnell et al. 2010）。

四、育儿问题

不讨论育儿方式，对家庭问题的研究将是不完整的。虽然学者们试图通过育儿方法、育儿风格、育儿行为和育儿认知等维度来构建和评估育儿方式，但是对各项研究进行比较几乎是不可能的，因为同样称为育儿方法，一个学者所指的内容可能完全不同于另外一个人。例如，为了区分育儿"方法"与育儿

"风格"，达林（Darling）和斯坦伯格（Steinberg）（1993）将育儿方法定义为父母的策略，对特定儿童行为的发展有直接影响；育儿方法有别于育儿风格，因为后者（风格）被定义为"一系列对待孩子的态度，这个态度会传达给孩子，并创造一个情感气氛，使父母行为得以表达"（Daling & Steinberg 1993:493）。另一些人通过以下方法来区分育儿"方法"和育儿"风格"：育儿方法是指父母做了什么（如打、拥抱），育儿风格是指父母怎么做（如以敌意或温暖的方式）（Locke & Prinz 2002）。达林和斯坦伯格（1993）提到的育儿方式（如态度）被布根塔尔（Bugental）和约翰斯顿（Johnston）（2000）称为育儿认知（如思想、归因和父母根据子女情况及自己育儿方法和行为而持有的信念）。因此，没有概念上的绝对共识或一致性来指导"育儿"是什么意思。

为了创造内部的一致性，育儿类型被建立出来以便于对神经发育性障碍儿童养育的观察性研究进行分组及系统性回顾（Lach et al. 2010），包括经验丰富型育儿、实践型育儿和残疾相关育儿。

（一）经验丰富型育儿

经验丰富型育儿是指父母有自己作为父母和养育孩子的想法和信念，这包括父母在他们育儿角色里的经验（如他们觉得有多有效、有多担心），他们育儿的信念和态度（如父母应该如何对待孩子），育儿关系中他们对孩子模式和属性的设定（孩子对他们的反应）。

加拿大一项以人群为基础的研究，研究父母如何评价自己的育儿效果，对四个父母组进行比较：神经发育性障碍儿童的父母、外化性行为障碍儿童的父母、既存在神经发育性障碍又存在外化性行为障碍儿童的父母、两者都没有的儿童的父母。控制了"社会人口"特征后，两者都没有的儿童的父母的无效育儿分数明显低于其他组，两者皆存在的儿童的父母拥有最高的无效育儿分数（Garne et al. 2011）。这些结果表明，父母对有效育儿经验的经历与儿童的复杂情况是有关系的。然而，这些结果并没有证实拥有一个同时存在神经发育性障碍和外化性行为障碍的儿童必然会**导致**无效育儿，反之亦然；这只能通过纵向研究来评估，即便如此，任何得出的结论都是假定的，因为在得知儿童的诊断之前不可能评估父母的效能感。

针对经验丰富型的育儿家庭环境中不同方面的关联性，已经有比较多的研究发现，社会支持水平越高，无效育儿水平越低（McConnell et al. 2010）。当婚姻满意度高于平均水平时，父母承受的育儿负担较低（Hartley et al. 2011）。后者的研究表明，母亲与自闭症谱系障碍儿女的关系比父亲与他们的关系更亲密（Hartley et al. 2011）。然而，婚姻满意度高于平均水平的父亲认为自己比那些婚姻满意度低于平均水平的父亲有更密切的亲子关系（Hartley et al. 2011）。严重智力障碍儿童的父母中，低水平的家庭压力——用家庭凝聚力和冲突程度表示——与较低的育儿压力相关，这揭示了一种更积极的育儿经验（Blacher et al. 1997）。因此，在区分家庭环境与育儿的研究中，家庭环境的不同方面为育儿提供了经验。这些发现还表明，干预措施可以直接针对父母如何感受他们的育儿效果或他们的负担，或者尽量提升他们对社会支持或婚姻满意度的感受，以期望父母会以一种更积极的方式来经历他们的育儿。

（二）实践型育儿

实践型育儿是一个用于描述育儿行为的各个方面的术语——也就是父母和其他人认为养育孩子时他们做些什么。这是指育儿中可观察的各个方面，如父母的行为对孩子是如何支持、指导、批评或自主促进。这种行为可能有积极的、消极的或中性的效价，可能是指父母在与孩子互动时所采用的策略或风格（如权威式）。例如，唐氏综合征患儿的母亲更多地采用类似教师和帮助者的行为方式，特别是在进餐时，他们比普通儿童的母亲更少地使用积极的言语表达（Pino 2000）。与全国范围的无损伤儿童的母亲代表性样本进行比较，自闭症谱系障碍青年的母亲花费更多的时间照顾孩子和做家务，拥有更少的休闲时间，更多地使用辅助沟通；然而，自闭症谱系障碍患者的母亲报告的积极互动水平，与对照组母亲类似（Smith et al. 2009）。

一致性是实践型育儿的一个质量指标，因为它是可观察的，父母和其他人可对他们对待孩子的"行为"的一致性进行评估。在上文提到的加纳（Garner）等人（2011）的研究中，"两者皆存在"（指既存在神经发育性障碍，又存在外化性行为障碍）的儿童的照料者和外化性行为障碍儿童的照料者，育儿行为的一致性明显低于神经发育性障碍儿童的照料者或"两者皆无"（指既没有神经发育性障碍，又没有外化性行为障碍）的照料者。

史密斯（Smith）等人（2008）对积极的母亲行为的调查发现，母亲的温暖、赞扬和关系的质量与内化和外化性行为问题的减少、自闭症谱系障碍青少年和年轻人的自闭症状（如行为重复性和社会互惠性）的减轻有关。这些发现与研究团队以前的调查形成对比，先前的研究专注于更消极的母亲行为，其中母亲高频率的情感表达（如批评或打击）与不良行为的增加有关，并且会增加自闭症患儿的症状（Greenberg et al. 2006）。在后续的研究中，母亲批评的变化可预示七年后行为问题的程度（Baker et al. 2011b）。

儿童特征，如不良行为较轻、健康状况更好和社会性损害较少，和母亲特征（更低水平的悲观情绪），预示着更积极的母子关系，这可以通过衡量自闭症患者母亲表现出的温暖、批评和积极情感来评估（Orsmond et al. 2006）。在一个更早期的使用更年幼样本的研究中，学龄前癫痫儿童母亲提供的情感支持程度与儿童的自信心、灵活性、积极情感和社会接受度有关（Lothman et al. 1990）。

（三）残疾相关育儿

与养育一个正常发育儿童相比，养育一个神经发育性障碍儿童对父母的要求更多。父母必须找到不同的方式来接受和回应患儿的行为和信号，包括口头和非口头的。虽然需要时间，但父母们最终会调整他们的世界观和对自己、家庭和孩子的期望（King et al. 2005）。有些研究已表明，通过再评估过程（Paster et al. 2009），父母开始领会儿童所做的积极贡献和重建未来的可能性。此外，父母做的一些事情，如洗澡、穿衣、喂养等，在儿童的生活中无限地重复。因此，残疾相关育儿特指父母做的事情，如预约就诊、倡导、病例管理、用药、与孩子的学校沟通交流等，这些对养育一个神经发育性障碍儿童来说是独一无二的。同样，这些父母也会担心孩子的未来和被歧视，他们形成了自己的一套特定的养育神经发育性障碍儿童的方法（也可参见第十二章关于"耻辱感"的论述）。育儿的这方面内容大部分已经开始通过定性研究来记录，因为捕捉这些独特育儿维度的评测工具还没有得到适当开发（如 Ray 2002）。这些有望在将来得到发展，因为它们将有助于解释养育神经发育性障碍儿童的复杂性。

五、结论

本章文献的回顾强调了家长和育儿在神经发育性障碍患者的家庭生活中所扮演的重要角色。合乎逻辑的结论是，干预措施应侧重于向父母提供充分的支持，使他们以一种更能优化自己和孩子成长的方式来养育孩子。最近对提供给神经发育性障碍患儿父母的不同类型的育儿干预措施进行的荟萃分析发现，与不做治疗相比，这些干预措施更有效。然而，这一发现有潜在的矛盾信息，更有效力的信息是父母和家庭可以有所作为；另外一个信息则是，如果父母可以有所作为，但却没有这样做，他们将会感到自责。这是一个微妙的结论，必须由鼓励和 / 或实施此类方案的从业者加以处理。在出现育儿干预方案对部分人效果更好的情况时，他们的成功很大程度上取决于多种因素，而父母依从于干预方案、实施最佳育儿方法只是其中的相关因素之一。

家庭在儿童生活中扮演的角色是无可辩驳的：孩子是家庭的一部分，在提供照料方面，家庭是不可或缺的重要伙伴。无论从伦理还是经验观点来看，坚持以家庭为中心的做法都是毋庸置疑的。尽管如此，具体实施仍然面临着挑战（Darrah et al. 2010）。我们仍然可以看到医疗从业人员因为儿童的不良行为而指责家人，有时候是指责他们以不尊重和消极的方式传递给孩子隐性的知识。尽管要所有家庭成员每时每刻地、有意义地参与其中是如此困难，我们仍然建议医疗从业人员要保持警觉，努力坚持以家庭为中心的实践原则（Rosenbaum et al. 1998）。[对以家庭为中心的服务的充分讨论超出了本章的范围。感兴趣的

读者可以参阅 *Can Child* 网站上关于以家庭为中心的服务的系列报告（www.canchild.ca）。]

鉴于一些父母和家庭经历了严重的苦恼，在工作实践中，当我们遇到父母时，要更加关注他们的幸福感。另外需要记住的是，在神经发育性障碍儿童的家庭中，家人之间及家人与孩子之间也有积极的经历（Charles & Berman 2009）。**虽然孩子几乎总是卫生和社会服务系统的切入点，但询问父母有关他们自己及家庭成员的幸福感，仍然是最佳实践**（Head & Abbeduto 2007）。对幸福感的探索不应该仅仅停留在焦虑、抑郁和压力的症状，也应该包括家庭管理压力、满足彼此需求和成长的方式。开始进行有关平衡希望与成功之间挑战的讨论是一个强有力的信号，那就是：家庭很重要！

参考文献

* 主要参考文献

*Abbeduto L, Seltzer MM, Shattuck P, Krauss MW, Orsmond G, Murphy MM (2004) Psychological well-being and coping in mothers of youths with autism, Down syndrome, or fragile X syndrome. *Am J Ment Retard* 109: 237–254. http://dx.doi.org/10.1352/0895-8017(2004)109<237:PWACIM>2.0.CO;2

Almasri N, Palisano RJ, Dunst LA, Chiarello A, O'Neil ME, Polansky M (2012) Profiles of family needs of children and youth with cerebral palsy. *Child Care Health Dev* 38: 798–806. http://dx.doi.org/10.1111/j.1365-2214.2011.01331.x

Austin JK, Harezlak J, Dunn DW, Huster GA, Rose DF, Ambrosius WT (2001) Behavior problems in children before first recognized seizure. *Pediatrics* 107: 115–122. http://dx.doi.org/10.1542/peds.107.1.115

Bailey DB, Golden RN, Roberts J, Ford A (2007) Maternal depression and developmental disability: research critique. *Ment Retard Dev Disabil Res Rev* 13: 321–329. http://dx.doi.org/10.1002/mrdd.20172

Baker JK, Seltzer MM, Greenberg JS (2011a) Longitudinal effects of adaptability on behaviour problems and maternal depression in families of adolescents with autism. *J Fam Psychol* 25: 601–609. http://dx.doi.org/10.1037/a0024409

*Baker JK, Smith LE, Greenberg JS, Seltzer MM, Taylor JL (2011b) Change in maternal criticism and behaviour problems in adolescents and adults with autism across a 7-year period. *J Abnorm Psychol* 120: 465–475. http://dx.doi.org/10.1037/a0021900

Barker ET, Hartley SL, Seltzer MM, Floyd FJ, Greenberg JS, Orsmond GI (2011) Trajectories of emotional well-being in mothers of adolescents and adults with autism. *Dev Psychol* 47: 551–561. http://dx.doi.org/10.1037/a0021268

Blacher J, Shapiro J, Lopez S, Diaz L, Fusco J (1997) Depression in Latina mothers of children with mental retardation: a neglected concern. *Am J Ment Retard* 101: 483–496.

Boss PG, Doherty WJ, LaRossa R, Schumm WR, Steinmetz SK (1993) *Sourcebook of Family Theories and*

Methods: A Contextual Approach. New York: Plenum Press. http://dx.doi.org/10.1007/978-0-387-85764-0

Brehaut JC, Kohen DE, Garner RE, et al (2009) Health among caregivers of children with health problems: findings from a Canadian population-based study. *Am J Public Health* 99: 1254–1262. http://dx.doi.org/10.2105/AJPH.2007.129817

Brehaut JC, Garner RE, Miller AR, et al (2011) Changes over time in the health of caregivers of children with health problems: growth curve findings from a 10-year Canadian population-based study. *Am J Public Health* 101: 2308–2316. http://dx.doi.org/10.2105/AJPH.2011.300298

Bugental DB, Johnston C (2000) Parental and child cognitions in the context of the family. *Annu Rev Psychol* 51: 315–344. http://dx.doi.org/10.1146/annurev.psych.51.1.315

CanChild (2012) Family-centred services sheets. Available at: http://www.canchild.ca/en/childrenfamilies/fcs_sheet.asp (accessed 26 June 2012).

*Charles NC, Berman RC (2009) Making space for positive constructions of the mother–child relationship: the voices of mothers of children with autism spectrum disorder. *J Assoc Res Mothering* 11: 180–198.

Cox MJ, Paley B (1997) Families as systems. *Annu Rev Psychol* 48: 243–267. http://dx.doi.org/10.1146/annurev.psych.48.1.243

Crosbie-Burnett M, Klein DM (2010) The fascinating story of family theories. In: Bray JH, Stanton M, editors. *The Wiley-Blackwell Handbook of Family Psychology*. Oxford: Blackwell Publishing, pp. 37–52.

Darling N, Steinberg L (1993) Parenting style as context: an integrative model. *Psychol Bull* 113: 487–496. http://dx.doi.org/10.1037/0033-2909.113.3.487

Darrah J, Wiart L, Magill-Evans J, Ray L, Andersen L (2010) Are family-centred principles, functional goal setting and transition planning evident in therapy services for children with cerebral palsy? *Child Care Health Dev* 38: 41–47. http://dx.doi.org/10.1111/j.1365-2214.2010.01160.x

Davis E, Shelly A, Waters E, Boyd R, Cook K, Davern M (2009) The impact of caring for a child with cerebral palsy: quality of life for mothers and fathers. *Child Care Health Dev* 36: 63–73. http://dx.doi.org/10.1111/j.1365-2214.2009.00989.x

Dykens EM (2005) Happiness, well-being, and character strengths: outcomes for families and siblings of persons with mental retardation. *Ment Retard* 43: 360–364.

Emerson E, Graham H, McCulloch A, Blacher J, Hatton C, Llewellyn G (2008) The social context of parenting 3-year old children with developmental delay in the UK. *Child Care Health Dev* 35: 63–70. http://dx.doi.org/10.1111/j.1365-2214.2008.00909.x

Fadiman A (1998) *The Spirit Catches You and You Fall Down: A Hmong Child, Her American Doctors, and the Collision of Two Cultures*. New York: Farrar, Strauss and Giroux.

Findler L, Vardi A (2009) Psychological growth among siblings of children with and without intellectual disabilities. *Intellect Dev Disabil* 47: 1–12. http://dx.doi.org/10.1352/2009.47:1-12

Fredrickson BL, Losada MF (2005) Positive affect and the complex dynamics of human flourishing. *Am Psychol* 60: 678–686. http://dx.doi.org/10.1037/0003-066X.60.7.678

Garmezy N (1996) Reflections and commentary on risk, resilience, and development. In: Haggerty RJ, Sherrod LR, Garmezy N, Rutter M, editors. *Stress, Risk, and Resilience in Children and Adolescents: Processes, Mechanisms, and Interventions*. Cambridge: Cambridge University Press, pp. 1–18.

*Garner RE, Arim RG, Kohen DE, et al (2011) Parenting children with neurodevelopmental disorders and/or behaviour problems. *Child Care Health Dev* (epub ahead of print, 9 November). http://dx.doi.org/10.1111/j.1365-2214.2011.01347.x

Glenn S, Cunningham C, Poole H, Reeves D, Weindling M (2008) Maternal parenting stress and its correlates in families with a young child with cerebral palsy. *Child Care Health Dev* 35: 71–78. http://dx.doi.org/10.1111/j.1365-2214.2008.00891.x

Gray KM, Piccinin AM, Hofer SM, et al (2011) The longitudinal relationship between behaviour and emotional disturbance in young people with intellectual disability and maternal mental health. *Res Dev Disabil* 32: 1194–1204. http://dx.doi.org/10.1016/j.ridd.2010.12.044

*Greenberg JS, Seltzer MM, Hong J, Orsmond GI (2006) Bidirectional effects of expressed emotion and behaviour problems and symptoms in adolescents and adults with autism. *Am J Ment Retard* 111: 229–249. http://dx.doi.org/10.1352/0895-8017(2006)111[229:BEOEEA]2.0.CO;2

Hartley SL, Barker ET, Seltzer MM, Greenberg JS, Floyd FJ (2011) Marital satisfaction and parenting experiences of mothers and fathers of adolescents and adults with autism. *Am J Intellect Dev Disabil* 116: 81–95. http://dx.doi.org/10.1352/1944-7558-116.1.81

Head LS, Abbeduto L (2007) Recognizing the role of parents in developmental outcomes: a systems approach to evaluating the child with developmental disabilities. *Ment Retard Dev Disabil Res Rev* 13: 293–301. http://dx.doi.org/10.1002/mrdd.20169

*Heimen T, Berger O (2008) Parents of children with Asperger syndrome or with learning disabilities: family environment and social support. *Res Dev Disabil* 29: 289–300. http://dx.doi.org/10.1016/j.ridd.2007.05.005

Hill R (1949) *Families Under Stress: Adjustment to the Crises of War Separation and Reunion*. New York: Harper.

King GA, Zwaigenbaum L, King S, Baxter D, Rosenbaum P, Bates A (2006) A qualitative investigation of changes in the belief systems of families of children with autism or Down syndrome. *Child Care Health Dev* 32: 353–369. http://dx.doi.org/10.1111/j.1365-2214.2006.00571.x

Kuo YC, Lach LM (2012) Life decisions of Taiwanese women who care for a sibling with cerebral palsy. *Health Care Women Int* 33: 646–665.

*Lach LM, Kohen DE, Garner RE, et al (2009) The health and psychosocial functioning of caregivers of children with neurodevelopmental disorders. *Disabil Rehabil* 31: 607–618. http://dx.doi.org/10.1080/09638280802242163

Lach LM, Saini M, Bailey S, et al (2010) Systematic review methods for observational studies: challenges and solutions. *Cochrane Colloquium Abstracts Journal*, October 18–22, 2010. Available at: www.imbi.uni-freiburg.de/OJS/cca/index.php?journal=cca&page=article&op=view&path[]=9635 (accessed 20 April 2012).

Lazarus R (1999) *Stress and Emotion: A New Synthesis*. New York: Springer Publishing.

Lloyd TJ, Hastings R (2009) Hope as a psychological resilience factor in mothers and fathers of children with intellectual disabilities. *J Intellect Disabil Res* 53: 957–968. http://dx.doi.org/10.1111/j.1365-2788.2009.01206.x

Locke LM, Prinz RJ (2002) Measurement of parental discipline and nurturance. *Clin Psychol Rev* 22: 895–929. http://dx.doi.org/10.1016/S0272-7358(02)00133-2

Lothman DJ, Pianta RC, Clarson SM (1990) Mother–child interaction in children with epilepsy: relations with child competence. *J Epilepsy* 3: 157–163. http://dx.doi.org/10.1016/0896-6974(90)90102-5

McCarthy A, Cuskelly M, van Kraayenoord CE, Cohen J (2006) Predictors of stress in mothers and fathers of children with fragile X syndrome. *Res Dev Disabil* 27: 688–704. http://dx.doi.org/10.1016/j.ridd.2005.10.002

McConnell D, Breitkreuz R, Savage A (2010) From financial hardship to child difficulties: main and moderating effects of perceived social support. *Child Care Health Dev* 37: 679–691. http://dx.doi.org/10.1111/j.1365-2214.2010.01185.x.

McCubbin HI, Patterson JM (1983) The family stress process – the Double ABCX model of adjustment of adaptation. *Marriage Fam Rev* 6: 7–37. http://dx.doi.org/10.1300/J002v06n01_02

McCubbin MA, McCubbin HI (1987) Family stress theory and assessment: the T-Double ABCX model of family adjustment and adaptation. In: McCubbin HI, Thompson A, editors. *Family Assessment for Research and Practice*. Madison, WI: University of Wisconsin-Madison, pp. 3–32.

McCubbin MA, McCubbin HI (1996) Resiliency in families: a conceptual model of family adjustment and adaptation in response to stress. In: McCubbin HI, Thompson AI, McCubbin MA, editors. *Family Assessment: Resiliency, Coping and Adaptation – Inventories for Research and Practice*. Madison, WI: University of Wisconsin-Madison, pp. 1–64.

McMillan E (2005) A parent's perspective. *Ment Retard* 43: 351–353.

*Majnemer A, Shevell J, Law M, Poulin C, Rosenbaum P (2012) Indicators of distress in families of children with cerebral palsy. *Disabil Rehabil* 34: 1202–1207.

Minuchin S, Nichols MP, Lee WY (2007) *Assessing Families and Couples: From Symptom to System*. Boston: Pearson/Allyn and Bacon.

*Miodrag N, Hodapp RM (2011) Chronic stress and its implications on health among families of children with intellectual and developmental disabilities (I/DD). *Int Rev Res Dev Disabil* 41: 127–161. http://dx.doi.org/10.1016/B978-0-12-386495-6.00004-7

Neely-Barnes S, Marcenko M (2004) Predicting impact of childhood disability on families: results from the 1995 National Health Interview Survey Disability Supplement. *Ment Retard* 42: 284–293. http://dx.doi.org/10.1352/0047-6765(2004)42<284:PIOCDO>2.0.CO;2

Olson DH (2000) Circumplex model of marital and family systems. *J Marital Fam Ther* 22: 144–167.

Orsmond GI, Seltzer MM, Greehberg JS, Kraus MW (2006) Mother–child relationship quality among adolescents and aduilts with autism. *Am J Ment Retard* 111: 121–137. http://dx.doi.org/10.1352/0895–8017(2006)111[121:MRQAAA]2.0.CO;2

Orsmond GI, Lin LY, Seltzer MM (2007) Mothers of adolescents and adults with autism: parenting multiple children with disabilities. *Intellect Dev Disabil* 45: 257–270. http://dx.doi.org/10.1352/1934-9556(2007)45[257:MOAAAW]2.0.CO;2

*Parish SL, Seltzer MM, Greenberg JS, Floyd F (2004) Economic implications of caregiving at midlife: comparing parents with and without children who have developmental disabilities. *Ment Retard* 42: 413–426. http://dx.doi.org/10.1352/0047-6765(2004)42<413:EIOCAM>2.0.CO;2

Parish SL, Rose RA, Grinstein-Weiss M, Richman EL, Andrews ME (2008) Material hardship in U.S. families raising children with disabilities. *Exceptional Children* 75: 71–92.

Paster A, Brandwein D, Walsh J (2009) A comparison of coping strategies used by parents of children with disabilities and parents of children without disabilities. *Res Dev Disabil* 30: 1337–1342. http://dx.doi.org/10.1016/j.ridd.2009.05.010

Patterson JM (1988) Families experiencing stress: the family adjustment and adaptation response model. *Fam Syst Med* 5: 202–237. http://dx.doi.org/10.1037/h0089739

Patterson JM (2002) Integrating family resilience and stress theory. *J Marriage Fam* 64: 349–360. http://dx.doi.org/10.1111/j.1741-3737.2002.00349.x

Pino O (2000) The effect of context on mother's interaction style with Down's syndrome and typically developing children. *Res Dev Disabil* 111: 155–169.

Raina P, O'Donnell M, Rosenbaum P, et al (2005) The health and wellbeing of caregivers of children with cerebral palsy. *Pediatrics* 115: e626–e636. http://dx.doi.org/10.1542/peds.2004-1689

Ray L (2002) Parenting and childhood chronicity: making visible the invisible work. *J Ped Nurs* 17: 424–438. http://dx.doi.org/10.1053/jpdn.2002.127172

Rodenburg R (2006) Family predictors of psychopathology in children with epilepsy. *Epilepsia* 47: 601–614. http://dx.doi.org/10.1111/j.1528-1167.2006.00475.x

Rosenbaum P, King S, Law M, King G, Evans J (1998) Family-centred services: a conceptual framework and research review. *Phys Occup Ther Pediatr* 18: 1–20. http://dx.doi.org/10.1080/J006v18n01_01

Rutter M (2006) Implications of resilience concepts for scientific understanding. *Ann N Y Acad Sci* 1094: 1–12. http://dx.doi.org/10.1196/annals.1376.002

Singer GHS, Ethridge BL, Aldana SI (2007) Primary and secondary effects of parenting and stress management interventions for parents of children with developmental disabilities: a meta-analysis. *Ment Retard Dev Disabil Res Rev* 13: 357–369. http://dx.doi.org/10.1002/mrdd.20175

Smith LE, Greenberg JS, Seltzer MM, Hong J (2008) Symptoms and behaviour problems of adolescents and adults with autism: effects of mother–child relationship quality, warmth, and praise. *Am J Ment Retard* 113: 387–402. http://dx.doi.org/10.1352/2008.113:387-402

*Smith LE, Hong J, Seltzer MM, Greenberg JS, Almeida DM, Bishop SL (2010) Daily experiences among mothers of adolescents and adults with autism spectrum disorder. *J Autism Dev Disord* 40: 167–178. http://dx.doi.org/10.1007/s10803-009-0844-y

Stein REK, Jessop DJ (1982) A noncategorical approach to chronic childhood illness. *Public Health Rep* 97: 354–362.

Trute B, Hiebert-Murphy D (2002) Family adjustment to childhood developmental disability: a measure of parent appraisal of family impacts. *J Ped Psychol* 27: 271–280. http://dx.doi.org/10.1093/jpepsy/27.3.271

Trute B, Hiebert-Murphy D, Levine K (2007) Parental appraisal of the family impact of childhood developmental disability: times of sadness and times of joy. *J Intellect Dev Disability* 32: 1–9. http://dx.doi.org/10.1080/13668250601146753

*Trute B, Benzies KM, Worthington C, Reddon JR, Moore M (2010) Accentuate the positive to mitigate the negative: mother psychological coping resources and family adjustment in childhood disability. *J Intellect Dev Disabil* 35: 36–43. http://dx.doi.org/10.3109/13668250903496328

第十二章　耻辱感：一种普遍的环境障碍

安·雅各比 (Ann Jacoby)

琼·K. 奥斯汀 (Joan K. Austin)

概要

　　在社会学和心理学中，疾病耻辱感长期以来一直是健康和疾病中的一个关键概念（Weiss et al. 2006）。耻辱感在患病者（尤其是慢性疾病）的生活经历中的作用一直是大量研究的焦点。疾病耻辱感已被确定为一个重要的公共卫生问题，因为它不仅是确诊疾病之外的一个健康压力因素，同时也是获得针对主要健康问题的最佳卫生保健服务的一个障碍。有关疾病耻辱感的大部分研究都探讨了其对慢性病成年患者的意义，本章则重点探讨这种耻辱感对儿童及青少年的性质和影响等问题，其中特别关注"不可见的"及"间歇性可见的"残疾等（尤其是癫痫）。在探讨过程中，我们大范围收集了有关疾病耻辱感的文献，但首先关注的是耻辱感概念本身，特别是与所讨论的年龄组有关的。我们得出的结论是，许多因素可能有助于儿童、年轻人及其家人处理这一潜在障碍带来的挑战，包括可见和不可见的，以适应慢性神经发育性障碍长期相伴的生活。本章全篇重点介绍了与癫痫有关的文献，这是我们自身研究的兴趣领域，同时我们也认为，它是本章论点的一个绝佳"示踪物"（tracer），因为癫痫文献提供的大部分内容都可以推广到本书所述的其他神经发育性障碍。

一、为什么疾病会带来耻辱感?

任何关于疾病耻辱感性质的讨论都不可避免地起始于欧文·戈夫曼（Irving Goffman）（1963）的开创性工作。在其经典论述中，**耻辱感**（Stigma）被划分为三个类别，其中一个是由"令人厌恶的身体"引起的耻辱感（Goffman 1963）。关于这个问题，许多作者已经探讨了原因，以及在多大程度上这种身体上的功能障碍和不良的健康状况可成为耻辱感的焦点。琼斯（Jones）等人（1984）认为疾病耻辱感是当患者被提醒在未来的人生中可能出现痛苦、悲伤和死亡时，产生的一种焦虑的心理反应。类似的是，疾病耻辱感被归因于疾病会造成心理威胁的想法，即给理所当然的正常世界带来某种危险（Das 2001）。阿布隆（Ablon）（2002）强调，为了理解为什么某种疾病比其他疾病的耻辱感更严重，需要考虑该疾病的性质、历史内涵及被赋予的特征，因此她认为，精神疾病的耻辱感是因为它呈现了不可预测性，而麻风病则是因为严重毁容，从而令那些看到的人感到不安。关于癫痫，作为儿童期一种常见的神经系统疾病，巴格利（Bagley）（1972）认为，癫痫的耻辱感是基于一种"反常恐怖"，因为在别人看来，癫痫患者在做别人害怕做的事，即失去控制，然后恢复原状。

其他作者提出了疾病耻辱感的一个更加具有生物学驱动意义的基础，在他们的分析中，这种基础是患者没有能力有效地为社会做出贡献。帕森斯（Parsons）（1951）将疾病描述为一种偏离社会期望和成员义务的状态，因此会遭受社会歧视。继帕森斯之后，里德帕斯（Reidpath）等人（2005）认为，那些经历慢性疾病的人会感到耻辱，因为他们无法像社会群体中的其他人一样做出贡献，他们对群体的社会价值降低而导致耻辱感和被社会排斥。这些论点可能更适用于成年人的不良健康状况，而不适用于儿童，因为成人为社会作贡献的社会必要性与儿童并不一致。尽管如此，患有慢性疾病的儿童还是可能被认为不仅在现在而且在将来都会消耗社会资源，并且很可能破坏"互惠互利"的社会规则。

人类学研究着重强调了有关疾病原因和预后的文化特异性信念如何决定疾

病的社会相关性定义和与消极刻板印象的联系，以及如何既采用群体化方式也采用个别化方式进行管理（一些癫痫的例子见 Fadiman 1998，Ismail et al. 2005，Allotey & Reidpath 2007，Winkler et al. 2010）。这些研究强调了这样一个事实，即一个疾病的社会过程"既由其生物学条件决定，也同样由当地相关者的利益决定"（Kleinman et al. 1995）。就儿童期疾病而言，相关者既包括患病的儿童，也包括其他家庭成员，他们的利益将与疾病调适过程、潜在耻辱感的管理及任何相关的歧视性表达高度相关。

二、疾病耻辱感的机制是什么？

林克（Link）和费伦（Phelan）（2001）提出，只有当一系列相互关联的条件叠加时才存在耻辱感。首先，必须将人类的差异定义为与社会性相关；接下来，这些差异必须与消极的刻板印象联系起来；然后，这种刻板印象必然导致社会分离；最终，造成地位丧失和歧视。克罗克（Crocker）等人（1998）强调了许多社会耻辱感的普遍性，这些耻辱感通常在年幼时被承受，通过媒体和公众意识得到加强，而且经常被人不自觉地使用，包括那些甚至都不同意这些污名的人和那些自己就是受害对象的人。这种消极的刻板印象的介入会导致（社会成员间的）关系紧张和焦虑，在极端情况下，甚至会导致耻辱化和非耻辱化个体之间的相互排斥。米尔鲍尔（Mulhbauer）（2002）指出，这种焦虑和排斥不仅发生在个人层面，也发生在人际层面和制度层面，它们被堂皇地置于法律和章程中，以控制被耻辱化的群体。

因此，在本章的背景下，重要的是要认识到，神经发育性障碍儿童的父母不是生活在真空家庭环境里。他们的态度和观念来自他们所生活的更广泛的社会及他们自己对这种疾病的经历（Marteau & Johnson 1986）。如果这种态度是消极的，父母很可能会将其吸收并整合到他们对孩子所患慢性疾病的结果和意义的理解之中。反过来，这也将给他们带来巨大的心理挑战。为了应对这些挑战，父母或许拒绝或否认社会的态度，或者相反，将自己的消极态度投射到受影响的孩子身上。

三、神经发育性障碍是否有耻辱感，如果有，为什么？

阿布隆（2002）指出，有些特殊的疾病通常被以"特别害怕、恐惧或排斥"的态度对待；她引用了桑塔格（Sontag）（1978）的观点，"任何一种重要的疾病，如果其病因模糊不清而且治疗效果不佳，往往容易产生耻辱感"。对于许多神经发育性障碍，至少在过去，可以肯定地说这是事实。例如，癫痫的定义，无论在何时何地都一直没变，是"不受欢迎的差异"（Goffman 1963），是一种恶性或未知原因的疾病。即使到今天，科学进步使病因已经明确，也找到了有效的治疗策略，但癫痫仍然被错误的信息和信念笼罩，这在很大程度上是因为癫痫对年轻患者同成人一样产生了非常消极的生活影响（Jacoby & Austin 2007）。例如，在美国最近对 19000 名青少年进行的一项调查中（Austin et al. 2002），只有 31% 的人表示他们会考虑与患有癫痫的人约会，75% 的人同意癫痫青少年更有可能被同龄人欺负或捉弄。在英国的一项研究中（Robson 2006），大学生说他们会避免与患癫痫的同学有社会交集；虽然在这项研究中，避免交往的理由是对癫痫发作的担忧，而不是更消极的刻板印象，但是，同伴之间的这种排斥表达可能会使他们对被排斥对象产生内化的耻辱感。

四、神经发育性障碍者家庭背景下的耻辱感

（一）家庭态度的作用

家庭成员，主要是父母，但也包括兄弟姐妹和祖父母，是耻辱感这幕大剧中的关键角色，而存在神经发育性障碍的儿童则位于舞台中心。对于任何慢性儿童期疾病，有人认为，如果父母持消极的态度，他们会拒绝根据儿童的疾病做出一些适应和调整，而他们的拒绝调整会反过来转化成儿童的适应不良（Hansen & Hill 1964，Voeller & Rothenberg 1973）。如果家庭成员的反应是消极的，那么儿童可能就学会用消极的态度去思考自己的病情；如果家庭成员试图

隐瞒或否认儿童的疾病，儿童将学会沉默不语。托德（Todd）和希恩（Shearn）（1997）研究了父母在智力障碍子女的身份认同感形成中的作用，他们注意到，父母在解释残疾儿童信息方面具有中心地位。他们评论说，"父母很可能是为子女提供自我意识的重要角色，这种自我意识包含了与学习困难（智力障碍）相关的社会和道德意义"——这些意义几乎都是有耻辱感的。同样，罗登堡（Rodenburg）等（2006）表明，对于癫痫儿童，父母由于消极态度而表现出来的排斥，是儿童发生心理障碍的关键预测因子。

奥斯汀等人（1984）研究了耻辱感问题及其在父母针对子女患儿童期慢性疾病做出适应和调整过程中的作用，他们研究了 50 名 6 ~ 14 岁被明确诊断为癫痫但没有其他医学问题的儿童的父母。（他们）使用一个包含五个主要领域的评估工具来评价父母的态度，其中包括癫痫带来的社会耻辱感、对家庭的影响及活动限制等。作者发现，母亲（虽然不是父亲）的态度与他们针对儿童状况做出的调整水平之间存在强烈的正相关关系，他们认为这可能反映出母亲在照顾子女方面的参与程度一般更高。母亲的态度和对癫痫控制情况的感觉总共占母亲调整分数差异的 60%。然而，与之前认为父母对癫痫持消极态度的研究相反，本研究发现他们同时持有消极态度和积极态度，这表明"父母的态度比以前所描述的更为复杂"。

托德和希恩（1997）讨论了另一重复杂性，虽然他们的研究是针对智力障碍进行的，但总体上与神经发育性障碍都高度相关。这一复杂的状况是，对于许多患者来说，他们的损伤在出生时或非常年幼时就被发现了，这时候他们自己还不知道贴在身上的标签具有什么意义。有人认为，在这种情况下，儿童不必经历成年慢性病患者所需要的记忆破坏和重建过程（Bury 1982），他们从出生开始就已经适应他们的角色了。然而，反驳者认为，儿童需要时间才能意识到他们与同龄人不同，而且这种时间滞后的长短可能是一个重要因素。当意识到儿童未来可能受到的羞辱时，父母可能会努力延长这种时间，构建一个"保护舱"（protective capsule），在这个"保护舱"中，"对儿童自我贬低性的定义都被挡在外"（Goffman 1963）。然而，随着儿童年龄的增长，父母维持这种保护和抵御耻辱感的能力逐渐减弱，儿童逐渐认识到自己与同龄人的差异及这种差异伴随的缺陷。对于儿童和父母来说，"最终面对事实"（Glidden & Zetlin 1992）可能是一个非常令人担忧的过程。

（二）附赠耻辱感和耻辱感指导

在疾病耻辱感的文献中出现了两个概念，它们对患有慢性疾病并可能有耻辱感的儿童的生活经历非常重要，分别是"附赠耻辱感"（courtesy stigma）和"耻辱感指导"（stigma coaching）。前者包含了这样的观点，即耻辱感可以超出被直接标记的人并延伸到与其相关的人，尤其是亲密的家庭成员，这表现在多种不同的疾病中，如获得性免疫缺陷综合征或感染人类免疫缺陷病毒（Alonzo & Reynolds 1995）、阿尔茨海默病（MacRae 1999）等。克兰曼（Kleinman）及其同事（1995）在他们一项针对中国癫痫患者的研究中探讨了附赠耻辱感的概念，他们描述了在中国文化中，过去乃至现在，患癫痫是如何被认为"丢脸"的，它不仅针对患者本人，还针对其整个家庭，会威胁到其他家庭成员的生活愿景和人生机遇。在西方社会环境中，韦斯特（West）（1979）发现癫痫患儿的父母也经常感到羞耻，他们的孩子因为"奇怪"而被认为会给整个家庭带来羞耻和耻辱感。这种附赠耻辱感的观念可能有助于解释压力水平（Austin et al. 1992）和家庭内部对患儿的排斥（Levin et al. 1988，Suurmeijer 1995），这种情况很可能也发生在存在其他神经发育性障碍的儿童的家庭。

由于父母对消极社会刻板印象的接受，附赠耻辱感的一个后果是父母可能会成为他们存在神经发育性障碍的孩子的"耻辱感导师"，告诉孩子这是一种"不受欢迎的差异"（Goffman 1963）和道德上的负担。这样的父母也可能进行施耐德（Schneider）和康拉德（Conrad）（1983）所称的"致残谈话"（disabling talk），在这种谈话中他们关注患病带来的限制，并指导受影响的孩子向他人隐瞒自己的病情。在他们的研究中，父母表现为一个强有力的"患有癫痫"的道德意义的仲裁者，有些父母将其视为普通的疾病，而有些父母则迅速向自己患病的孩子灌输羞耻感。

五、更广泛社会背景下的神经发育性障碍的耻辱感

虽然家庭成员，特别是父母，在患病儿童和青少年认识到疾病可能带来耻辱感的过程中承担了关键的角色，但在这一剧目中还有其他潜在的参与者。有研究指出，学校是儿童的一个重要的社会环境，而老师则是关键的其他参与者，他们可能会赞同那些与家人较亲近的人的消极态度（Prpic et al. 2003）。阿布隆（2002）指出，对于一个有明显耻辱标记的孩子，入学"通常会形成与社会机构、规范和系统性公众审查的第一次重要对峙"，标志着创伤可能是"暂时的，也可能会持续到他/她的一生"。与神经发育性障碍儿童特别相关的是，老师倾向于持有与广泛公众研究中（记录的）相同的消极态度，世界各地的研究都报告了这种情况。以癫痫为例，研究报告老师反对让（患病的）学生上课，揣测这些儿童不会取得好的学习成绩，限制他们参与学校活动，并认为他们（比其他学生）在课堂上更具攻击性和破坏性（Dantas et al. 2001，Bishop & Slevin 2004，Bishop & Boag 2006）。卡岑施泰因（Katzenstein）等人（2007）研究了"癫痫"这一标签如何影响老师对儿童学业成绩的评价及与实际学业成绩的比较。当老师知道儿童患有癫痫时，他们给出的成绩评价低于他们不知道（患病学生）诊断时的成绩评价，尽管有癫痫标记的儿童在客观测试中的表现并不比未标记的儿童差。作者评论说，如果老师仅仅因为（患儿）被贴上耻辱感的标签，就认为他们会表现不佳，那么这些儿童在获得最佳教育支持方面将处于不利地位。他们担忧这可能会导致"自我实现预言"的失败和自我概念的减弱。

六、耻辱感对生活质量的影响

大量的文献表明患有慢性疾病的儿童和成人的生活质量会下降。针对存在神经发育性障碍的儿童及青少年，研究显示他们的生活质量受损表现在多个

方面，包括他们的家庭及社会关系（参见 Koller et al. 1988，Todd et al. 1990，Olsson & Campenhausen 1993，Jalava et al. 1997，Kerr et al. 2011）、他们的学习表现和结果、随后的就业状况（参见 Evans et al. 1994，Austin et al. 1996，Jalava et al. 1997，Chin et al. 2011），以及他们的心理健康（参见 Austin et al. 1992，Lee et al. 2008，Hamiwka et al. 2011，Stevanovic et al. 2011，Vega et al. 2011）。这里我们简要地介绍一些相关的研究。

埃默森（Emerson）等人（2009）的一项研究调查了患有长期疾病、损伤或残疾（包括但不限于神经发育性障碍）的青少年和年轻人的幸福感。作者报告说，与没有残疾的同龄人相比，这一群体更有可能生活在会使他们的幸福感受到威胁的情况下。因此，他们在社会中更加孤立，受教育机会更少，并更可能被排除在就业市场之外，从而经历贫穷与困难。虽然他们的福祉减少不能仅仅归因于耻辱感和歧视的影响，作者们还是认为，这反映了本着权利和参与原则而制定的政府政策未能解决这些问题，也可能说明有隐含的耻辱感存在。在美国的一项研究中，马斯洛（Maslow）等人（2011a，b）比较了患有慢性疾病的年轻人和不患有慢性疾病的年轻人的教育、职业和社会地位。他们发现那些在儿童期患有慢性疾病的人与没有患病的人在恋爱、结婚和生子上基本一致，但比较难以从大学毕业或就业。作者认为，需要进一步研究影响因素在不良后果中的角色，如学校缺勤、认知障碍和父母压力（这本身可能反映了耻辱感）等。他们进一步提出这样一个问题，即有一些儿童期疾病包括一些神经发育性障碍，可能不属于残疾的范围，无法确保他们获得已知的、对改善教育和职业结果有效的支持。尽管作者没有提到，但我们还是可以说，耻辱感和歧视也是潜在的影响因素，提供支持服务的失败是其中的一个指标。

不少作者提到了这样一种观点，即耻辱感——间接地和 / 或以难以测量的方式——影响神经发育性障碍儿童的生活质量。例如，雷蒂（Räty）等人（2003）比较了患癫痫和不患癫痫的青少年和年轻人的生活质量，他们发现，在活动、社会关系和学业成就等方面的能力水平自我评价上，癫痫患者给出了较低的评价。虽然作者认可神经系统缺陷对这种差异可能有影响，但他们也认为耻辱感可能在决定生活质量方面发挥了很重要的作用。同样，西兰佩（Sillanpää）及其同事（Jalava et al. 1997）记录了在儿童期被确诊为癫痫对成年后生活质量的长期消极影响，他们注意到这种影响会持续存在，即使癫痫在童年时期有过缓解，作者还用幽灵耻辱感来解释研究结果中的这种明显差异。最后，奥斯汀等人（1996）认为，社会耻辱感可能会降低生活质量，并且干扰癫痫青少年"成功地完成心理社会发展任务"的能力。作者还指出，即使他们的病情不活跃（即他们不再有癫痫发作），癫痫青少年也会表现不佳，表明神经发育性障碍出现"双重打击"的可能性，即神经系统功能障碍的消极影响（在癫痫缓解但可能持续存在的情况下），加上源于耻辱感的调整和适应障碍。

奥斯汀等人（1996）的结论被其他作者的对癫痫生活质量影响因素的研究结果证实（Ronen et al. 1999，Kerr et al. 2011）。儿童和青少年报告说感觉自己被同龄人视为"怪人"，并因此被欺负、戏弄或嘲笑，让人畏惧的、感知或体验到的耻辱感被认定在其中扮演着重要角色。他们也很清楚自己受到父母、老师和同龄人的区别对待，这对他们的生活质量有消极影响。有趣的是，乌斯特罗姆（Oostrom）等人（2000）报告说，与其他慢性疾病或损伤相比，癫痫儿童和普通儿童都认为癫痫更加耻辱。

七、适应神经发育性障碍和耻辱感的作用

就智力障碍而言，埃杰顿（Edgerton）（1967）撰写评论说："发现自己是个智力落后者，就背上了一种毁灭性的耻辱……终极的恐怖。"这就引出了一个问题，即那些存在令人耻辱的障碍或疾病的人，如何能够保持积极的自我感觉，以及其他人如何能够帮助他们（这样做）。埃杰顿调查了有过住院经历、目前已经出院回到社区的轻度智力障碍患者所经历的耻辱情况，他发现，这些人的生活指向两个"孪生"的方向，一个是否认他们过去存在"精神不健全"

（Edgerton 1967：145），另一个是像"正常人"一样生活，从而使自己能够保持一些自尊感。由于承认自己的现实状况是完全不能接受的，这些人经常用很复杂的方法来解释他们之前被隔离的经历和目前的能力不足。在试图应对耻辱感威胁的过程中，他们也寻求其他"知情人"的帮助，这些人反过来会参与埃杰顿所说的"仁慈阴谋"（benevolent conspiracy）（Edgerton 1967：217），即帮助他们在那些不了解状况的人面前看起来像"正常人"一样。

在托德和希恩（1997）的研究中，那些与已成年智障子女共同居住的父母被问及他们自己的照顾者职业、如何处理附赠耻辱感、如何看待子女的社会地位，以及子女对自己社会身份的自我意识，作者发现，耻辱感是这些父母生活的一个普遍特征，会给所有家庭成员带来身份认同问题。他们以类似于埃杰顿出院患者的方式处理这个问题，即采取"不披露和虚构身份"的策略，然而，这些策略使耻辱感继续合理化。

对于耻辱感到底在多大程度上阻碍了神经发育性障碍儿童的适应，这个问题很难回答。这不仅因为适应的策略［如托德和希恩（1997）所描述的那些策略］，而且也因为它只代表一系列多因素拼图中的一项因素。基于他们在癫痫方面的研究，奥斯汀等人（1994）提出，应对慢性神经发育性障碍的适应问题及耻辱感在决定适应和调整方面的作用需要与竞争性神经因素关联起来考虑。

钦（Chin）等人（2011）在英国开展了一项有趣的研究，该研究涉及癫痫患儿和未患病的儿童成年后健康状况和社会经济状况方面的比较。分析结果显示，对成人结局具有重要意义的一个关键因素是癫痫儿童所经历的焦虑程度（当孩子年满 11 岁时，由老师评估），即担心是否会被与他们交往的同龄人和成年人接受。这一因素被发现是成年后社会心理不良后果的一个重要预测因素，这表明"癫痫这一事件本身的某些内在特性会导致以后的生活孤立，而这可能与社会对癫痫的态度有关"。作者质疑为什么儿童（甚至在 11 岁时）在被社会接受方面就已经遇到困难，并且继续强调他们的发现对干预的应用价值。他们的结论是，虽然药物干预对癫痫发作至关重要，但它只是促进有效适应的一个元素，还需要针对行为／认知和情感问题的干预，而这需要通过实施包容性教育政策来支持。

阿布隆（2002）在患有慢性疾病和损伤的儿童家庭中确定了一系列个人因素和意识形态因素，这些因素对于成功应对耻辱感至关重要，包括无条件的家庭支持、明确的家庭内部沟通、讨论操作问题和情感问题的意愿，以及寻求最优质的医疗护理和强烈支持的家庭成员，以帮助决定可用的治疗方案。虽然是针对另一种儿童期非神经发育性障碍，阿特金（Atkin）和艾哈迈德（Ahmad）（2000）仍认为，家庭与卫生保健的接触是影响适应能力的另一个重要因素，根据其性质，它既可以是帮助，也可以是阻碍。有人建议，有必要直接向患有慢性病的儿童本身提供咨询服务和同伴支持方案，以此作为解决消极态度问题及感知和经历耻辱感的手段（Chesson et al. 2004，Galletti & Sturniolo 2004，Funderburk et al. 2007），有证据表明此类干预措施取得了成功（Snead et al. 2004）。值得注意的是，与通常报道的慢性耻辱感疾病患者的适应情况结果不同，阿德米（Admi）和沙哈姆（Shaham）（2007）的研究结果支持了一种更乐观的观点，这些研究者提供了证据，证明青少年能够成功地将他们的疾病融入他们的日常生活中，并通过个人的力量来做到这一点。

八、需要做些什么来减少耻辱感

总之，减少神经发育性障碍患者由耻辱感带来的无形障碍并不是一件容易的事情。它包括根据这些障碍的社会含义采取行动，同时教育一般公众和特定的关键群体，让大家了解障碍的原因、治疗和预后的实际情形。它包括挑战消极的应对策略，培养面对耻辱感的积极反应和抗挫力，包括对那些患者、家庭成员和照顾人员。它还包括通过适当的健康和社会照顾系统和立法寻求保护和支持，以确保以适当和及时的方式提供这种保护和支持。最后，它还包括开展活动，使隐形的耻辱感被众人看见，并反对将耻辱性标志用于目标群体。

参考文献

* 主要参考文献

*Ablon J (2002) The nature of stigma and medical conditions. *Epilepsy Behav* 3: S2–S9. http://dx.doi.org/10.1016/S1525-5050(02)00543-7

*Admi H, Shaham B (2007) Living with epilepsy: ordinary people coping with extraordinary situations. *Qualitative Health Res* 17: 1178–1187. http://dx.doi.org/10.1177/1049732307307548

Allotey J, Reidpath D (2007) Epilepsy, culture, identity and well-being: a study of the social, cultural and environmental context of epilepsy in Cameroon. *J Health Psychol* 12: 431–443. http://dx.doi.org/10.1177/1359105307076231

Alonzo A, Reynolds N (1995) Stigma, HIV and AIDS; an exploration and celebration of a stigma strategy. *Soc Sci Med* 41: 303–315. http://dx.doi.org/10.1016/0277-9536(94)00384-6

Atkin K, Ahmad WIU (2000) Family care-giving and chronic illness: how parents cope with a child with a sickle cell disorder or thalassaemia. *Health Soc Care Commun* 8: 57–69. http://dx.doi.org/10.1046/j.1365-2524.2000.00211.x

*Austin JK, McBride AB, Davis HW (1984) Parental attitude and adjustment to childhood epilepsy. *Nurs Res* 33: 92–96. http://dx.doi.org/10.1097/00006199-198403000-00012

Austin JK, Risinger MW, Beckett LA (1992) Correlates of behaviour problems in children with epilepsy. *Epilepsia* 33: 1115–1122. http://dx.doi.org/10.1111/j.1528-1157.1992.tb01768.x

Austin JK, Smith MS, Risinger MW, McNelis AM (1994) Childhood epilepsy and asthma: comparison of quality of life. *Epilepsia* 35: 608–615. http://dx.doi.org/10.1111/j.1528-1157.1994.tb02481.x

*Austin JK, Huster GA, Dunn DW, Risinger MW (1996) Adolescents with active or inactive epilepsy or asthma: a comparison of quality of life. *Epilepsia* 37: 1228–1238. http://dx.doi.org/10.1111/j.1528-1157.1996.tb00558.x

*Austin JK, Shafer PO, Deering JB (2002) Epilepsy familiarity, knowledge and perceptions of stigma: report from a survey of adolescents in the general population. *Epilepsy Behav* 3: 368–375. http://dx.doi.org/10.1016/S1525-5050(02)00042-2

Bagley C (1972) Social prejudice and the adjustment of people with epilepsy. *Epilepsia* 13: 33–45. http://dx.doi.org/10.1111/j.1528-1157.1972.tb04547.x

Bishop M, Slevin B (2004) Teachers' attitudes towards students with epilepsy: results of a survey of elementary and middle school teachers. *Epilepsy Behav* 5: 308–315. http://dx.doi.org/10.1016/j.yebeh.2004.01.011

Bishop M, Boag EM (2006) Teachers' knowledge about epilepsy and attitudes towards students with epilepsy: results from a national survey. *Epilepsy Behav* 8: 397–405. http://dx.doi.org/10.1016/j.yebeh.2005.11.008

Bury M (1982) Chronic illness as biographical disruption. *Soc Health Illness* 4: 167–182. http://dx.doi.org/10.1111/1467-9566.ep11339939

Chesson RA, Chisholm D, Zaw W (2004) Counseling children with chronic physical illness. *Patient Educ Counsel* 55: 331–338. http://dx.doi.org/10.1016/j.pec.2003.04.002

*Chin RFM, Cumberland PM, Pujar SS, Peckham C, Ross EM, Scott RC (2011) Outcomes of childhood epilepsy at age 33 years: a population-based birth-cohort study. *Epilepsia* 52: 1513–1521. http://dx.doi.org/10.1111/j.1528-1167.2011.03170.x

*Crocker J, Major B, Steele C (1998) Social stigma. In: Fiske S, Gilbert D, Lindzey G, editors. *Handbook of Social Psychology*. Boston, MA: McGraw-Hill, pp. 504–553.

Dantas FG, Cariri GA, Cariri GA (2001) Knowledge and attitudes toward epilepsy among primary, secondary and tertiary level teachers. *Arq Neuropsiquiatr* 59: 712–716. http://dx.doi.org/10.1590/S0004-282X2001000500011

Das V (2001) Stigma, contagion, defect: issues in the anthropology of public health. Paper presented at the US NIH conference on Stigma and Global Health: Developing a Research Agenda, 5–7 September 2001, Bethesda MD, 2001. Available at: www.stigmaconference.nih.gov (accessed 27 November 2012).

Edgerton RB (1967) *The Cloak of Competence: Stigma in the Lives of the Mentally Retarded*. Berkeley, CA: University of California Press.

*Emerson E, Honey A, Madden R, Llewellyn G (2009) The well-being of Australian adolescents and young adults with self-reported long-term health conditions, impairments or disabilities: 2001 and 2006. *Aust J Soc Issues* 44: 37–51.

Evans G, Todd S, Beyer S, Felce D, Perry J (1994) Assessing the impact of the all-Wales strategy. *J Intellect Disabil Res* 38: 109–133. http://dx.doi.org/10.1111/j.1365–2788.1994.tb00368.x

*Fadiman A (1998) *The Spirit Catches You and You Fall Down: A Hmong Child, Her American Doctors, and the Collision of Two Cultures*. New York: Farrar Straus & Giroux.

Funderburk JA, McCormick BP, Austin JK (2007) Does attitude toward epilepsy mediate the relationship between perceived stigma in children and mental health outcomes with epilepsy? *Epilepsy Behav* 11: 71–76. http://dx.doi.org/10.1016/j.yebeh.2007.04.006

Galletti F, Sturniolo MG (2004) Counselling children and parents about epilepsy. *Patient Educ Counsel* 55: 422–425. http://dx.doi.org/10.1016/j.pec.2003.06.004

Glidden LM, Zetlin AG (1992) Adolescence and community development. In: Rowitz L, editor. *Mental Retardation in the Year 2000*. New York: Springer-Verlag, pp. 1–147. http://dx.doi.org/10.1007/978-1-4613-9115-9_7

*Goffman E (1963) *Stigma: Notes on the Management of Spoiled Identity*. Englewood Cliffs, NJ: Prentice Hall.

Hamiwka LD, Hamiwka LA, Sherman EMS, Wirrell E (2011) Social skills in children with epilepsy: how do they compare to healthy and chronic disease controls? *Epilepsy Behav* 21: 238–241. http://dx.doi.org/10.1016/j.yebeh.2011.03.033

Hansen DA, Hill R (1964) Families under stress. In: Christensen H, editor. *Handbook of Marriage and the Family*. Chicago, IL: Rand McNally & Co.

Ismail H, Wright J, Rhodes P, Small N, Jacoby A (2005) South Asians and epilepsy: exploring health experiences, needs and beliefs of communities in the north of England. *Seizure* 14: 497–503. http://dx.doi.org/10.1016/j.seizure.2005.08.006

*Jacoby A, Austin JK (2007) Social stigma for adults and children with epilepsy. *Epilepsia* 48(Suppl. 9): 6–9. http://dx.doi.org/10.1111/j.1528-1167.2007.01391.x

Jalava M, Sillanpaa M, Camfield C, Camfield P (1997) Social adjustment and competence 35 years after onset of childhood epilepsy: a prospective controlled study. *Epilepsia* 38: 708–715. http://dx.doi.org/10.1111/j.1528-1157.1997.tb01241.x

Jones E, Farina A, Hastorf A, Markus H, Miller D, Scott R (1984) *Social Stigma: The Psychology of Marked Relationships*. New York: Freeman.

*Katzenstein JM, Fastenau PS, Dunn DW, Austin JK (2007) Teachers' ratings of the academic performance of children with epilepsy. *Epilepsy Behav* 10: 426–431. http://dx.doi.org/10.1016/j.yebeh.2007.01.006

Kerr C, Nixon A, Angalakuditi M (2011) The impact of epilepsy on children and adult patients' lives: development of a conceptual model from qualitative literature. *Seizure* 20: 764–774. http://dx.doi.org/10.1016/j.seizure.2011.07.007

Kleinman A, Wang W, Li S, et al (1995) The social course of epilepsy: chronic illness as social experience in interior China. *Soc Sci Med* 40: 1319–1330. http://dx.doi.org/10.1016/0277-9536(94)00254-Q

Koller H, Richardson SA, Katz M (1988) Marriage in a young mental retardation population. *J Ment Deficiency Res* 32: 93–102.

Lee A, Hamiwka LD, Sheman EMS, Wirrell EC (2008) Self-concept in adolescents with epilepsy: biological and social correlates. *Pediatr Neurol* 38: 335–339. http://dx.doi.org/10.1016/j.pediatrneurol.2008.01.011

Levin R, Banks S, Berg B (1988) Psychosocial dimensions of epilepsy: a review of the literature. *Epilepsia* 29: 805–816. http://dx.doi.org/10.1111/j.1528-1157.1988.tb04238.x

Link G, Phelan J (2001) Conceptualizing stigma. *Am Rev Sociol* 27: 363–385. http://dx.doi.org/10.1146/annurev.soc.27.1.363

MacRae H (1999) Managing courtesy stigma: the case of Alzheimer's disease. *Soc Health Illness* 21: 54–70. http://dx.doi.org/10.1111/1467-9566.00142

Marteau TM, Johnston M (1986) Determinants of beliefs about illness: a study of parents of children with diabetes, asthma, epilepsy and no chronic illness. *J Psychosomatic Res* 30: 673–683. http://dx.doi.org/10.1016/0022-3999(86)90101-7

*Maslow GR, Haydon AA, Ford CA, Halpern CT (2011a) Young adult outcomes of children growing up with chronic illness. *Arch Pediatr Adolesc Med* 165: 256–261. http://dx.doi.org/10.1001/archpediatrics.2010.287

Maslow GR, Haydon AA, Ford CA, Halpern CT (2011b) Growing up with a chronic illness: social success, educational/vocational distress. *J Adolesc Health* 49: 206–212. http://dx.doi.org/10.1016/j.jadohealth.2010.12.001

Muhlbauer S (2002) Experience of stigma by families with mentally ill members. *J Am Psychiatric Nurs Assoc* 8: 76–83. http://dx.doi.org/10.1067/mpn.2002.125222

Olsson I, Campenhausen G (1993) Social adjustment in young adults with absence seizures. *Epilepsia* 34: 846–851. http://dx.doi.org/10.1111/j.1528-1157.1993.tb02101.x

Oostrom KJ, Schouten A, Olthof T, et al (2000) Negative emotions in children with newly diagnosed epilepsy. *Epilepsia* 41: 326–331. http://dx.doi.org/10.1111/j.1528-1157.2000.tb00163.x

Parsons T (1951) *The Social System*. New York: Free Press of Glencoe.

*Prpic I, Korotaj Z, Vlašin-Cicvaric I, Paucic-Kirincic E, Valerjev A, Tomac V (2003) Teachers' opinions about capabilities and behaviour of children with epilepsy. *Epilepsy Behav* 4: 142–145. http://dx.doi.org/10.1016/S1525-5050(03)00025-8

Räty LK, Wilde Larsson BM, Söderfeldt BA (2003) Health-related quality of life in youth: a comparison between adolescents and young adults with uncomplicated epilepsy and healthy controls. *J Adolesc Health* 33: 252–258.

Reidpath D, Chen K, Gifford S, Allotey P (2005) He hath the French pox: stigma, social value and social exclusion. *Soc Health Illness* 27: 468–489. http://dx.doi.org/10.1111/j.1467-9566.2005.00452.x

Robson C (2006) Examining the social stigma of epilepsy: a qualitative analysis of attitudes, perceptions and understanding towards epilepsy and people with epilepsy among young adults in the undergraduate population. MSc thesis, University of York, UK.

*Rodenburg R, Meijer AM, Deković M, Aldenkamp AP (2006) Family predictors of psychopathology in children with epilepsy. *Epilepsia* 47: 601–614. http://dx.doi.org/10.1111/j.1528-1167.2006.00475.x

Ronen GM, Rosenbaum P, Law M, Streiner DL (1999) Health-related quality of life in childhood epilepsy: the results of children's participation in identifying the components. *Dev Psychol Child Neurol* 41: 554–559. http://dx.doi.org/10.1017/S0012162299001176

*Schneider JW, Conrad P (1983) *Having Epilepsy: The Experience and Control of Illness*. Philadelphia, PA: Temple University Press.

*Snead K, Ackerson J, Bailey K, Schmitt MM, Madan-Swain A, Martin RC (2004) Taking charge of epilepsy: the development of a structured psychoeducational group intervention for adolescents with epilepsy and their parents. *Epilepsy Behav* 5: 547–556. http://dx.doi.org/10.1016/j.yebeh.2004.04.012

Sontag S (1978) *Illness as Metaphor*. New York: Farrar, Straus & Giroux.

Stevanovic D, Jancic J, Lakic A (2011) The impact of depression and anxiety disorder symptoms on health-related quality of life of children and adolescents with epilepsy. *Epilepsia* 52: 75–78. http://dx.doi.org/10.1111/j.1528-1167.2011.03133.x

Suurmeijer TPBM (1995) The impact of epilepsy on social integration and quality of life: family, peers and education. In: Aldenkamp AP, Dreifuss FE, Renier WO, Suurmeijer TPBM, editors. *Epilepsy in Children and Adolescents*. Boca Raton, FL: CRC Press, Inc.

*Todd S, Shearn J (1997) Family dilemmas and secrets: parents' disclosure of information to their adult offspring with learning disabilities. *Disabil Soc* 12: 341–366. http://dx.doi.org/10.1080/09687599727218

Todd S, Evans G, Beyer S (1990) More recognised than known: the social visibility and attachment of people with developmental disability. *Aust NZ J Development Disabil* 16: 207–218.

Vega C, Guo J, Killory B, et al (2011) Symptoms of anxiety and depression in childhood absence epilepsy. *Epilepsia* 52: 70–74. http://dx.doi.org/10.1111/j.1528-1167.2011.03119.x

Voeller KK, Rothenberg MB (1973) Psychosocial aspects of the management of seizures in children. *Pediatrics* 51: 1072–1082.

*West P (1979) Investigation into the social construction and consequences of the label 'epilepsy'. PhD thesis, University of Bristol, UK.

Weiss MG, Ramakrishna J, Somma D (2006) Health-related stigma: rethinking concepts and interventions. *Psychol Health Med* 11: 277–287. http://dx.doi.org/10.1080/13548500600595053

Winkler AS, Mayer M, Schnaitmann S, et al (2010) Belief systems of epilepsy and attitudes toward people living with epilepsy in a rural community of northern Tanzania. *Epilepsy Behav* 19: 596–601. http://dx.doi.org/10.1016/j.yebeh.2010.09.023

第十三章 强化神经发育性障碍
儿童的权利

希拉·詹宁斯（Sheila Jennings）

概要

　　本章介绍了有关患病和残疾儿童权利的一些具有代表性的重要案例。从健康法、刑法、行政法和儿童福利法的范围对判例法进行了回顾。本章的前提是，无论是来自民事法庭、人权法庭、刑事法庭，还是来自公众舆论法庭，那些决策及其后果告诉我们，在很多社会领域仍存在阻碍残疾儿童享有充分权利的现象。

一、引言

　　据观察，童年与残疾之间交叉的部分尚未得到充分深入的研究，也尚未形成理论。此外，人们已经注意到，"残疾经历在当代儿童的研究中属于边缘化的内容，而在社会模式的研究中童年经历也是属于边缘化的内容"（Priestley 1998）。法律为我们理解在这个交叉点上发生的事情提供了一个重要的视角。

　　美国和加拿大已经有代表神经发育性障碍的残疾儿童向法院提起重要民事和刑事诉讼的案例，此类案件的影响超越了法院和法庭的调查结果，涉及有特殊需要儿童的民事案件不多，因为作为系统性变革的途径，民事诉讼的典型特点是复杂、耗时长、代价极高（Rosenberg & Yohalem 1986），更不要说那些有复杂照护需求的儿童的父母们没有时间、精力和财力去起诉政府。而且，正如关于残疾诉讼的一般描述，法院的审判结果成功转化为政策层面改变的情况并不是经常发生（Rosenberg & Yohalem 1986）。在加拿大，一个很好的例子是埃尔德里奇（Eldridge）诉不列颠哥伦比亚省（司法部部长）案（1997）。尽管没有涉及神经发育性障碍儿童，但这仍然是一个重要的残疾人权利案件。

在埃尔德里奇案中，原告聋人请求法律赔偿，称政府未能提供手语翻译是对缺陷的歧视，认为政府的行为侵犯了当事人根据《加拿大权利和自由宪章》享有的平等权利。加拿大最高法院认为，一旦政府承诺向民众提供福利，它必须确保符合平等条款的民众都可以享受到这一福利。问题在于，尽管法院已经认为必须提供这样的翻译服务，但加拿大人通常认为，这些服务不一定要提供给正在住院的患者。因此，埃尔德里奇案件证明了平等权利诉讼的另一个局限。尽管如此，此案的审理还是明确表明了该权利是存在的，并且该案件有助于将残疾人权利带进大众的视野中，可以提高人们对此类问题的认知意识。

在对神经发育性障碍儿童造成伤害的刑法案例中，公众舆论对儿童权利显然是存在疑问的。在一些案例中，如 6 岁的自闭症患者查尔斯·布莱斯（Charles Blais）和患有雷特综合征（Rett syndrome）的凯蒂·琳恩·贝克（Katie Lyn Baker），"残疾人社区"因为不愿起诉谋杀他们的凶手而被敲响了警钟。这些案件共同向"残疾人社区"发出一个信号，即加拿大神经发育性障碍儿童的权利受保护的程度低于正常发育儿童。因此，判例法让人们能够观察和评论神经发育性障碍儿童在美国和加拿大的民事和刑事法院中及在媒体和公众舆论法庭中的整体待遇。

格林（Green）（2007）观察了在制定政策时无视公民身份权利的做法，评论说：

> 西方资本主义社会把童年定义为一段依赖时期，这种依赖持续的时间有限，它包括朝着独立的、有经济能力的成年期的可预见的进步。残疾儿童不符合这些期望，因而被视为一个"社会问题"。（强调补充）

（Green 2007：511）

古德利（Goodley）和伦斯威克·科尔（Runswick-Cole）（2011）同样称"……儿童被视为解决社会弊病的工具，因为他们实现了'经济福祉'，并'做出积极的贡献'"。

这些陈述必须要将当前的意识形态和经济环境结合起来考虑。实际上，根据观察报告显示，最近采用的政策"以新自由主义公民身份模式和儿童发展规范描述将残疾儿童排除在外"（Goodley & Runswick-Cole，2011）。人们可能猜测，这种现实情况也许会影响神经发育性障碍儿童（如自闭症儿童）权益倡导者们使用（存在障碍的儿童）的语言以提高他们的兴趣。有人建议，通过选择名称，社会行动者们就会产生"一个既包容又排斥的想象的边界"，此外，政治上很多团体使用"儿童"一词"……作为一个统一的象征，既巩固了一个利益共同体，也确定了一套具有政治意义的主张"（Dobrowolsky & Jenson，2004）。这些理论家的立场支持这样一种观点，即在当代社会中，如上所述，存在障碍的儿童被认为是一个仍待解决的社会问题。人们清楚地记得过去对于这一"问题"的"解决方案"，包括国家支持的大规模谋杀残疾儿童，正如第二次世界大战期间在纳粹德国所目睹的那样（Ronen et al. 2009）。

一些为神经发育性障碍儿童提供服务的组织实际上已经采用了商业化成人式的语言，这可能是想利用儿童的情况，例如，加拿大电视台（Canadian Television，CTV）2011年11月24日的标题为"新自闭症中心旨在帮助自给自足"，随后"中心开幕，由威塞克斯伯爵夫人殿下（Her Royal Highness, the Countess of Wessex）发表讲话……"，伯爵夫人在她的演讲中表示，"凯恩·马丁（Kae Martin）校区将是加拿大同类校园中第一个这样的校园，它将帮助自闭症儿童走上自给自足的道路"。人们需要问一下这实际上是否有用，还需要认识到，提高神经发育性障碍儿童的权利要比看上去复杂得多，与儿童权利有关的问题也会随着时间而变化，使保护残疾儿童权利成为一个动态目标。

二、权利比应有的少

加拿大民事法庭和法院听取了排除和否认服务的指控，同时也在各种事项上支持神经发育性障碍儿童，包括：接受全面教育的权利，如伊顿（Eaton）诉布兰特县教育委员会案〔1997〕1 SCR 241；提供资金和支持，如 A.L. 诉安大略省（社区和社会服务部）案〔2006〕OJ 第 4637 号（加利福尼亚州），拒绝上诉案〔2007〕SCCA 第 36 号；得到专门的寄养照顾和残疾支持，如第一民族大会和第一民族儿童和家庭关爱协会诉加拿大案（2007）；获得自闭症教育治疗，如奥顿（Auton）诉不列颠哥伦比亚省案（2004），萨加里安（Sagharian）诉安大略省案（2008）和温伯格（Wynberg）诉安大略省案（2006）及其他案件。贝尔（Bell）和彼得里克（Petrick）（2010）评论如下（在加拿大的背景下）：

> 加拿大自闭症判例法的一个突出主题——从宪章诉讼到税法——是法院不愿意在资助或提供自闭症治疗方面强制政府承担义务，法院有获得此类资金的其他手段。然而，法院似乎被司法服从原则束缚，立法机关有权力选择处理社会问题的方法。根据这一原则，在对竞争团体的要求或公共资源的分配做出艰难政策选择时，法院应当服从立法机关。加拿大法院发出了一个信息，关于自闭症的辩护在法庭上处理不是最好的方式，相反，这场战斗需要诉诸省级和联邦立法机构。

> （Bell & Petrick 2010：1）

在整个欧盟（Autism Europe 2006）中，至少就受教育权和相关服务而言，法院判决似乎更有利于自闭症儿童。这些案例可以说具有引起人们关注神经发育性障碍儿童的价值，并暴露了主流文化的视角，即排斥他们是一种普遍做法。

诉讼中那些违背残疾儿童权利的社会机构"显现"出的残疾歧视引起了"残疾社区"（disability community）的关注，该社区当然包括神经发育性障碍儿童的父母。作为其倡导的一部分，有些家长已经出版了关于他们抚养神经发育性障碍儿童的经历的书籍。例如，《环球邮报》（*Globe and Mail*）的记者伊恩·布朗（Ian Brown）出版了他的获奖书籍，讲述了他和妻子在照顾他们的儿子沃克（Walker）时的所有经历，沃克患的病叫做"心－面－皮肤综合征"（cardiofacialcutaneous syndrome），是一种"罕见"综合征，其中包括智力障碍。与英国的加拿大高级专员结婚的唐娜·汤姆森（Donna Thomson）撰写了一本书（John Ralston Saul 为其作序），像布朗一样公开讲述了她抚养她的儿子尼古拉斯（Nicholas）（患有脑瘫）的经历。米丽娅姆·埃德尔森（Miriam Edelson）是一名行业工会积极分子，她也公布了她抚养她患有无脑回畸形（lissencephaly）的儿子杰克（Jake）（现已去世）的经历。这些特殊的父母有机会发表意见，并利用这一点来倡导提高神经发育性障碍儿童的权利。

残疾人权利诉讼不仅挑战法律和政策，还可能揭示有关神经发育性障碍儿童的主流或其他言论。一旦公开，与儿童权利背道而驰的观点就可以在公开场合进行探讨，使反对权利侵犯的言论可以被听到。在法院和法庭之外，也会出现解决儿童权利问题的方法的机会；事实上，有些本应该出现在法官面前的这类方法并没有出现，所以这本身就是一个问题。一个众所周知且备受争议的例子就是在美国儿科文献中仍然可以看到的案例：阿什利·X（Ashley X）案，后面会进行讨论。

尽管通过诉讼提升功能障碍儿童的权利有如上所述的诸多困难，但这些案件的作用是将这些儿童的状况直接置于法院、媒体和公众面前，它们提高了神经发育性障碍儿童的可视度，迫使社会考虑和讨论此类诉讼中提出的问题，而且，公众的言论可以被读到、听到并讨论。一个著名的加拿大案例是拉蒂默（Latimer）案（R. 诉拉蒂默案〔2001〕1 SCR 3），该案于特蕾西（Tracy）去世时在加拿大电台上被广泛讨论，至今仍在讨论中。2012 年 3 月，环球电视播出了的一部名为《因为怜悯》（Taking Mercy）的纪录片，展示了一个言论如何被公开的例子。在纪录片中，记者采访了两名神经发育性障碍儿童的父母。其中一位受访的是罗伯特·拉蒂默（Robert Latimer）（他的案例将在下面进一步讨论），拉蒂默在 1993 年杀死了存在神经发育性障碍的女儿，因此恶名昭彰；另一位接受采访的是一位母亲，她解释说她希望国家对她女儿做同样的事情（结束她的生命），她女儿患有圣菲利波综合征（Sanfilippo syndrome），现在已经人到中年；这位母亲，名叫安妮特·科里沃（Annette Corriveau），坚持说她有权利撤掉喂食的鼻胃管，但她说她不能这么做，因为这"不人道"，她无法接受。纪录片的记者在节目的不同节点发表了声明，"……加拿大的法律和道德从未像现在这样冲突"，并且"……在法律和道德之间的争斗中，法律获胜"。这样的声明提供了一块试金石，以检验在特定时间点，这些权利在某些人口阶层中的"位置"。这个案例提出的观点似乎是，当前的加拿大刑法侵犯了严重神经发育性障碍儿童的父母的权利。在回应这一立场时，加拿大社区生活协会主席在给环球电视和加拿大广播标准委员会的一封公开信（2012）中断言，"社会正在发生着让人非常担忧的变化，一场'完美风暴'使社会变成了残疾人士的危险地"。

在 12 岁的特蕾西·拉蒂默被杀风波之后，媒体对待起诉她的父亲罗伯特·拉蒂默及特蕾西神经发育性障碍的事实的方式，反映出社会文化对神经发育性障碍儿童生活的看法。随着时间的推移，社区与国家的看法之间的差异变得显而易见。国家的立场正如审判时（CBC 2010a）所言，"毫无争议，在特蕾西的一生中，她有时遭受了相当大的痛苦，同样，她的生命质量由于严重的残疾而受限，但她所遭受的痛苦并非不间断的，她的生命曾有价值和质量"。随着案件进入加拿大最高法院，许多人表达对她父亲的同情，特蕾西作为一个被具象化的儿童（Janz 1998）的充满争议的身份越来越明显。特蕾西儿童身份的可疑特性显然是由于她的残疾，然而这种现实即使在学术文献中也被否定了。例如，斯尼德曼（Sneiderman）（1997）在《健康法期刊》（*Health Law Journal*）上发表的题为"拉蒂默安乐死案：对犯罪和惩罚的思考"的文章中写道：

> ……拉蒂默不是因为轻视残疾的生命而杀死他的女儿。确实，如果她没有患脑瘫，他就不会杀了她。然而，能解释这场杀害的也不是她的残疾。如果他因蔑视残疾人的生命而杀害了他的女儿，那么法律就应该宣判他有罪，但这并不是他杀死她的原因；他杀死她是出于对她遭受的由残疾带来

的痛苦的同情和心痛。这虽然不能原谅他的行为，但足以免除有罪判决。

（Sneiderman 1997：第 17 段）

特蕾西的父亲被判二级谋杀罪，被强制判处 10 年有期徒刑。罗伯特·拉蒂默最近接受了加拿大广播公司（Canadian Broadcasting Corporation, CBC）（2011）的采访，他再次宣称他做了正确的事。人们必须问，为什么允许他为自己的立场辩护，为什么加拿大人愿意听他这样做。其中一个原因可能来自当前文化中某些特定言论的正常化。例如，有一些公开的在线讨论挑战神经发育性障碍儿童的最基本权利。雅虎问答上进行了一系列的讨论，标题就是"你认为让严重残疾儿童活着是残忍的吗？"和"为什么允许患有严重疾病的儿童活着？"类似的问题也被问及存在严重缺陷的早产儿，其父母和医生是否应该被允许在婴儿出生时停止营养或治疗。弗里曼（Freeman）（2011）在英国发表的一篇文章写道，这种情况已经被描述为一个"考验伦理学家和法院"的领域。对于存在严重缺陷的婴儿来说，这种情况被描述为"父母权利、儿童最佳利益、职业操守及适当使用强大医疗技术的复杂交集"（儿童国家医疗中心 2000）。

然而，残疾儿童权利不仅仅是最佳利益，而且是处于这个交集的中间。20 世纪 80 年代中期，美国通过对三个相关案件的诉讼探索了这个交集，这三个案例被通俗地称为巴比·多伊（Baby Doe）案，巴比·简·多伊（Baby Jane Doe）案和巴比·K（Baby K）案（儿童国家医疗中心 2000）。这些案例共同探讨了一些有争议的问题，其中包括歧视严重缺陷的新生儿，以及国家在为严重出生缺陷儿童早期生活做出治疗决策方面的作用。来自印第安纳州的巴比·多伊患有唐氏综合征和食管阻塞，巴比·简·多伊被诊断为脊柱裂（脊膜膨出）、脑积水及小头畸形，而巴比·K 被诊断为先天无脑畸形。

在美国最高法院的案件鲍恩（Bowen）诉美国医院案（1986）中，一项决定是关于联邦政府是否可以控制对严重缺陷新生儿的治疗，因为它试图依据所谓的"巴比·多伊修正案"（Baby Doe Amendment），该修正案是对 1984 年《儿童虐待预防和处理法案》（Child Abuse Prevention and Treatment Act，CAPTA）的修正（Moss 1987）。CAPTA 授权美国联邦政府向各州提供有关儿童保护事宜的资金。鲍恩诉美国医院一案的法院驳回了联邦政府提出的对重症和出生缺陷新生儿实施营养和治疗的要求，认为这些要求侵犯了各州的自治权。在一篇名为"巴比·多伊：一个深刻问题的试探性第一步"的文章中，马尔科姆（Malcolm）（1986）指出，这一决定只是"在面对医疗能力快速发展的情况下，在制定治理社会的政策方面迈出的漫长而痛苦的一步"。有关这些案例的学术文献不仅提出了对国家干预是否恰当的不同意见，而且也提出了对美国联邦政府在这些问题上的恰当角色的不同意见。后一种观点在很多文章中得到了阐释，例如，《巴比·简·多伊，国会和各州：挑战联邦的缺陷婴儿治疗标准》（Newman 1989）和《巴比·多伊案例：虐待儿童或非法联邦干预》（Annas 1984）。

正如本章其他部分所述，加拿大联邦政府与省政府当局对神经发育性障碍和其他障碍儿童的管辖权同样是一个有争议和诉讼的问题，如第一民族身份的印第安儿童。虽然加拿大的争端细节明显与美国三起案件完全不同，但有趣的是，我们观察到了一些重要的相似之处，一个是巴比·多伊争议，就像第一民族儿童和家庭关爱协会和第一民族大会与加拿大的纠纷，对联邦政府在通过儿童福利供应来满足残疾儿童的主观需求等方面的角色提出了质疑。在这些案件中，一个主要的不同点是加拿大的联邦政府被指控违反其对这一特定儿童群体的义务，而在巴比·多伊案中，联邦政府却被指控越权。我们从中可以学到的一个教训是，这一独特儿童群体的存在对联邦政府系统也提出了同样独特的挑战，进而建议，需要对支撑这些指控的理由在政策和法律上给予更多的关注。理由之一是儿童的权利，但另一个原因是政府在减少跨司法管辖权争议方面的利益，即谁有支持神经发育性障碍和其他障碍儿童的义务。此外，政府为障碍儿童的诉讼辩护所花费的资金可以而且应该花得更有价值。

关于联邦政府在美国这些儿童生活中的作用是生是死的争议在加拿大也经历过。例如，魁北克的一对父母玛丽·伊芙·洛朗多（Marie-Eve Laurendeau）

和斯特凡·曼莎（Stephane Mantha）于 2009 年向蒙特利尔儿童医院提起诉讼（CTV 2009），称该医院没有尊重父母在女儿费布（Phébé）出生时停止营养供给的意愿，这违反了法律。据 CTV 的一篇题为"夫妻起诉医院让生病的婴儿活着"的报道（2009），幼小的费布患有脑瘫和智力障碍，两个半月大的时候，她的父母收到医院的通知前去接她，否则，医院威胁要将费布交给国家照顾。这一案例引发了其他重要的（但不是新的）政策问题——例如，魁北克的那对父母发现自己在照顾有重大额外医疗需求的儿童时缺乏支持这一关键问题。CTV的同一则新闻报道指出，这个儿童的母亲不得不放弃自己的职业生涯，以便全职照顾费布，这无疑会为家庭带来重大的经济影响和其他弊端。我们不清楚这起案件发生了什么，但它似乎已经解决了。2010 年阿尔伯塔省法院也发生了一起类似案件，涉及婴儿以赛亚·梅（Isaiah May）。据报道，以赛亚在他出生时经历了严重的脑损伤，由于损伤程度严重，他的医生试图将他的呼吸机移除。艾伯塔省大学约翰·多塞托健康伦理中心（John Dossetor Health Ethics Centre）主任迪克·索布西（Dick Sobsey）在向媒体发表的关于以赛亚案的评论中称，"这对医生和父母来说很难"，并进一步表示，"但这不是关于他们谁赢谁输的问题，这真的关乎这个儿童及什么对这个儿童最好"（Priest 2010）。今年 5 月，以赛亚的父母决定取消他的生命支持后，法庭结束了此案。他被加拿大和美国的两位新生儿专家重新评估过，他们告诉以赛亚的父母，他没有脑干功能的迹象了（CBC 2010b）。

这类案件不仅涉及医疗和法律问题，还涉及社会和经济问题，而这些问题不只是涉及存在缺陷的婴儿。重病和严重损伤的婴儿不会在真空中长大，事实是，残疾儿童主要由他们的母亲照顾（Yantzi & Rosenberg，2008）。从过去到现在的这些案例中，可以明显看出的是关于严重残疾儿童的权利存在着不同的言论，贯穿童年各个阶段。这些案例表明，出生时便残疾的儿童在社会和法律上的权利仍然非常模糊不清，不仅在加拿大，在其他普通法管辖地区也是如此。有一件事对理解这个问题有很大的帮助，那就是跨学科进行更有成效的对话，并在任何关于该类儿童需求的讨论中考虑性别差异。一个非常重要、但在关于严重损伤婴儿权利的讨论中经常被忽视的问题是，麦基弗（McKeever）（1991年）20年前在其女性照顾论述中所提到的提供看护的母亲们提出的实际困难，例如，费布·曼莎的妈妈就照顾问题提出了困难。在此，有人认为，忽略那些存在严重缺陷的婴儿的母亲们所报告的经历和需求，与提升神经发育性障碍儿童和其他问题儿童权利的努力是背道而驰的。

如前所述，还有一些涉及神经发育性障碍儿童的情况本应诉诸法律，但实际上却没有。当这些案件引起专业人士、公众和残疾人权利倡导者的关注时，就有机会进行关于残疾人权利的对话。前面提到的阿什利·X案就是一个例子，她备受争议的"治疗计划"多年后继续在国际儿科文献中被广泛讨论（Shannon & Savage 2006，Butler & Beadle 2007），在残疾人权利领域里也被讨论（Koll 2010，Kittay 2011）。吉泰（Kittay）（2011）提供了一个残疾人权利倡导者、哲学教授和严重残疾女儿的母亲的独特而有趣的视角。吉泰在《永远长不大：阿什利·X的奇怪案例》一书中提出的主要观点之一是"……因为很多人很难认识和承认那些生活方式截然不同的人，所以需要反复强调存在严重认知障碍的人是不合格的人类"。她的评论直击问题的核心，即差异本身就是问题，无论是在不同文化之间还是一种文化内部。

回到阿什利·X的病例，阿什利是一名存在神经发育性障碍的美国女孩，在6岁时已经进入青春期。她的早熟引起了她父母的担忧，他们认为，一个拥有女性身体的神经发育性障碍儿童遭受性虐待的风险会增加，而随着她长大，他们将无法照顾她。在咨询了阿什利的医生后，她的父母决定给她进行子宫切除术、阑尾切除术和乳房切除术，并给她注射了大剂量的雌激素，这样她的身体就会一直又小又轻，便于携带。阿什利的父母有一个博客（pillowangel.org），到2007年已经有了约200万的点击量。这个博客公开讨论了阿什利的手术和激素治疗。我们可以看到，阿什利在医疗护理和生活护理方面缺乏和我们其他人一样的隐私权，人们可能辩解说，像特蕾西·拉蒂默一样，她已经被具象化了。

阿什利所在儿童医院的伦理委员会在医生的要求下审查了阿什利的"治疗方案"，委员会批准了干预措施。后来，委员会又同意，关于子宫切除术的问题，在手术前应该由法官来审理。冈瑟（Gunther）和迪克马（Diekema）（2006）实施了干预措施，后来被称为"阿什利疗法"，他们在文章中将这些干预措施描述为"一种解决旧困境的新方法"，并且"如果父母要求的话，对于（严重残疾的）儿童来说，这是一种治疗选择"（Ouelette 2008）。然而，不是每个人都同意他们的观点，随后发生了一场关于生命伦理的辩论，正如布罗斯科（Brosco）（2006）文章标题所揭示的"减量生长：小办法解决大问题"（*Growth attenuation：a diminutive solution to a daunting problem*）。布罗斯科以这样的评论结束了他的论文：

> 尽管我们认为试图减量生长是不明智的，但是我们赞赏冈瑟和迪克马发布此案例报告。关注一个关键问题并开始辩论，有助于推进我们的伦理对话，因为我们正在努力用言语、法律和行动来定义我们的核心价值观。如果高剂量雌激素治疗成功，减量生长将会被广泛接受；如果没有，批评谴责可能足以禁止这种治疗方式。只有通过进一步的研究和公众讨论，我们才能知道在照顾严重神经发育性障碍儿童方面，减量生长的努力与我们的基本价值观是一致的还是相反的。
>
> （Brosco 2006：最后一段）

韦莱特（Ouellette）（2008）在她的文章《减量生长、父母选择与残疾儿童权利：阿什利案例的教训》（*Growth attenuation, parental choice and the rights of disabled children:lessons from the Ashley case*）中引用了一封给《儿科与青少年医学档案》（*Archives of pediatrice and Aldolescent Medicine*）编辑的关于阿什利疗法的信，内容如下：

> 这是对儿童作为人类的基本权利的剥夺，这种基本权利是不受对（她

的）基本生理功能的无根据和不必要的操纵，而这种操纵仅仅为了满足旁人的需要……严重神经发育性障碍儿童首先是人类。对儿童身体发育的操纵使那些接受这种治疗的人被降格。

（Ouellette 2008：218）

这封信是关于神经发育性障碍儿童的权利问题的公众对话的一部分，布罗斯科（2006）认为这些对话是来自社会的，如上所述的各种治疗的争议与神经发育性障碍儿童有关。韦莱特（2008）讨论的结果是，法律舍弃了阿什利，因为她是一个神经发育性障碍儿童。正如韦莱特所指出的那样，法律要求医生必须有法院命令才能给阿什利进行子宫切除术；然而，并没有如此。

四、第一民族有神经发育性障碍的土著儿童

目前，涉及神经发育性障碍的年轻人的具有历史意义和法律意义的案件正在加拿大法院审理，媒体和国际人权界正密切关注这些案件。拉瓦列（Lavallee）（2005）在 2005 年的《儿科学和儿童健康》（*Paediatrics and Child Health*）中，让医学界关注到了保留地儿童的严峻形势（Nathanson 2011）。儿科医生诺尼·麦克唐纳（Noni MacDonald）和律师阿米尔·阿塔兰（Amir Attaran）在《加拿大医学协会杂志》（*Canadian Medical Association Journal*）的编者按中进一步提请医学界注意此案，他们说：

……对那些维护现状的人来说，加拿大的地理位置使复杂的慢性疾病的卫生保健变得困难和昂贵。同样，评论家们通常忽略了使其富裕起来的也是加拿大的地理位置——石油、木材、矿产和水路，其中大部分位于第一民族的传统领地。地理位置不是财富分配不均的借口，这导致了只有南方拥有先进的卫生保健，而第一民族的儿童和社区在获取卫生保健时承受了心理和文化的压力。问题不在于联邦、地方政府和省政府各自付出多少，

而是停止争论，以便能够在正确的地点、正确的时间，为第一民族保留地的人民提供及时的卫生保健。

（MacDonald & Attaran 2007：321）

目前，新闻媒体和诉讼中都提到了四个男孩的名字，并被视为第一民族保留地残疾年轻人的代表，他们需要相关的服务，却又无法获得：乔丹·里弗·安德森（Jordan River Anderson），杰里米·米瓦西格（Jeremy Meawasige），杜威·萨姆纳（Dewey Sumner）和诺亚·布法罗·杰克逊（Noah Buffalo Jackson）。

乔丹·里弗·安德森（现已去世）是一个来自曼尼托巴省（Manitoba）挪威之家的小社区的小男孩。他出生时就患有一种罕见的神经肌肉疾病，Carey–Fineman–Ziter 综合征。作为一名来自孤立保留地的儿童，为了出院到社区里生活，乔丹需要特殊的寄养照顾；因为没有给他提供寄养服务，他就住在医院病房。加拿大联邦政府和曼尼托巴省政府无法就谁来支付他的医疗费用和抚养他达成一致。保留地土著儿童仅在住院时才能获得资助金。在乔丹的案例中，不同的政府部门之间有超过 2 年的争论，乔丹在离开医院去社区生活之前就去世了。在这种情况发生后，第一民族儿童和家庭关爱协会和第一民族大会于 2007 年向加拿大人权法庭（Canadian Human Rights Tribunal，CHRT）提出控诉。指控称，加拿大为第一民族保留地儿童提供的儿童福利服务资金少于为非保留地儿童提供的资金，根据《加拿大人权法》，不公平资金问题是一种歧视。加拿大否认了这些指控，具体可能在其"详情陈述"中可见。本案具有国际意义，而国际特赦组织是此案的干预者。他们的事实和法律备忘录要求加拿大根据《国际法》有义务满足第一民族保留地儿童的需要。2011 年，加拿大提出复议，要求驳回案件。CHRT 的裁决已被上诉，并将于 2013 年 2 月开始进一步的听证会。

杰里米·米瓦西格是来自新斯科舍省（Nova Scotia）皮克图登陆第一民族的一名密科马克族的儿童。杰里米存在许多神经发育性障碍，包括自闭症、脑瘫和脑积水（Peters 2011）。2011 年，他的母亲和他们的社议会向联邦法院提起诉讼，

216

在撰写本文时，诉讼正在进行中。这起案件的事实情况是，在杰里米的母亲毛里纳·比德尔（Maurina Beadle）中风后，她由于身体生病无法再照顾儿子。新斯科舍省提出的解决方案是将杰里米送到机构里，可能在省外。作为对这一计划的回应，媒体恰当地引用了杰里米的母亲的话："当记者问我，如果杰里米被送到某个机构，我会怎么做，我告诉他们，'这不可能，除非我死了'，因为他在任何机构里也得不到爱。"（Peters 2011）。诉讼申请中提到了两个事项：一是要求撤销土著事务和北部发展部社会项目经理拒绝为家庭护理和家庭支持提供资金的决定；二是诉加拿大政府否认杰里米·米瓦西格和毛里纳·比德尔《社会救助法》平等利益的行为违反《权利和自由宪章》中的平等条例。据估计，每年大约有50起涉及年轻人的此类纠纷（MacDonald 2012），可以预见将来会有更多此类代表神经发育性障碍儿童的诉讼。事实上，随着新案件的出现，这似乎正在发生。

杜威·萨姆纳是一名9岁男童，存在神经发育性障碍和其他疾病，住在曼尼托巴省的 Pinaymootang 第一民族保留地。杜威患有脑积水，还有一种先天性疾病，这种疾病可引起自闭症、癫痫和青光眼等其他疾病（Sanders，2012）。他的母亲哈里特·萨姆纳－普鲁登（Harriet Sumner–Pruden）（第一民族健康论坛大会 2011）最近向省和联邦人权法庭提起诉讼，认为加拿大土著事务和北部发展部对学校提供资金援助的上限对她儿子产生了负面影响。她儿子目前每天接受 2.5 小时的特殊教育，她为此寻求进一步服务（Sanders 2011）。

五、机构生活和神经发育性障碍儿童

对于那些认为把障碍儿童关在机构里的时代已经过去了的人来说，像杰里米这样的案例可以证明事实并非如此。由于缺乏服务和支持，年轻人不仅被安置于机构中，而且在提供这种安置的同时，通常要求父母放弃监护权。

在安大略省，这一情况是通过向法院提出儿童保护申请来实现的，因为这表明父母已经合法地放弃了他或她的孩子，那么通过法律程序，就可以使用儿童福利基金框架为神经发育性障碍儿童找到安置。安大略省的监察员在法律顾

问的引导下对这一情况进行调查，并于 2005 年发布了报告——《两难境地，特别调查：父母被迫将严重残疾孩子交给儿童援助协会监管以获得必要的护理》。在这之后，监察员又更新了这一调查。2008—2009 年的后续报告显示，这种做法仍在继续。2010—2011 年的报告是这样说的：

> 在过去的几年中，向申诉专员提出关于严重特殊需要儿童的服务和治疗的投诉不断增加。与 2009—2010 年的 39 起和前一年的 24 起相比，2010—2011 年有 44 起这样的投诉。尽管并非所有这些案例都涉及将儿童交给儿童援助协会的父母，但大多数案例都对这些儿童的可用性服务提出了担忧。
>
> （安大略省监察员 2010—2011）

重要的是，在这些法律程序中，神经发育性障碍儿童通常不会由法律顾问代理，无论儿童是否来自保留地。正如我们在阿什利案例中看到的那样，有时会对神经发育性障碍儿童采用不同的权利标准。面对这种现实，有人要问，为什么儿童存在神经发育性障碍时，其父母就会被要求合法地放弃儿童；还有人会追问，这说明了这些儿童及其父母的什么状况。毕竟，在儿童福利法庭上，在要求减少父母的权利时，通常期望国家提出理由。然而，这并不是神经发育性障碍儿童需要安置的问题，事实上，在某些情况下，（如上所述）父母也被期望接受他们的损失。

报道中的第四个原住民年轻人是诺亚·布法罗·杰克逊，他是一个患有脑瘫并且无法行走和说话的人。诺亚和他的母亲卡罗琳·布法罗（Carolyn Buffalo）一起住在艾伯塔省的蒙大拿州第一民族保留地（Gentleman 2008）。布法罗酋长表示，如果她希望为自己的儿子争取服务，她必须合法地放弃他以换取预备外的服务。2012 年，为《加拿大医学会期刊》（Canadian Medical Association Journal）撰文的儿科医生诺尼·麦克唐纳（2012）再次对第一民族保留地儿童的额外需求表达了关注。

原住民身份、童年、印第安人的法律地位、贫穷和种族歧视与残疾状态相互交叉，这些存在神经发育性障碍的印第安儿童被极度边缘化，他们甚至不能在自己的联邦政府资助的社区里享受基本服务或支持，在省级资助的司法管辖区，他们也没有资格获得这些服务。为解决政策差距而制定的称为乔丹原则的政策机制正被有关各方忽视（如杰里米和诺亚等案例所示）。社会照护"系统"对这些存在神经发育性障碍的儿童和年轻人没有其他的资助机制。在这种情况下，健康结局只能打折扣，特别是如果考虑到这些儿童的大量照护需要。事实上，内桑森（Nathanson）（2011 年）指出，在富裕的加拿大，儿童们渴望得到合适的服务。如果需要一个例子来说明身份在影响儿童健康状况的动态力量中扮演了怎样的角色，那么像乔丹·里弗·安德森、杰里米·米瓦西格、杜威·萨姆纳和诺亚·布法罗·杰克逊这样的儿童所经历的服务障碍，对此做了很好的诠释。

在神经发育性障碍儿童与单身母亲生活的情况下，权利变动更加明显；有人认为，这会让神经发育性障碍儿童处于额外的边缘化地位，而这一点在其他地方也被提及（Petrenchik，2008）。通常单身母亲将这些案件提交法庭并非偶然。在安大略省，单身母亲安妮·拉卡德（Anne Larcade）代表她的儿子亚历山大·拉卡德（Alexandre Larcade）及其他儿童和年轻人向安大略省政府社区和社会服务部提起了集体诉讼，认为他们使亚历山大和其他如亚历山大一样存在神经发育性障碍的儿童们缺乏必要的服务，这起诉讼发生在安大略省财政紧张的时候。

总结这一案件的诉状，单身母亲安妮·拉卡德提起一项集体诉讼，在 2000年，儿童援助协会建议她，她必须同意法院的监护令才能为亚历山大获得服务。她了解到《儿童和家庭服务法》（Child and Family Service Act, CFSA）的一项规定，称为特殊需求协议，并于 2001 年与该部签订了特殊需求协议。但她声称，安大略省政府未能制定签订特殊需求协议的标准和程序，违反了其职责。她还声称，那些有特殊需要儿童的家庭的要求没有得到适当评估，而且这些协议是临时申请进入的，这导致获得服务的机会不均衡和不公平。她的诉状进一步指出，1997 年该部进行了重组，虽然 CFSA 的特殊需要协议部分从未被废除，但该部终止了对这些协议的使用。她声称，政府终止使用特殊需求协议的决定是鲁莽的，或是恶意的，因为安大略人有权知道或应该知道，鉴于特殊需要儿童的依赖性和可用资源的缺乏，终止特殊需求协议会导致"直接和可怕的痛苦、困难和磨难"。她进一步声称，安大略省有责任向符合 CFSA 特殊需求协议条件的人提供特殊需求协议，而在没有确保为被调查人或其他同类人员提供足够替代服务的情况下，停止签约和 / 或终止这些协议违反了该义务。[诉状在 *A.L.* 诉安大略省案（2006）的上诉法院裁决中全文列出]

这个案例在很多层面都很有趣。一方面，它暴露了在诉讼的不同阶段听取此事的个别法官之间的矛盾观点。例如，在上诉法院做出最终处分之前的诉讼程序中，法官麦克法兰女士在法院中表示 [在她的拉卡德诉（安大略省）社区和社会服务部案的报告中（2005）]，她不会支持官方在诉讼期间寻求的暂缓令，并强烈声明：

> 在我看来，这是为了平衡，有利于被调查者。这项行动涉及严重残疾儿童的利益——他们是我们社会中最脆弱的成员。诸如此类的复杂诉讼需要数年才能解决，该行动于 2002 年 2 月开始，目前正处于认证阶段。如果一切按计划进行，上诉申请将在 9 月底之前得到解决，除非有必要进行口头听证。此后如果准予上诉，则必须完善上诉文件并为听证会设定日期。乐观地说，这种情况最早要到 2006 年春天才会发生，而这些儿童在一天天长大。在我看来，特别是在涉及儿童的情况下，我们必须尽一切力量推动事态向前发展。

> （2005 年 7 月 15 日的决议：第 12 段）

另一方面，在驳回案件的上诉法院，因为上诉法院一致裁决（Jaffey 2006）该案件无法继续进行，夏普（Sharpe）法官表示"……政府的优先事项应该建立在公共利益之上而不是个人利益之上"（Jaffey 2006）。然而，正如有人为这群障碍儿童寻求等级鉴定一样，安妮·拉卡德显然不是在法庭上谋求她的"个人"利益。此外，在尊重法院判决的同时，严重功能障碍儿童的护理需求符合公共利益，特别是在一个声称关心其最弱势公民的社会中。

六、其他司法管辖区

根据《加拿大卫生法》（Canada Health Act），加拿大人享有全民卫生保健服务，这是美国没有的。在这种不同的背景下，考虑在这两种截然不同的政策环境中神经发育性障碍儿童的各自情况是一件非常有趣的事。鉴于政策的根本差异，人们可能会推断生活在美国的神经发育性障碍儿童的经历一定会比在加拿大更糟糕。然而，作为一种整体的假设，至少在对政策条款和判例法进行非常全面的审查时，这是不可取的。

严格地看卫生保健服务，有人可能会说：所有加拿大儿童，无论身体状况如何，都能获得相同水平的卫生保健服务，因此比美国同龄人更好。然而，即使是这种说法也有争议。况且，对于正在讨论的儿童群体而言，全国各地的服务存在差异，大型三级教学医院提供的服务比地方小型医院更多。无论如何，根据《加拿大卫生法》的规定，这些儿童需要的服务比他们目前已有的要多，例如，省或地区"没有法律义务"来支付家庭护理费用，这表明"家庭容易受到公共支持有限的伤害"（Peter et al. 2007）。这一点恰恰是在《加拿大卫生法》提供的领域之外，最有趣的是看美国法律和政策方面的情况。

由于加拿大政府和美国联邦政府的组织系统彼此之间存在很大差异，并由此产生了完全不同的支持系统，因此沿着关键政策轴进行比较是不可行的。然而，人们可以从美国立法和判例法、媒体报道和大型学术文献中推断出，美国联邦政府似乎认为国家有义务支持存在功能障碍的儿童，并在家庭环境中这样做。这并不是说美国的支持系统能够满足严重残疾儿童的所有需求，它没有，有大量的文献描述了政策差距和缺点所在，例如，有文献证明，美国父母有时也被迫放弃子女的监护权以换取政府支持和服务（Simmons 2008），其方式与加拿大的情况类似。

在一篇题为"医疗补助计划管理着有特殊卫生保健需求儿童的服务：审视私有化的立法和司法限制"的文章中，里德（Reed）和迈耶（Meyer）（2004）提到"通过立法授权和司法决定维护对有特殊卫生保健需求儿童的公共责任"。毫无疑问，这是一项公共责任（正如夏普法官在安大略省的拉卡德案中所说的那样）。他们说：

> ……显而易见的是，我们对有特殊卫生保健需求儿童的担忧不是民主责任和失去公民参与的机会。与这些儿童及其家庭实际利害相关的是，他们可能丧失持续的机构保护和支持。因此，1997年《平衡预算法》里的国会回应具有重要意义，它反映了对以往公共义务的保护。
>
> （Reed & Meyer 2004：236）

美国政府的义务也体现在，联邦政府愿意公开回应媒体就残疾儿童问题所进行的游说及对公共政策的抨击。例如，就凯蒂·贝克特（Katie Beckett）（Shapiro 2010，见下文）的情况而言，政府是这样做的；针对外部利益集团试图影响生病和存在障碍的新生儿的护理标准，政府是这样做的。特别在里根政府的时代，有趣的是，在其内部有一位名叫C.埃弗里特·库普（C. Everett Koop）的儿科外科医生，积极和公开地支持新生儿、儿童和存在障碍的年轻人（国家医学图书馆，未注明日期）。我认为，在美国政治中，人们感知到的义务及这种义务被经历和发挥的程度与加拿大并不完全相同。当然，这可以用加拿大联邦制的分权特性做出部分解释。与此同时，正如里根（Reagan）总统30多年前（Shapiro 2010）针对存在严重障碍的3岁的凯蒂·贝克特的困境所做的评述：

> 如果政府规定我们要每月支付6000美元使某人住在医院，因为我们相信住在医院比家里好，而家庭因为付不起其六分之一的费用而让他住在家

里，其意义是什么？

（Shapiro 2010）

1981 年朱丽叶·贝克特（Julie Beckett）（凯蒂的母亲）面对困难及得到协助的情况与现在加拿大的乔丹·里弗·安德森父母和杰里米·米瓦西格的母亲所面临的问题相同，他们都希望政府资助非机构护理。

1978 年，还是婴儿的凯蒂患上了脑炎，最终导致她部分瘫痪，需要呼吸机辅助呼吸。她的父母希望留在家照顾她，但根据里根总统为她做出改变之前的规定，回家后她父母的收入将使她没有资格获得补充保障收入（Supplemental Security Income，SSI），这是社会保障局的一项医疗补助计划（Hevesi 2012）。根据赫维西（Hevesi）（2012）的说法，一位艾奥瓦州共和党议员将凯蒂·贝克特的困境告知了布什（Bush）副总统，里根总统又从布什副总统那里听说了她的事。由于里根总统的干预，税收平等和财政责任法案（Tax Equity and Fiscal Responsibility Act，TEFRA）医疗补助资格选项，也被称为凯蒂·贝克特豁免（Semansky & Koyanagi 2004），于 1982 年生效。这项豁免允许凯蒂和其他儿童在"没有失去联邦支持"的情况下住在家里。此外，还设立了审查委员会来处理像这样的其他案件（Hevesi 2012）。谢曼斯基（Semanski）和科亚纳基（Koyanagi）（2004）在"针对严重残疾儿童的 TEFRA 医疗补助资格选项：一项全国性研究"中提供了一项政策讨论，其中涉及对存在神经发育性障碍的贫困、近乎贫困和中等收入的美国儿童的护理。关于凯蒂·贝克特问题引发的一个重要事项是，它使全国注意到严重残疾儿童在家中生活的权利。在加拿大，与凯蒂·贝克特相似并且能够让媒体关注的最引人注目的情况似乎并未引起部长级的评论。加拿大这类身体脆弱、依赖特殊技术支持的儿童，现在通常可以住在家中，问题是，政府提供的资金和服务使得部分家长把子女安置在国家照顾机构中。

多年来，美国的共和党人一直在为各种各样的障碍儿童提供支持，并利用支持的过程提醒人们，在批评制定有关残疾儿童政策的政治权利时需要谨慎。

例如，共和党众议员皮特·塞申斯（Pete Sessions）一直努力推动残疾儿童的权利，并在 2005 年提倡并引入了《迪伦·李·詹姆斯（Dylan Lee James）家庭机会法》（www.petesessions.com/downsyndrome.htm）。这是一项修订《社会保障法》的法案，允许家庭在医疗补助计划下为存在缺陷的儿童购买保险。据称，该法案旨在"帮助残疾儿童的家庭团聚在一起并保持就业，不会失去获得针对特殊需求的适当医疗服务的机会"（www.petesessions.com/downsyndrome.htm）。不幸的是，这项法案现在似乎"已经死亡"（www.govtrack.us）。人们可能会推测，政治化的"美国家庭价值观"及整体上更强大的家庭政策的存在，与强大的联邦政府一起发挥了重要作用，将神经发育性障碍儿童置于政治聚光灯下。与此同时，人们也可能想要从总体上质疑，作为一名神经发育性障碍儿童的父母，其个人经历在政治意识上的提高到底有多重要。国会议员塞申斯是唐氏综合征儿童的家长，里根总统失去了一个刚出生的婴儿，朱丽叶·贝克特希望她的女儿和她一起生活。在加拿大、美国和其他地方，这些人和许多其他儿童残疾倡导者的工作强调了这样一个观点，即当涉及养育存在严重缺陷的儿童时，个人和隐私也必然具有深刻的政治性。

美国儿童法律将具有特殊卫生保健需求的儿童作为其立法规定中的一个独特类别。克鲁格（Kruger）（2001）表示，为有特殊卫生保健需求的儿童提供的服务是"在国家标 V 计划的政策背景下工作"。她的文章详细阐述了标 V 计划在 20 年期间的发展（本章不对其进行综述），并且还提到了其他有助于儿童计划发展的立法。她指出，"1965 年颁布的医疗补助计划（标 XIX）对标 V 计划产生了很大影响，因为它扩大了用于支付低收入家庭和儿童的直接护理服务的资金基础"（2001）。她进一步提到了《残疾人法案》的发展，指出该法案最初于 1970 年颁布，现在被称为 2000 年《发展障碍残疾人援助和权利法案》，以及 1972 年的《社会保障修正案》。重要的是，与此讨论相关，后者引入了 SSI 计划，通过向低收入残疾儿童提供每月现金支付来帮助其家庭。她建议 1976 年 SSI / 残疾儿童计划的资金用于通过转诊系统和"提供护理和服务协调"的标 V

机构（Kruger 2001）将残疾的贫困儿童（Kruger 2001）与社区服务连接起来。

　　介绍这些司法个案的要点仅仅是为了证明，与加拿大的情况不同，一段时间以来，美国保障神经发育性障碍儿童的政策已经领先发展并处于中心位置，并以强有力的方式呈现。人们可以从教育法领域看到更多的证据。此外，美国存在大量残疾儿童研究机构，它们建立了一个平台，使国家政策能够以一种知情的方式启动。研究也是加拿大的一个缺陷领域，在评论加拿大针对有复杂护理需求的儿童的政策情况时，卡内瓦莱（Carnevale）等人（2008）指出，"我们知道这些儿童通常会因为模糊的类别、排除标准或服务差距陷入困境之中，无法接受到最佳的服务"。彼得伦奇克（Petrenchik）（2008）在同年出版的一份刊物中评论说，"在缺乏对目标人群的有意义的描述，同时缺乏可靠的调查和监测活动的情况下，制定基于人口的战略并衡量其有效性，即使不是完全不可能，也是很有挑战性的"。虽然美国对障碍儿童需求的研究确实比加拿大更多，但这并不是说我们对整体损伤程度更严重的儿童的经历有足够的了解，例如，英国医学社会学家斯克拉伯勒（Scambler）（2005）指出：

> 　　需要考虑到不同类型的残疾人士的经历，特别是那些患有严重多重残疾和退行性残疾的人。这些群体在文献中几乎没有被表现出来，如果有的话，他们的经历往往也与那些不太严重或非退行性残疾的人的经历非常不同。

（Scambler 2005：158）

　　有人指出，意识形态框架的改变、法律标准的改变和不断变化的政策使提升残疾人权利成为了一项挑战（Rioux 2003）。在具有里程碑意义的最高法院判决沙利文（Sullivan）诉泽布利（Zebley）案（1990）之后，美国残疾儿童权利领域就出现了这种现象。杜立特（Doolittle）（1998）解释说，年轻的布赖恩·泽布利（Brian Zebley）是一个存在多重障碍的儿童，但他被剥夺了 SSI 儿童残疾福利金。布赖恩·泽布利出生于 1978 年，存在先天性脑异常、视觉和智力障碍、发育迟缓和部分瘫痪（Erkulwater，2006）。沙利文诉泽布利案（1990）是代表儿童提起的集体诉讼，这些儿童的 SSI 福利申请被驳回（Doolittle 1998）。根据厄尔克沃特（Erkulwater）（2006）的统计，该群体有 30 多万名儿童。与拉卡德诉（安大略省）社区和社会服务部案（2005）一样，在诉讼的一个阶段，一个下级法院驳回了泽布利案件中的集体诉讼（美国社会保障管理局残疾裁决和审查2012）。在加美两国的这些案件中，作为一个集体诉讼，其难度表明依靠诉讼作为促进残疾儿童权利的方法可能是不稳定的。厄尔克沃特（2006）在她的《残疾人权利和美国社会安全网》（*Disability Rights and the American Social Safety Net*）一书中评论说，泽布利案件"是为数不多的几个曾经到达最高法院的社会保障案件之一"。她表示，"……是残疾人诉讼的后来者，最高法院直到 1968 年才受理社会保障案件，而且它始终支持社会保障管理局"。很显然，关于低收入残疾儿童被排除在福利计划之外的困境引起了美国最高法院的注意。

杜立特（1998）针对布赖恩·泽布利的情况解释说，"他被拒绝的原因是他的条件不符合社会保障管理局列出的成人或儿童障碍标准"。经过审查，法院认为，在确定福利资格时，社会保障管理局必须允许进行个人功能评估，并且法院要求在列表中添加额外的致残条件，如唐氏综合征、胎儿酒精综合征和其他严重的遗传性、先天性或后天性疾病（Doolittle 1998）。

厄尔克沃特（2006）从政治方面提出了一个立场，即布赖恩·泽布利是"里根政府 5 年时开始废除残疾名册的牺牲品"。考虑到里根总统在凯蒂·贝克特案中采取的渐进步骤，这是一个有趣的观察，迫使人们正视社会援助与残疾之间的关系。杜立特（1998）的标题为"福利改革：残疾儿童补充保障收入（SSI）的损失"的文章推动了这种联系。在指出这一点时，厄尔克沃特（2006）提醒人们注意儿童期残疾与儿童期贫困之间存在的重要联系。利特（Litt）（2004）和杜立特（1998）都解释说，1996 年通过的《个人责任与工作机会协调法案》对残疾儿童的 SSI 福利进行了进一步的改变，在泽布利（1990）案例中被描述为残疾儿童的权利提升的"倒退"（Doolittle 1998）。杜立特（1998）和利特（2004）让人们注意到美国残疾儿童群体中经济最脆弱的部分，即那些由单身母亲照顾的残疾儿童群体。这些作者充分显示了贫困与儿童残疾之间的联系，支持了一种在贫困面前无法提升残疾儿童权利的立场。他们同样也关注了 20 世纪 90 年代中期经济和政治环境对残疾儿童支持的负面影响，利特（2004）声称，在美国，低收入临界水平以下家庭报告儿童限制或残疾的可能性是贫困线以上家庭的两倍。

在《分析有特殊卫生保健需求的残疾和非残疾儿童的健康及健康相关服务》（Houtrow et al. 2011）一文中，作者假设，"有特殊卫生保健需求的儿童（children with special health care needs，CSHCN）中的残疾儿童比其他 CSHCN 有更严重和更不稳定的健康状况，并且有更广泛的卫生服务需求，但是有更多需求未得到满足，更少地在医疗机构中接受服务"。他们进一步假设，"在控制了与卫生保健不公平常常相关联的健康状况严重性和社会人口学特征之后，有残疾的 CSHCN 的服务需求得不到满足可能性增高"；事实上，他们的研究发现，有残疾的 CSHCN 所面临的健康和社会挑战更为明显（Houtrow et al. 2011），研究指向了那个司法管辖区内另一个非常脆弱的群体。他们的研究结果总体上表明，在美国和在其他地方一样，必须更加关注最严重残疾儿童的政策需求。

虽然本章无法对北美以外地区提升神经发育性障碍儿童权利的问题进行更彻底的比较和分析，但还希望简单讨论其他几个地方的情况，这些地方的政策和法律已经开始考虑这些儿童。以保加利亚和拉丁美洲为例，这两个地方的财富和资源都比美国和加拿大少；他们强调了这样一个事实，即保障残疾儿童权利不仅与一个国家支付这些儿童的费用的能力有关，而且与国家意识形态和政治变革需求等多种其他事物相关。雷歇尔（Rechel）（2008）在《保加利亚残疾儿童获得照料的机会和生命权》中解释说：

残疾儿童可能过早死亡，并不仅仅是因为他们的医疗条件，还可能因为他们没有得到最佳的身体护理和情感刺激，被忽视或发生意外，生病时没有及时送到医院，或者因为没有专业治疗他们疾病的医生。所有引起这些的根本原因是缺乏对其生命权和卫生保健的政策保障，以及未能为没有父母支持的儿童和残疾儿童实施儿童保护政策。在一个儿童受到高度重视的文化环境中，很难理解为什么社会上很少有人关心残疾儿童的权利。这可能有两个方面的原因，一方面是共产主义的传统，它代表一个没有邪恶和疾病的社会；另一方面是残疾耻辱感依然存在，对有残疾的生命有歧视。

（Rechel 2008：220）

在保加利亚，根据雷歇尔（2008）的描述，残疾儿童曾经被藏在谷仓、阁楼和地下室里，并且由于这种做法而受到严重伤害。一名代表非政府组织的人权律师（Rechel 2008引用）表示，在保加利亚，一种源于残疾医学模式的信念持续存在，人们一直相信，在儿童期出现的缺陷需要在机构内得到长期照顾。雷歇尔（2008）还报告说，保加利亚的医生一直建议将残疾儿童安置在国家医疗机构。像雷歇尔（2008）这样的分析很重要，他们表明，尽管世界上许多地方的儿童仍在医疗机构中，但人们对他们的护理条件和对他们护理的社会变革需求的认识和了解日益增加。比较分析表明，残疾儿童作为权利拥有者所遇到的困难是全球性的。如上所述，国际特赫组织参与并观察加拿大第一民族保留地神经发育性障碍儿童的情况，其方式与雷歇尔（2008）引用人权律师对保加利亚已发生情况的观察结果类似。

在加拿大，残疾儿童的生长发育情况仍然不被重视，就像保加利亚和某些地区一样，尽管加拿大和保加利亚针对残疾儿童的政策制定存在较大差异。此外，如果认为加拿大是一个富裕国家，人人都有机会获得卫生保健服务，其国家的残疾儿童会享有更好的权利，那就错了。加拿大法院有时并不愿意直接处理那些有关残疾儿童的国家义务问题；如此，法院在司法上难以确定支持神经发育性障碍儿童的权利。即使已有直言不讳的省级监察员的报告，如安大略省

（安大略省监察专员报告 2005，2008—2009，2010—2011），有关神经发育性障
碍儿童权利的国家政策的案子仍是一种挑战。加拿大政府对安大略省监察员调
查报告的不积极应对让人好奇又关切，而其他地方的监察员报告，如哥伦比亚，
对提升残疾儿童权利的影响是显而易见的，例如：

> 监察员（T–020/95）代表 229 名患有各种残疾的儿童（如唐氏综合征、
> 脑瘫、脑积水等）提出诉讼，法院要求社会保障机构重新承担儿童的治疗
> 并提供药物，以提高其生活质量。

（Courtis 2008：197）

此外，柯蒂斯（Courtis）（2008）在文章《残疾儿童的生命权和健康权：几
个拉丁美洲的例子》中解释说，在拉丁美洲，"该领域宪法、立法和司法的变化
备受瞩目"。他进一步指出：

> 儿童权利领域和残疾儿童领域是开创性领域，……对源于公民权利的
> 积极义务的认可，已成为人们日益认识获得社会服务强制性权利的重要
> 切入点。

（Courtis 2008：197）

希望在这不断缩小的世界中，其他地区对残疾儿童权利的支持态度可以出
现在加拿大。一些法律理论家认为，国际人权准则至少可以部分地以这种方式
扩散。图普（Toope）和雷哈格（Rehaag）（2004）在《全球化和工具选择：国
际法的作用》一文中引用金克斯（Jinks）（2002）的文章——《世界政治的合
法化及美国人权政策的未来》——来描述，"……通过各种全球关联性过程制定
出来的越来越精确的普遍适用的人权标准，会越来越约束国家政策的选择。民
主政策将受到外部定义的法律规范的影响"。（Toope & Rehag 2004：432，脚注

4）。如果情况确实如此，那么加拿大可能会不得不注意到这些儿童在其他地区所获得的权利的发展，并可能无法延续当前的有关神经发育性障碍儿童的政策。

八、结论

上述讨论将相对较新的法律和医学学术文献放在一起来处理神经发育性障碍儿童的权利问题，并提出了一些方法。这些讨论已经显示，提升残疾儿童的权利是一项复杂的工作，例如，在拉蒂默案中所看到的那样，国家辩护支持了神经发育性障碍儿童的权利，而公众舆论并未全面支持那些权利。其他的例子，如安大略省监察员和律师安德烈·马林（Andre Marin），在 2009 年批评安大略省政府关于放弃残疾儿童的抚养权给国家以换取服务，他们认为那种状况"是政府做出的在道德上最令人厌恶的事之一"。在这个案例中，国家被视为违背了其对神经发育性障碍儿童的责任义务。

显然，在因为缺少平等而产生抗争的情况中，神经发育性障碍儿童的结果是不均衡的。里乌（Rioux）（2003）评论了在平等权利倡导中的不均衡，注意到一点，即"有关平等的法律和哲学标准的变革……使残疾的各种形式的影响更加复杂"。令人沮丧的是，现状毫无疑问是不可行的。随着时间的推移，它需要在国内和国际框架内符合残疾儿童的权利。

参考文献

* 主要参考文献

Amnesty International Canada. Memorandum of Fact and Law (provided by Mr Craig Benjamin, campaigner for the Human Rights of Indigenous Peoples, Amnesty International Canada). Memorandum retrieved from: www.amnesty.ca/resource_centre/AIC_Memorandum_ChildServices.pdf

Annas GJ (1984) The case of baby Jane Doe: Child abuse or unlawful Federal intervention? *Am J Publ Health* 74: 727–729.

Answers.Yahoo.Com (2011) Do you think it is cruel to keep severely disabled children alive? Retrieved 19 April 2011 from: http://answers.yahoo.com/question/index?qid=20111025144024AA3UFQf

Assembly of First Nations Health Forum. Ottawa, 7–9 November 2011. Retrieved 23 March 2012 from: www.afn.ca/uploads/files/events/afn_health_forum_booklet.pdf

Attorney-General of Canada. Statement of Particulars in the matter of *Assembly of First Nations and First Nations Child and Family Caring Society* v. *Indian and Northern Affairs Canada* (2007), provided to the author by Dr Cindy Blackstock, Executive Director, First Nations Child and Family Caring Society of Canada.

Autism Europe (2006). Autism and Case Law. Protecting the Right to Education for Children with Autistic Spectrum Disorders. Retrieved 21 March 2012 from: www.autismeurope.org/files/files/caselaw-uk.pdf

Bell D, Petrick T (2010) Autism and the law. Published by Guild Yule LLP. Retrieved 22 March 2012 from: http://guildyule.com/cms/images/M_images/pdf/autism%20and%20the%20law%20-%20themes%20 in%20recent%20litigation.pdf

Brosco JP (2006) Growth attenuation: a diminutive solution to a daunting problem. *Arch Pediatr Adolesc Med* 160: 1077–1078.

Brown I (2009) *The Boy in the Moon. A Father's Search for His Disabled Son*. London, UK: Random House.

Burke PJ (2004) Media representation in the case of Tracy Latimer. Retrieved 16 March 2012 from: http:// patburke.info/media_representation_and_tracy_latimer-burke.pdf

Butler GE, Beadle EA (2007) Manipulating growth and puberty in those with severe disability: when is it justi-fied? *Arch Dis Child* 92: 567–568. http://dx.doi.org/10.1136/adc.2007.116327

Canadian Association of Community Living (CACL) Website. Posting of correspondence by Laurie Larson, President of CACL, dated 30 March 2012. Open letter and formal complaint to Global TV for biased, damaging media coverage. Retrieved 19 April 2012 from: www.cacl.ca/news-stories/blog/ open-letter-and-formal-complaint-global-tv-biased-damaging-media-coverage

Carnevale FA, Rehms RS, Kirk S, McKeever P (2008). What we know (and do not know) about raising children with complex continuing care needs. *J Child Health Care* 12 [editorial].

CBC (2010a) Compassionate homicide: the law and Robert Latimer, 6 December. Retrieved 21 March 2012 from: www.cbc.ca/news/canada/story/2010/12/06/f-robert-latimer-compassionate-homicide.html

CBC News Edmonton (2010b) Baby Isaiah dies in Edmonton hospital, 11 March. Retrieved 7 July 2012 from: www.cbc.ca/news/canada/edmonton/story/2010/03/11/edmonton-baby-isaiah-court-appearance-cancelled. html

CBC News Montreal (2011) Interview Podcast. Latimer still defends killing daughter, 17 February. Retrieved 21 March 2012 from: www.cbc.ca/news/canada/montreal/story/2011/02/17/robert-latimer-defends-decision-to-kill-disabled-daughter.html

Children's National Medical Centre (2000) Baby Doe and Baby Jane Doe Regulations. Paediatric Ethicscope Vol 11, No. 1. Retrieved 24 November 2012 from: www.sris.org/prog/samples/cnmc/doctors/Ethic00.pdf

Courtis C. (2008) The right to life and the right to health of children with disabilities before courts: some Latin American examples. In: Clements L, Read J, editors. *Disabled People and the Right to Life, The Protection and Violation of Disabled People's Most Basic Human Rights*. New York: Routledge, pp. 195–207.

CTV News Staff (2009) Couple sues hospital for keeping sick baby alive, 13 March. Retrieved 4 July 2012 from: www.ctvnews.ca/couple-sues-hospital-for-keeping-sick-baby-alive-1.379178

CTV News (2012). New autism centre aims to help with self sufficiency, 24 November. Retrieved 20 March 2012 from: http://toronto.ctv.ca/servlet/an/local/CTVNews/20111124/ toronto-autism-training-centre-111124/20111124?hub=TorontoNewHome

Dobrowolsky AZ, Jenson J (2004) Shifting representations of citizenship: Canadian politics of women and children. *Social Politics Int Stud Gender State Soc* 11: 154–180. http://dx.doi.org/10.1093/sp/jxh031

Doolittle DK (1998). Welfare reform: loss of supplemental security income (SSI) for children with disabilities. *J Soc Pediatr Nurs* 3: 33–44. http://dx.doi.org/10.1111/j.1744–6155.1998.tb00207.x

Edelson M (2000) *My Journey with Jake: A Memoir of Parenting and Disability*. Toronto, ON: Between the Lines.

Edelson M (2005) Battle cries: Justice for kids with special needs. Toronto: Sumach Press.

Erkulwater JL (2006) *Disability Rights and the American Social Safety Net*. Ithaca, NY: Cornell University Press.

Federal Court of Canada Website – National List – Ottawa Sittings. Retrieved 27 March 2012 from: http://cas-ncr-nter03.cas-satj.gc.ca/portal/page/portal/fc_cf_en/National_List

Freeman M (2011) Children at the edge of life: parents, doctors, and children's rights. In: Rioux MH, Basser LA, Jones M, editors. *Critical Perspectives on Human Rights and Disability Law*. Boston, MA: Martinus Nijhoff, pp. 117–136. http://dx.doi.org/10.1163/ej.9789004189508.i-552.37

Gentleman K (2008) Aboriginal kids suffer while governments bicker. CapitalNewsOnline. Retrieved 19 March 2012 from: http://www4.carleton.ca/jmc/cnews/03042009/n2.shtml

Global Television (2012) 16X9 Program, Taking Mercy, aired 16 March 2012. Global Television Taking Mercy Live Blog. Retrieved 5 April 2012 from: www.globalnews.ca/live+blog+taking+mercy/6442601396/story.html

Goodley D, Runswick-Cole K (2011) Problematizing policy conceptions of 'child' 'disabled' and 'parents' in social policy in England. *Int J Incl Educ* 15: 71–85.

GovTrack.US. Retrieved 7 July 2012 from: www.govtrack.us/congress/bills/109/s183

Green SE (2007) We're tired, not sad: benefits and burdens of mothering a child with a disability. *Soc Sci Med* 64: 150–163. http://dx.doi.org/10.1016/j.socscimed.2006.08.025

Gunther DF, Diekema DS (2006) Attenuating growth in children with profound developmental disability: a new approach to an old dilemma. *Arch Pediatr Adolesc Med* 160: 1013–1017. http://dx.doi.org/10.1001/archpedi.160.10.1013

Hevesi D (2012) Katie Beckett, who inspired health reform, dies at 34, 22 May. NewYorkYimes.com. Retrieved 5 July 2012 from: www.nytimes.com/2012/05/23/us/katie-beckett-who-inspired-health-reform-dies-at-34.html

Houtrow AJ, Okumura MJ, Hilton JF, Rehm RS (2011). Profiling health and health related services for children with special health care needs with and without disabilities. *Academic Pediatr* 11: 508–515. http://dx.doi.org/10.1016/j.acap.2011.08.004

Jaffey J (2006) Appeal court overturns class action authorization on care for disabled children. *The Lawyers Weekly* 26 (30).

Janz HL (1998) Disabling images and the dangers of public perception: a commentary on the media's 'coverage' of the Latimer case. *Constitut Forum* 9: 66–70.

Jinks D (2002) Legalization of world politics and the future of US human rights policy. *St Louis Law J* 46: 357–376.

Kittay EF (2011) Forever small: the strange case of Ashley X. *Hypatia* 26: 610–631. http://dx.doi.org/10.1111/j.1527–2001.2011.01205.x

Koll M (2010) Growth, interrupted: nontherapeutic growth attenuation, parental medical decision making, and the profoundly developmentally disabled child's right to bodily integrity. *Univ Illinois Law Rev* 1: 225–264.

Kruger BJ (2001) Title V-CSHCN: a closer look at the shaping of the national agenda for children with special health care needs. *Policy Politics Nurs Pract* 2: 321–330. http://dx.doi.org/10.1177/152715440100200411

Lavallee TL (2005) Honouring Jordan: putting First Nation children first and funding fights second. *Paediatr Child Health* 10: 527–529.

Litt J (2004) Women's carework in low-income households: the special case of children with attention deficit hyperactivity disorder. *Gender Society* 18: 625–644. http://dx.doi.org/10.1177/0891243204267399

MacDonald N (2012) Aboriginal children suffer while governments ignore Jordan's Principle. *Can Med Assoc J* 184: 853. Retrieved 20 March 20 2012 from: www.cmaj.ca/content/early/2012/03/05/cmaj.120193.full.pdf

*MacDonald N, Attaran A (2007) Jordan's principle, government's paralysis. *Can Med Assoc J* 177: 321. Retrieved from: www.cmaj.ca/cgi/content/full/177/4/321

McKeever PT (1991) Mothering chronically ill. Technology-dependant children: an analysis using critical theory. PhD dissertation, Faculty of Sociology, York University, York, UK.

Malcolm AH 1986). Baby Doe Decision: a tentative first step in a profound issue. *The New York Times*, 11 June 1986. Retrieved 25 November 2012 from: www.nytimes.com/1986/06/11/us/baby-doe-decision-a-tentative-first-step-on-a-profound-issue.html

Moss K (1987) The 'Baby Doe' legislation: its rise and fall. *Policy Studies J* 15: 629–651. http://dx.doi.org/10.1111/j.1541–0072.1987.tb00751.x

Nathanson A (2011) Legislating Jordan's Principle: an indirect success. *Manitoba Law J* 35: 215–232.

National Library of Medicine. Profiles in Science. The C. Everett Koop Papers. Retrieved 6 July 2012 from: http://profiles.nlm.nih.gov/ps/retrieve/Narrative/QQ/p-nid/86

Newman SA (1989) Baby Doe, Congress and the states: challenging the federal treatment standard for impaired infants. *Am J Law Med* 15: 1–60.

Ontario Ombudsman (2005) Between a rock and hard place. Special Investigation: Parents forced to place their children with severe disabilities in the custody of Children's Aid Societies to obtain necessary care. Retrieved 20 March 2012 from: www.ombudsman.on.ca/Ombudsman/files/8d/8d42b2f4–3cd1–4a30–8c63–0f8f849338bc.pdf

Ontario Ombudsman (2008–2009) Case update – Annual Report of 2005 SORT Report entitled Between a rock and hard place. Special Investigation: Parents forced to place their children with severe disabilities in the custody of Children's Aid Societies to obtain necessary care. Retrieved 20 March 2012 from: www.ombudsman.on.ca/Files/sitemedia/Documents/Investigations/SORT%20Investigations/special-needs-children_0809.pdf

Ontario Ombudsman (2010–2011) Case update – Annual Report of 2005 SORT Report entitled Between a rock and hard place. Special Investigation: Parents forced to place their children with severe disabilities in the custody of Children's Aid Societies to obtain necessary care. Retrieved 20 March 2012 from: www.ombudsman.on.ca/Investigations/SORT-Investigations/Completed/Children-with-special-needs---em-Between-a-Rock-an/Case-update---Annual-Report-2010–2011.aspx

*Ouelette AR (2008) Growth attenuation: parental choice and the rights of disabled children. Lessons from the Ashley X case. *Houston J Health Law Policy* 8: 207–244.

Page S (2009) Ombudsman probes custody-for-care claims; Ottawa parents among 12 cases Marin says emit a 'certain stench'. *The Ottawa Citizen*, 7 February 2009. Retrieved through the Proquest Newspaper database.

Peter E, Spalding K, Kenny N, Conrad P, McKeever P, Macfarlane A (2007). Neither seen nor heard. Children and homecare policy in Canada. *Soc Sci Med* 64: 1624–1636.

Peters M (2011) It's a matter of Jordan's Principle. *The Dominion*, 5 October. Retrieved 20 March 2012 from: www.dominionpaper.ca/articles/4180

*Petrenchik T (2008) Childhood Disability in the Context of Poverty: A Discussion Paper Prepared for the Ontario Ministry of Children and Youth Services. *CanChild* Publication. Retrieved 18 April 2012 from: www.canchild.ca/en/ourresearch/resources/ChildhoodDisabilityintheContextofPoverty_CanChild.pdf

Pillowangel.org. Retrieved 20 March 2012 from: http://pillowangel.org/

Priest L (2010) The two faces of a life or death dilemma. The Globe and Mail.com, 27 January. Retrieved 6 July 2012 from: www.theglobeandmail.com/news/national/the-two-faces-of-a-life-or-death-dilemma/article4303882/

*Priestley M (1998) Childhood disability and disabled childhoods: agendas for research. *Childhood* 5: 207–223. http://dx.doi.org/10.1177/0907568298005002007

Rechel B (2008) Access to care and the right to life of disabled children in Bulgaria. In: Clements L, Read J, editors. *Disabled People and the Right to Life, The Protection and Violation of Disabled People's Most Basic Human Rights*. New York: Routledge, pp. 208–231.

Reed CM, Meyer, KP (2004) Medicaid managed care for children with special health care needs: examining legislative and judicial constraints on privatization. *Publ Admin Rev* 64: 234–242. http://dx.doi.org/10.1111/j.1540–6210.2004.00364.x

Rioux M (2003) On second thought: constructing knowledge, law, disability, and equality. In: Herr S, Gostin L, Koh H, editors. *The Human Rights of Persons with Intellectual Disabilities: Different But Equal*. London: Oxford University Press, pp. 287–317. Retrieved 5 April 2012 from: scholar.googleusercontent.com/scholar?q=cache:1wZwI1bik2YJ:scholar.google.com/+On+Second+Thought%3B+Constructing+Knowledge, +Law,+Disability,+and+Equality&hl=en&as_sdt=0,5&as_vis=1

Ronen GM, Meaney B, Dan B, Zimprich F, Stögmann W, Neugebauer W (2009) From eugenic euthanasia to habilitation of 'disabled' children: Andreas Rett's contribution. *J Child Neurol* 24:115–127. http://dx.doi.org/10.1177/0883073808321763

Rosenberg NS, Yohalem JB (1986) Litigation on behalf of mentally disabled children: targets of opportunity. *Mental Physical Disability Law Reporter*. Retrieved 15 March 2011 from: www.bazelon.org/LinkClick.aspx?fileticket=UOLJtBxcDCw%3D&tabid=222

Sanders C (2011) Gaps remain for special needs kids. *Winnipeg Free Press*, 2 March. Retrieved 22 March 2012 from: www.winnipegfreepress.com/local/gaps-remain-for-first-nations-special-needs-kids-115170099.html

Scambler S (2005) Exposing the limitations of disability theory: the case of juvenile Batten disease. *Soc Theory Health* 3:144–164. http://dx.doi.org/10.1057/palgrave.sth.8700045

Semansky RM, Koyanagi C (2004) The TEFRA Medicaid eligibility option for children with severe disabilities: a national study. *J Behav Health Services Res* 31: 334–342.

Shannon SE, Savage TA (2006) The Ashley treatment: two viewpoints. *Pediatr Nurs* 32: 175–178.

Shapiro J (2010) Katie Beckett: patient turned home-care advocate. Retrieved 20 October 2011 from the National Public Radio website: www.npr.org/templates/story/story.php?storyId=131145687

Simmons T (2008) Relinquishing custody in exchange for mental health services: undermining the adoption and safe families Act's promise of reasonable efforts towards family preservation and reunification. *J Law Family Studies* 10: 377.

Sneiderman B (1997) The Latimer mercy killing case: a rumination of crime and punishment. *Health Law J* 5: 1–26.

Thomson D (2010) *The Four Walls of My Freedom*. Toronto, ON: McArthur and Company.

Toope SJ, Rehaag S (2004) Globalization and the instrument of choice: the role of international law. In: Eliadis, Hill M, Howlett M, editors. *Designing Government: From Instruments to Governance*. Montréal, QB: McGill–Queens University Press, pp. 322 –341.

United States Social Security Administration Office of Disability Adjudication and Review (2012). HALLEX Hearings, Appeals and Litigation Law Manual, Vol. 1, Chapter I-5-4, Court Cases I-5-4-28. *Sullivan* v. *Zebley*. Issued 7 February 1992. Baltimore: United States Social Security Administration Office of Disability Adjudication and Review. Retrieved 27 November 2012 from: http://ssa.gov/OP_Home/hallex/I-05/I-5-4-28.html

Yantzi NM, Rosenberg MW (2008)The contested meanings of home for women caring for children with long-term care needs in Ontario, Canada. *Gender Place Culture* 15: 301–315.

案件和法律

A.L. v. *(Ontario) Ministry of Community and Social Services*, A.L. and A.E.L., a minor by his litigation guardian [2005] Ontario Superior Court of Justice, Divisional Court. Note: Order in the Special Needs Children Class Action proceeding retrieved from: http//fixcas.com/news/2005/larcade.htm

A.L. v. *(Ontario) Ministry of Community and Social Services* [2006] OJ No. 4637 (CA), leave to appeal refused [2007] SCCA No. 36.

A.L. v. *Her Majesty the Queen in the Right of Ontario, Ministry of Community and Social Services* [2007] SCCA No. 36. Re. Status of application for leave to appeal dismissed without costs (without reasons) 10 May 2007.

Auton (guardian ad litem *of)* v. *British Columbia (Attorney General)* [2004] 3 SCR 657.

Bowen v *American Hospital Association*, 476 US 610 (1986) (Baby Doe case).

Child and Family Service Act RSO 1990, c. C11.

Eldridge v. *British Columbia (Attorney General)* [1997] 3 SCR 624.

First Nations Child and Family Caring Society and Assembly of First Nations v. *Attorney General of Canada (Representing the Minister of Indian and Northern Development Canada)* (2007). Decision dated 14 March 2011 may be accessed at the Canadian Human Rights website in PDF format. Ruling retrieved 20 March 2012 from: http://chrt-tcdp.gc.ca/NS/pdf/Ruling%202011%20CHRT%204.pdf

Larcade v. *(Ontario) Ministry of Community and Social Services* [2005] OJ No. 3156.

Pictou Landing Band Council and Maurina Beadle v. *Attorney General of Canada* [2011]

R. v. *Latimer* [2001] 1 SCR 3. Retrieved 24 November 2012 from: www.canlii.org/en/ca/scc/doc/2001/2001scc1/2001scc1.pdf

Sagharian v. *Ontario (Minister of Education)* [2008] ONCA 411 (ON CA)

Sullivan v. *Zebley*, 493 US 521 (1990).

The US Department of Health and Human Services. Administration for Children and Families. The Developmental Disabilities Assistance and Bill of Rights Act of 2000. PUBLIC LAW 106–402–30 October 2000. 114 STAT. 1677. Retrieved 9 July 2012 from: www.acf.hhs.gov/programs/add/ddact/DDACT2.html

Wynberg v. *Ontario* (2006) 82 OR (3d) 561 (Ont. CA)

第二部分

方法和工具

第十四章 有关测量的概念、标准和观点

艾琳·M. 戴维斯（Aileen M. Davis）

概要

在有效性研究和患者日常监测活动中，临床研究人员越来越多地运用患者报告结果（patient-reported outcome, PRO）。正如在其他产生量化性指标的专业一样（如检验医学），在 PRO 的运用和解读方面，测量学的问题非常重要，相关性甚高。测量学的特性，通常包括信度、效度和敏感性（当改变与自然过程或某项干预措施有关联时），对解读一个测量工具的分数很关键。然而，这些测量学的特性并非 PRO 固有的，而是测量工具与其使用场景的一种互动。本章将介绍健康测量的基本概念，重点关注如何详细说明被测量的健康概念、针对的人群、测量的目的（场景），以及必要的测量学特性（内容和表面效度、定标、信度、结构效度及敏感性，包括对治疗反应的定义）。另外，本章还将提供针对测量学特性的推荐标准及它们在运用测量工具时的意义。

一、设置测量的场景

（一）概念、目的和人群

关于结果测量，临床研究人员需要说明的最具挑战性的问题之一就是，我需要一个关于"概念 X"的测量工具，来描述、预测或评价发生在"患者 Z"身上的"结果 Y"的变化，确定概念是关键。清楚地定义要研究的现象，如

健康相关生活质量、损伤或其他概念，是详细说明一份患者报告结果（patient-reported outcome，PRO）所包含相关项目的基础。简单地提供一个概念的名字是不够的，因为同一个名字常常被用来描述不同的现象（见第三章和十五章所讨论内容），例如，文献报道中有很多测量"功能"的工具，但检查所测量的项目后发现，其中有些工具包含了关节活动范围和肌肉力量，有些则包含了行走困难、穿衣困难等。同样，健康相关生活质量（health-related quality of life，HRQL）的定义也是千差万别。为了清楚说明一个概念，常常会采用一个理论框架（如 WHO2001 年发布的 ICF，见第四章），或者用一个具体的疾病概念（Huber et al. 2011，见第二章），这样有利于对被测量的现象形成共识。

测量工具的使用通常有一个或多个目的，包括描述、预测或测量某种状态的变化（Kane & Kane 1981，Kirschner & Guyatt 1985）。对测量学特性的要求取决于测量工具使用的目的，测量学的标准则根据测量对象是群体或个人而有不同。如果用一个测量工具描述单一时间节点的情况，就不要求它的重测信度或敏感性；如果用来预测第二个时间点或未来事件的发生，就要求它有预测效度；当需要测量变化时，就要求它有敏感性。正如下面有关信度的章节更详细描述的那样，当测量工具用于个人层面的决策时，要求有更高的信度来确认所发生的变化是每天的真实波动。表 14.1 概括描述了本章后面要介绍的测量目的及测量学特性的最低要求。

表 14.1　针对特定患者群体的测量目的和最低测量学特性要求

目的	信度	效度	敏感性
描述	内部一致性信度；（有时）测量者之间信度	内容和表面效度；结构效度	NA
预测	内部一致性信度；重测信度	内容和表面效度；结构效度；时效度和/或预测效度	NA
改变	内部一致性信度；重测信度	内容和表面效度；结构效度	敏感性（群组层面）；MCID 和/或 PASS（个体反应）

注：NA，不适用；MCID，最小临床重要差异；PASS，患者可接受的症状状态

二、内容和表面效度

一份 PRO 的内容需要包含所有利益相关方都认为重要的条目，而不仅仅是临床研究人员。如果是儿童和青少年的测量工具，研究显示年仅 5 岁的儿童就可以参与制订项目（Ronen et al. 1999）。另外，父母、照顾者和老师的观点也可能是重要的。

测量工具实际所选的项目也需要反映患者群体的问题特性，以避免地板效应和天花板效应。例如，对一组移动功能轻微障碍的患者，如果采用的全部是难度很低的移动项目，那么每个患者都会得到近乎满分的结果，不会发现任何移动的困难；反之，如果采用非常困难的项目来测量一组移动功能严重受限的患者，他们得到的结果可能都是无法移动。因此，一个测量工具的项目难度范围需要反映相关患者群体问题的复杂程度。

表面效度是判断项目是否在测量感兴趣的现象，以及项目描述和答案选项是否清楚。

三、从项目到分数

PRO 项目的答案通常采用以下某一种数据，即二分型"是或否"答案、多层级李克特（Likert）型序数答案从（如从"非常赞同"到"非常不赞同"），或对多种顺序类数据都适用的等级量表（如从"完全没有"到"特别多"）。在 HRQL、损伤或症状测量的场景下，答案常常以困难、限制、频率或强度的数量为基础。将这些答案转化成分数时需要考虑如何将单个项目的答案进行聚合，也要决定是否创建一个总分，或是否要创建单个领域的合计分（如每种症状和不同功能障碍都有分别的合计分）。

经典的检验理论 [如 Nunnally（1978）或 Kerlinger（1986）文章中所描述的] 通过项目间和调整后的项目 – 总体相关系数来评价项目的相关性（根据单个项目对总分的贡献对项目 – 总体相关性进行调整）。一般而言，相互关联且项目－总体相关系数范围在 0.3～0.7 的项目被认为是有关联的但不是高度相关，会导致信息冗杂。挑选出来的项目用克隆巴赫 α 系数（Cronbach's alpha）（多选答案的项目）或库德－理查森 20 号公式（Kuder–Richardson 20）（二选一答案的项目）检验内部一致性或标准同质性。如果项目实际上包含了两种或两种以上的相关性较低的现象，就可能无法达到标准同质性。而且，即使克隆巴赫 α 系数值很高，也无法保证一个量表只测量某个单一属性，因为一个"令人满意"的同质性指数有可能通过一组具备某些内部相关性的两种或两种以上的属性而达到。克隆巴赫 α 系数也受到条目数量的影响，因此，如果条目数量大于 15，尤其是条目代表了冗杂的概念时，解读系数必须谨慎。对研究或群组层面的比较，内部一致性系数为 0.8（DeVellis 1996）是可以接受的。因子分析常常被用来做进一步的维度说明。

因子分析是一组统计学技术，它创建变量之间的线性组合（依据项目之间的相关性或协方差）（Norman & Streiner 2008）。因子分析的目的是决定一组项目是否相互关联，因而可以用来测量单一现象。当没有先验假设某些项目会与某个因子相关时，采用探索性因子分析（exploratory factor analysis，EFA）；相反，验证性因子分析（confirmatory factor analysis，CFA）则预先设定构成每个具体因子的项目（Brown 2006）。因子分析的方法不在本章讨论的范围之内，但是在众多的统计学方法中，最常用的是最大似然估计。无论什么方法，因子分析的解决方案显示项目加载于（或关联着）临床上和/或理论上合理的一个因子（或领域），从经典的检验理论方法上来讲，它证明那些项目可以集合成一个总的"领域"分数。有些情况下，对这些领域分数再进行因子分析，并根据其结果集合成一个最后的总分，例如，健康调查量表 36（Short Form–36，SF–36）（Ware 1993，Ware et al. 1994，Ware & Kosinski 2001）的项目先集合成 8 个领域分，然后用因子分析方法将领域分集合成两个成分总分。

过去十年间，长期被教育界用来创建标准化测试的项目反应理论（item response theory，IRT）方法被运用于健康测量领域。这些模型运用概率性方法来建立项目难度的层级，并最终产生一个单维结构的总分。项目反应理论创建每个项目的特征曲线，然后挑选出具备有利特征的项目来代表某个归类的范围。那些非统一结构的项目一旦被纳入，就会产生不良特征（通常是辨别度低）（Bond & Fox 2001，Wilson 2005）。

IRT 的 Rasch 模型方法运用单参数逻辑模型，它的项目斜率是 1（Rasch 1960）。在这个模型里，数据必须与模型匹配，被测者的得分是区间级数据。这个模型的支持者们声称，Rasch 模型是产生满足测量要求的功能性表格和区间级数据的唯一模型。这些测量要求是恒定性的，即无论被测者得分多少，项目难度都是一样的（例如，走楼梯始终是同样的难度，分数差异源自走楼梯人的能力差异）；无论场景如何，项目难度的顺序都保持恒定（即项目 a 始终比项目 b 难度高）；所有项目答案的意义一样（即斜率是 1）；每个答案选项的阈值一样（即各个答案之间选择任何一个的概率都是 50%）（Wilson 2005）。其他人采用单参数 IRT 模型（其斜率是常数，不一定是 1）或多参数模型，其数据被用来确定参数估计值，派生模型用于计算分数。Rasch 方法的支持者认为 IRT 模型和 CFA 都无法满足功能性表格和测量的要求。还应该注意到，CFA 可以得出等同于双参数 IRT 模型的解（Brown 2006）。

Rasch 模型和 IRT 模型在健康测量方面的最大贡献可能是创建项目库和运用电脑化的测试（Haley et al. 2006；PROMIS 网络中心 2012）。一个项目库由诸多项目组成，这些项目代表单一维度结构，而且经过了难度层级的校准；因为项目库包含了数以百计的经过校准的项目，所以通过少量项目的答案就可以得到一个精确的测量结果。依据少数几个初始项目的答案，电脑软件会通过推演而从项目库中选择接下来要回答的项目，过程会继续进行，直到被测者得出达到准确度水平要求的分数。图 14.1 显示的是一组总项目数为 10 条、初始项目为 3 条的测试过程。在第一轮问到的 3 条项目中，假设被测者不能完成最难的项目"徒步 2 小时"，但是对下一个难度的项目"从地板上起身"的回答是没有困难，被测者的得分就在这两个项目的难度范围之间。接下来问到的项目（"爬一层楼梯"）的答

		第一轮	第二轮	第三轮
难度最高 ↕ 难度最低	**项目**			
	跑一场马拉松			
	徒步 2 小时	×		
	跑着追赶公交车		×	
	平地行走 2 小时			√
	爬一层楼梯		√	
	从地板上起身	√		
	弯腰捡起地上的铅笔			
	从椅子上坐至站起	√		
	室内行走			
	床上翻身			

图 14.1 举例：含 10 条项目的一个项目库

案是没有困难，但被测者不能"跑步追赶公交车"；因为这两条项目之间只剩下一条项目，答案的难度分要么与"爬一层楼梯"相等，要么与中间的那条项目"平地行走 2 小时"相当。被测者表示，他们可以"平地行走 2 小时"，即完成难度较高的项目，这就得出了其分数。在这个例子中，测量工具或项目库中包含 10条项目，但只需要 6 条项目的答案就得出了精确的得分；可以想象，当测试工具包含多个领域（项目库）且项目数很多时，效率会提高。

Rasch 和 IRT 方法支持单维量表计分，即分量表得分。PRO 问卷得出一个总分有其优势，包括让使用者感觉比较简单，可用于经济分析；但分量表得分可能提供更多信息，这有多方面的原因。具体地说，如果一种治疗方法，如止痛药，对一种结构的影响可能大于其他（如疼痛程度与身体功能相比），或者如果可能存在恢复上的差异（如疼痛的缓解可能先于身体功能的改善，因为在疼痛缓解之后，关节活动范围、肌肉力量和柔韧性可能还需要改善），分量表得分可以更精确地展示治疗的效果，而这种效果在总分里可能被稀释，因为总分结合了疼痛和身体功能的所有项目。另外，分量表得分可能更有助于解读临床研究的结果，并且可以帮助患者了解其在多种结果中的预期康复过程。

四、信度

测量工具的信度（reliability）是指在被测状况不变的情况下，一个工具被同一个测量者重复使用（在自测量表中称为评测者内部信度或重测信度）或被不同测量者使用（评测者间信度），得出同样的分数。本篇末尾部分要介绍的效度，是指有证据证明一个测量工具和另外一种现象有关系，符合事先的假设（Messick 1989）。例如，如果你每次站上体重秤都得到完全不同的结果，你会得出一个结论，这个体重秤的结果既不准确也不稳定；如果你每次站上体重秤都得到同样的结果，但其结果比你的"真实"体重少 5 千克，你的结论会是，这个体重秤的结果不准确，但很稳定。

信度是一个科学测量工具的基础和关键特征。只有进行假设检验的工具具备稳定性，科学研究才能进行。另外，测量工具的信度高，其结果的变化来自真实临床改变的可能性才更大。治疗决策常常以发现的临床状况改变为依据，所以无论是不予治疗或过度治疗，这些改变必须区别于测量的变异／误差（即信度低），以避免错误的治疗决策。此外，有信度的测量工具可以减少测量所产生的变异或"噪声"，从而减少临床试验所需的患者数量。

在 PRO 工具的运用中，测量变异可能来自测量工具本身（如问卷项目描述不清导致多种解读），也可能来自测量者对问卷的执行过程。清晰且标准化的指令和测量者培训，可以减少这种变异。

历史上，心理测量师运用内部一致性，如克隆巴赫 α 系数，作为信度的检验，认为重复测量可能受到学习效果的影响（患者记住了上次测量的答案，因而出现虚假的高信度），或两次测量之间患者的病情已经发生了变化（虚假的低信度）。每个项目（在一个同质性测量工具内）被认为大体上测量同一种现象，因此使用问卷时，就好像测量在反复地进行。然而，重测信度（工具被同一测量者两次或多次重复使用）是 PRO 工具目前最常用的信度检验。临床研究人员采用重测信度是因为它更接近于在重复场合下对同一现象反复测量的临床情况。而下面讨论的克隆巴赫 α 系数和组内相关系数（intraclass correlation coefficient，ICC）在数学上是等价的，只要患者的情况在两次测量之间没有发生改变，一般都能够提供同样的结果（Bravo & Potvin 1991）。

尽管有文献报道使用关联性（或趋势）检验，但通常还是使用统计学的一致性（或协同性）来对信度进行量化。相关性检验，如相关系数，只能提供信度的最低估计，因为两个测量工具可以相关但无法一致（例如，当所有被测者第二次得分都比第一次得分高出 10 分时，这就是非常相关，但不一致）。此外，相关系数如皮尔逊相关系数（Pearson's r）、斯皮尔曼等级相关系数（Spearman's rho）或肯德尔等级相关系数（Kendall's tau），不能校正偶然一致性。每次测量之间的相关性差说明信度差，因此信度需要用一致性指数如 kappa 统计或 ICC 来确定。

二元数据或序数数据的一致性测试采用百分比一致性和 kappa 统计。百分比一致性是所有比较次数中提供相同答案（对每位患者）的次数，用百分比来表示，但是它不能校正偶然一致性。kappa 统计对一致性测试的增量进行了评估，并校正了单独由偶然引起的一致性。对序数量表，一致性可以通过非加权 kappa 值或非加权百分比一致性来量化。这些非加权指数假设一个等级的差异性与两个或更多等级的差异性相当，如答案 1 分（完全没有）与 2 分（少量）的差异性与答案 1 分（完全没有）和 3 分（中等量）的差异性权重相同。加权百分比一致性和加权 kappa 值则给差异性赋予权重，差异越大则权重越高。权重值的确定没有统一标准，但最常用的方案是根据分类等级的数值来确定，如一个等级的差异权重为 1，两个等级的差异权重为 2，以此类推。这种二次加权 kappa 值的使用频率很高，因为它与 ICC 相当（Fleiss & Cohen 1973）。

ICC 用于评价连续性测量的信度，是被测者得分之间和得分内部的一种变异性比值。ICC 是从方差分析表得出的，根据结果普遍性的需要而选择合适的公式（Portney & Watkins 2000）；如果结果将推广到只有固定测量者评估固定患者，或像在自我报告情况下的固定受访者，适合采用"固定效应"模型；更常见的情况是推广到理论上的所有患者和所有测量者，则适合采用"随机效应"模型；"混合效应"模型既适合由固定的测量者测量样本患者的情况，也适合样本测量者测量固定患者的情况（Portney & Watkins 2000）。

信度的标准取决于决策的层面是群体还是个体，个体层面的测量要求有更高的信度和较少的随机变异。虽然有些主观随意，但 kappa 值和 ICC 统计都有相应标准；kappa 值 0 ~ 0.20 是"差"，0.20 ~ 0.40 是"尚可"，0.40 ~ 0.60 是"较好"，0.60 ~ 0.80 是"好"，0.80 ~ 1 是"几乎完全一致"（Landis & Koch 1977）；ICC 群体层面的推荐值是 0.80，而个体层面的推荐值则是 0.90 或更高（Nunnally 1978）。强烈推荐计算 95% 的可信区间，要特别注意下限值。在群体层面，信度水平低会产生更多变异，这需要增加样本量才能达到一定强度和显著性水平的预期效果（Fleiss 1986）；在个体层面，信度是决定需要多少改变（误差范围）来确保观察到的改变不是来自日常变异的关键。

有关确定测量的误差范围 [斯坦福命名为 95% 可信度的"最小可测变化值"（minimal detectable change, MDC）]，其计算公式（Stratford 2004）如下：

$$MDC_{95} = Z_{\alpha} \times SD \sqrt{[2（1-r）]}$$

公式中 r 是重测 ICC，Z_{α} 是预期可信度的 Z 分数，SD 是某一时间节点的标准差（standard deviation）；乘数"2"是考虑数据来自两组（测量和再测量），因而误差概率翻倍。

例如，一个测量工具的得分范围是 0 ~ 100，标准差为 20，其 95% 可信度的重测信度 0.90 和 0.95 的 MDC_{95} 就分别是 17.5 和 12.4。因此，在重测信度是 0.90 时，个体的得分需要改变 17.5 才能保证是发生了真正的改变；信度是 0.95 时，则要求 12.4 分的差异；如果信度是 0.85，则要求 21.5 分的差异。

为了内容完整，也考虑到前面提到过使用克隆巴赫 α 系数值作为信度的测量，这里介绍准确性的测量（McHorney & Tarlov 1995），它也是可以计算的。在很多心理学文献中，这被称为"真实的改变"（Jacobson et al. 1999），其计算公式为：

$$MDC_{95} = Z_{\alpha} \times SD \sqrt{(1-r)}$$

公式中 r 是克隆巴赫 α 系数，Z_{α} 是预期可信度的 Z 分数，SD 是某一时间节点的标准差。

请注意，这个公式中的 r 是克隆巴赫 α 系数，也没有翻倍，因为克隆巴赫 α 系数是来自于一个测量工具，而不是重复的测量。在以个体层面决策为目的时，例如，根据测量的得分来为接受特殊教育的孩子分班，建议克隆巴赫 α 系数 > 0.90（Nunnally 1978）。计算这个公式会发现，系数值越低，其分数估计的准确性就越低。

布兰德－奥特曼图（Bland–Altman plot）能够确定一致性限度，当发现两次临床观察之间的测量有差别时，它被当成是鉴别测量变异和真实改变的一种方法（Bland & Altman 1986，1995）。一致性限度等于两次测量的平均差异加减两个标准差的范围；如果测量的差异超过了一致性限度，那么该差异常常被假定是"真实"的临床改变，而不是由误差导致的改变（分数的日常变异）。如果布兰德－奥特曼一致性限度设置为 0（没有改变），而不用差异的平均值，则 MDC$_{95}$ 与之相当。

信度研究的样本量计算要根据测量者人数、α 和 β 错误、估计值的置信区间或检验相关系数是否不同于先验设定的任意值（Streiner & Norman 2008）。如果要达到 ICC 至少 0.80，95% 可信度的下限值 0.70，PRO 测量的大多数重测信度研究需要 30 ~ 40 位参与者。

五、效度

效度（validity）不是"全"或"无"的现象，它包含了证据的累积，这些证据支持测量结果的意义，即证据和理论上的原理都支持根据测量分数而得出的结论或行动（Messick 1989）。

效度的种类繁多，其中部分种类只与某些具体的目的有关，参见表 14.1。

令人困惑的是文献中对同一种效度使用不同的术语，有些术语的用法很奇怪。无论运用何种术语，最重要的是思考你想要通过检验什么假设来支持一个工具的效度。

结构效度是 PRO 工具所要求的，因为这类工具所关注的大部分结果都不是有形的现象，而是属性或概念，如焦虑、抑郁、HRQL、满意度等。因此，要通过形成一系列假设，创立关于该测量工具与其他工具的关系强度和方向的一个微理论；这些假设可能包含了有可能聚合的关系（聚合结构效度），而当预期工具之间可能存在相反的关系时，则会检验分歧结构效度（有时候也称为区分效度）。探索这类的问题一般都采用相关性分析。

已知群组 / 特殊群组效度（有时候也称为区分效度，因为它可以将两组或多组区分开）的检验，是通过假设两组或多组之间有可能存在结构上的差异，运用适当的参数或非参数统计方法，根据组数来评价测量得分的差异。

CFA 和多特质 – 多方法分析是检验结构效度的特殊分析方法。CFA 前面已有介绍，它是一个分析过程，检验与一个特定结构相关的先验项目模型。多特质 – 多方法分析是汇总一个矩阵中多种相关系数的方法，用来评价一种多重结构工具与至少另外一种多重结构工具的相关性（Campbell & Fiske 1959）；针对高度相关的结构和那些被期望具备较低或分歧相关性的结构建立起假设，平均聚合相关性应该高于平均分歧相关性，任何个别的分歧相关性都不应该高于聚合关系的相关性。表 14.2 展示了一个多特质 – 多方法分析效度的简单假设例子。

表 14.2　基于两种评价相似结构的不同测量工具的多特质 – 多方法分析结构效度

工具二	工具一			
	疼痛	移动	抑郁	社会功能
疼痛	0.75			
移动	0.61	0.69		
抑郁	0.56	0.55	0.71	
社会功能	0.43	0.34	0.44	0.64

注：表中数值为结构之间双变量关系的假设相关系数，对角线上是聚合相关性，平均 0.70，分歧相关性平均 0.49

预测效度评价一个测量工具预测目前（同期预测效度）或未来事件的能力。各种形式的回归技术被用来检验预测性，所选择的形式取决于结果的数据类型（Harrell et al.1996）。决定预测性模型的统计学方法可以很复杂，因为模型本身需要被验证。有大量事件的大样本可以进行样本随机拆分，期望两部分样本的结果一致；比较小的样本，可以采用自助法（bootstrapping）[1]，运用部分样本（样本量的 75%～80%）进行多次分析，来提供一个稳定的模型。

六、敏感性、对治疗的反应和得分解读

（一）敏感性

文献中关于敏感性（responsiveness）的定义很多，但德布林（DeBruin）等的定义，即敏感性是指一个工具精确地发现已有变化的能力（DeBruin et al. 1997），运用最广泛（Beaton 2000，Beaton et al. 2001）。精确发现变化的能力聚焦在效应值的数学问题上，而"已有变化"强调结构的改变（参与者内部、参与者之间或两者混合）。绝不能简单地说一个工具"是敏感的"，相反，和信度、效度一样，敏感性反映的是在特定环境和特定类型的变化中对测量工具的应用，证据是随着时间建立起来的。

界定了变化的结构，描述了期望的变化幅度和变化方向，接下来运用数学和统计学方法对微理论进行检验。对于非配对或配对数据，敏感性用标准化的变化分数或效应值来表示（Cohen 1989）；患者报告结果最常用的是配对数据（因为基线或治疗前分数会影响最后的分数），这也常常被称为标准反应均值（standardized response mean，SRM），计算标准反应均值的公式是平均变化分数除以分数变化的标准差。一个工具对某种干预方法的敏感性可用于预先确定研究样本量。

（二）对治疗的反应

敏感性提供群组层面的信息，但无法帮助临床从业者或临床科学家了解

---

1 自助法（bootstrapping）：统计学翻译用这个词，译者注。

谁对治疗有反应；而最小临床重要差异（minimal clinically important difference, MCID）或患者可接受的症状状态（patient acceptable symptom state, PASS）则分别根据预期重要变化（Jaeschke et al. 1989，Goldsmith et al. 1993）或既定的阈值状态最低值（Tubach et al. 2006）来确定谁对治疗有反应。尽管 MCID 是根据分数的分布情况计算出来的（Wyrwich et al. 1999a，b，Norman et al. 2003），美国食品药品管理局（Food and Drug Administration, FDA）现在要求运用基于患者的锚定方法来确定 MCID（美国 FDA，2012）。这些方法包括询问患者好转了多少或变差了多少，计算某部分受试者感到他们有了重要改善（或恶化）的分数变化（Jaeschke et al. 1989，Juniper et al. 1994）。与此类似，PASS 询问患者对其症状、功能或一些其他内容的满意程度，根据一定比例满意人数的最后分数来计算 PASS，这个比例通常采用 75 百分位。最近的文献报道表明，同时采用 MCID 和 PASS，可能更精准地确定谁对治疗有反应（Beaton et al. 2011）。

MCID 和 PASS 存在的困难是他们都受到多种因素的影响，这些因素包括但不限于基线分数和 MCID 值必须大于日常变异值（参见本章"信度"部分）（King 2011）。有些作者认为，MCID 的计算应该包括基线分数所有梯度范围（Tubach et al. 2006）。PASS 受基线分数影响较小，但是如上所述，必须考虑精确度问题（Tubach et al. 2006）。

可能还需要在实施干预的场景之外来解读一个测量工具的分数意义，例如，在不同病种的群组之间或同一病种的群组内部进行比较，以及与健康对照组或普通人群（所谓标准数据）进行比较。这些比较的不同组别通常要与实验组患者进行年龄和性别的匹配，最好是在社会经济状态类似的人群中选取，以确保其他与健康状态相关的条件不会干扰比较结果。健康对照组是指没有疾病的人群，而标准数据则可能包括一些患有这种或那种疾病的人，就如我们平常所见的普通人群一样。

七、结论

本章概述了有关测量学的概念，尤其是在患者报告结果中的使用，并通过在测量工具中的应用展示，介绍了测量方法学和测量学标准。理解测量学的概念和标准，一个测量工具的某种使用目的，即针对某个患者群体采用某种干预措施的信度、效度和敏感性，是运用和分析数据的关键。只有好的测量工具才可以得到高质量和具有临床意义（可解释性）的研究结果。

参考文献

* 主要参考文献

Beaton DE (2000) Understanding the relevance of measured change through studies of responsiveness. *Spine* 25: 3192–3199.

*Beaton DE, Bombardier C, Katz JN, Wright JG (2001) A taxonomy for responsiveness. *J Clin Epidemiol* 54: 1204–1217. http://dx.doi.org/10.1016/S0895-4356(01)00407-3

*Beaton DE, van Eerd D, Smith P, et al (2011) Minimal change is sensitive, less specific to recovery: a diagnostic testing approach to interpretability. *J Clin Epidemiol* 64: 487–496. http://dx.doi.org/10.1016/j.jclinepi.2010.07.012

Bland JM, Altman DG (1986) Statistical methods for assessing agreement between two methods of clinical measurement. *Lancet* 1: 307–310. http://dx.doi.org/10.1016/S0140-6736(86)90837-8

Bland JM, Altman DG (1995) Comparing methods of measurement: why plotting difference against standard method is misleading. *Lancet* 346: 1085–1087. http://dx.doi.org/10.1016/S0140-6736(95)91748-9

Bond TG, Fox CM (2001) *Applying the Rasch Model: Fundamental Measurement in the Human Sciences*. Mahwah, NJ: Lawrence Erlbaum Associates, Inc.

*Bravo G, Potvin L (1991) Estimating the reliability of continuous measures with Cronbach's alpha or the intraclass correlation coefficient: toward the integration of two traditions. *J Clin Epidemiol* 44: 381–390. http://dx.doi.org/10.1016/0895-4356(91)90076-L

*Brown TA (2006) *Confirmatory Factor Analysis for Applied Research*. New York: The Guildford Press.

*Campbell DT, Fiske DW (1959) Convergent and discriminant validation by the multitrait–multimethod matrix. *Psychol Bull* 56: 81–105. http://dx.doi.org/10.1037/h0046016

Cohen J (1989) *Statistical Power Analysis for the Behavioural Sciences*, 2nd edition. Hillsdale, NJ: Lawrence Erlbaum Associates.

DeBruin AF, Diederiks JPM, DeWitte PL, Stevens FCJ, Philipsen H (1997) Assessing the responsiveness of a functional status measure: the Sickness Impact Profile versus the SIP68. *J Clin Epidemiol* 50: 529–540. http://dx.doi.org/10.1016/S0895-4356(97)00047-4

DeVellis RF (1996) A consumer's guide to finding, evaluating, and reporting on measurement instruments. *Arthritis Care Res* 9: 239–245. http://dx.doi.org/10.1002/1529-0131(199606)9:3<239::AID-ANR1790090313>3.0.CO;2-O

Donner A, Eliasziw M (1987) Sample size requirements for reliability studies. *Stat Med* 6: 441–448. http://dx.doi.org/10.1002/sim.4780060404

Fleiss JL (1986) *The Design and Analysis of Clinical Experiments*. New York: John Wiley and Sons.

*Fleiss JL, Cohen J (1973) The equivalence of weighted kappa and the intraclass correlation coefficient as measures of reliability. *Educ Psychol Meas* 33: 613–619. http://dx.doi.org/10.1177/001316447303300309

Goldsmith CH, Boers M, Bombardier C, Tugwell P (1993) Criteria for clinically important changes in outcomes: development, scoring and evaluation of rheumatoid arthritis patient and trial profiles. OMERACT Committee. *J Rheumatol* 20: 561–565.

*Haley SM, Ni P, Ludlow LH, Fragala-Pinkham MA (2006) Measurement precision and efficiency of multi-dimensional computer adaptive testing of physical functioning using the Pediatric Evaluation of Disability Inventory. *Arch Phys Med Rehabil* 87: 1223–1229. http://dx.doi.org/10.1016/j.apmr.2006.05.018

*Harrell FE Jr, Lee KL, Mark DB (1996) Multivariable prognostic models: issues in developing models, evaluating assumptions and adequacy, and measuring and reducing errors. *Stat Med* 15: 361–387. http://dx.doi.org/10.1002/(SICI)1097-0258(19960229)15:4<361::AID-SIM168>3.0.CO;2-4

Huber M, Knottnerus JA, Green L, et al (2011) How should we define health? *BMJ* 343: 1–3.

Jacobson NS, Roberts LJ, Berns SB, McGlinchey JB (1999) Methods for defining and determining the clinical significance of treatment effects: description, application, and alternatives. *J Consult Clin Psychol* 67: 300–307. http://dx.doi.org/10.1037/0022-006X.67.3.300

Jaeschke R, Singer J, Guyatt GH (1989) Measurement of health status. Ascertaining the minimal clinically important difference. *Control Clin Trials* 10: 407–415. http://dx.doi.org/10.1016/0197-2456(89)90005-6

Juniper EF, Guyatt GH, Willan A, Griffith LE (1994) Determining a minimal important change in a disease-specific quality of life questionnaire. *J Clin Epidemiol* 47: 81–87. http://dx.doi.org/10.1016/0895-4356(94)90036-1

Kane RA, Kane RL (1981) *Assessing the Elderly: A Practical Guide for Measurement*. Toronto, ON: Lexington Books.

Kerlinger FN (1986) *Foundations of Behavioral Research*, 3rd edition. New York: Holt, Rhinehart and Winston.

*King MT (2011) A point of minimal important difference (Mid): a critique of terminology and methods. *Exp Rev Pharmacoecon Outcomes Res* 11: 171–184. http://dx.doi.org/10.1586/erp.11.9

*Kirschner B, Guyatt G (1985) A methodological framework for assessing health indices. *J Chron Dis* 38: 27–36. http://dx.doi.org/10.1016/0021-9681(85)90005-0

Landis JR, Koch GG (1977) The measurement of observer agreement for categorical data. *Biometrics* 33: 159–174. http://dx.doi.org/10.2307/2529310

*McHorney CA, Tarlov AR (1995) Individual-patient monitoring in clinical practice: are available health status surveys adequate? *Qual Life Res* 4: 293–307. http://dx.doi.org/10.1007/BF01593882

*Messick S (1989) Validity. In: Linn RL, editor. *Educational Measurement*, 3rd edition. New York: Macmillan, pp. 12–103.

Norman G, Streiner D (2008) Principal components and factor analysis. In: *Biostatistics: The Bare Essentials*, 3rd edition. Hamilton: BC Decker Inc., pp. 194–209.

Norman GR, Sloan JA, Wyrwich KW (2003) Interpretation of changes in health-related quality of life: the remarkable universality of half a standard deviation. *Med Care* 41: 582–592. http://dx.doi.org/10.1097/01. MLR.0000062554.74615.4C

Nunnally JC (1978) *Psychometric Theory*, 2nd edition. New York: Oxford University Press.

*PROMIS Network Center (2012) Patient Reported Outcomes Measurement Information System (PROMIS). Available at: http://www.nihpromis.org/ (accessed 26 January 2012).

Portney LG, Watkins MP (2000) Statistical measures of reliability. In: *Foundation of Clinical Research: Applications to Practice*, 2nd edition. Norwich, CN: Appleton and Lange, pp. 557–586.

Rasch G (1960) *Probablislistic Model for Some Intelligence and Attainment Tests*. Chicago, IL: University of Chicago Press.

Ronen GM, Rosenbaum P, Law M, Streiner DL (1999) Health-related quality of life in childhood epilepsy: the results of children's participation in identifying the components. *Dev Med Child Neurol* 41: 554–559. http://dx.doi.org/10.1017/S0012162299001176

*Stratford PW (2004) Getting more from the literature: estimating the standard error of measurement from reliability studies. *Physiother Can* 56: 27–30. http://dx.doi.org/10.2310/6640.2004.15377

Streiner DL, Norman GR (2008) Reliability. In: *Health Measurement Scales: A Practical Guide to Their Development and Use*, 4th edition. Oxford: Oxford University Press, pp. 167–210.

Tubach F, Dougados M, Falissard B, Baron G, Logeart I, Ravaud P (2006) Feeling good rather than feeling better matters more to patients. *Arthritis Rheum* 55: 526–530. http://dx.doi.org/10.1002/art.22110

*US Food and Drug Administration (2012) *US Department of Health and Human Services Food and Drug Administration, Center of Drug Evaluation and Research (CDER), Center for Biologics Evaluation and Research (CBER), Center for Devices and Radiological Health (CDRH) Guidance for Industry Patient-Reported Outcome Measures: Use in Medical Product Development to Support Labeling Claims*. Rockville, MD: US Food and Drug Administration.

Ware JE Jr (1993) *SF-36 Health Survey: Manual and Interpretation Guide*. Boston, MA: Nimrod Press.

Ware JE, Kosinski M (2001) *SF-36 Physical and Mental Health Summary Scales: A Manual for Users of Version 1*, 2nd edition. Lincoln, RI: Quality Metric Incorporated.

Ware JE, Kosinski M, Keller SK (1994) *SF-36® Physical and Mental Health Summary Scales: A User's Manual*. Boston, MA: The Health Institute.

*Wilson M (2005) *Constructing Measures: An Item Response Modeling Approach*. Mahwah, NJ: Lawrence Erlbaum Associates.

World Health Organization (2001) *International Classification of Functioning, Disability and Health*. Geneva: World Health Organization.

Wyrwich KW, Nienaber NA, Tierney WM, Wolinsky FD (1999a) Linking clinical relevance and statistical significance in evaluating intra-individual changes in health-related quality of life. *Med Care* 37: 469–478. http://dx.doi.org/10.1097/00005650-199905000-00006

Wyrwich KW, Tierney WM, Wolinsky FD (1999b) Further evidence supporting an SEM-based criterion for identifying meaningful intra-individual changes in health-related quality of life. *J Clin Epidemiol* 52: 861–873. http://dx.doi.org/10.1016/S0895-4356(99)00071-2

第十五章　儿童和青少年健康、HRQL 和 QOL 测量工具的选择

诺拉·法耶兹（Nora Fayed）

概要

　　针对某个具体的临床和研究目的选择合适的测量工具是一项令人生畏的任务。有关一般心理测量学特性如信度、效度和敏感性的文献浩如烟海，反而给选择带来了障碍。本章将概述选择在经典检验理论模式下开发和运用的量表工具的一些基本问题，并提供一些可被推广应用的关键概念的信息。

情境案例

　　一位社区康复服务的项目经理想要知道该方案所服务的儿童的健康相关生活质量（HRQL）。她通过和同事讨论，查阅文献资料，列出了三个测量工具。现在，她必须决定选用哪一个工具。

一、引言：我为什么要关注这个题目？

　　本书的前几章介绍过，对于一个儿童、青少年和年轻人，健康和良好生活质量意味着什么。如果这些结果对一个人的专业目标至关重要，那么它们就需要被适当地再评估。对健康、健康相关生活质量（HRQL）和生活质量（quality of life，QOL）进行全面测量，和测量其中的某些元素（如身体和情绪

功能、健康关系、社区参与及融合）或对以上任意元素的满意度，都可以通过使用测量工具而实现。因为这些结果无法用肉眼直接观察及简单测量，所以需要分级测量工具来测量这些结果。

从历史上看，测量指南会介绍有关信度和效度"3C"（content, construct and criterion，内容、结构和标准）。本书第十四章已经详细介绍了这些概念，本章还会讨论，但重点放在根据被测量的小组、工具本身和工具使用环境三者之间的最佳适配性来选择测量工具（图 15.1），为工具使用者提供一些最基本的判断方法，以选择符合他们目的的最匹配工具。使用工具的目的包括多种，如描述、区分、预测、测量变化。当选择一个工具时，我们需要有很清楚的证据表明此工具可以满足我们的功能要求。在实际操作中，选择一个适合的工具，常常需要仔细权衡各种特性，要避免草率地选择一个评估项目、患者或用于研究的工具。

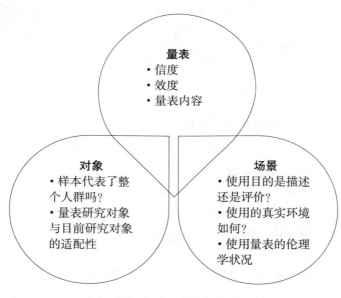

图 15.1　选择量表的重要元素

二、测量工具：基础知识有哪些？

（一）为什么要检查信度？什么是信度？

有很多讨论信度是什么的文献，但鲜有解释为什么这很重要。一个工具的稳定程度规定了其有效程度的上限，如果没有良好的稳定性，人们很难确定通过这个测量工具所收集结果的"真实性"。很多人认为信度就是一致性，或者在其他条件恒定不变的情况下，一个工具产生近似结果的能力，这只是信度的一部分。有信度的测量工具必须能够在测量内容（如 HRQL/QOL）的所有范围内展现出分数的一致性；例如，一个人的生活状态保持不变，一个 HRQL 量表总是对此人给出同样的分数，但这还不够，只有当它能够在 HRQL 水平比此人高或低的人身上展示出同样的一致性时，我们才会说这个量表是稳定可信的。因此，项目经理需要的有信度的测量工具必须满足以下条件：（1）提出一致的分数结果（当被测量的所有其他条件都保持一致时）；（2）当变化真实发生时，展示出产生一定范围分数变化的能力（在 HRQL/QOL 的变化范围内显示出分数的差异）。尽管信度通常被认为是一致性的估值，但最重要的是，它是变异性的一个指数（Streiner & Norman 2008）。当单个被测者情况没有改变时，好的 HRQL 量表应该得到稳定的分数，但它也应该能够发现一群被测者中 HRQL 的真实范围。因此，一个有信度的测量工具，其结果必须有变化，但变化的方式具有一致性。

（二）什么是内部一致性？它代表测量工具质量的什么特性？

内部一致性表示测量工具总量表或分量表项目之间的相互关联性，内部一致性高，就表示被测量的是统一的概念（即工具显示了"同质性"）。尽管内部一致性是儿童研究报道中健康和 HRQL 量表最常用的变异性指数，但人们越来越认识到，指数代表的是量表内容与同一结构的相关性有多高，与量表发现被测样本变异性的能力完全不同。内部一致性作为一个信度指数，当被运用到多维度健康和 HRQL/QOL 的测量工具时，需要被特别谨慎地解读，因为根据定义，这些工具由多个分量表组成，这些分量表之间可能并非高度相关，也可能它们本就不应该高度相关。例如，KIDSCREEN 量表包括一般身体健康、情感和情绪、社会接受性和家居环境等几个分量表，这些分量表都与 HRQL 相关，对 HRQL 的不同维度的测试不应该隶属于针对总量表的内部一致性测试。情境中提到的项目经理应该将一般的指南即一个测量工具内部一致性水平总体上大于 0.7～0.8 解读为与总体 HRQL 分数不相关，并且应该要求每个分量表的内部一致性分数都达到或超过这个分值（Streiner & Norman 2008，Mokkink et al. 2010）。

最常用的内部一致性统计学检验是克隆巴赫 α 系数。克隆巴赫 α 系数代表了量表中各个项目之间互相关联的紧密程度，它可能受到两种因素的影响：（1）量表项目的"真实"一致性；（2）项目总数。要明白这一点，即当量表项目较多时，克隆巴赫 α 系数可以偏高，所以，如果一个量表的研究只采用这一个信度指数，判断要小心，尤其是当计算系数的项目数超过了 15 个（Streiner & Norman 2008）。

当需要选取一个测量工具时，可以采用平均项目总相关性作为内部一致性的指标，来说明每个项目与总量表分数或分量表分数的相关性有多高，或项目之间的相关性范围（说明项目之间的相关性有多高）；与克隆巴赫 α 系数不同，这些指标能够估计出不受项目数量影响的一致性。

1. 检查重测信度

对于有关健康、HRQL 和 QOL 的量表而言，重测信度很重要，因为它所提供的信息是当其他因素都没有改变时，一个测量工具能否得出相同的分数。在儿童报告 HRQL/QOL 时，重测信度也很重要，因为这种方法通常通过在没有其他变化的情况下，在两个或多个时间点报告相同的答案，来证明儿童对某个概念的理解能力。

对儿童运用 HRQL/QOL 自我报告量表持批评态度的人经常质疑儿童对他们的生活状态给出一致性报告的能力，而重测信度可以提供测量一致性的证据，也说明在没有发生其他改变时，儿童是否可以对自己的状态做出一致的评价。

另外一方面，"学习效应"或儿童通过回忆之前的答案而给出重复结果的问题需要解决。因此，为了确定重测信度的评估是否合适，有必要确定使用测量工具和儿童自我报告量表的时间间隔。儿童是不断变化的，他们的发育随着时间的改变或快或慢；重测的时间间隔应该由量表研制者报告或在手册里说明，这个间隔应该长到足够让被测者已经忘记了量表的答案，也要足够短以至于被测者不会因为任何原因发生明显的变化（包括自然发育）。3 天到 2 周的时间可能是合适的，但也需要根据儿童的发育阶段来确定，例如，婴儿量表 2 周后重测很难得到同样的分数，但对 18 岁的青年就可以。

2. 检查评估者间信度

评估者间信度（对使用同一测量工具的两人进行比较）不太适用于评估健康状况、HRQL 和 QOL 的自我报告评估量表，因为进行评分的是同一个人，不可能改变。但是，由临床人员操作的功能或残疾状况的量表可以且应该测试由不同评估者使用的情况，以确保量表不会因为使用的临床人员不同而得出不同的结果。在进行评估者间信度的检验时，设计者应该尽力维持进行测量的各个方面都恒定不变，除了评估者不同。不同的评估者之间要尽可能避免影响对方的评分（如避免在评估时互相讨论该如何给分），所以设计者要报告详细的实施过程。

有关健康状况、HRQL 和 QOL 的自我报告评估量表，如果需要比较儿童自评得分和照顾者或委托人评分，评估者间信度问题也值得注意，第十七章将详细讨论父母与儿童结果报告的问题。简而言之，很多的研究已经发现，儿童和父母在这类量表中的评分无法达成一致，也可能本就不应该期望一致，尤其是当测量的内容是儿童的主观经验时，就像 HRQL 和 QOL 量表的内容一样。

我们常常需要一些评估和判断，来看一个信度研究的结果是否适用于用户，如情境案例中的项目经理。信度不单纯是量表的一项特性，也是量表在一组儿童和他们的真实生活状态中的运用情况。因此，情境案例中的项目经理应该寻求能够契合自己需求的工具。为了达到这个目的，被选工具的信度研究报告中所研究的儿童和生活状况都应该与该工具即将被使用的社区康复服务项目的需求具有相关性。

（三）效度：另一个常用术语，它的真实意义是什么？

效度一贯被描述成测量工具的一种特征，即证明它所测量的是它声称要测量的东西。这有可能让人们误以为效度是测量工具的一种自然特性，因此，测量学家们更愿意认为，一个测量工具的效度是与具体的场景及测量目的有关联的，也就是说，这个量表对处于特定场景的这一组儿童的效度如何（Cronbach 1955，Messick 1995，Kane 2001，Streiner & Norman 2008）？接下来有关效度的讨论，将聚焦在用户（如项目经理）可以应用于某个特殊的组群、场景和目的的测量工具特性。这样，使用者可以对由测量结果得出的结论更有信心。

1. 内容和内容效度

很多时候，为了决定一个测量工具是否符合自己的目的，人们能做的就是审查量表的内容及有关内容如何产生的报告。关于健康状况、HRQL 或 QOL 的患者自我报告量表的内容可以在儿童和家人填写问卷时被问到的问题中找到。关于内容产生过程是否合理的标准随着时间的推移已经发生了改变，过去的工具强调技术方面，如因子分析、从已有工具中抽取项目、文献综述和专家观念，现有标准则还需要有关测量工具创立的理论／概念指南、儿童和家人的经验及认知访谈的结果。当量表的项目能够代表被测量的结构时，其内容效度被认为是合适的。在选择一个测量工具时，要考虑该工具的海选项目是如何确定的、最后的项目组是如何缩减得出的、该工具的内容对某一组儿童及它即将被使用的场景有多适用。

2. 测量工具的研发者使用了哪些资源来创建内容：理论、文献、专家或定性经验？

有许多信息资源可以用来创建测量工具的项目，包括描述和定义所要测量结构的理论、这个结构在实验性研究中的界定和运用、过去已经研发的包含相关项目的测量工具、专家观念及创立项目理念的专家组、参与定性研究并报告该结构对他们的意义的儿童和父母。

运用一定的理论来创建测量的项目对内容的制订很重要，却常常被忽视。没有概念上的界定，就很难在研究中或相对于文献来解读测量工具的分数；这一点在健康状况、HRQL 和 QOL 测量工具中尤为明显，因为测量工具的名字不一定和内容匹配，研发者对那些概念的意义有各式各样的想法。这个问题常常出现，因为研发者对那些概念所代表的意义有不同的理论取向，例如，有些作者将 HRQL 定义为受儿童健康状况影响的生物－心理－社会领域，而另外一些作者则认为 HRQL 代表儿童对自己总体健康的个人的、主观的看法（参见第二章和第三章有关 HRQL 概念的更多讨论）。

测量工具所测概念的混乱给工具的选择带来困惑，因此使用者应该运用以下三个标准来决定概念是否合适：（1）用于研制工具的理论或概念基础已经被充分阐明；（2）工具的内容和该理论或概念具有一致性；（3）理论和工具的应用方法一致（Fayed et al. 2011）。本章开头提到的想要测量 HRQL 的项目经理，必须首先确定结构相对于概念视角的含义，然后考虑工具中的项目是否与观点相符，最后看 HRQL 的观点是否适合解释和预测临床或研究人群中所发生的情况。缺少了这一步，在运用量表时，将会难以解读分数或分数变化的意义。

很多量表的项目都来自文献回顾。只需要在 MEDLINE 输入搜索的词语，如"儿童健康"，就会有范围很广的各种题目出现，这会提醒人们健康的概念可能由哪些成分组成，从减少感染性疾病到促进语言发育。这种方法的不足之处在于，现有的文献可能会限制人们对正在讨论的概念的理解，甚至过时了，例如，如果在 20 世纪 70 年代检索儿童健康方面的文章，有关感染性疾病、出生率和死亡率的研究会很重要，到如今，营养、生活方式、体重管理和家庭养育环境等，被认为是儿童健康的重要成分，在制订测量的项目时绝不应该被忽视。

专家共识曾经被认为是测试工具内容研发中最重要的元素。像卫生保健服务研究方面的专家，对儿童健康和 HRQL 的每个领域都有详尽的认识，这会有助于测量量表项目的产生。然而，专家是指在某个特别的领域具有专项经验，这可能会导致内容选择或优先级排序时的偏倚。健康方面的专家经常有经验上的偏见，因为他们会最看重自己擅长领域的疾病对人的影响。如果仅仅依靠专家资源来制订项目，或者将专家观点作为主要的方法来遴选并决定最后的项目表，常常会有问题；以上两种方法有可能产生偏倚或导致项目不是最适合在真实的临床或社区状况下要测量的结构。

最后，儿童和家长的直接（定性）经验是制订健康和 HRQL 量表的绝佳资源。这类信息特别有用，因为我们需要知道哪些项目是回答问卷的儿童和家长认为最重要的或与他们最具相关性的。儿童和家长会运用他们自己的语言，突出重要的元素。例如，在癫痫儿童生活质量量表（CHEQOL）研发时，定性焦点小组（Ronen et al. 2001）界定了生活质量的范围，如常态和归属感被发现是癫痫患儿 HRQL 的优先考虑；儿童和父母访谈提供了如何使用日常用语描述项目，克服量表研发者在问卷中使用晦涩语言的问题。在内容精简阶段，也可以通过认知访谈来检查项目用语是否合适。有关定性方法的更多讨论，请见第十六章。

3. 量表研发者如何精炼量表内容（因素分析和/或认知访谈）？

大多数的量表都不会采用上述项目产生阶段所产生的全部项目，相反，需要通过一个心理测量学检验过程，以便：（1）确保问卷够短，降低回答问卷的负担；（2）代表测量的架构；（3）确保最终版本所包含的项目可以很好地测量要测量的架构。要满足以上目标，有时候会存在妥协。无论如何，用户可以寻找一些内容精简元素，看看量表研发者是否在量表中包含了"良好的科学"。

许多量表研发者运用探索性因子分析，将项目组合形成分量表使用，以减少一个量表里的项目数量，将测量共同主题的项目放在一个分量表里。因子分析可以证明，项目之间的相关性有多高，因此决定哪些项目应该集合到一个分量表里；因子分析本身也需要做出很多决策和解读，因此，研发者应该解释清楚因子分析的过程中包括了哪些步骤，使用了什么理论、什么框架或定性证据来引导解读和决策；要有一些说明，为什么有些项目会从原始项目清单中被剔除，或者如何对他们进行重新措辞以改进与某些因子的相关性。

认知访谈这项技术常常被研发者们用来调查受访者如何理解项目，他们用什么样的认知过程来回答项目所提的问题。在儿童健康研究领域，尽管认知访谈很有可能发现儿童如何理解项目的用语和分级，但这项技术很少使用（Geiselman & Padilla 1988）。最新的量表常常使用这项技术来制订合理结构的项目，改良或摒弃其他项目。认知访谈是适用于进行项目检查和解读因子分析结果的方法。

4. 小结：运用内容重叠来选择测量工具

确定一个测量工具的内容和那些需要测量领域之间的重叠，不需要很复杂，也不需要很长，但应该很系统。运用一个矩阵或比较表格，可以帮助确定一个量表和测量的目的有多少重叠。确定内容重叠的方法对选择所有类型的量表都很重要。在儿童健康和 QOL 评估方面，这点尤为明显，因为每个量表的内容和项目有很大的差异，人们很难单凭量表的名字来得知量表所测量的内容。幸运的是，大多数常用的儿童健康和 QOL 量表的内容，只要是为了量表内容审核评估的目的而被访问的，通常会被公布在量表的网站上，或者可以请研发者提供。

一旦拿到了测量工具，你可以绘制自己的简化内容地图，或者利用已经出版的更复杂的内容地图，做一个比较表，以显示工具的内容与你的研究或临床目的是否一致。ICF（见第四章）对内容比较非常有用，因为它提供了一个确定功能、残疾和健康结局方面内容重叠的标准和语言（WHO 2001）。在同行评议的文献中，很多健康和 QOL 量表的内容越来越多地采用了 ICF 术语（Geyh et al. 2007，Fayed & Kerr 2009，Fayed et al. 2011, 2012）。

本章开头情境案例中的项目经理想要选择用于儿童的 HRQL 量表，通过临床人员焦点小组的反馈，以及审核目标制订报告，已经得知项目希望优先关注的领域包括整体情绪功能、行为问题、朋友和同伴关系、同伴的接受度、学校的表现和父母的支持。经理现在可以建立一个简单的矩阵，来检验一下三个常用的普适性工具是否能测量以上这些领域，如表 15.1 所示。

表 15.1　项目经理比较项目内容和项目需求的矩阵

优先领域（按 ICF 分类）	儿童生活质量测定量表（Peds QL）[1]	儿童青少年健康相关生存质量量表（KIDSCREEN）[2]	健康效用指数Ⅲ（HUI–Ⅲ c）[3]
儿童情绪和精神健康			
b152 情绪功能	+++	++++	+
儿童的一般行为			
d250 管理自己的行为			
儿童的学校表现			
d163 思维			+
d175 解决问题			+
d820 学校教育	+++	+++	
儿童的朋友和同伴关系			
d7 人际交往、关系和互动			
d750 非正式社会关系（朋友、熟人、同伴）	+	+++++++	
d9205 社会化			
儿童的父母支持			
d760 家庭关系	+	++	
e310 直系家庭		++	
e410 直系亲属的个人态度		++	
同伴对儿童的接受度		+++	
e320 朋友		+	
e420 朋友的态度			
e425 熟人、同伴、同事、邻里和社区成员的态度	++	++	

注：1，Varni et al. 2001；2，Ramjil et al. 2006；3，Feeny et al. 1995；"+"号表示各个测量工具实际评估左侧栏中所列优先领域的证据的相对强度。

根据经理的矩阵，健康效用指数Ⅲ（health utilities index，HUI）只解决很少的优先领域的问题，而儿童生活质量测定量表（PedsQL）和 KIDSCREEN 都不同程度地解决儿童的情绪功能、朋辈关系和学校的问题，但 KIDSCREEN 在内容覆盖面和部分优先领域的阐述方面比 PedsQL 更广。最后，父母支持和朋友方面只有 KIDSCREEN 进行了阐述。因此，经理认为 KIDSCREEN 在内容方面与项目要求最匹配，但是他们也决定同时考虑 PedsQL 和 KIDSCREEN 的心理测量特性。

5. 量表内容小结

通过评价健康状况的内容，HRQL 和 QOL 自我报告量表使用者有机会评价一个量表是否符合他们的目的，这不需要太多的心理测量经验；使用者应该寻找具备以下特点的量表：通过多种信息源研发（理论、文献、专家或访谈），提供有关被测理论基础或概念定义的清晰和一致的信息，偏倚最小且采用系统性和实验性过程对最终测量项目进行决策，以及答案选项容易理解和解读且提示儿童和父母做出回答。一旦满足了这些要求，使用者应该可以评价量表内容和即将使用量表的环境的重叠和匹配程度。

6. 结构效度检验：定义是什么？如何发现？

结构效度是指量表在多大程度上代表了其即将测量的结构。实际操作上，结构效度是根据已知存在的或期望观察到的关系检验一个量表测量所得结果与相关结局之间的相关程度。例如，一个 QOL 量表（根据 QOL 的主观定义）应该与其他的生活满意度量表高度相关。为了评估量表的结构效度，需要深刻地理解要测量的概念应该或可能与其他将要进行比较的量表所测量的其他概念有什么相关性。研发者可以通过两种不同的形式展示量表的结构效度，与一个相似量表的相关性（"聚合"效度），或与一个相反概念的不一致性（"分歧"效度），例如，一个抑郁量表应该和一个幸福量表有很强烈的负相关性。一个抑郁量表，如果能够区分出有轻度、中度和高度负面心情的儿童，说明它有区分效度。有时候，结构效度是指量表能够多大程度地预测一个相关的结局或未来发生的事件，例如，学龄前儿童如果生活满意度和社会支持的得分比较高，人们会预测他们在青春期早期出现健康风险行为的水平较低。如果一个量表被用于决策，其分数应该显示对决策所依据的结果的精确预测，也就是说，如果利用 HRQL 的分数来决定哪些儿童可以享受服务，那么这个分数就应该能够高度预测儿童对服务的真实需求。当运用量表与相关结果的关系来检验结构效度时，常常采用相关性统计分析。要确定一个量表是否有结构效度，意味着必须评估量表问卷所得结果与其他变量或结果之间的关系是否合理，是否符合预期。

作为 3C 效度的最后一种，"准则"效度实际上是结构效度的一个特例，是指将量表与一个测量同样结构的"准则标准"相比较。准则效度在健康状况、HRQL 和 QOL 测量方面饱受争议，因为人们认为在这些领域，量表只有认知度高低之分，以及对这些领域某个特定的概念、某一种特定的儿童或某一种特定的情景（如项目评估）的合适程度的差别。

无论采用何种方法来证明结构效度（聚合、分歧、预测），必须始终记得，文献报告的效度检验结果是否适用于该量表即将用来测量的对象和情景。因此，测量工具的报告应该提供有关该工具与相比较的结果或量表之间如何相关的一些先验假设（Mokkink et al. 2010）。没有先验假设的报告会带来问题，因为研发者在得到测量结果后能够很轻易地对其结果解读进行调整；与此相反，应该根据工具研发的方式，通过检验事先设定的假设，来评估量表是否代表了要测试的结构。

三、对象：量表适用于哪些对象？

对象可能是一群具有相同特点或经历的人，特点可以是某种诊断，如癫痫，经历可以是羞辱或歧视。样本是从具备某种特点或经历的所有人中抽取出来的儿童或家庭，而这所有人组成的就是一个人群。这些术语很重要，因为使用测量工具的人始终都要考虑到，被用来研发或检验量表的样本是否很好地代表了被抽样的人群，是否适用于将要测量的对象。因此，本章开头情境的项目经理也必须考虑到，量表研发所用的样本群体与社区康复服务项目的对象有多高的相关性。

在健康和 HRQL/QOL 测量的领域，很多测量工具都是针对某一人群中的某一组特定儿童而研发的。例如，PedsQL 是针对在社区儿科诊所、医院门诊和住院部，以及风湿病和糖尿病诊所就诊的儿童研发的（Varni et al. 2001）。一个工具一旦被证明有效，研发者和使用者常常将其运用到相似的或有某种相关性的人群中，这种方法会减少为每个人群创建新测量工具所需的时间和资源；但如果测量工具中的项目不针对新的对象进行重新检验，可能会产生问题。如果一个量表是用一组癌症儿童样本研发的，另外一位研究者希望将它运用到癫痫的儿童中，量表的项目应该由新的测量对象，即癫痫儿童和 / 或父母，运用前述的内容效度进行评估和重新检验。如果不这么做，可能导致测量的因素与新的测量对象没有相关性，更有甚者，会遗漏对测量新对象的相关结构最关键的项目。因此，如果将一个量表用于新的对象，应该进行项目结构的重新评估。

当决定是否使用一个量表时，也应该检查量表研发原始样本的人口特征和基本数据。儿童的年龄范围和中位数是否适用于将要使用的对象？即使儿童的诊断很匹配，也必须确定是否还有其他特征，如功能状况或损伤的严重程度，这有助于确定量表研发和效度检验的样本是否与要测量的对象相符。

四、情景：适合使用这个量表吗？

（一）描述和评价

在评估适用量表的情况时，首先有必要问：这一概念为什么重要？也许情境案例中的项目经理想要向决策者或负责人证明这一群服务使用者的特殊需求。如果是这样，测量工具应该能够将服务使用者与普通人群区分出来，在测量工具的手册里，经理应该查找区分效度的证据，证明观察到了有某种健康问题的儿童与普通儿童之间的显著差别。按照经理的目标，他们也应该查看研发者是否出版了普通儿童的标准。关于分量表是否可以区分不同组别儿童的信息也有助于决定量表是否适合用来描述某一组儿童的情况，例如，一个移动功能的量表或分量表在 GMFCS 评级为移动功能障碍 I 级和 V 级的脑瘫儿童的平均得分之间应该能够表现出显著的差别（Palisano et al. 1997）。

如果使用者想要发现一群人因为某个事件，如治疗或缺乏一项服务，而发生了什么变化，那么必须提供测量工具能够抓住这种变化的证据，也就是要求测量工具包含了一些项目，来测量因为事件而预期会发生变化的领域，例如，当在肉毒毒素注射前后分别用工具测量脑瘫儿童时，他们关节活动范围的差异有显著性意义吗？统计学上的显著变化还不足以证明一个工具能充分反映变化，因为如果样本量很大，不具备临床意义的小范围变化在统计学上也会表现出显著性差异。很少数的量表在工具初始研发报告中宣称可以发现健康状况、HRQL 和 QOL 测量方面的变化，这需要特定的效度检验证据（Rosenbaum et al. 1990），所以，需要查找研究中的敏感性证据，即至少有两个时间点的数据来证明工具是否能够发现变化。

敏感性的统计学指标包括效力值、测量的标准误差、Guyatt 敏感性指数及受试者操作特征（Guyatt et al. 1987），所有这些指标都关乎观察到了多大的分数差别，其各自具有的优点和缺点，本章不予详述。使用者必须始终想到，工具是否在测量一个可能因为治疗而发生改变的结构，例如，如果按照 WHO 对生活质量的定义——"（儿童）对他们在生活中位置的主观感知"，这会因为使用一种副作用更少的抗癫痫药而发生改变吗？用于描述儿童生活的重要结构，与那些期望因为治疗而发生改变的结构，并非始终一致。

一个理想的测量工具既可用于描述，也可用于评价，但是这常常很难做到。而且，人们需要根据使用的情景来要求测量工具效度的证据，因此，本章开头的项目经理需要设定优先需求，并由此来决定哪个量表最合适。这个预先的目标制订在比较组间量表得分或前后得分时会有用。

（二）量表应用的实际效果 / 效用

正如每个临床人员和卫生保健服务研究者所熟知，测量的实际操作情形会极大地影响测量工具的选择。诸多因素，如完成测量的时间、评分或结果解读的难易程度、结果使用的难易程度等，都是很重要的，这点在使用儿童自我报告量表时尤为明显，因为儿童没有足够的专注力或耐心去完成以研究为目的的长量表，哪怕项目经理非常想要使用严谨的工具来收集高质量的信息。证据表明，在适当的条件下，6~7 岁的儿童就可以有效且可靠地完成自我报告测量，即使量表有 25 个问题之多（Riley 2004）。

我们建议，对考虑要给儿童和家庭使用的量表进行预测量，来确定其可行性，并根据测量情景做调整。也需要明白，当患者等待就诊时，或当需要请患者比约定时间提前 10 分钟到达来完成量表时，他们能够完成量表的多少。请工作人员与家人一起检查问卷的完成情况是否可以提升数据质量？在决定在卫生保健服务评估中执行问卷可行性之前，这些因素都是要研究的。（第十七章自我和代理人报告将详细讨论这些因素）

使用一个量表的成本肯定会影响其采用和持续性。大多数量表使用都需要某种形式的许可，或者向研发者提供一笔使用费；有些量表要求向研发者报告测量结果，以获得参考数据和结果分析。因此，有必要考虑使用这类量表的可持续成本，尤其是当价格还可能上涨的时候。事实上，很多量表都有使用费，与量表质量常常无关；另外，医院、大学和非营利社区机构的使用者一般都可以享受优惠的费用。

（三）量表使用的伦理规范（参见第十八章）

当采用一个量表时，有哪些因素会导致量表选择不符合伦理规范？首先，如果一个量表的选择与使用目的不相符，可以被认为是不符合伦理规范，尤其是当测量结果被用作决策的依据时（Messick 1995）。项目经理试图在三个虽然非常不同但却都是普适性的量表中进行选择，可能面临对其机构内脑瘫儿童资源配置的选择性困难。在此情形下，常常会建议采用卫生经济学的方法来评价，因此，可能考虑选用 HUI Ⅲ（因为它关注经济方面）。HUI 用于评估一些被"健康"成年人群认为非常重要的健康领域，如行走、听觉、视觉、认知和情绪；采用这一方法，那些改善以上健康领域的干预方法就会被 HUI 评级显示为最大改善；而代偿性或康复性干预方法，如提供轮椅，能够改善整体移动功能但不改善行走，就不会显示任何变化。因此，按照伦理规范，项目经理不能将一般人群的健康领域评价运用于脑瘫儿童，因为脑瘫儿童认为的卫生保健服务的优先领域是不同的，但同样有价值。基于这些原因，这个量表在这种情景下的使用就不符合伦理规范，因为测量工具的目的和运用工具的结果不匹配。

其次，自我报告测量工具让儿童暴露在许多复杂的、私人的问题面前，也应该考虑其伦理规范性（Waters et al. 2009，Fayed et al. 2011），尤其是当儿童对自身健康问题的看法与量表询问的方式不同时，例如，很多量表询问儿童是否因为损伤或疾病而在家庭或朋友关系中遇到困难（如 PedsQL 中的问题：我不能做其他同龄儿童可以做的事情）（Varni et al. 2001）。只关注问题、困难和挑战的问卷，强调损伤或疾病的不利方面，会引导儿童形成负面自我概念。因此，有必要寻找在负面话题（如疼痛、悲伤、孤立或威逼）和负面用语（如……的困难、……的问题）与中性用语和正面话题（个人优势、共情或积极关系）间取得平衡的工具，以确保用一种平衡的方法来对儿童进行分级评估。

五、结论

确定测量工具的内容和心理测量特征（信度和效度）与其运用到某一儿童群体和某个临床或卫生研究的情景之间的适配度，包含了判断、潜在的效用权衡和伦理规范的考虑。特别是当为儿童选择健康状况、HRQL 和 QOL 的量表时，存在很多特殊的考虑，这些都会影响到测量工具在真实情景下的表现。工具使用者必须理解，如何选择最符合自己预期目的和最适合所测量对象的测量工具，以便从评级量表中收集到值得信赖的、具有解读意义的结果。

参考文献

* 主要参考文献

Cronbach LJ, Meehl PE (1955) Construct validity in psychological tests. *Psychol Bull* 52: 281–302. http://dx.doi.org/10.1037/h0040957

Fayed N, Cieza A, Bickenbach J (2009) Comparing quality of life scales in childhood epilepsy: what's in the measures? *Int J Disabil Commun Rehabil*. Available at: www.ijdcr.ca/VOL08_03/articles/fayed.shtml (accessed 24 February 2011).

*Fayed N, Schiariti V, Bostan C, Cieza A, Klassen A (2011) Health status and QOL instruments used in childhood cancer research: deciphering conceptual content using World Health Organization definitions. *Qual Life Res* 8: 1247–1258. http://dx.doi.org/10.1007/s11136-011-9851-5

Fayed N, Bickenbach JE, Cieza A (2012) Illustrating child-specific linking issues using the Child Health Questionnaire. *Am J Phys Med Rehabil* 91(Suppl. 1): S189–S198. http://dx.doi.org/10.1097/PHM.0b013e31823d53cf

Feeny D, Furlong W, Boyle M, Torrance GW (1995) Multi-attribute health status classification systems. Health Utilities Index. *PharmacoEconomics* 7: 490–502. http://dx.doi.org/10.2165/00019053-199507060-00004.

Geiselman RE, Padilla J (1988) Cognitive interviewing with child witnesses. *J Police Sci Admin* 16: 236–242.

Geyh S, Cieza A, Kollerits B, Grimby G, Stucki G (2007) Content comparison of health-related quality of life measures used in stroke based on the International Classification of Functioning, Disability and Health (ICF): a systematic review. *Qual Life Res* 16: 833–851. http://dx.doi.org/10.1007/s11136-007-9174-8

*Guyatt G, Walter S, Norman G (1987) Measuring change over time: assessing the usefulness of evaluative instruments. *J Chronic Dis* 40: 171–178. http://dx.doi.org/10.1016/0021-9681(87)90069-5

Kane MT (2001) Current concerns in validity theory. *J Educ Meas* 38: 319–342. http://dx.doi.org/10.1111/j.1745-3984.2001.tb01130.x

*Messick S (1995) Standards of validity and the validity of standards in performance assessment. *Educ Meas* 14: 5–8. http://dx.doi.org/10.1111/j.1745-3992.1995.tb00881.x

Mokkink LB, Terwee CB, Patrick DL, et al (2010) The COSMIN checklist for assessing the methodological quality of studies on measurement properties of health status measurement instruments: an international Delphi study. *Qual Life Res* 19: 539–549. http://dx.doi.org/10.1007/s11136-010-9606-8

Palisano R, Rosenbaum P, Walter S, Russell D, Wood E, Galuppi B (1997) Development and reliability of a system to classify gross motor function in children with cerebral palsy. *Dev Med Child Neurol* 39: 214–223. http://dx.doi.org/10.1111/j.1469-8749.1997.tb07414.x

Ramjil L, Alonso J, Berra S, et al; KIDSCREEN group (2006) Use of a children questionnaire of health-related quality of life (KIDSCREEN) as a measure of needs for health care services. *J Adolesc Health* 38: 511–518. http://dx.doi.org/10.1016/j.jadohealth.2005.05.022

Riley AW (2004) Evidence that school-age children can self-report on their health. *Ambulat Pediatr* 4: 371–376. http://dx.doi.org/10.1367/A03-178R.1

Ronen GM, Rosenbaum P, Law M, Streiner DL (2001) Health-related quality of life in childhood disorders: a modified focus group technique to involve children. *Qual Life Res* 10: 71–79. http://dx.doi.org/10.1023/A:1016659917227

Rosenbaum P, Cadman D, Russell D, Gowland C, Hardy S, Jarvis S. (1990) Issues in measuring change in motor function in children with cerebral palsy. A special communication. *Phys Ther* 70: 125–131.

*Streiner DL, Norman GR (2008) *Health Measurement Scales: A Practical Guide to their Development and Use*. New York: Oxford University Press.

Varni JW, Seid M, Curtin PS (2001) PedsQL (TM) 4.0: Reliability and validity of the Pediatric Quality of Life Inventory (TM) version 4.0 Generic Core Scales in healthy and patient populations. *Med Care* 39: 800–812. http://dx.doi.org/10.1097/00005650-200108000-00006

Waters E, Davis E, Ronen GM, Rosenbaum P, Livingston M, Saigal S (2009) Quality of life instruments for children and adolescents with neurodisabilities: how to choose the appropriate instrument. *Dev Med Child Neurol* 51: 660–669. http://dx.doi.org/10.1111/j.1469-8749.2009.03324.x

World Health Organization (2001) *International Classification of Functioning, Disability and Health.* Geneva: WHO Press.

第十六章　神经发育性障碍儿童和青少年生活的复杂性：定性研究的作用

德布拉·斯图尔特（Debra Stewart）

概要

　　本章将描述定性研究及其在神经发育性障碍儿童和青少年生活中的运用。通过描述对不同儿童和青年人群的定性研究，展示了这类研究在提升对健康、残疾、生活质量和参与问题的理解方面的价值。儿童、青少年及他们的家人最清楚以上概念对他们日常生活的影响，通过探索他们的看法和经历，可以提升对这些问题的认知。本书的其他章节也描述了其他关于这些人群的多种定性研究案例（参见第十七章和第二十二章）。

一、引言

　　本书介绍了神经发育性障碍领域的一个重要的模式转变。这种转变使儿童和青少年残疾人士享受的卫生保健服务超越了传统的"医学模式"，并将重点放在生物学损伤、身体、认知及相关神经发育性结局上。最新的观念包含了生物－心理－社会考量，从更广的角度看待健康和健康相关的功能。有关健康、功能和残疾的新模式和新概念，如 ICF（WHO 2001）（见第四章），推进了这种转变，有关健康和残疾的认识扩展到了人和环境之间的动态互动关系。ICF（WHO 2001）特别鼓励医疗人员不仅要关注损伤，还要关注儿童和青少年残疾者及其家人的经历、感受、关系和看法。生活质量和参与的概念（分别参见第三章和第五章）现在受到了重视，对卫生保健和康复服务的对象具有重要意义。

由于这些问题的复杂性和概念性，定义、描述和测量这些还在发展变化的问题和结果可能极具挑战性。而且我们对这些新概念的知识还相对缺乏，单用传统量化研究方法可能难以将其研究清楚。在过去十多年里，通过使用定性研究方法，我们增加了对这些生物心理学概念的认识；米勒（Miller）和克拉布特里（Crabtree）（2005：609）提倡使用定性研究方法来探索服务对象的"亲身经历"，定性研究的结果可以挑战我们根深蒂固的生物医学信念，补充和扩大无法从随机对照试验中得到的证据（Miller & Crabtree 2005），提供新型生物－心理－社会模式相关的临床实践模式、互动关系、复杂性和多方视角等方面的重要信息。

二、什么是定性研究?

定性研究（qualitative research）包含了大量的设计、方法和理论架构，目前被很多专家引用的定性研究定义来源于登津（Denzin）和林肯（Lincoln）（2005: 3）：

> 定性研究是将观察者放在真实生活里的一种研究活动，它通过一套解读式的、推论式的实践，让生活可视化。这些实践将生活转变成一系列陈述、现场记录、访谈、对话、照片、影像和自我备忘录。在这个层面上，定性研究是一种对真实生活进行解读和还原的方法。

定性研究的一些为各种方法和传统所共有的关键元素包括：

- 它的目标是用全面的方法"画一幅画"，适合处理作为人类经历一部分的复杂的、动态的过程。
- 它采用独特的数据收集和分析方法，创建代表人的观点、经历和感受的数据模型。

- 它从文本数据中找出模式、共性和差异。
- 它在人的日常环境（自然场景）中进行，研究者与被研究者一起共事（Denzin & Lincoln 2005，Cresswell 2007，Richards & Morse 2007）。

定性研究与定量研究不同，它是一种调查形式。定量研究通常运用很多研究对象和少数几个变量；而定性研究则倾向于研究少数几个人（成为"参与者"或"信息提供者"）和很多个变量，这样，定性研究就能够探索问题或"现象"的复杂性，其中包含很多个变量及变量间的互动关系。所以定性研究的本质是了解一种现象的"意义"，正如我们解读周围世界的方式一样。

过去十年间，儿科领域的研究人员已经运用定性研究方法对医疗和康复领域出现的复杂问题有了更深入的认识。通过定性调查认识的一些关键临床问题或概念，如"参与""生活质量"和"发育轨迹及过渡期"意味着什么？以下章节描述了有关这些问题的一些定性研究案例，说明定性研究对知识的建构做出了什么贡献、对理论和实践的改变带来了什么影响？

（一）肢体残疾儿童参与休闲活动的研究

加拿大安大略 *Can Child* 儿童残疾研究中心完成的一项纵向研究确认了肢体残疾儿童参与娱乐活动的模式和预测指标（King et al. 2006，Law et al. 2006，2007）。在此研究之后，研究者们有兴趣知道儿童和青少年对于自己参与的感受，于是采用了定性方法对参与娱乐活动的意义和感受进行更深入的研究（Heah et al. 2007，Harding et al. 2009）。哈丁（Harding）等（2009）采用案例研究设计，用照片和访谈的方法了解童年活动和场景之间的强烈内在联系；另外一项定性研究结果显示，肢体残疾儿童和肢体健全同龄儿童喜欢同样的活动（Heah et al. 2007）。研究者们还发现，父母在为儿童提供参与机会方面扮演了重要的角色。

另一项针对肢体残疾青少年的定性研究也描述了参与的问题（Stewart et al. 2012），他们采访了 10 位 17～19 岁的青少年，结果发现，这些残疾青少年与同龄人喜欢一样的社交活动，影响参与的有利环境和障碍也与针对儿童的定性研究结果类似：父母的支持是关键的有利环境之一（Stewart et al. 2012）。

除了建立我们对参与的环境障碍和有利因素的理解，这些定性研究让我们更加理解参与和环境之间的互动，以及为残疾儿童和青少年提供参与各种活动的机会以促进发育的重要性（Petrenchik & King 2011）。有证据证明，定性研究方法有利于将这些知识付诸行动，有助于运用访谈和核心小组来研发测量参与和环境的工具（Bedell et al. 2011）。

（二）儿童和青少年生活质量测量工具的发展

过去二十年，有关生活质量的概念在卫生保健服务领域越来越受到重视，但是到目前为止，有关儿童和青少年的文献报道很少（Renwick et al. 2003；参见第三章）。一些来自不同国家的研究者运用定性研究研发了符合儿童、青少年和父母看法的适龄测量工具。在加拿大，罗南等（1999, 2001）采用核心小组分别对 29 名癫痫儿童和他们的父母进行定性研究并了解他们的感受；他们运用了一种改良的核心小组方法，将参加核心小组的儿童按年龄进行分组，然后运用富有创意的环境地图描绘和玩橡皮泥的方法，以确保小组以儿童为核心（Ronen et al. 2001）。对所有核心小组的访谈文本进行定性分析，其结果揭示了与癫痫患者生活相关的 5 个方面，研究者根据这一结果研发了一个自我报告和他人报告的癫痫儿童生活质量量表（CHEQOL-25）（Ronen et al. 2003）。

在澳大利亚，定性研究方法也被用来研发了一个特定条件下的生活质量量表——儿童脑瘫生活质量问卷（the Cerebral Palsy Quality of Life Questionnaire for Children，CP-QOL-Child）（Waters et al. 2005）。研究人员还运用一种基于理论的方法找出适合青少年的领域（Davis et al. 2008），最后，研究人员访谈了 20 位儿童和 35 位父母，研究两组人之间的一致程度，结果他们认为有必要将儿童／青少年和父母的感受同时包括在一个生活质量量表中（Parkinson et al. 2011）。

在英国，莫里斯（Morris）等（2007）分别在儿童和父母的核心小组进行足踝问题对儿童影响的研究。研究人员用生活绘图方法来分析儿童的日常活动（即起床、上学、放学、在家、假期中）（Morris et al. 2007），图 16.1 是一个 12～15 岁有足踝问题的核心小组成员记录的一天。运用这种绘图方法，是为了使讨论的问题免去个人特色，便于研究人员更加开放地讨论可能敏感的话题，避免将儿童个体置于弱势地位。这一研究的结果帮助研究团队研发了一个问卷，测量从儿童自己的角度看足踝问题给足踝部损伤的儿童带来了什么影响（Morris et al. 2009）。

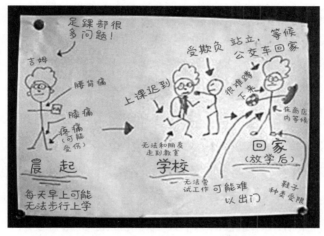

图 16.1 "有足踝问题儿童的一天"，由 12～15 岁核心小组成员之一记录，经原作者莫里斯等（2007）同意转载

卫生保健研究人员已经采用定性方法来深入了解生活质量的复杂性，伦威克（Renwick）等（2003）运用扎根理论的方法对神经发育性障碍儿童的父母进行有关"生活质量"的访谈，来建构一个评估和治疗的概念性框架。这种定性研究让医疗人员更重视以家庭为中心的方法，因为父母的观念和感受是这一方法的基础（Renwick et al. 2003）。

（三）有关发育轨迹和过渡的定性研究

在 21 世纪初，对发育性协调障碍（developmental coordination disorder, DCD）儿童发育路径或轨迹的认识曾经非常缺乏（Missiuna et al. 2006, 2007）。一系列定性研究提供了 DCD 对儿童及其家庭生活影响的非常详细的信息，这带来了服务方式的显著改变。一项针对 13 名 DCD 儿童父母的现象学研究揭示了父母在试图理解儿童的情况及寻求帮助方面所面临的一系列挑战的主题（Missiuna et al. 2006），其中"穿越迷宫"这一主题呈现了父母在为儿童寻求诊断和服务上所采用的多种路径。这一研究强调了让父母参与早期发现和早期干预过程的重要性，因此要设计研发针对父母的教育资料，使他们有能力通过这一复杂的旅程。

米苏纳（Missiuna）等（2007）发表了一篇有关 DCD 儿童发育轨迹的重要论文，认为父母的关注点在发展和变化，儿童年幼时担心运动和游戏问题，年龄稍长的时候担心自理、上学及同伴问题，后期则关注其自我形象和情绪的问题。这一研究证明，如果没有父母的干预和支持，DCD 儿童可能会经历异常的发展轨迹。

第二项定性研究关注的是 DCD 少年和年轻人的发育问题（Missiuna et al. 2008），通过对 9 名年轻人进行访谈并了解他们少年时期的经历，结果显示，生活背景和环境在存在轻度运动发育迟缓的年轻人的表现中扮演很重要的角色，这些研究对象在不同的环境中逐步建立了自己应对协调困难的策略，在向成人期过渡时，他们试图寻求最佳的"个人 – 环境匹配"。这些发现使人们更加重视环境的干预和适应，以帮助存在运动障碍的年轻人顺利渡过发展的阶段。这两项定性研究为进一步了解 DCD 儿童和青少年的发展轨迹提供了丰富的信息。研究证明，随着年龄增长，运动协调不再是父母或年轻人主要担心的问题，因此不应该是干预重点。这两项研究还为后续的纵向研究提供了依据和方向，这些研究表明，令人担心的 DCD 继发性肢体和精神方面的问题有可能通过适应任务、提升认识和改变环境而得到预防（Cairney et al. 2009, 2010，Missiuna et al. 2011）。

在另外一个领域，20 世纪 80 年代和 90 年代的临床人员和研究者们开始探索残疾青少年向成年过渡的问题。有关这一阶段发展过程的知识相对有限，定性研究方法则为指导实践、制定政策和未来研究提供了重要信息。在 90 年代末期，定性研究关注了存在不同类型神经发育性障碍的年轻人，研究他们在高中毕业、不再到儿科接受医疗和康复服务时的情况（如 Doyle et al. 1994，Fraser 1994）。定性研究被用来确认影响残疾年轻人发展过程的因素，包括个人因素

（如性别、自我决断、功能性能力）和周围环境（物理、社会、文化、制度、政策）（Stewart et al. 2001）。很多过渡期服务开始通过项目来解决这些因素，这些项目支持年轻人建立为成年生活做自我决定的能力（Powers 2001，Turnbull & Turnbull 2006），并消除向成年期过渡的环境障碍，如儿科和成人服务部门之间缺乏沟通（Berg 2011）。

通过定性研究，有关青少年向成年期发展过渡的复杂性已经得到了认识，最近的研究重点则更多在这些复杂的问题上，认清个人 – 环境互动的动态特性（Stewart et al. 2009，Gorter et al. 2011），这促进了以生物心理学模式为基础的过渡期服务发展，用以解决年轻人在过渡期的各方面问题，这也是他 / 她自然生命过程的一部分。本书第二十二章有更多这方面的介绍。

（四）儿童和青少年的定性研究

过去，儿童和青少年的研究很少直接询问他们自己的想法和感受（Vander Laenen 2009）。本章介绍的不同类型的定性研究则证明：这种研究可以回答有关人生意义和个人生活经历的复杂问题和现象的疑问。这些研究也提供了如何让儿童和青少年参与研究的重要策略；定性研究可以保障年轻人的表达机会，使他们的声音可以被听到，但是要让儿童和青少年积极主动参与常常并不容易，本章介绍的研究发现了一些有效的策略，包括：

• 运用艺术 / 绘画和其他视觉媒介，如儿童的照片和录像，鼓励他们表达那些可能难以用语言表达的感觉和体验。网上聊天、电子邮件和其他社交媒体也有利于鼓励儿童和青少年的参与。

• 运用年轻人喜爱的访谈形式，如核心小组，儿童和青少年似乎更容易敞开心扉来分享经验。提供小零食和给予奖励常常也有帮助。

• 与同一个对象做多次访谈，第一次聚焦在一般感受和体验，下次再进行之前，先让被访谈者阅读第一次的访谈记录，然后再探讨更深入的问题。先提供访谈的问题，让年轻人有时间去思考他们可以分享什么经验。

如上所述，让儿童和年轻人作为主动参与者来进行定性研究有许多益处。本书其他章节则运用定性研究的方法来说明神经发育性障碍儿童、年轻人，以及那些与他们一起生活和工作的人们一生所面临的复杂问题。

三、医疗和康复领域定性研究的五大传统

定性研究的传统很多，传统或方法的选择通常是基于研究问题、数据类型和所选择的定性研究方法之间的匹配情况（Richards & Morse 2007）。所有的研究者都需要检查的第一个也是最重要的匹配领域是研究问题和方法之间的匹配。那些有关经历、感受和意义的问题，与定性研究最为匹配，某个问题的描述将引导研究人员选择一个具体的方法或惯例。表16.1列出了本章所描述的与定性研究方法最匹配的问题类型。

表16.1　与不同定性传统匹配的研究问题举例

定性传统	研究问题举例
文化志（ethnography）：焦点是获得对文化的理解	早产婴儿因为神经损伤而住在新生儿重症监护室，他们父母的日常生活是什么样子？ （新生儿加护病房的文化是什么？）
现象学（phenomenology）：焦点是揭示人类经历的意义	神经发育性障碍的儿童转换到政府学校体系时，会经历什么？或者对神经发育性障碍的儿童而言，转换到政府学校的意义何在？
扎根理论（grounded theory）：焦点是产生或修正理论，通常考虑一个过程	在新近成立的转换诊所（transitionclinics）里工作的医务工作者是如何定义和描述他们的工作的？或者在新近成立的转换诊所里，医务工作者采用什么样的方式工作？
案例研究（case study）：焦点是理解在某种场景或环境中"案例"的意义	癫痫儿童在更换药物的过程中，哪些因素会影响其效果？
参与式行动研究（participatory action research）：焦点是社会变化	从不同利益相关者（儿童、父母、治疗师、学校工作人员、政策分析人员）的角度看，发育性协调障碍儿童的以学校为本的治疗服务需要进行哪些改变？

医疗和康复的研究中常常被采用的定性研究传统有四种：文化志、现象学、扎根理论和案例研究，每种传统代表了研究的不同学科，探索一种现象的不同方面。定性研究的第五种传统叫做参与式行动研究（participatory action research，PAR）（Kemmis & McTaggart 2005），被医疗人员用来研究社会变化和宏观层面的社区问题（Cresswell 2007）。下面我们用医疗和康复研究的例子分别说明每一种传统的不同焦点。

（一）文化志

文化志（ethnography）研究的焦点是一个群体的文化。文化的范围很广，包括一群人共同的信仰、价值观、语言和行为模式（Cresswell 2007，Richards & Morse 2007）。一个文化群体可以很大，如神经发育性障碍儿童群体；也可以很小，如一个儿童康复中心的员工。

当我们想要知道一个文化群体的日常生活时，文化志研究方法很有用，如他们共有的行为模式和价值观。研究人员要沉浸到被研究群体成员的日常生活中，这常常被称为是进入现场或"实地研究"（Wolcott 1999）。在文化志研究中主要的数据收集方式是在所研究文化群体的自然场景中参与式观察及与人访谈，研究者的实地笔记和日记是数据重要的部分。

文化志研究中的数据分析通常会产生多个主题，这些主题都描述一个具有文化共性的群体的日常生活，其中一些主题包括文化适应、不平等、生活圈和权利等。有一个定性研究运用文化志研究方法，研究处于向成人过渡期的肢体残疾青少年群体的经历（Stewart et al. 2001），他们采访了 34 位 19～30 岁的年轻人、父母和提供服务的工作人员，结果发现他们在发展的里程中有很多共同的经历，年轻人认为在向成人世界过渡时需要适合的支持。

（二）现象学

现象学（phenomenology）研究在有关人类生活经历方面有很深的哲学渊源，这类研究的焦点是理解与某种特殊现象相关的人类生活经历的意义，可能包括与成长相关的经历（如上学）、与其他人交往的经历（如属于一个俱乐部或团队）、接受服务的经历（如接受康复的经历）；重点关注的是一群人共有的经历，常常被称为经历的"本质"（Cresswell 2007）。

现象学研究有不同的种类，研究者必须选用合适的种类来指导数据收集和分析。总体上说，最适合用现象学来研究的问题类型是某种现象所共有的经历，例如，通过采访神经发育性障碍年轻人和他们的父母，来研究使用青少年版归总法（Keep It Together，KIT）（Stewart 2010）这一现象（Freeman et al. 2010），从第一轮访谈中得出的共有经历是，在开始使用青少年版 KIT 时，很重要的是需要有一位导师帮助这些年轻人；接下来的研究就应该是有关导师辅导的现象。

收集现象学研究的数据要对正在经历某个特定现象的人进行深度访谈，以获得深层次的理解；分析数据则通过系统通读所有文字素材形成对经历本质的描述；不同参与者的重要陈述被引用出来，以理解他们对此现象的独特视角。例如，一项有关脑瘫青少年移动经历的研究，通过引用肢体残疾青少年的话语，证明了一些关于自我满足、做出选择、安全和效率、适应和始终提前计划等的主题（Palisano et al. 2009）。

（三）扎根理论

扎根理论（grounded theory）背后的假设是：现实是全社会构建起来的。此类研究的焦点是发生在一段时间内的变化和过程。目标是形成一套新理论，来描述包含在这一过程或状态中的各种概念，并探索概念之间的关系。

在扎根理论研究传统中会使用不同的策略，但都是为了回答一个问题："这里发生了什么？"（Richards & Morse 2007: 60）研究人员探索了参与者对变化和过程的感受，以创建一套理论来解释社会过程（Richards & Morse 2007: 62）。

选择扎根理论传统的另外一个重要标准是：缺乏一个可用的理论，或没有一套完整的理论来解释要研究的过程或状况，例如，加斯（Garth）等（2009）注意到，过去对合作关系的理解不足以解释残疾儿童、父母和医生之间的关系，因此，这些研究者们选择扎根理论传统来探索 8～11 岁脑瘫儿童、他们的父母和儿科医生进行合作的复杂过程。虽然他们的研究发现在这种合作中儿童的参与程度差异很大，但是研究结果驳斥了那些认为儿童在家庭－医生合作关系中没有作用的观点（Garth et al. 2009）。

扎根理论运用特别的数据收集和分析技巧来创建"理论敏感性"，它确保理论是根植于那些数据的（Richards & Morse 2007: 59），这也意味着，数据必须提供参与者如何看待被研究的过程的详细信息。

扎根理论的数据分析会导致概念的出现，进而引导研究者去建立一套有关各种概念和过程之间相互关系的理论。例如，运用扎根理论分析方法进行一个实验性学习模块的研究，该学习模块包含了住院医师对残疾儿童进行家访的内容，作者对他们感想的书面描述进行分析，得出了结论：家访提供了有关这些家庭的重要认识，这是在医院进行的培训课程无法做到的（Sharma et al. 2006）。

（四）案例研究

案例研究（case study）是对某种特定的场景或环境中一个或多个"案例"进行研究（Denzin & Lincoln 2005），这种研究适合于有特点的、可用于对某种状况进行深入研究的案例，可以是单个案例，如某人的家、学校或工作单位的场景，也可以是多个案例。有一项关于家人想了解社区对他们的残疾孩子是什么印象的研究，就选取了45位不同类型残疾儿童的家长，包括自闭症、脑瘫、唐氏综合征和镰状细胞贫血等四种不同疾病的案例（Neely–Barnes et al. 2010），父母参与了核心小组，讨论他们和家人如何处理社区的看法。

在案例研究中，数据收集范围必须很广，因为研究人员需要通过多种来源的信息对案例进行研究（Cresswell 2007），包括文件记录、实地观察和参与者访谈。数据分析的重点是在所研究的背景或环境中了解案例的意义。得出的结果是一套深入详细的案例描述，以增加我们对一个问题的理解。在上一段提到的有关社区印象的研究中，研究人员描述了一种家庭和社区之间互动和循环的关系，这种关系对所有案例都一样（也就是说，儿童的诊断并不影响这种关系）（Neely–Barnes et al. 2010）。

（五）参与式行动研究

参与式行动研究（Participatory Action Research，PAR）被用于社会变化和/或社区发展的情况需要（Kemmis & McTaggart 2005）。参与式行动研究有不同的类型，和其他研究类型一样，如何挑选取决于研究问题和想要的结局，但是，参与式行动研究的所有类型都是基于一个假设，即经历某种现象的人群是调查和研究这种现象的最佳人选（Depoy & Gitlin 2005）。参与式行动研究的目的是了解一种现象或状况，以便采取行动来进行改革。

凯米斯（Kemmis）和麦塔加特（McTaggart）（2005）认为无论什么类型的参与式行动研究，都必须具备七项特征：

- 是一个社会过程
- 是参与式的
- 是实践性的、协作的
- 是开放的
- 是批判性的
- 是反思的
- 目标是同时改变理论和实践的

由于参与式行动研究的设计是多样性的，故而可以采用不同的数据收集和分析方法。多数情况下，定性研究方法是合适的，因为参与式过程常常包含人的行动、观察和反思，循环反复。参与式行动研究遵循自然调查的原则，在自然场景中进行，与定性研究相似。以下的例子都是这种类型的参与式行动研究，不过，如果研究问题需要混合的方法，定性研究也会与定量研究相结合。

举例：由青少年、父母、教师、医务人员、公司老板和政策制定者组成参与式研究人员团队，研究患慢性疾病和残疾的年轻人向成年期过渡这一过程（Depoy et al. 2000）。研究人员采用核心小组的方法来收集数据，并对小组讨论记录进行分析，找出共有的主题。他们分析的结果得出了多个社区行动和社会变革的建议，这些建议再由参与式研究团队进行应用和评估（Depoy et al. 2000）。选用定性研究方法，确保了多方的视角都在社区的自然情景中得到研究。

四、结论

定性研究通过研究人们在他们自然环境中的经历和感受，探讨了有关现象、复杂问题和生物－心理－社会学结果的意义的重要问题。在为神经发育性障碍的儿童和年轻人、他们的家人及所生活的社区工作时，如果我们对所面对的复杂状况了解不多，或者我们没有现存的理论来解释其复杂性，定性研究方法是一个好的选择。

参考文献

* 主要参考文献

Bedell GM, Khetani MA, Cousins MA, Coster WJ, Law M (2011) Parent perspectives to inform development of measures of children's participation and environment. *Arch Phys Med Rehab* 92: 765–773.

Berg K (2011) Sustainable transition process for young people with chronic conditions: a narrative summary on achieved cooperation between paediatric and adult medical teams. *Child Care Health Dev* 37: 800–805.

Cairney J, Hay J, Veldhuizen S, Missiuna C, Faught B (2009) Developmental coordination disorder, sex, and activity deficit over time: a longitudinal analysis of participation trajectories in children with and without coordination difficulties. *Dev Med Child Neurol* 52: e67–e72.

Cairney J, Veldhuizen S, Hay J, Faught B, Missiuna C (2010) Trajectories of relative weight and waist circumference in children with and without developmental coordination disorder. *Can Med Assoc J* 182: 1167–1172.

*Cresswell JW (2007) *Qualitative Inquiry and Research Design, Choosing Among Five Approaches*, 2nd edition. Thousand Oaks, CA: Sage.

Davis E, Shelly A, Waters E, et al (2008) Quality of life of adolescents with cerebral palsy: perspectives of adolescents and parents. *Dev Med Child Neurol* 51: 193–199.

*Denzin NK, Lincoln YS (2005) *The Sage Handbook of Qualitative Research*, 3rd edition. Thousand Oaks, CA: Sage.

*Depoy E, Gitlin LN (2005) *Introduction to Research. Understanding and Applying Multiple Strategies*, 3rd edition. St Louis, MO: Elsevier Mosby.

Depoy E, Gilmer D, Martzial E (2000) Adolescents with disabilities and chronic illness in transition: a community action needs assessment. *Dis Stud Quart* 20: 34–57.

Doyle Y, Moffat P, Corlett S (1994) Coping with disabilities: the perspective of young adults from different ethnic backgrounds in inner London. *Soc Sci Med* 38: 1491–1498.

Fraser M (1996) Exploring the needs, expectations and capacities of young adults with physical disabilities. Hamilton, ON: Social Planning and Research Council of Hamilton-Wentworth.

Freeman M, Stewart D, Missiuna C, Burke-Gaffney J, Law M, Jaffer S (2010) Development and evaluation of the Youth KIT to assist youth with disabilities in managing information. Unpublished report. Hamilton, ON: *CanChild* Centre for Childhood Disability Research.

Garth B, Murphy GC, Reddihough DS (2009) Perceptions of participation: child patients with a disability in doctor–parent–child partnership. *Patient Educ Counsel* 74: 45–52.

Gorter JW, Stewart D, Woodbury-Smith M (2011) Youth in transition: care, health and development. *Child Care Health Dev* 37: 757–763.

Harding J, Harding K, Jamieson P, et al (2009) Children with disabilities' perceptions of activity participation and environments: a pilot study. *Can J Occup Ther* 76: 133–144.

Heah T, Case T, McGuire B, Law M (2007) Successful participation: the lived experience among children with disabilities. *Can J Occup Ther* 74: 38–47.

*Kemmis S, McTaggart R (2005) Participatory action research. Communicative action and the public sphere. In: Denzin NK, Lincoln YS, editors. *The Sage Handbook of Qualitative Research*, 3rd edition. Thousand Oaks, CA: Sage, pp. 559–603.

King G, Law M, Hanna S, et al (2006) Predictors of the leisure and recreation participation of children with physical disabilities: a structural equation modeling analysis. *Child Health Care* 35: 209–234.

Law M, King G, King S, et al (2006) Patterns of participation in recreational and leisure activities among children with complex physical disabilities. *Dev Med Child Neurol* 48: 337–342.

Law M, Petrenchik T, King G, Hurley P (2007) Perceived barriers to recreational, community and school participation for children and youth with physical disabilities. *Arch Phys Med Rehab* 88: 1636–1642.

*Miller WL, Crabtree BF (2005) Clinical research. In: Denzin NK, Lincoln YS, editors. *The Sage Handbook of Qualitative Research*, 3rd edition. Thousand Oaks, CA: Sage, pp. 605–639.

Missiuna C, Moll S, Law M, King S, King G (2006) Mysteries and mazes: parents' experiences of children with developmental coordination disorder. *Can J Occup Ther* 73: 7–17.

Missiuna C, Moll S, King S, King G, Law M (2007) A trajectory of troubles: parents' impressions of the impact of developmental coordination disorder. *Phys Occup Ther Pediatr* 27: 81–101.

Missiuna C, Cairney J, Pollock N, et al (2011) A staged approach for identifying children with developmental coordination disorder from the population. *Res Dev Dis* 32: 549–559.

Missiuna M, Moll S, King G, Stewart D, Macdonald K (2008) Life experiences of young adults who have coordination difficulties. *Can J Occup Ther* 75: 157–166.

Morris C, Liabo K, Wright P, Fitzpatrick R (2007) Development of the Oxford Ankle Foot Questionnaire: finding out how children are affected by foot and ankle problems. *Child Care Health Dev* 33: 559–568.

Morris C, Doll H, Davies N, et al (2009) The Oxford Ankle Foot Questionnaire for children: responsiveness and longitudinal validity. *Qual Life Res* 18: 1367–1376.

Neely-Barnes SL, Graff C, Roberts RJ, Hall HR, Hawkins JS (2010) 'It's our job': qualitative study of family responses to ableism. *Int Dev Disabil* 48: 245–258.

Palisano R, Shimmel L, Stewart D, Lawless J, Rosenbaum P, Russell D (2009) Mobility experiences of adolescents with cerebral palsy. *Phys Occup Ther Pediatr* 29: 133–153.

Parkinson KN, Rice H, Young B (2011) Incorporating children's and their parents' perspectives into condition-specific quality-of-life instruments for children with cerebral palsy: a qualitative study. *Value Health Care* 14: 705–711.

Petrenchik T, King G (2011) Pathways to positive development: childhood participation in everyday places and activities. In: Bazyk S, editor. *Mental Health Promotion, Prevention, and Intervention with Children And Youth. A Guiding Framework for Occupational Therapy*. Bethesda, MD: AOTA Press.

Powers LE (2001) *Take Charge for the Future*. Portland, OR: Center on Self-Determination, Oregon Health Sciences University.

Renwick R, Schormans AF, Zekovic B (2003) Quality of life for children with developmental disabilities: a new conceptual framework. *J Dev Disabil* 10: 107–114.

*Richards L, Morse JM (2007) *Readme First for a User's Guide to Qualitative Methods*, 2nd edition. Thousand Oaks, CA: Sage.

Ronen GM, Rosenbaum P, Law M, Streiner DL (1999) Health-related quality of life in childhood epilepsy: the results of children's participation in identifying the components. *Dev Med Child Neurol* 41: 554–559.

Ronen GM, Rosenbaum P, Law M, Streiner DL (2001) Health-related quality of life in childhood disorders: a modified focus group technique to involve children. *Qual Life Res* 10: 71–79.

Ronen GM, Streiner DL, Rosenbaum P, Canadian Pediatric Epilepsy Network (2003) Health-related quality of life in children with epilepsy: development and validation of self-report and parent proxy measures. *Epilepsia* 44: 598.

Sharma N, Lalinde PS, Brosco JP (2006) What do residents learn by meeting with families of children with disabilities? A qualitative analysis of an experiential learning module. *Pediatr Rehabil* 9: 185–189.

Stewart D, Law M, Rosenbaum P, Willms D (2001) A qualitative study of the transition to adulthood for youth with disabilities. *Phys Occup Ther Pediatr* 21: 3–22.

Stewart D, Freeman M, Law M, et al (2009) *The Best Journey to Adult Life. An Evidence-based Model and Best Practice Guidelines for the Transition to Adulthood for Youth with Disabilities*. Hamilton, ON: McMaster University and *CanChild* Centre for Childhood Disability Research.

Stewart D, Freeman M, Missiuna C, et al (2010) *The KIT – Keeping It Together. Youth Version*. Hamilton, ON: McMaster University and *CanChild* Centre for Childhood Disability Research.

Stewart D, Lawless J, Shimmell LJ, et al (2012) Social participation of adolescents with cerebral palsy: experiences, trade-offs and choices. *Phys Occup Ther Pediatr* 32: 167–179.

Turnbull AP, Turnbull R (2006) Self-determination: is a rose by any other name still a rose? *Res Prac Pers Sev Disabil* 31: 83–88.

Vander Laenen F (2009) 'I don't trust you, you are going to tell', adolescents with emotional and behavioural disorders participating in qualitative research. *Child Care Health Dev* 35: 323–329.

Waters E, Maher E, Salmon L, Reddihough D, Boyd R (2005) Development of a condition-specific measure of quality of life for children with cerebral palsy: empirical data reported by parents. *Child Care Health Dev* 31: 127–135.

Wolcott HF (1999) *Ethnography: A Way of Seeing*. Walnut Creek, CA: AltaMira.

World Health Organization (2001) *International Classification of Functioning, Disability and Health*. Geneva: WHO Press.

第十七章　自我报告与代理人报告

伽布瑞尔·M. 罗南（Gabriel M. Ronen）

戴维·L. 施特雷纳（David L. Streiner）

概要

　　本章评估了自我报告和代理人报告有关的影响因素，这些评估工具用于衡量慢性神经发育性障碍儿童和年轻人的健康和患者报告结果（PROs）。我们首先讨论自我报告和代理人报告的概念，以及运用这种评价方法的理由和相关数据。之后，我们会对患有痴呆和其他神经发育性障碍的成年人自我报告和代理人报告的文献进行回顾，以提供有关此问题研究的一个完整画面。然后，我们会检查自我报告与代理人报告中潜在的影响因素——患者自身因素（如年龄、性别、残疾程度、精神健康情况等），代理报告人的类似因素或其他问题（如需求水平、负担感等）。最后，我们对与这些方法相关的方法学上的挑战进行分析，并得出针对临床人员和研究者的实用建议。

一、引言

　　许多成年人自我报告健康问卷能够提供用于临床决策和研究的重要信息，但是对不识字的群体，如年龄较小的儿童和痴呆的成人，问题就变得复杂得多。对这些群体，需要用代理人报告。然而，很多研究文献却混淆了自我报告和代理人生活质量报告之间的关系。我们期望且相信，采用定性和定量相结合的研究方法可以比那些简单报告关系的方法提供更多的信息。本章后半部分，我们将展示，在神经发育性障碍成年人群中，对代理人报告的认识有助于解释在神经发育性障碍年轻人群体中研究类似问题的困难。

患者自我报告和生活质量被定义为患者的自我感知，尽管代理人报告与此概念不完全一致，但代理人报告已经被当成患者信息的一种补充或替代性来源。这种方法背后的理由是，在获得无法通过其他途径得到的信息（如当患者不能或不愿意提供信息时），或扩充患者自我报告的信息方面，代理人报告可能是十分有效的资源（Banerjee et al. 2008）。期望代理人报告的数据可以在为患者做出临床决策时提供额外的重要信息，无论对于儿童还是成人。塔基特（Tackett）（2011）认为，父母具备"最佳告密者"的特性，因为他们有机会得到关于自己孩子的非常广泛又有深度的信息；但是，父母告密者可能难以做到公平，因为他们想美化孩子；另一方面，为了全面、仔细地回答问题，父母也会展示出某些公平的特性。现实的情况是，父母对孩子健康状况和生活质量的感受，已经影响了医疗资源的利用（Varni et al. 2007）。

很多文献综述者都认为，父母或照顾者在评价服务对象的自我感知方面是足够客观的，当答题人因为各种原因（太年幼或认知能力严重受损、不成熟、生病、压力大或太疲劳）不能作答时，建议用父母或照顾者作为代理人。另外，对存在交流障碍、社会经验有限或完全依赖的人群，也建议使用代理人报告（Eiser et al. 2000，Varni et al. 2007）。

二、多重现实的罗生门效应

罗生门效应（Rashomon effect）这个术语在社会科学领域被用来描述多重现实（Roth & Mehta 2002）。1915年，芥川龙之介写了一部犯罪小说《罗生门》，1950年被制作成电影，表现的是一个武士被谋杀、妻子被强奸的单一事件被不同的人物从不同的角度来讲述，其中也包括见证了事件经过的武士的灵魂。最后，故事结束，读者才意识到，所有的故事版本没有一个是真实、客观的，但从每个人物自己的认识和角度看，全部都是真的。他们所讲的不仅仅是他们自己的版本，还包含了他们各自感知到的独特的现实。

罗生门效应说明了通过不同的来源来检验标准化健康评估结构和效度是有困难的，其来源包括患者自己、医生、护士、治疗师、心理学家、社会工作者、老师、照顾者和家庭成员。在 ICF 模式（WHO 2001）（参见第四章）中，人们可能期望医生有能力评估损伤的程度，患者、医生、治疗师和护士评估活动水平，患者、家庭成员和老师评估参与程度，患者、家庭成员、诊所、治疗师和社会工作者评估环境因素，患者评估个人因素。当评估个人经历和感受，如满意度、生活质量、期望或疼痛时，直接由研究对象即患者自己（即使是儿童）报告的结果，能够提供唯一或最有效的信息（Sneeuw et al. 2002，Ronen et al. 2003，Cremeens et al. 2006）。

父母、照顾者或其他代理人可能采用不同的回应方式，包括：（1）报告他们对患者内在生活和健康的感知和观点（观察信息提供人）；（2）按照他们相信患者会采用的方式来回应（代理信息人）；（3）以患者的身份来作答，设想自己处于患者的失能状态（替代信息人）；（4）作为患者的倡导者来作答（倡导信息人）。代理人，包括父母，头脑中带着上述一个或多个视角做出回答，当按照特殊的指令询问时，有些人能够按以上角色分别作答（Davis et al. 2007）。例如，可以用两个问题来请照顾者对阿尔茨海默病患者的总体生活质量进行评价，一个是"你如何评价被照顾者目前的总体生活质量"（观察信息提供人），第二个是"你认为被照顾者会如何评价自己目前的总体生活质量"（替代信息人）（Karlawish et al. 2001）。在观察者角色中，照顾者负担筛查量表（Caregiver Burden Screening Scale）的得分是与生活质量得分较低唯一相关的因素（Vitaliano et al. 1991），项目"我很难控制被照顾者的行为"最明显；而在代理者角色中，生活质量的分数只与照顾者对被照顾者精神健康的评分相关。更有意义的是，一半受访者的两种视角的答案没有区别，有可能说明他们不是可靠的代理人。我们还无法运用多维生活质量量表来识别类似的代理人研究。

关于不同应答者的多重现实罗生门效应的报道有很多，如医生、护士、治疗师、老师和照顾者（Boyer et al. 2004，Janse et al. 2005，White-Koning et al. 2008），不同照顾者之间，如配偶、儿子或女儿（Conde-Sala et al. 2010），父母之间评价孩子的个性（Tackett 2011），甚至在同一个人身上。很显然，代理人报告受多重因素的引导和影响（参见以下的介绍）。所以，我们强烈建议，一定要清楚地告知代理应答者应采取什么具体的方法，并在后续的报告中将方法进行详细说明。

三、患者和代理人报告的理论建构

几乎所有的研究都一致地报道，由代理人给的评分和患者自己给的评分没有区别；当将自我评分和代理人评分相比较时，在可见的表现和功能问题上一致性水平最高，组间相关系数（ICC）处于中等水平（0.6～0.7），而其他健康状况评分的组间相关系数 ICC 则比较低（0.5 左右）（Sneeuw et al. 2002）。当评价患者自己的感受时，系数一般都在 0.5 以下。在生活质量的各个领域，领域越抽象，相关性似乎越低，例如，在 CHEQOL-25 中（测量癫痫儿童生活质量的一个工具），将儿童和父母评分进行比较，"目前的担心"方面的 ICC 是 0.32，"癫痫的隐蔽性"方面的 ICC 是 0.24（Verhey et al. 2009）。代理人的分数与患者的分数相比，或偏高，或偏低；例如，对癫痫年轻人的生活质量进行评分，采用强制回答量表（forced response scale）（为了避免因为有多种备选答案而可能产生的偏倚），加拿大和中国香港的研究人员都发现，儿童和母亲所给的平均分数之间的差异没有一定的方向性（Ronen et al. 2003，Yam et al. 2008）；荷兰对患有慢性肢体疾病的青少年的研究也得到了类似结果（Sattoe et al. 2012）。与患者相比，独立观察者似乎可以对表现和功能给出更精确的评分（Gotay et al. 1996）。

对评分不一致的情况有很多解释，我们认为，当患者和代理人评估像生活质量这样的理论性概念时，他们的感知尽管有相关性，但代表了不同的现实，从测量学理论的角度看，这些现实包含了独特的建构。以下的论据可能支持我们这一观点。

残疾悖论（disability paradox）是解释不同感知原因的重要理论。有证据证明，部分存在慢性健康问题的患者对生活的某些方面感到很满意，不能一概而论（至少不像"外人"判断的那样）。这类人群中，有些人认为自己的生活轨迹令人满意和充实，和健康人一样，这明显区别于外界对他们健康状况的认知，例如，轻度至中度肌萎缩侧索硬化（amyotrophic lateral sclerosis，ALS）的患者，给自己生活质量的评分与健康人无异（Lulé et al. 2008）。阿尔布雷希特（Albrecht）和德夫列热（Devlieger）（1999: 977）对这种现象进行了研究，提出了一个问题："为什么在大多数外人眼里，残疾人似乎艰难度日，长期残疾人士却说自己有良好的生活质量？"为什么在一些 ALS 患者中，身体功能受损比较严重的反而有更好的生活质量？为什么用呼吸机的患者反而比不用呼吸机的患者有更高的生活质量评分（Lulé et al. 2008）？

研究发现，患者对健康和生物医学性损伤的自我评分是不一样的，对结局的感知无法单纯地用生物医学的变量来解释，这一点在年轻脑瘫（Rosenbaum et al. 2007）和脊髓性肌萎缩（de Oliveira & Araújo 2011）患者的研究中都得到了证明。与纯粹的医学模式相反，生活是非常个性化的，每个人面临的问题都不一样。事实上，即使诊断相同、功能水平相当，每个人的评价或感知仍各不相同。很显然，代理人很难看到患者的"正向心理"因素，不理解他们对慢性健康问题的适应方式，或者是哪些因素影响了他们对自己生活质量的看法，或者他们是否有能力找到办法掌控生活或恢复对生活的控制（Manassis et al. 1997，Barbosa et al. 2002，Velissaris et al. 2007）（参见第十章，学习更多正向心理学知识）。因此，与患者自己的评估相比，代理人做的生活质量评估与健康状态的相关性更高。另外，患者对自身残疾状态的不断适应，意味着患者会持续地为自己设定新的、可实现的目标和期望，而这点代理人是看不见的。阿尔布雷希特和德夫列热（1999）在解释自己的研究结果时，认为在残疾人士身上，一个方面的功能可能会代偿另一个比较差的方面的功能，以维持自己相对的平衡，这可能是产生良好结局的原因（参见第二章有关残疾复杂性的讨论）。

由于对患者生活质量存在不同的推测和评价，代理人可能对相似的项目打出差别很大的分数，说明推测和评价可能是分离的。例如，在探讨解释癫痫儿童生活质量的变量时，我们发现，有不同的变量来解释儿童自我报告和父母代替报告的差异。更具体地说，回归分析显示，儿童认为与**癫痫人际社会结局**（interpersonal social consequence of epilepsy）分量表显著相关的变量是**社会支持**，家长却认为是**受欺负**（Ronen et al. 2010）。同样，与那些没有明显疾病的人相比，ALS 患者会更多地认为朋友、家庭和社会环境是自己生活质量的决定因素（Lulé et al. 2008）。代理人评价患者生活质量分数偏低的其他原因可能与慢性和长期神经发育性障碍相关，由于无法治愈或预后很差，父母和照顾者要经历特殊的压力和负担（Banerjee et al. 2009）。

可以采用患者和代理人评级的**因素结构**（factor structure）评估来找出一个建构背后的领域。当建立起癫痫儿童和代理人生活质量问卷测量的因素结构时（CHEQOL–25），我们发现了类似但并不相同的模式。儿童找出的 5 个因素中有 4 个也被父母找到，父母在"寻求正常"这个因素上与儿童不一样。另外，儿童对自己担忧的评估只集中在担忧当前的问题，父母则既关注目前也关注将来的问题（Ronen et al. 2003），这一差别可能是因为父母的生活经验让他们能够想到儿童需要终生面对身体的问题，而儿童想到的"将来"可能就只是明天。

痴呆生活质量问卷（Brod et al. 1999）也是一个类似的自我测量工具，有 5 个测量领域：美学或愉悦，正向情感，负面情感，自我形象和归属感。量表出版几年后就进行了因素结构分析，照顾者的回答只集合成 3 个因素，由高到低分别为**正向情感**、**负面情感**和**美学**，患者的回答集合成 5 个分量表中的 4 个因素，分别为**负面情感**、**正面情感**、**自我形象**和**美学**，说明照顾者忽略了痴呆患者的自我形象问题（Ready et al. 2007）。正如我们所看到的，代理人，包括父母，常常对可以提升适应能力和生活质量的重要个人促进因素缺乏认识，如自我形象、寻求正常及对社会支持的巨大需求。

四、标准化测量问卷的自我报告

对于自我报告，我们希望被研究群体不受任何外界影响地完成问卷，包括父母或其他人对他们答案的影响。直接从特定的患者群体获得的资料，如那些注意缺陷障碍、运动障碍、沟通障碍、认知障碍的患者，可以通过独立访谈人的参与检查问题回答的准确性和完整性，来跟进一些具体的答案，并通过对答卷人的问题给予澄清或回答来增加资料的价值（Cella & Tulski 1993，Matza et al. 2004）。

观察数据显示，8 岁及 8 岁以上的 IQ 不低于 70 的儿童，有能力也愿意回答特定结构的健康和生活质量问卷，并能提供独特且可靠的信息（Ronen et al. 2003, 2010）。对成人的研究数据显示，轻度至中度认知障碍并不影响患者回答生活质量问卷，他们能在单个领域、多个领域及一段时间前后提供一致且可靠的答案（Feinburg & Whitlatch 2001，Sands et al. 2004，Trigg et al. 2007）。此外，对痴呆患者自我报告的研究从来都没有提供有说服力的证据来证明认知能力降低、活动受限程度较重、洞察力差（至少在痴呆早期）、行为、年龄、性别和教育程度与生活质量测量的分数相关（Sands et al. 2004，Banerjee et al. 2009）。

一方面，由抑郁或疼痛带来的痛苦感与生活质量测量分数低始终相关，无论年龄大小，无论医学诊断是否存在脑瘫（White–Koning et al. 2007）、ALS（Lulé et al. 2008）或痴呆（Banerjee et al. 2009），轻度至中度痴呆的患者的确可以发现自己出现抑郁的时段（Sands et al. 2004）。另一方面，当痴呆患者对记忆功能的了解程度较低，日常功能活动水平较高，或正在经历令人愉悦的活动时，他们倾向于给生活质量更高的评分。这些独立性因素说明，对生活质量感知较好不是简单地因为"无知便是福"，虽然人们常常将它作为生活质量问卷得分较高的解释（Trigg et al. 2010）。

五、理解照顾者及他们作为代理人如何回答标准化测量问卷的问题

因为大多数代理人也是患者的照顾者（常常是父母或儿童），所以理解什么因素会影响他们的回答是很有必要的（Davis et al. 2011）。在一个大样本研究中（Lach et al. 2009），与其他照顾者相比，存在神经/发育和行为双重问题的儿童的照顾者很少将他们的总体健康描述成"特别好"或"很好"，他们常常报告有慢性疾病，如哮喘、关节炎、腰背痛、头痛和活动受限，抑郁评分也更高，家庭问题更常见，社会支持更少，收入也更低。单纯神经/发育问题或行为问题的人士的照顾者的得分介于存在双重问题者和没有问题者之间。研究显示，有双重问题的儿童的家长比没有问题的儿童的家长出现明显抑郁症状的概率高3.7倍，这种差异具有重要的临床意义。本研究的回归分析发现，照顾双重问题的儿童对照顾者的健康造成更多的影响，这也可以解释为什么这些父母的痛苦水平特别高。

不出所料，数据已经显示，父母和照顾者的压力、抑郁和负担感，是代理人报告生活质量分数低于患者自我评级分数的介导因素。文献报道的大部分例子来自脑瘫或痴呆人士的父母或照顾者（Sands et al. 2004，White–Koning et al. 2007，Davis et al. 2011）。在一个针对痴呆人士的研究中，患者和代理人对同一问卷的报告结果的差异与代理人的抑郁得分密切相关（Schiffczyk et al. 2010）。

在肢体残疾青少年的自我和父母代理人生活质量评分中，当青少年受教育程度较低、上特殊教育学校、身体功能存在障碍、住院次数更多（导致缺课）及代理人感知儿童负担较高时，两者的分数差异较大（Sattoe 2012）。患者的破坏性行为也与照顾者生活质量评分很低有相关性，但患者自己的评分并不低（Banerjee et al. 2009）。

照顾者或其他代理人对疼痛的评估是另外一个很好的例子，展示了解读问题答案的挑战性。与成人相比，婴幼儿疼痛的面部表现更为一致，这或许是判断儿童疼痛最有用的指标（Schiavenato 2008）。但是，现在还不清楚，所观察

到的神经损伤的儿童疼痛的面部表情是否和其他儿童有差异，这个问题引发了对父母给儿童疼痛评分的担心。例如，如果以父母给儿童疼痛的评分作为手术后治疗方案选择的基础，与有经验的护士的评分相比，67% 的儿童会得到适当的治疗，25% 会过度治疗，而 8% 会治疗不足（Voeple-Lewis et al. 2005）；父母对儿童疼痛的评分可能反映了他们自己对儿童疼痛的焦虑和想要确保有效治疗的想法。过高的代理人疼痛评分可能通过术前结构化和个性化疼痛观察测量的培训而得到矫正（Voeple-Lewis et al. 2005）。研究比较患幼年特发性关节炎的青少年及其父母对疼痛水平测量的一致性，发现其中 71% 二者一致，13% 代理人低估了疼痛水平，16% 代理人高估了疼痛水平（Lal et al. 2011）。应该谨慎地使用这一研究和其他研究的结果，因为个体的相关性差异非常大（Zhou et al. 2008）。

在照顾者关于痴呆患者 QOL 的报告中，没有发现任何有关照顾者的年龄、性别和每周照顾患者的时间（服务需求增加的一个指标）对分数有影响的证据。而且，照顾者自己的负担感与患者的活动水平、痴呆的严重程度、日常活动能力、患病时间、记忆力问题和寻求关注的行为没有关联性（Sands et al. 2004）。

据报道，在父母受教育程度较高或较低的情况下，其与子女评分不一致的概率都较高（White-Koning et al. 2007，Sattoe et al. 2012）。当轻度至中度痴呆患者或 ALS 患者出现抑郁表现时，照顾者给出的 QOL 评分较低，这种现象似乎在其他不同疾病人群中也有出现（Lulé et al. 2008，Banerjee et al. 2009）。当痴呆患者的严重程度增加时，照顾者代理人对他们功能（不是 QOL）的评分会降低，例如，同一量表的自我报告和代理人报告的差异与患者的简易精神状态（Mini-Mental Status）分数有相关性（Schiffczyk et al. 2010）。

六、测量工具相关的角度

在检验患者 - 代理人相关性之前，我们先讨论与测量工具有关的问题，因为这关乎人们会如何回答问卷的问题。

量表的研发者和使用者必须要确保问卷的所有项目都能够被真实地、客观地回答，不带其他用意；也需要对项目是否更适合患者自己评估或由别人评估做出选择，如前所述，每个回答问卷的人都可能从不同的角度去感知某种状况（Streiner & Norman 2008）。

回答问卷的过程包含多个认知的步骤，其中可能出现回答的误差，这些误差累积起来，严重者可能导致结果毫无意义（Streiner & Norman 2008）。这些步骤包括以下几点。

1. **理解问题**：一项评价儿童理解健康相关问卷项目的研究发现，5 岁儿童只能清楚地理解 50% 的项目，6 岁儿童能理解 70%，7 岁儿童理解 81%，而 8 岁儿童几乎能理解 97% 的项目，慢性病患者和普通社区人群的理解程度没有显著性差异（Rebok et al. 2001）。另外一项研究显示，在健康相关生活质量问卷的回答中，其重测一致性若要达到可接受的水平，8 岁似乎是最低年龄（Ronen et al. 2003）。总体印象是，年幼儿童可以提供有关他们健康状况某些具体方面的信息，但是不能提供复杂和抽象信息（Juniper et al. 1996）。低龄带来的限制根据儿童的认知水平的差异和对各种健康成分理解的差异而不同（Matza et al. 2004）。儿童和父母可能对项目的描述有不同的解读，例如，对于儿童而言，"注意"可能是指"理解"（Davis et al. 2007）。如果量表是运用儿童自己的话语来描述，这个问题可能就比较少。父母可以通过帮助儿童理解不确定的问题来发挥积极的作用（Ungar et al. 2006），我们的经验是，在这一点上，其他人的帮助可能比父母更可靠。

2. **回忆**：年幼儿童可能难以理解用一段时间来精确回忆某些事件（Ungar et al. 2006）。8 岁儿童被发现可以比较精确地回忆 4 周内的事情，而更年幼的儿童对一周的概念都难以理解（Rebok et al. 2001）。这种状况下，父母常常会提供一些过去具体事件的线索，来提升儿童的回忆能力（Ungar et al. 2006）。另外，在给出问卷答案时，儿童和父母想到的事件可能不同（Jokovic et al. 2004），儿童更偏向于依据单一事件做出反应，父母则倾向于引用若干个例子（Davis

et al. 2007）。而且，儿童倾向于将问题首先与场景相关联，然后才是问题本身（Tammivaara & Enright 1986）。但是，成人在这方面也有困难，因为记忆是通过生活事件组成的（例如，"当我们住在那栋房子的时候""当我们有那一辆车的时候""当我在做那份工作的时候"），而不是按日历记忆的；超过2～3月之前的事情回忆起来常常非常不准确（Streiner & Norman 2008）。有些儿童（也包括父母）可能将记忆和学习的问题归咎于注意力和专注力差（Elliott et al. 2005）。

3. **构思答案**：在给出某个具体项目答案的背后，儿童和父母的推理好像不同（或是因为他们不能表达他们的推理）。儿童倾向于先给评分，后做出解释，父母则倾向于先讨论和领会项目的内容，然后再选择答案（Davis et al. 2007）。在额叶受损的成年患者中还出现了其他问题，可能由于他们缺乏对自身认知缺陷、社会本能性行为或一般生活环境的意识（Aalten et al. 2005），在这一群体中，患者和代理人答案差异最大的项目是缺乏洞察力和关注、缺乏对社会规则的关注、容易分散注意力、做出决定的能力和其他情绪调节问题如冲动和欣快症（Burges & Robertson 2002）。

4. **参考问题的答案选项，进行答案编辑**：在这里，**优化**（optimizing）意味着尽可能真实地计划和回答问题。**满意度**（satisficing）意味着给出一个满足任务要求的答案（即做出一个回应），但不是最佳答案，因此就不公正或不正确，例如，回答者可能只看第一个或最后一个选项，或者说"没有意见"，因为这个答案最不需要动脑筋。如果问题超出了回答者的理解能力，或回答者对答卷不投入，这种情况就常常发生（Streiner & Norman 2008）。在针对李特式评级（Likert-style scales）答案选项进行答题时，儿童和父母会采用不同的回应方式，儿童，尤其是年幼儿童，常常会给出极端的分数（Rebok et al. 2001），而父母则避免极端分数，并常常觉得他们不了解儿童生活的全部（Davis et al. 2007）。

5. **编辑答案**：在搜索"正确"答案时，儿童和父母都可能搜寻社会接受度高的答案，用一种看起来更积极的方式来回答（Ungar et al. 2006）。答案的偏倚也可能与问卷的创建方式有关。在回答健康相关生活质量的问题时，陪伴儿童的父母可能胁迫、恐吓、影响、欺凌或推翻儿童的答案，让儿童看起来更讨人喜欢（Ungar et al. 2006）。

6. **归因和倾向**：定性研究数据显示，父母常常问自己，造成某个特殊行为的原因是生物医学的情况，还是与患者生活不相干的因素（Ronen et al. 1999）。此外，在回答问卷时，父母倾向于思考并指向儿童的总体倾向，而不是指向某个具体的时间段，如"上周"（Davis et al. 2007）。

7. **各个步骤中发生的消耗**：当问卷的问题看似与自己不相关时，儿童和一些父母都会感到沮丧，失去回答的欲望，尤其是当他们被要求完成很长的问卷时（Ungar et al. 2006）。

七、测量患者和代理人报告的一致性是否有效度指标？

患者和代理人报告的问卷是一种相对低成本、高效率的数据收集方式。有关检验患者和照顾者之间一致性的研究所依据的一个引导性假设是，一致性高就表明可以只由患者或照顾者来回答问卷，这并不会降低生活质量评估问卷的效度。然而，研究者们建议，如果可以，应该同时获取患者和照顾者两者的评分（Matza et al. 2004）。而且，最关键的问题是，如果患者和代理人测量工具有不同的结构，就应该期望分数有相关性，或即使相关但是分数背后有不同的决定因素或推测，那测量一致性的方法本身的效度会如何呢（Davis et al. 2007）？这个关键的问题也会牵涉其他很多重要问题，主要是父母或其他照顾者关于结果测量的报告是否能够或是否应该被运用于临床决策制定和治疗选择中。

还有一些其他相关问题：（1）代理人有能力清楚地区分患者关于生活质量各个方面的感受吗？（2）相关性"高"或"低"指什么？（3）代理人报告的确可以补充儿童或年轻人（尤其是那些认知、发育或精神疾病患者）的自我报告信息吗？或者与单个报告的意义一样吗？（4）应该将自我报告和代理人报告的数据放在一起分析还是应该分别解读？（5）如果患者和照顾者的分数不一致，我们应该如何解读？（6）该如何平衡代理人报告评分和自我报告评分的差异，以防一些特殊患者群体的声音完全被排除、他们的重要信息完全缺失？

不确定的是，在评估生活质量的感受（主观）成分时，我们是否应该及该如何合并患者和代理人的评分。我们无法清楚地回答这些问题，不能相信依据不完整的实验数据而仓促得出的结论。一方面，我们可以说，患者 – 代理人一致性水平是目前仅有的最近似的效度评估（Ready et al. 2006）；另一方面，我们应该质疑比较一致性水平的方法，它常常依赖于不同的推理，仅仅因为我们有这样做的手段。这些问题有多个方面，因为无法孤立地理解任何问题，必须彼此关联地研究所有的事情，例如，不应该忽视父母对健康和功能的认知，老师对儿童的态度、期望和行为反应，这可以有重要的影响，继而可能会影响儿童的发育。因此，父母评分，无论是反映他们自己的价值观还是他们对儿童感受的理解，都是对我们有关儿童生活质量认知的补充，给研究和临床都增加了另外一个值得考虑的维度（Ronen et al. 2010）。

对于用代理人报告评估患者生活质量的作用到底有多大，目前为止还没有明确答案。但是，我们同意其他人的建议，即在评价和设计研究方案时，无论患者和照顾者的重测信度孰高孰低，研究人员和临床工作者都不要忘记，患者自己的回答可能更有意义，即使患者是儿童（Matza et al. 2004）。

八、一致性水平相关的技术问题

应该采用哪种统计学指标来测试一致性水平？皮尔逊相关系数说明分数之间有协同变异（covariation）[即关联（association）]，但是并不表示绝对一致（absolute agreement）（Ottenbacher 1995），也就是说，它不能发现（不敏感）一方答案始终比另一方高或低的偏倚。另一方面，以绝对一致为基础的 ICC 提供的指数则考虑了系统性差异的问题（De Civita et al. 2005）。但是，值得注意的是，大多数统计分析软件包，如 SPSS，默认的方案都是一致性（consistency）（即关联），而不是绝对一致，因为分数通常都是连续性数据，而不是离散数据，所以很少采用 kappa（当超过两大类时为加权 kappa），即使结果是分类数据而非连续性数据，如果采用二次加权，ICC 可以得出和加权 kappa 同样的结果（Streiner & Norman 2008）。

九、总结

在这一章里，我们讨论了理论的、实践的和与测量工具相关的问题，重点介绍了其中一些要素，这些要素应该有助于量表研发者和使用者理解本章讲题的复杂性，理解多重因素之间错综复杂的相互关系。我们相信，有关自我报告和代理人报告的问题，相对于其他人群，神经和精神疾病患者的问题更加复杂，但是，一旦考虑到儿童的发育因素，总体上不同年龄段很多方面都有相似性。迫切需要进一步科学研究来确定自我评分和代理人评分在评估不同结果上的确切作用，包括横向和纵向研究。到目前为止，我们建议应该尽可能使用自我报告，这可以追踪内在感受，发现患者所关注的重点是什么。其他补充的观念可以体现对复杂现实状况及不同相关者之间相互关系的认知。

参考文献

* 主要参考文献

Aalten P, Van Valen E, Clare L, Kenny G, Verhey F (2005) Awareness in dementia: a review of clinical correlates. *Aging Ment Health* 9: 414–422. http://dx.doi.org/10.1080/13607860500143075

*Albrecht GL, Devlieger PJ (1999) The disability paradox: high quality of life against all odds. *Soc Sci Med* 48: 977–988. http://dx.doi.org/10.1016/S0277-9536(98)00411-0

*Banerjee S, Samsi K, Petrie CD, et al (2009) What do we know about quality of life in dementia? A review of the emerging evidence on the predictive and explanatory value of disease specific measures of health related quality of life in people with dementia. *Int J Geriatr Psychiatry* 24: 15–24. http://dx.doi.org/10.1002/gps.2090

Barbosa J, Tannock R, Manassis K (2002) Measuring anxiety: parent–child reporting differences in clinical samples. *Depress Anxiety* 15: 61–65. http://dx.doi.org/10.1002/da.10022

Boyer F, Novella JR, Morrone I, Jolly D, Blanchard F (2004) Agreement between dementia patients report and proxy reports using the Nottingham Health Profile. *Int J Geriatr Psychiatry* 19: 1026–1034. http://dx.doi.org/10.1002/gps.1191

Brod M, Stewart AL, Sands L, Walton P (1999) Conceptualization and measurement of quality of life in dementia: the dementia quality of life instrument (DQoL). *Gerontologist* 39: 25–35. http://dx.doi.org/10.1093/geront/39.1.25

Burgess PW, Robertson IH (2002) Principles of the rehabilitation of frontal lobe function. In: Stuss DT, Knight RT, editors. *Principles of Frontal Lobe Function*. New York: Oxford University Press, pp. 557–572. http://dx.doi.org/10.1093/acprof:oso/9780195134971.003.0033

Cella DR, Tulski DS (1993) Quality of life in cancer: definition, purpose, and method of measurement. *Cancer Invest* 11: 327–336. http://dx.doi.org/10.3109/07357909309024860

Conde-Sala JL, Garre-Olmo J, Turró-Garriga O, Vilalta-Franch J, López-Pousa S (2010) Quality of life of patients with Alzheimer's disease: differential perceptions between spouse and adult child caregivers. *Dement Geriatr Cogn Disord* 29: 97–108. http://dx.doi.org/10.1159/000272423

Cremeens J, Eiser C, Blades M (2006) Factors influencing agreement between child self-report and parent proxy-reports on the pediatric quality of life inventory TM 4.0 (PedsQLTM) generic core scales. *Health Qual Life Outcomes* 4: 58. http://dx.doi.org/10.1186/1477-7525-4-58

*Davis E, Nicolas C, Waters E, et al (2007) Parent proxy and child self-reported health-related quality of life: using qualitative methods to explain the discordance. *Qual Life Res* 16: 863–871. http://dx.doi.org/10.1007/s11136-007-9187-3

Davis E, Mackinnon A, Waters E (2012) Parent proxy-reported quality of life for children with cerebral palsy: is it related to parental psychosocial distress? *Child Care Health Dev* 38: 553–560. http://dx.doi.org/10.1111/j.1365-2214.2011.01267.x

De Civita M, Regier D, Alamgir AH, Anis AH, Fitzgerald MJ, Marra CA (2005) Evaluating health-related quality of life studies in pediatric populations. *Pharmacoeconomics* 23: 659–685. http://dx.doi.org/10.2165/00019053-200523070-00003

Eiser C, Mohay H, Morse R (2000) The measurement of quality of life in young children. *Child Care Health Dev* 26: 401–414. http://dx.doi.org/10.1046/j.1365-2214.2000.00154.x

Elliot IM, Lach L, Smith ML (2005) I just want to be normal: a qualitative study exploring how children and adolescents view the impact of intractable epilepsy on their quality of life. *Epilepsy Behav* 7: 664–678. http://dx.doi.org/10.1016/j.yebeh.2005.07.004

Feinburg LF, Whitlatch CJ (2001) Are persons with cognitive impairment able to state consistent choices? *Gerontologist* 41: 374–382. http://dx.doi.org/10.1093/geront/41.3.374

Gotay CC (1996) Patient-reported assessments versus performance-based tests. In: Spilker B, editor. *Quality of Life and Pharmacoeconomics in Clinical Trials*, 2nd edition. Philadelphia, PA: Lippincott-Raven, pp. 413–420.

Harter S (1982) The perceived competence scale for children. *Child Dev* 53: 87–97. http://dx.doi.org/10.2307/1129640

Janse AJ, Uiterwaal CSPM, Gemke RJ, Kimpen JLL, Sinnema G (2005) A difference in perception of quality of life in chronically ill children was found between parents and pediatricians. *J Clin Epidemiol* 58: 495–502. http://dx.doi.org/10.1016/j.jclinepi.2004.09.010

Jocovic A, Locker D, Guyatt GH (2004) How well do parents know their children? Implications for proxy responding of child health-related quality of life. *Qual Life Res* 13: 1297–1307. http://dx.doi.org/10.1023/B:QURE.0000037480.65972.eb

Juniper EF, Guyatt GH, Feeny DH, Ferrie PJ, Griffith LE, Townsend M (1996) Measuring quality of life in children with asthma. *Qual Life Res* 5: 35–46. http://dx.doi.org/10.1007/BF00435967

Karlawish JHT, Casarett D, Klocinski J, Clark CM (2001) The relationship between caregivers' global ratings of Alzheimer's disease patients' quality of life, disease severity, and the caregiving experience. *J Am Geriatr Soc* 49: 1066–1070. http://dx.doi.org/10.1046/j.1532-5415.2001.49210.x

*Lach LM, Kohen DE, Garner RE, et al (2009) The health and psychosocial functioning of caregivers of children with neurodevelopmental disorders. *Disabil Rehabil* 31: 741–752. http://dx.doi.org/10.1080/08916930802354948

Lal SD, McDonagh, Baildam E, et al (2011) Agreement between proxy and adolescence assessment of disability, pain, and well-being in juvenile idiopathic arthritis. *J Pediatr* 158: 307–312. http://dx.doi.org/10.1016/j.jpeds.2010.08.003

Lulé D, Häcker S, Ludolph A, Birbaumer N, Kübler A (2008) Depression and quality of life in patients with amyotrophic lateral sclerosis. *Dtsch Arztebl Int* 105: 397–403.

Manassis K, Mendlowitz S, Menna R (1997) Child and parent reports on childhood anxiety: differences in coping styles. *Depress Anxiety* 6: 62–69. http://dx.doi.org/10.1002/(SICI)1520-6394(1997)6:2<62::AID-DA2>3.0.CO;2-7

Matza LS, Swensen AR, Flood EM, Secnik K, Leidy NK (2004) Assessment of health-related quality of life in children: a review of conceptual, methodological, and regulatory issues. *Value Health* 7: 79–92.

de Oliveira CM, Araújo CA (2011) Self-reported quality of life is not correlated with functional status in children and adolescents with spinal muscular atrophy. *Eur J Paediatr Neurol* 15: 36–39.

Ottenbacher KJ (1995) An examination of reliability in developmental research. *J Dev Behav Pediatr* 16: 177–182. http://dx.doi.org/10.1097/00004703-199506000-00005

Ready RE, Ott BR, Grace J (2006) Insight and cognitive impairment: effect on quality-of-life reports from mild cognitive impaired and Alzheimer patients. *Am J Alzheimers Dis Other Demen* 21: 242–248. http://dx.doi.org/10.1177/1533317506290589

Ready RE, Ott BR, Grace J (2007) Factor structure of patient and caregiver ratings on the dementia quality of life instrument. *Neuropsychol Dev Cogn B Aging Neuropsychol Cogn* 14: 144–154. http://dx.doi.org/10.1080/138255891007056

Rebok G, Riley A, Forrest C, et al (2001) Elementary school aged children reports on their health: a cognitive interviewing study. *Qual Life Res* 10: 59–70. http://dx.doi.org/10.1023/A:1016693417166

Ronen GM, Rosenbaum P, Law M, Streiner DL (1999) Health-related quality of life in childhood epilepsy: the results of children's participation in identifying the components. *Dev Med Child Neurol* 41: 554–559. http://dx.doi.org/10.1017/S0012162299001176

Ronen GM, Streiner DL, Rosenbaum P, Canadian pediatric Epilepsy Network (2003) Health-related quality of life in children with epilepsy: development and validation of self-report and parent proxy measures. *Epilepsia* 44: 598–612. http://dx.doi.org/10.1046/j.1528-1157.2003.46302.x

Ronen GM, Streiner DL, Verhey LH, et al (2010) Disease characteristics and psychosocial factors: explaining the expression of quality of life in childhood epilepsy. *Epilepsy Behav* 18: 88–93. http://dx.doi.org/10.1016/j.yebeh.2010.02.023

Rosenbaum PL, Livingston MH, Palisano RJ, Galuppi B, Russell DJ (2007) Quality of life and health-related quality of life of adolescents with cerebral palsy. *Dev Med Child Neurol* 49: 516–521. http://dx.doi.org/10.1111/j.1469-8749.2007.00516.x

Roth WD, Mehta JD (2002) The Rashomon effect: combining positivist and interpretivist approaches in the analysis of contested events. *Soc Method Res* 31: 131–173.

*Sands LP, Ferreira P, Stewart LA, Brod M, Yaffe K (2004) What explains differences between dementia patients' and their caregivers' ratings of patients' quality of life. *Am J Geriat Psychiatry* 12: 272–280. http://dx.doi.org/10.1097/00019442-200405000-00006

Sattoe JNT, van Sta A, Moll HA, On Your Feet Research Group (2012) The proxy problem anatomized: child-parent disagreement in health related quality of life reports in chronically ill adolescents. *Health Qual Life Outcomes* 10: 10. http://dx.doi.org/10.1186/1477-7525-10-10

Schiavenato M (2008) Facial expression and pain assessment in pediatric patients: the primal face of pain. *J Spec Pediatr Nurs* 13: 89–97. http://dx.doi.org/10.1111/j.1744-6155.2008.00140.x

Schiffczyk C, Romero B, Jonas C, Lahmeyer C, Müller F, Riepe MW (2010) Generic quality of life assessment in dementia patients: a prospective cohort study. *BMC Neurol* 10: 48. http://dx.doi.org/10.1186/1471-2377-10-48

Sneeuw KCA, Sprangers MAG, Aaronson NK (2002) The role of health care providers and significant others in evaluating quality of life of patients with chronic disease. *J Clin Epid* 55: 1130–1143. http://dx.doi.org/10.1016/S0895-4356(02)00479-1

Streiner D, Norman G (2008) *Health Measurement Scales. A Practical Guide to their Development and Use*, 4th edition. Oxford: Oxford University Press.

Tackett JL (2011) Parent informants for child personality: agreement, discrepancies and clinical utility. *J Pers*

Assess 93: 539–544. http://dx.doi.org/10.1080/00223891.2011.608763

Tammivaara J, Enright D (1986) On eliciting information: dialogues with child informants. *Anthrop Ed Quart* 17: 218–238. http://dx.doi.org/10.1525/aeq.1986.17.4.04x0616r

Trigg R, Jones RW, Skevington SM (2007) Can people with mild to moderate dementia provide reliable answers to self-report QoL items? *Age Ageing* 36: 663–669. http://dx.doi.org/10.1093/ageing/afm077

Trigg R, Watts S, Jones R, Tod A (2010) Predictors of quality of life ratings from persons with dementia: the role of insight. *Int J Geriat Psychiatry* 26: 83–91. http://dx.doi.org/10.1002/gps.2494

*Ungar WJ, Mirabelli C, Cousins M, Boydell KM (2006) A qualitative analysis of a dyad approach to health-related quality of life measurement in children with asthma. *Soc Sci Med* 63: 2354–2366. http://dx.doi.org/10.1016/j.socscimed.2006.06.016

Varni JW, Limbers CA, Burwinkle TM (2007) Parent proxy-report of their children's health-related quality of life: an analysis of 13,878 parents' reliability and validity across age subgroups using the PedsQL 4.0 generic core scales. *Health Qual Life Outcomes* 5: 2. http://dx.doi.org/10.1186/1477-7525-5-2

Velissaris S, Wilson S, Saling M (2007) The psychological impact of a newly diagnosed seizure: losing and restoring perceived control. *Epilepsy Behav* 10: 223–233. http://dx.doi.org/10.1016/j.yebeh.2006.12.008

Verhey LH, Kulik DM, Ronen GM, Rosenbaum P, Lach L, Streiner DL (2009) Quality of life in childhood epilepsy: what is the level of agreement between youth and their parents? *Epilepsy Behav* 14: 407–410. http://dx.doi.org/10.1016/j.yebeh.2008.12.008

Vitaliano PP, Russo J, Young HM, Becker J, Maiuro RD (1991) The screen for caregiver burden. *Gerontologist* 31: 76–83. http://dx.doi.org/10.1093/geront/31.1.76

Voepel-Lewis T, Malviya S, Tait AR (2005) Validity of parent ratings as proxy measures of pain in children with cognitive impairment. *Pain Manag Nurs* 6: 168–174. http://dx.doi.org/10.1016/j.pmn.2005.08.004

*White-Koning M, Arnaud C, Dickinson HO, et al (2007) Determinants of child–parent agreement in quality-of-life reports: a European study of children with cerebral palsy. *Pediatrics* 120: e804–e814. http://dx.doi.org/10.1542/peds.2006-3272

White-Koning M, Grandjean H, Colver A, Arnaud C (2008) Parent and professional reports of the quality of life of children with cerebral palsy and associated intellectual impairment. *Dev Med Child Neurol* 50: 618–624. http://dx.doi.org/10.1111/j.1469–8749.2008.03026.x

World Health Organization (2001) *International Classification of Functioning, Disability and Health*. Geneva: WHO Press.

Yam WK, Ronen GM, Cherk SW, et al (2008) Health-related quality of life of children with epilepsy in Hong Kong: how does it compare with youth with epilepsy in Canada? *Epilepsy Behav* 12: 419–426. http://dx.doi.org/10.1016/j.yebeh.2007.11.007

Zhou H, Roberts P, Horgan L (2008) Association between self-report pain ratings of child and parent, child and nurse and parent and nurse dyads meta-analysis. *J Adv Nurs* 63: 334–342. http://dx.doi.org/10.1111/j.1365-2648.2008.04694.x

附录：患者自我报告建议清单

• 只要有可能，都应采用自我报告；对儿童等不容易沟通的人群，不要为了方便而简单地过度使用代理人报告。

• 自我评估更经济，还可以锻炼患者的能力（Gotay 1996）。

• 合理安排，帮助儿童或有困难的成人不受外界干扰或压力地回答问题，需要时提供不带偏倚的指引，帮助他们完成问卷。

• 选择那些弱化回答方式影响的问卷，如哈特（Harter）的强制回应类（Harter 1982）或采用主题漫画（Rebok et al. 2001，Matza et al. 2004）。

• 检查量表是否采用中立的语句（既不积极也不消极），减少情绪压力和偏倚。

• 采用与测量对象有关的语句来描述项目，如儿童自我评估问卷采用儿童自己的语言，有可能减少误解和降低对认知能力的要求。

• 如果怀疑患者有抑郁或疼痛，增加这方面的测量，因为抑郁和疼痛有可能影响患者对健康和生活质量的感受。

• 在有儿童自我评估的研究中，需要加大样本量，以克服测量可能出现的误差（Matza et al. 2004）。

• 如果受测对象认知水平在 8 岁以下，要特别注意。

代理人报告的建议

• 说明有必要使用代理人报告的具体情景。

• 假设代理人报告的结果对改善健康结果有什么作用。

• 确定需要代理人观点的类型（即代理、替代等）。

• 增加对代理人压力和抑郁水平的测量，以解释可能出现的低分。

结合自我报告和父母报告的建议

• 当双方的观点都能独立地影响卫生服务的使用情况时，建议采用。

• 当双方的观点可能对风险因素都很重要时，建议采用。

• 当双方的观点都有助于评价服务质量时，建议采用。

• 双方都应进行抑郁和压力评测。请注意，促进积极适应态度的问题，如"希望"，与满意度和幸福感呈正相关，与抑郁和压力呈负相关，所以，增加这类问题的评估，可能发现自我报告和代理人报告之间的一些差异（有关积极适应态度的详细描述见第十章）。

• 增加对患者行为的评测。

• 别忘记，报告人之间的高度相关并不意味着他们报告背后的理由或决定因素是一样的。

• 即使总体的相关性统计结果很好，每个患者－代理人之间的相关性也可能差异很大。

第十八章　测量研究中的伦理问题

戴维·L. 施特雷纳（David L. Streiner）

概要

乍一看，评测某些特征、态度、信念和感觉时，似乎很少涉及伦理问题，尤其是相对于那些需要用药、有安慰剂对照组、或采用伪装治疗的研究而言。的确，填写问卷对一个人的身体不会造成什么威胁，但是，任何涉及测量的研究，仍有许多伦理问题需要考虑。庆幸的是，运用测量工具的研究不会出现和包含侵入性医疗程序的研究同样多的伦理上的挑战，但这并不意味着完全没有伦理问题，能否给出真实答案、保密、知情同意、强迫、测量工具研发的过程、对结果做出错误的解读，这些问题都可能存在。作为研究者必须知晓可能的问题，并尽可能地在各个环节采取措施来消除或减少这些问题。

一、引言

想想下面的情景：

情境案例 1

一个自我形象评测量表的效度研究，测试在儿童完成考试后进行，无论他们真正的成绩如何，其中一组儿童被告知考得很好，另外一组被告知考得很差。在完成自我形象打分后，再告诉儿童这只是一个研究，实际上他们都考得很好。

情境案例 2

为了评价一个社会交往量表的效度，需要对一个 8 岁年龄组班级的课间休息进行录像。尽管所有儿童事前都同意这么做，但其中有一位儿童的家长拒绝，可是又不可能从视频中消除这位儿童。

情境案例 3

在一个儿童情绪评测中，其中一位儿童的得分属于严重抑郁的范围。补充一点，这个量表还在研发阶段，还没有完成效度标准化过程。

情境案例 4

有一项研究需要对父母和儿童都进行评测。在知情同意书中，研究者承诺会隐去名字，所有报告都只用总结性信息。研究结束两年后，一名受试儿童的父母要离婚，其中一方通过法庭传唤要求研究者公开数据，用于法庭审理。

情境案例 5

一个用于测量积极育儿的新量表显示，少数族裔家庭的父母养育技能要差很多。

前四种情境描述了多个伦理问题，包括欺瞒、同意、告诫责任、保密等，这些在所有类型的研究中都会存在，不仅仅是那些涉及儿童测量的研究，只要有测量就无法避免。在第五种情境中，一组人群的得分低于其他人，这是测量中一个很特殊的问题。本章将讨论以上这些问题，并主要讨论有关儿童的研究（也不排除有其他类型）。针对这些问题尚没有明确的解决方案，因此本章也无法给出。很多伦理上的问题没有正确或错误的答案，这取决于当时的实际情况，在不同研究中可能也有所不同，甚至在同一个多中心研究中，不同伦理委员会的解释也不一样，但是，的确会有一些更好的答案，本章会尽可能予以强调。

对研究伦理予以关注的历史并不长，具体可以追溯到第二次世界大战结束时。纳粹德国对集中营囚犯做的令人恐怖的实验被揭露后，1947 年《纽伦堡准则》（Nuremberg Code of 1947）（在 1949 年纽伦堡军事审判之前的战争罪审判）被采用，后来正式形成《1964 赫尔辛基宣言》（Declaration of Helsinki of 1964，世界医学学会，日期不详）。尽管该宣言此后曾六次被修订，其核心原则始终保持不变，即尊重个人，尊重他 / 她在参与某项研究中做出自由及明智决定的能力。

二、同意的自由

（一）不正当影响

让我们仔细地看看这两个成分——自由和同意。自由是指当事人能够拒绝参加研究的邀请，有很多因素可能让人无法说"不"。在临床研究中，一个最主要的原因是，请求同意的研究者可能是负责照顾潜在参与者（患者）或家属的医务人员，尽管书面或口头都保证拒绝参与不会影响本人或家属的治疗，但是患者或家属是否相信或相信到何种程度，我们必须持有疑问。做出这样的假设很自然，即患者或家属不想与医务人员疏远，不想被一个不高兴或充满厌恶的医务人员治疗。

但是，也有另外一方面，患者或家属可能非常感激受到的治疗，希望以参与研究这种方式来感谢医务人员。关于这是否构成隐形的不正当影响，即利用人的义务感，或利用人报恩无门时想寻找合适的方法来感谢，有很多争论（尤其是在加拿大，因为免费医疗，没有金钱的交易）。

另外一种完全不同的情况是禁止研究者让自己的父母参与研究，这一点是大多数研究伦理委员会（Research Ethics Boards, REBs）[在美国通常指机构审查委员会（Institutional Review Boards，IRBs）] 都采纳的，但是，这种禁令很多时候和即将介绍的知情同意概念相冲突。如果某个医务人员是一个项目的主要研究者，那么他 / 她就是对研究进行解释和答疑的最佳人选；如果存在不正当影响的情况，最谨慎的做法是由该研究者与未来的参与者讨论研究项目的问题，然后向参与者说明，实际的知情同意书将会由其他人来签署，如研究助理、住院医师或与研究无关的同事，他们将不会告诉研究者此人是否被纳入研究。

还有一个可能威胁到自主同意参加研究的问题似乎是心理学独有的，那就是利用大学本科学生作为研究对象。这些学生经常被要求参加量表效度的研究，并以此获得学分，有时候甚至在课程里有一项要求是学生必须至少参加一定数量的研究。暂且不说学生是否是临床应用量表的合适研究样本，其实早在 1946 年，奎因·麦克尼马尔（Quinn McNemar）就将心理学定义为大二学生的研究。我们还可以质疑强制性要求参加研究的伦理问题，即使研究是无害的，如填写一份问卷。1992 年美国心理学会（American Psychological Association）修改了伦理学准则，从此，美国大部分大学完全禁止此类操作，或者允许学生用一些其他的方法来代替，如写一篇论文，但是在加拿大还有部分大学没有采用。

（二）退出的自由

自由的另外一个方面是同意并不是铁定契约，参与者应该被告知，他或她随时可以退出研究并不受任何惩罚。在测量工具的研究中，这也意味着参与者应该被告知，如果他们发现某个项目有问题、太尖锐、太隐私、太令人不安等，他们可以自由地跳过该项目。这一点对于纸质问卷没有问题，因为受试者总会忽略这些项目，即使没有明确地告诉他们可以这样。但是，随着电子问卷越来越多，必须特别考虑到如何允许受试者跳过某个项目而继续往前答题。应该有一个答案选项是"我不想回答"或类似的词，即使是一些觉得无害的问题，如年龄或性别，尤其是当电子问卷被设计成必须完成当前问题才可以继续答题时，这一点尤为重要。

与能够退出研究相关的问题是一个受试者多久能够被联络一次以参加研究。从某种程度上说，这一点取决于邀请的方式，这里有一些原则。如果是用电子邮件，迪尔曼（Dillman）（2000）建议邮件随访 3 次，为什么不建议更多，一方面是从实用方便的角度考虑，另一方面是根据回复率逐渐下降的原理，与伦理学考虑无关。电话随访常常被人觉得更厌烦，一次"谢谢，但我不要"就足够了。

（三）给参与者的报酬

最后，不应强迫参与者同意这一点引出了报酬的问题。历史上，与美国相比，加拿大有更好的志愿服务传统，如加拿大人的无偿献血。尽管如此，这两个国家都常常会给研究的参与者一些报酬。温德勒（Wendler）等（2002）描述了研究常用的四类报酬形式：（1）报销小的支出（如公共交通费用、停车费、误餐费）；（2）补偿所花费的时间或造成的不便；（3）谢礼；（4）其他激励机制，不属于前三类，其目的是吸引人参加。第一类是很明显的付出，人们贡献自己的时间（有时也贡献身体）来协助研究人员，不应该期望他们来承担研究的成本。后三类都是酬金，出现的问题也会更多。

填写问卷虽然很少会像参加侵入性研究，如用药、组织提取或脑部扫描接受射线等那样令人不适或面临危险，但是，研究项目有时要求参与者完成很多量表，其中有可能包含询问很隐私或有争议的问题，如性经验、身体或性虐待事件、参与非法或不正当活动等等。问题是，应该付多少酬金给参与者？在温德勒等描述的后三类报酬中，应该付哪一类？什么时候付？

对耗费的时间和造成的不便给予补偿不存在很多争议，虽然价值上可能无法对等。事实上，不公平的是患者很少被给予报酬，通常的理由是他们可能"受益"于研究，但是，"益处"常常很抽象，研究获得的知识可能对将来同样疾病的患者有帮助，而不是对现在的参与者本身有帮助。酬金的数额也可能产生问题，使本来是为时间和不便所付的补偿变成了第四类激励机制。一个机构的IRB（机构审查委员会）已经出版了一份各种研究的补偿建议（合伙人人类研究委员会，日期不详），它建议完成心理学量表和测验每小时补偿5～30美元，参与焦点小组1～3小时内补偿20～75美元，门诊看诊补偿30～70美元，也取决于参与者还需要做什么（如携带24小时尿液样本或完成日记）。

与此类似，谢礼也很少有争议，因为它本质上是一种象征，是表达谢意的一种具体方式，而不是酬金。实际上，它们的金钱价值，与研究所花时间的价值对等，常常成为参与者的一种福利报酬。对儿童而言，谢礼可能包括印有研究徽标的 T 恤衫、玩具店或书店的礼品券、比萨饼、电影票等等。给成人的谢礼可能包括彩票（一定是合法的）、抽奖券（奖品如钱、电器）或给大学生的学分。

存在的悖论是，金额一定要足够表达对参与研究的谢意，但不能太大，否则会给人一种为钱所迫而参加研究的感觉。不恰当的逼迫还是恰到好处的邀请，二者之间的界限很模糊，这与人的年龄、所处环境、研究项目需要的时间等都有关系。实际上，一份不太贵重的激励物品，在中产阶级参与者看来是一份谢礼，对于社会经济地位比较低的参与者来说可能就构成了逼迫（很多学生参与者都属于此类）。

关于付给参与者报酬的另外一个方面的问题就是什么时候付报酬。如果研究只是一次评估，这点没有问题；如果需要多次，就可能有问题。从研究者角度来看，如果一个人不能参与后续的活动，就意味着时间、数据和样本的损失。归根结底，如果参与者不来做第二次测量，重测信度就无法确定。所以，研究者可能倾向于在完成全部研究后付报酬。但是，大部分研究伦理委员会（REBs）和机构审查委员会（IRBs）会认为这是不适当的逼迫，因为那些不想继续参加的参与者会感到被迫去继续，以保护他们之前已经做出的"投入"。

这就是说，研究完成时一次性给予酬劳的方法是不受认可的，应该按次支付。大多数 REBs 都接受酬劳按次递增或完成全部次数后支付一笔额外奖励的方法，只要最后的总数额本身没有造成逼迫感，例如，一个重测信度的研究，参与者在第一次评估后得到三分之一的酬劳，第二次评估后得到余下的三分之二。

三、知情同意

只有当一个人完全被告知他或她要同意去做什么时，知情同意的自由才有意义。不用多说，这一点在测量的研究中不成问题，尤其是与那些可能使用或不使用药物及其他实验性治疗的干预性研究相比。但是，研究人员还是需要告诉参与者，他们将被要求做什么。

（一）告知参与者

至少应该告诉潜在的参与者，他们将要参加的测量每次有多长时间，总共有多少次。如果研究是在医院内进行，研究人员要很清楚地区分开，参与者做的哪些是为了临床护理、哪些是为了研究，因此可以自由选择。所以，如果患者必须填写一些表格作为就诊或随访的一部分，同时还要填写一些其他表格用于研究，后者应该被清楚地标记，研究者应明确告知患者是自愿填写，如果不填写也不会影响他们的临床治疗。另外，如前所述，参与者必须被告知，如果他们觉得任何项目太尖锐或涉及隐私，他们可以跳过，而且备选答案中应该有满足此类需要的选项。

（二）隐瞒的使用

有时候，因为各种原因，无法诚实地向参与者介绍量表或研究的特点，例如，研究人员想要评测社会愿望的偏倚，如果把量表的名字放在问卷顶部显著的位置，这本身就可能造成社会愿望的偏倚，影响研究的效度。此时，量表的名字可以完全省略，或用一个平淡的名字来代替，如信念量表，有时候可能有必要将研究的特点更加彻底地向参与者隐瞒。例如，如果量表研发者想要建立一个社交焦虑的测量量表，效度研究同时在低压力和高压力环境下进行，为了制造压力，研究人员可能让参与者在班级里做一个演讲，并且假装告诉他们，他们的表现会占最后成绩的50%（如情境案例1）。如果量表研发者将研究的特征完全地告诉参与者，压力制造的策略就会完全失效。

有人认为，无论何时都不应该运用欺瞒的方法，因为它"可以严重影响相关实验室和专业的声誉，进而影响参与人员"（Ortman & Hertwig 1997, 1998: 806），但另外一些人则认为有时候隐瞒是必要的、合理的（如 Bröder 1998; Kimmel 1998）。在加拿大，研究伦理方面的指导性文件《人类相关研究的伦理学实施》（第二版）（Ethical Conduct for Research Involving Humans）的发布单位是三个联邦基金资助机构，即加拿大健康研究院、自然科学和工程研究院及社会科学和人类研究院（TCPS2；三方理事会政策声明 2010）。该文件声明，在满足以下条件时，REBs 可以允许采用隐瞒的方法：（1）对参与者没有任何风险；（2）如果不予以隐瞒，研究就无法进行；（3）研究完成后尽快告知参与者。第三点最重要。当有儿童参与研究时，最好告知父母，不一定告知儿童。有关如何告知，该文件做了如下陈述。

> 一般情况下，可以简单、直接、开诚布公地告知事实。在敏感的情况下，研究者应该同时提供完整的解释，说明参与者为什么要相信研究或研究的某些方面有不同的目的，或者说明为什么参与者不应该被告知全部实情。研究人员要详细说明研究的重要性、采用部分告知或隐瞒的必要性，表达出对参与者福祉的足够关注。他们应该解释为了获得科学有效的结果而进行这些步骤的必要性，努力消除出现的任何误解，重建信任关系。
>
> （三方理事会政策声明 2010: 38）

针对成员参与研究的情况，大多数专业组织，如美国心理学会（2010），都采用类似的隐瞒和告知政策。

（三）获得弱势群体的同意

知情同意的实质是当事人理解他 / 她被要求做什么。但是，有些群体由年龄（如儿童）、智力受损、精神障碍、老年失智或其他因素导致认知能力受限，无法完全理解。如果研究目的是研发一个自我报告的量表，这一点不是大问题，因为如果参与者不能理解研究的性质，他 / 她似乎也不可能理解具体项目的内容，即使大声读出来也没用。但是，如果研发的量表是基于测评者对参与者的观察，如康纳评级量表（Conners 1997）或简短精神评级量表（Overall & Gorham 1962），问题就出来了，这些人是否应该被纳入研究，如果应该的话，如何被纳入。

有人提出了倡议，弱势群体不应该被用来作为研究对象，除非他们能够从研究项目中直接受益。然而，这样的倡议通常适用于可能有伤害的治疗性研究，类似于服药或注射，这些情况在心理测量学研究中是很少会有的。但是，我们必须认识到，那些理解能力有限的人，特别是儿童，缺乏做出成熟决策的能力，即使他们对研究感觉不舒服，可能还是会服从于成人（Roth–Cline et al. 2011）。可以接受的做法是，获得父母或监护人的书面同意，也得到儿童的同意，儿童的同意是指愿意参加研究（Alderson 1995）。然而，事实上，儿童的这种同意更应该被看成"不知情"，儿童拒绝的效力应大于父母的同意（Boyden & Ennew 1997）。

关于什么年龄的儿童可以自己决定同意，各国司法规定不一样。但是，站在研究者的角度，汤普森（Thompson）（1992）认为，问儿童可以决定是否同意的最低年龄这个问题本来就是错误的，他说：

> 根据问题及其判断的复杂性，大部分年龄的儿童都有能力决定他们想要做什么，所以，也许应该认为儿童做出同意参加研究的决定的能力，不一定是源于年龄的限制，而是儿童、环境和（决策）任务特性之间互动的结果。如果采用一种符合年龄的方式来展示研究过程的基本要素及要求儿童做什么，那么，即使低龄的儿童也可以理解。

（Thompson 1992: 60）

（四）集体情况下的同意

在本章开头的情境案例 2 中，需要对一组儿童进行录像来研究一个社交量表的效度，而其中一位家长不同意。有时候，不可能简单地剔除那个儿童的数据，因为如果不让他／她参加那次活动，既可能扭曲了日常的状态，也可能将儿童置于不必要的关注之下："为什么要他／她离开教室？"这种情形下，唯一合乎伦理学要求的做法就是完全不给这一组儿童录像，这可能导致数据的缺失，也可能产生偏倚，但如果不这样做就会颠覆自由同意的概念，即自由同意的伦理学要求比数据质量更重要。

（五）什么时候不需要同意

有些量表的效度研究需要运用从医院病历或学校档案获得的数据（如 McGrath et al. 2002，Green et al. 2006），那么，是否每个人（或父母）都需要同意他们的资料被采用呢？大部分情况下，答案是肯定的，即"要得到每个人的同意"。

根据加拿大三方理事会政策声明（2010），对不需要获得同意的情况有很严格的限定：（1）数据对研究很关键；（2）数据的使用不会对个人造成伤害；（3）研究者已经获得 REBs 对其研究所有方面的审批；（4）要获得所有参与者的同意是不可能或不现实的。该政策特别强调，"不可能或不现实"是指，"过度困难或繁重，阻碍研究的进行，它不仅仅是不方便"（三方理事会政策声明 2010: 63），例如，研究包含大量地理位置上特别分散的人群，或所在州、省的隐私政策禁止研究者使用个人信息来联系可能的研究对象以获得他们的同意。

另外一种不需要获得同意的情况是匿名或隐去个人身份的数据（即身份信息已经被去掉）。因为一个人量表测试的结果常常需要与其个人信息相关联（与运用小组数据相反），匿名的方法在测量学研究中几乎不可能，而运用隐去身份信息的数据可能是一种解决方法。例如，研究者可以对每位参与者进行编号，然后将数据的名字和所有其他身份信息都去掉，研究者给学校或医院提供一份名单及编号，而学校或医院在提供数据时则只有编号，这样，研究者将无法接触带有个人信息的数据。但是，每个 REBs 有权决定这样是否合规，若不合规就必须获得个人的同意。

根据我本人参与多个研究伦理委员会工作的经验，大部分都不会同意这种方法，他们坚持认为，研究的同意书应该声明参与者的结果将与其他信息相关联，可以有两份同意，一份是关于完成量表测量的，一份是关于信息发布的，如此，潜在的参与者可以同意两份，或只同意第一份。

（六）书面同意

在大多数研究中，参与者都签署一份同意的文件，其中说明到目前为止已经讨论了哪些内容：研究的内容、参与者需要做什么、拒绝和退出的权利、个人测量结果保密等；研究者留存这份文件，常常也会给参与者一份复印件。但是请记住，这份文件不能等同于同意书，最重要的是参与者要理解此研究，而不是他／她是否在文件上签字。这有两方面的含义，一是说仅仅有文件不够，研究者必须确定，参与者（如果是儿童和其他无法完全理解研究说明的人，则包括他们的监护人）理解他们需要做什么；第二层含义是说也不一定每次都需要这份文件。

且不说书面同意在非西方或土著文化中所面临的问题（在 TCSP2 中有说明此问题），在很多测量学研究中都可能不需要书面同意。同意有可能是通过参与者的行动来表明的，最明显的就是邮寄或电邮问卷给一个人，如果此人没有将问卷扔到垃圾桶或删除，而是交回了问卷，这就是同意。要求签署一份单独的同意书（我已经多次被要求这么做），有可能在伦理上有些"过头"，因为这常常是大学律师或"风险管理者"所要求的，更多的是为了免受后患、免受很少出现的法律诉讼，而不是要保障参与者的权利，而这才是同意书的目的。

即使是当面获得同意而非通过信件，也常常足以解释研究的自愿特性及拒绝和退出的权利。如果一个人想要特别谨慎，也可以将这些写在问卷的顶部。而且，要人签署文件是多余的，要的是研究者应该记录下来参与者同意进行研究和／或临床记录的事实。

四、保密的局限性

给予参与者的保证之一是保密，即他们个人的结果不会被公布，任何结果的发表都只会使用汇总的数据。无论研究者是否相信，至少在两种情况下这样的保证可能受损：测量结果表现出可能影响参与者或其他人健康、生活或安全的信息，或当法律程序要求公布结果时。

　　幸运的是，类似这样的情形非常稀少，但是研究者必须知道省或州的法律在需要保护儿童时会强制性地要求报告他们的情况（如受体罚或性虐待的风险）。如果参与者坦率地表明他们有受到虐待或正在考虑伤害自己或他人，这就比较简单了。如果是前者（虐待），法律则胜过伦理上的保密原则；如果省或州的法律法规强制要求报告虐待情况，就必须向合适的机构报告（如儿童救助会）。如果研究包含了高危群体，"有一种几乎可以预见的情况，即研究者可能获得某个儿童遭受虐待的信息"（三方理事会政策声明 2010: 59），那么 REBs 应提前被告知可能不得不违反保密原则，并且潜在参与者被告知不得已公布信息的可能性。

　　如果是后者（对自己或他人有危险），则有一条"警告的义务"，该条例是针对塔拉索夫（Tarasoff）诉加利福尼亚大学董事会案（1976）而创立，当时法院裁定"当出现公共危险时，保密原则终止"。该案例涉及一个人，他在接受治疗时说他想杀死他的女朋友，尽管通知了校园警察，但最后他还是杀死了女朋友。产生的问题是，其他人是否应该得到通知，或者这样做是否违反了保密原则。这个案例及后来的案例也都适用于治疗关系。根据阿佩尔鲍姆（Appelbaum）和罗森鲍姆（1989）的说法，塔拉索夫案例可能影响到研究者，如果他们和参与者有"特殊关系"，也就是说，因为培训或量表的结果，他们能够预测危险，从而处于一种"稍作努力，就可以预防发生在另外一个或一群人身上的严重伤害"的境地（Appelbaum & Rosenbaum 1989: 885）。在这种不太可能的事件中，可以谨慎地假设，塔拉索夫案例同样适用于研究中获得的信息。

　　如果研究者根据一个还没有进行效度标准化的量表，怀疑参与者可能自杀或危害其他人（情境案例 3），问题就更大了，严格地说，没有结论性的证据来支持这些推测。但是，谨慎起见，研究者有义务做点什么，如对此人进行更深入的访谈（如果团队里有专业的临床人员），然后将怀疑告知某些人——父母或家庭医生，并明确告知量表还在研发阶段的事实。

　　最后，有时候研究记录也可能被法庭传唤（情境案例 4），三方理事会政策声明（Tri-Council Policy Statement 2010）有如下说明：

> 研究者应该在伦理原则和 / 或法律允许的范围内向参与者承诺保密，这可能包括反对获取信息的要求，如对抗要求曝光的法庭申请。在这种情形下，研究者的行为应该根据具体案例来评估，听取同事、相关专业组织、研究伦理委员会（REBs）和 / 或法律顾问的意见。
>
> （三方理事会政策声明 2010: 58）

因此，如果律师为了一桩民事案件要求采用研究记录，保密原则必须是最重要的，但是，如果法院要求看记录，研究者应该尽可能抗议，并寻求指导，如果已经决定信息必须被披露，那么就得照办。

五、报告结果

一个研究项目可能促成一个新量表的产生，无论是作为研究的主要目标或是副产品。大多数这类量表的悲惨命运就是从人们的视野中消失，再也见不到。高曼（Goldman）和米切尔（Mitchell）（2008）已经出版了他们的未发表量表名单第九卷，有将近 15000 个量表。尽管如此，作者还是有责任去详细报告量表研发的过程和结果，以至于其他人使用量表时不会对分数产生误解。

针对应该报告什么内容，有很多的标准和指南，尤其是对于可用于诊断目的的量表，包括《教育与心理测试标准》（*Standards for Educational and Psychological Testing*）（美国教育研究协会、美国心理学会、全国教育测量委员会 1999）、《诊断准确性研究报告规范》（*Standards for Reporting of Diagnostic Accuracy, STARD*）（Bossuyt et al. 2003）、《诊断准确性研究报告规范》心理测试修订版（Meyer 2003）、《信度和一致性报告指南》（*Guidelines for Reporting Reliability and Agreement Studies*）（Kottner et al. 2011），在《健康测量量表：研发和运用实践指南》（*Health Measurement Scales，A Practical Guide to Their Development and Use*）

（Streiner & Norman 2008）一书中，有专门的章节汇总了以上的标准和指南。

从伦理学角度，需要记住几点。第一，特别是对于将要用于诊断的量表，量表研发所采用的过程，如样本挑选、标准选择、盲法等都必须详细描述（正如 STARD 所概括的一样）。只有这样，其他运用该工具的人才可以确定，量表是否经过了充分评价，信度和效度研究的人群是否代表了量表将要测量的人群。如果没有这些信息，就可能得出有关被测人群的错误结论。

第二，如果不同的少数或边缘族群的分数与中产阶级、白人的分数有明显差异（情境案例 5），就会有问题，导致此种情况的原因可能有以下几种。

- 对项目的不同解释。我的同事迈克尔·菲利普斯（Michael Phillips）博士发现，在日常生活问卷中常用的一个项目——"我能够爬楼梯"，在中国被理解为反映财富——"我有钱，买得起两层的房子"。
- 结构的不同表现。在有些文化中，抑郁更多是对身体痛苦的体验，而不是情感上的困难。
- 关于什么是可以接受的行为，在不同的文化中，其标准不同。例如，体罚在有些文化中是约束儿童的方法，能够被接受，但在大多数北美文化中则不同（如 Aracena et al. 1999），与死去的亲人对话在有些原住民文化中很常见（SL Kahgee 个人交流 1983）。
- 教育水平不同，导致对书面语言理解的不同。

量表研发者应该确保这些因素及其他因素不要影响到对量表分数的解读，并确保分数的不同的确反映出背后的结构不同。一旦不同亚群之间出现差异，就应该尽可能报告每个亚群的正常值。

六、总结

值得庆幸的是，与那些包含侵入性医疗程序的研究相比，包含评测的研究在伦理学方面的挑战水平没有那么高，然而，这并不意味着完全没有伦理学问题。有关告知真实情况、保密、同意、迫于压力及对结果的误判等的问题都可能存在。研究人员必须了解可能存在的问题，并采取措施去尽可能地消除或减少这些问题。

参考文献

* 主要参考文献

*Alderson P (1995) *Listening to Children: Children, Ethics, and Social Research*. London: Barnardo's.

American Educational Research Association, American Psychological Association, and the National Council on Measurement in Education (1999) *Standards for Educational and Psychological Testing*. Washington, DC: AERA, APA, and NCME.

American Psychological Association (1992) Ethical principles of psychologists and code of conduct. *Am Psychol* 47: 1597–1611. http://dx.doi.org/10.1037/0003-066X.47.12.1597

American Psychological Association (2010) Ethical principles of psychologists and code of conduct: 2010 amendments. Available at: http://www.apa.org/ethics/code/index.aspx?item=11#802 (accessed 5 August 2011).

*Appelbaum PS, Rosenbaum A (1989) Tarasoff and the researcher: does the duty to protect apply in the research setting? *Am Psychol* 44: 885–894.

Aracena M, Haz AM, Román F, Muñoz S, Bustos L (1999) Pesquisa de maltrato físico infantil: una dificultad metodológica o conceptual. *Psykhe* 8: 117–124.

Bossuyt PM, Reitsma JB, Bruns DE, et al (2003) Toward complete and accurate reporting of studies of diagnostic accuracy: the STARD initiative. *BMJ* 326: 41–44. http://dx.doi.org/10.1136/bmj.326.7379.41

*Boyden J, Ennew J (1997) *Children in Focus: A Training Manual on Research With Children*. Stockholm: Radda Bamen.

Bröder A (1998) Deception can be acceptable. *Am Psychol* 53: 805–806. http://dx.doi.org/10.1037/h0092168

Conners CK (1997) *Technical Manual – Conners Rating Scales, Revised*. San Antonio, TX: Pearson.

Dillman DA (2000) *Mail and Internet Surveys: The Total Design Method*, 2nd edition. New York, NY: John Wiley & Sons.

Goldman BA, Mitchell DF (2008) *Directory of Unpublished Experimental Measures*. Washington, DC: American Psychological Association.

Green BA, Handel RW, Archer RP (2006) External correlates of the MMPI-2 content component scales in mental health inpatients. *Assessment* 13: 80–97. http://dx.doi.org/10.1177/1073191105284432

Kimmel AJ (1998) In defense of deception. *Am Psychol* 53: 803–805. http://dx.doi.org/10.1037/0003-066X.53.7.803

Kottner J, Audigé L, Brorson S, et al (2011) Guidelines for reporting reliability and agreement studies (GRRAS) were proposed. *J Clin Epidemiol* 64: 96–106. http://dx.doi.org/10.1016/j.jclinepi.2010.03.002

McGrath RE, Pogge DL, Stokes JM (2002) Incremental validity of selected MMPI-A content scales in an inpatient setting. *Psychol Assess* 14: 401–409. http://dx.doi.org/10.1037/1040-3590.14.4.401

McNemar Q (1946) Opinion–attitude methodology. *Psychol Bull* 43: 289–374. http://dx.doi.org/10.1037/h0060985

Meyer GJ (2003) Guidelines for reporting information in studies of diagnostic accuracy: the STARD initiative. *J Pers Assess* 81: 191–193. http://dx.doi.org/10.1207/S15327752JPA8103_01

Ortmann A, Hertwig R (1997) Is deception acceptable? *Am Psychol* 52: 746–747. http://dx.doi.org/10.1037/0003-066X.52.7.746

Ortmann A, Hertwig R (1998) The question remains: is deception acceptable? *Am Psychol* 53: 806–807. http://dx.doi.org/10.1037/0003-066X.53.7.806

Overall JE, Gorham DR (1962) The Brief Psychiatric Rating Scale. *Psychol Rep* 10: 799–812. http://dx.doi.org/10.2466/pr0.1962.10.3.799

Partners Human Research Committee (undated) Remuneration for research subjects. Available at: http://healthcare.partners.org/phsirb/remun.htm (accessed 29 July 2011).

*Roth-Cline MD, Gerson J, Bright P, Lee CS, Nelson RM (2011) Ethical considerations in conducting pediatric research. *Handb Exp Pharmacol* 205: 219–244.

Streiner DL, Norman GR (2008) *Health Measurement Scales: A Practical Guide to Their Development and Use*, 4th edition. Oxford: Oxford University Press.

Tarasoff v. *Regents of the University of California* (1976) 17 Cal. 3d 425; 551 P.2d 334; 131 Cal. Rptr. 14.

Thompson RA (1992) Developmental changes in research risk and benefit: a changing calculus of concerns. In: Stanley B, Sieber JE, editors. *Social Research on Children and Adolescents: Ethical Issues*. Newbury Park, CA: Sage, pp. 31–65.

Tri-council Policy Statement (2010) *Ethical Conduct for Research Involving Humans*. Available at: www.pre.ethics.gc.ca (accessed 5 August 2011).

Trials of War Criminals before the Nuremberg Military Tribunals under Control Council Law No. 10, Vol. 2 (1949) Washington, DC: US Government Printing Office. Available at: http://ohsr.od.nih.gov/guidelines/nuremberg.html (accessed 21 July 2011).

Wendler D, Rackoff JE, Emanuel EJ, Grady C (2002) The ethics of paying for children's participation in research. *J Pediatr* 141: 166–171. http://dx.doi.org/10.1067/mpd.2002.124381

World Medical Association (undated) *Declaration of Helsinki: Ethical Principles for Medical Research Involving Human Subjects*. Available at: http://www.wma.net/en/30publications/10policies/b3/17c.pdf (accessed 21 July 2011).

第三部分

干预机会

教育与残疾

第十九章 研究信息的转化能改善结局吗?

艾奥娜·诺瓦克 (Iona Novak)

黛安娜·J. 罗索 (Dianne J. Russell)

玛卓琳·凯特拉 (Marjolijn Ketelaar)

概要

本章介绍和探讨在为儿童和青少年患者及其家人提供治疗时利用研究引导其作决策的规则、挑战和实践。理论上,有效和实用的干预是无害的,可以提高生活质量,并可以满足父母和儿童对有意义且具有临床重要性的结果的期望。本章定义了知识转化 (knowledge translation, KT),并展示了相关的模型,以帮助了解知识转化是如何与循证决策相联系的,同时描述了在哪里寻找证据,然后深入地总结说明知识转化策略有什么实际的作用,以及有什么工具可以测定这些知识转化干预的结果。读完本章,读者应该大体了解到如何以循证的方法回答家属和临床工作者所提出的问题。

情境案例

约翰 (John),5岁,脑性瘫痪,GMFCS Ⅱ级,这意味着他可以在水平面上独立且无须辅助地行走,但在不平坦或不稳定的平面行走的能力不足 (Palisano et al. 1997)。约翰就诊时是和他妈妈金 (Kim) 一起来的。他最近已经开始上学,但和朋友在操场上玩游戏有一定困难。金最近在一个父母论坛的网站上了解到力量训练,并询问力量训练对约翰的肌肉是否有帮助。你会如何处理?

一、引言

"不造成伤害"简单地说明了良好医疗的关键。无论是出于专业、道德还是社会的义务，都不能对约翰或他妈妈造成伤害。然而，在任何的临床决策中，都可能存在伤害的潜在来源，包括：（1）采取的干预具有有害影响；（2）使用无效的干预；（3）提供的干预没有满足家庭的需求和目标；（4）在没有由合适的结果测评得到的客观证据下，声称干预取得了良好的结果。

在儿童损伤和残疾的背景下，帕拉萨诺（Palisano）等人（2012）曾讨论与儿科临床实践相关的循证决策的问题，其过程包括：（1）明确儿童和家庭的能力和需求；（2）了解每一个可能的干预项目的研究证据；（3）考虑儿童和家庭的偏好；（4）整合服务提供者的实践知识和专业知识，以获得循证建议。约翰和金需要由最新的循证依据来指引他们做出决定。

我们相信帕拉萨诺等人（2012）的想法与各个年龄段的神经发育性障碍人群有关。为了形成有效和有意义的干预措施，专业人员们可能会在知识转化中扮演各种各样的角色。他们可能是"研究的使用者"，为患者及其家庭提供以研究为基础的干预措施或使用这些信息来制订有效的计划或策略；他们在作为临床工作的领导、管理者或教育者的期间可能是"研究的转化者"，扮演着"知识经纪人"，并帮助临床工作者了解、获得和使用研究来决定干预措施；他们也可能是"研究的生产者"，为新的知识做出贡献，并愿意将这些信息有效地传达和转化给大量的读者，如临床工作者、家属、管理者、决策者、其他的研究者、知识的翻译者，以及与社区和基金资助者沟通的媒体，以决定干预措施和改善服务。本章探索了在为残疾人群及其家庭提供服务时使用研究信息来作决策的挑战和实践。

二、知识转化：定义和目的

（一）什么是知识转化?

知识转化（knowledge translation，KT）曾被定义为一个动态和迭代的过程,包括知识的整合、传播、交换和在合乎伦理的情况下正确应用,以改善健康状况,提供更有效的健康服务和产品,并加强健康服务系统(加拿大卫生研究院 2009)。麦金农(McKibbon)等人(2010)曾找出超过 100 个术语,这些术语都在文献中被用来描述整合研究知识以做出决策的过程,包括研究转移、知识动员、KT、KT 与交换,本章将使用知识转化(KT)来描述这些相关的概念。我们相信 KT 涉及与终端用户的互动交流,并且应该将它整合至整个研究过程中,如确定重要的研究问题、研究方法和测量方式来解释及应用结果。

(二)为什么知识转化很重要? 它是如何与循证决策关联的?

常规的临床实践常常会落后于目前的研究证据 10～20 年(Bates et al. 2003,Gilbert et al. 2005),这种现象被称为"研究 - 实践差距"。医疗相关研究表明,10%～40% 的患者未能获得被验证有效的治疗,并且超过 20% 的患者接受过无效或有害的治疗(Flores-Mateo & Argimon 2007)。

由研究 - 实践差距导致的最令人震惊的例子可能是婴儿猝死综合征(sudden infant death syndrome,SIDS)。早在专业人员修改关于婴儿安全姿势意见的前 20 年,人们就已经知道 SIDS 的风险与俯卧位睡觉有关("仰卧位睡觉"运动)。在明确和缩小 SIDS 的研究 - 实践差距的这段时间里,在澳大利亚、美国和英国大约已有 50000 名婴儿死亡(Gilbert et al. 2005)。

近期研究提示,即使已经有大量的系统性综述提供了对脑瘫有效和无效的治疗指引,许多儿童仍然被提供无效的干预措施(Rodger et al. 2005,Saleh et al. 2008)。显然,专业人员的目的在于提供帮助,家属希望且需要最有效的干预,卫生系统要求及时且性价比高的服务。那把最新的研究证据整合到常规实践以改变卫生专业人员的做法为什么如此之难呢?

有关损伤和残疾证据的最新进展表明,有一些主流的治疗已被证实无效,而更多新的有效干预措施已成为可行的治疗选择。对于父母和临床工作者而言,能与时俱进跟上新出现的研究证据,并且为某位儿童确定最佳的干预过程的确很困难,例如,在 15 年前,力量训练被认为对脑瘫儿童有害,但这个方法现在被证实在某些适应证中是有效的干预（Damiano & Abel 1998, Dodd et al. 2003, Scianni et al. 2009）。

三、知识转化的理论和模型

在学术论文中有许多 KT 的模型（Sudsawad 2007, Ward et al. 2009），但是由格雷厄姆（Graham）等人（2006）提出的知识转化框架（knowledge to action，KTA）（图 19.1），是在对许多理论进行回顾并集中各种 KT 方法的共性的基础上建立的。

KTA 框架分为两个部分：（1）知识创造，如倒三角形内所示；（2）知识应用，如环绕在三角形外的方块和箭头所示。

知识创造（knowledge creation）与从搜集单个的研究到具有足够的证据来表明需要改变目前的实践过程有关。这通常要求研究的数量超过 1 项，并且经常会采用将现有的同一主题的研究进行系统性回顾以对知识进行综合的形式。

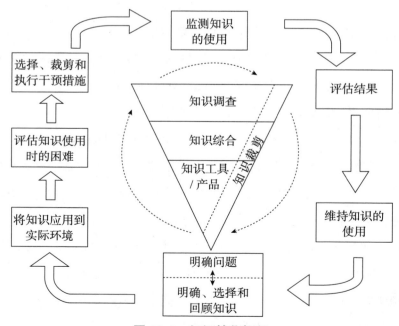

图 19.1　知识转化框架

在理想状态下，知识创造的过程最终会以某种便于使用的工具或产品的形式宣告结束，从而帮助那些需要使用这些研究的人。

知识应用（knowledge application）涉及实施知识的所有阶段，从使用者的角度理解其障碍，在此基础上对知识动员干预进行个性化设计。一旦证据被认为是有效的，实施的过程就需要被监控，并评定该知识是否对卫生服务提供者的行为和客户的结果造成改变。

这个模型的最后阶段强调了确保知识在实际中被持续使用的重要性。将知识"转化"至服务提供者还不够，更重要的是了解这些知识是否对实践者（当然也对患者）造成了影响，以使服务的提供得到长期的改变，并为患者及其家属带来更好的结果。

研究和经验表明，这个模式最困难的步骤是"**选择、设计、执行**"（Ketelaar et al. 2008）。当涉及结果测评或干预的使用时，执行证据要求改变服务提供者的行为和常规。有人提出了一个引导专业行为改变的十步模型，可提供指导（Grol & Wensing 2004，Grol et al. 2007），这些步骤包括：（1）提高创新意识；（2）激发兴趣和参与性；（3）建立理解；（4）深刻理解自己的常规；（5）形成对改变的积极态度；（6）创造改变的积极意向/决定；（7）在实践中尝试改变；（8）明确改变带来的价值；（9）将新的实践整合至常规；（10）将新的实践纳入组织机构中。这个模型为 KTA 模型的实施阶段提供了制订策略的框架，并关注到每一阶段的特定动机和障碍。

四、目前证据的使用：哪里可以找到证据？

对于临床工作者来说，与时俱进是困难的，因为公开发表的研究数量每年以指数级增长（Egger et al. 2001, Moseley et al. 2002）。为了寻找最佳的证据，让患者得到更好的结果，知道如何检索高质量的研究证据是很有必要的。最简单的方法之一就是使用能提供有效的信息收集和质量评估的可依赖的数据库，它们也被称为二手资源数据库，包含了提供总结性证据的系统性回顾、有质量评分的临床试验和描述如何操作的临床指南。关于儿童残疾的一些最著名的例子已经被收录在附录中。

有时能提供指导的公开发表的证据很少，那么成为一个循证专业人士显得更加重要。在这种情形下，关键是要对服务的结果进行有效的测评，以确定使用的干预措施是否有助于达到患者个人或其家庭的目标。但值得注意的是，在没有进一步仔细评估该干预有效性的情况下，将这一特定服务的结果推广到其他患者身上是不合适的。

五、有效的知识转化策略

（一）实施的障碍

实施 KT 会有许多的障碍（Sitzia 2002, Peach 2003, Haines et al. 2004, Mitton et al. 2007），科克伦（Cochrane）等人（2007）在一篇系统性回顾中认为，将研究证据应用到实践有如下障碍：（1）组织的支持 / 资源（如时间、资金、资源）；（2）系统 / 流程因素（如工作量、团队结构、转诊流程）；（3）服务提供者的认知 / 行为因素（如知识水平、自觉性、技能）；（4）医疗专业特点（如执业年龄 / 成熟度、同行的影响）；（5）态度 / 理性 – 感性因素（如胜任感、对结果预期的感知、权威）；（6）患者因素（如患者的个性、依从性）；（7）临床实践指南 / 证据（如实用性、获取渠道、地方适用性）。

对于神经发育性障碍儿童，我们的工作是与家属在一起的，所以需要意识到儿童或其家人可能会无意识地对证据的实施造成障碍。家人可能会要求使用无效的服务，或过时的、未被验证的方法，因为他们熟悉那些方法，或者由于他们固有的看法或文化信仰（Haines et al. 2004）。父母会通过网络寻找关于诊断和治疗的信息，对于服务提供者和父母来说，如何确保这些信息是有循证依据的，并且他们之间可以舒适地互相沟通和分享这些信息，都是一个挑战（Jadad 1999）。重要的是，我们应该意识到，在以家庭为中心和以循证为中心之间可能存在复杂的关系。如果简单地按照儿童或家人的要求提供某种干预，这既不是以家庭为中心，也不是以循证为中心。以家庭为中心的服务要求协同和合作（Bamm & Rosenbaum 2008），因此我们需要支持家人去增加他们的知识，并询问他们的想法、愿望和担忧。

在 KTA 的框架里（图 19.1），了解一个机构内存在的具体障碍和支持，有助于指导为做出改变而进行的策略选择。引导改变的十步模型（Grol & Wensing 2004）有助于理解专业人士在改变他们行为和常规时可能会遇见的一些特定挑战。

（二）实施的促进因素

由于知识应用存在许多障碍因素，大量的策略被推荐用来弥补研究与实践之间的差距，其中包括教育和专业人员的干预（Sitzia 2002, Haines et al. 2004, Flores–Mateo & Argimon 2007, Mitton et al. 2007）、信息技术支持（Haynes & Haines 1998, Sitzia 2002, Haines et al. 2004, Flores–Mateo & Argimon 2007）、工作场所改建（Haynes & Haines 1998, Sitzia 2002, Haines et al. 2004, Ketelaar et al. 2008, Novak & McIntyre 2010, Russell et al. 2010）和患者介导的干预措施（Haines et al. 2004）。

（三）有效的策略

我们通过抽取 KT 系统性综述的数据，总结了关于 KT 有效性的证据（表 19.1），并使用由诺瓦克（Novak）和麦金太尔（McIntyre）（2010）创建的彩色交通灯编码系统（"红绿灯"系统）对这些证据进行了分析。这些编码为专业人员、研究者、管理者和家属提供了一种简单的共同语言来理解证据的实施。绿色代表"可行"，即高质量的研究支持这项干预措施的有效性，因此是可以使用的。黄色代表"需要测评"，即低质量或具有争议的证据支持某些干预措施的有效性，那么在使用时要对干预结果进行详细的测评来确保达到目的。红色代表"停止"，即高质量的证据表明某些干预是无效的，则不可使用该方法（Novak & McIntyre 2010: 389）。

多元化的 KT 策略已被提出并实施，但并非所有策略都能引起专业人员行为的改变（Grimshaw et al. 2001, 2004）。让人担忧的是，系统性综述持续显示，大部分单独使用的 KT 策略在专业人员循证实践知识方面可提高 6%，但在实践方式上影响甚微（Grimshaw et al. 2001, Haines et al. 2004, Forsetlund et al. 2009）。研究证据提示，单独使用的策略不足以引起专业人员循证实践决策上的改变，因为"一个尺寸不能满足所有人"（Dizon et al. 2011）。因此，推荐使用量身定制的多层面干预措施，力求消除工作场所在研究应用方面的独特障碍，并要针对具体的研究阶段和结果（Haines et al. 2004, Cheater et al. 2005, Menon et al. 2009, Baker et al. 2010）。

那么关于儿童残疾领域的 KT 策略的有效性，有什么是已知的呢？越来越多的证据表明，使用"知识经纪人"的多方面策略正在将循证测评付诸实践。知识经纪人方法是指在工作环境中选择一个本地领队，来协调该组织机构内的临床团队和管理团队，以进行研究转化、结果测评和研究实施（Lomas 2007, Ketelaar et al. 2008, Russell et al. 2010）。知识经纪人方法是一个有希望填补研究 – 实践差距的策略，因为它不仅旨在改变个体，而且也专注于建立从业者和研究者之间的网络来促进问题的协作解决（Barwick 2009, Rivard et al. 2010, Russell et al. 2010）。

最近一项在社区残疾儿童服务中进行的随机对照试验显示，个性化定制的多层面干预引起专业人员在研究应用和结果测评行为上的复杂变化（Novak & McIntyre 2010, Campbell et al. 2011）。该研究通过对组织机构内政策和程序进行调整，在知识经纪人的领导下，针对性地解决在工作场所和个人两个层面上影响研究应用的本地障碍。另外，研究还为专业人员提供了定制的电子证据图书馆，其中有对与其工作相关的研究证据进行的总结和分析，并用"交通灯证据警示"系统进行颜色编码之后呈现在桌面上备用（Novak & McIntyre 2010）。虽然已经开始在该领域内获得了能够在策略上改变实践的证据，但仍然没有证据说明这些改变对患者结果有影响，这也是未来研究的重要方向。

表 19.1　知识转化策略的有效性

策略	关注的结果	证据交通警示代码		参考文献
对应用证据的临床表现进行**检查和反馈**（audit and feedback）	行为的改变	G	效果为小至中等。单独使用似乎无效	Mugford et al. 1991, Bero et al. 1998, Thomson et al. 1998a,b, Haines et al. 2004, Jamtvedt et al. 2006
临床指南（clinical guidelines）	行为的改变	G	以简单、精确的专业行为术语来书写（用具体术语描述"理想"行为——何人、何时、何地、何事、如何），考虑地方因素，通过积极的教育来传播，使用患者提醒服务。效果为小至中等	Grilli & Lomas 1994, Davis & Taylor-Vaisey 1997, Grimshaw et al. 2001, 2004, Michie et al. 2004, Thomas et al. 2009
		R	复杂、无法试验，或未采取行动进行传播	Lomas 1991, Grilli & Lomas 1994, Grimshaw et al. 2001
	患者结果	Y	证据不足。效果为小至中等	Worrall et al. 1997, Thomas et al. 2009
专业人员之间进行**协作**（collaboration）	行为的改变	Y	证据不足	Zwarenstein et al. 1997, Grol & Grimshaw 2003, Haines et al. 2004, Zwarenstein & Reeves 2006
建立**实践共同体**（communities of practice），通过参与实践、与同事互动来促进工作中学习	行为的改变	Y	证据不足	Fung-Kee-Fung & Watters 2009, Li et al. 2009, Ranmuthugala et al. 2010
建立当地层面的**共识**（consensus），就某一临床问题的重要性和解决该问题的证据策略达成一致	行为的改变	Y	证据冲突	Bero et al. 1998

注：G，绿灯（可行），表示可使用该方法；R，红灯（停止），表示不要使用该方法；Y，黄灯（注意），表示需要谨慎评估结果。

策略	关注的结果	证据交通警示代码	参考文献
进行**继续教育**（continuing education），介绍循证实践的技术，或对某项干预措施的支持性证据进行解释	知识的改变	G	Grimshaw et al. 2001, Grol & Grimshaw 2003, Haine et al. 2004, Pennington et al. 2005, Forsetlund et al. 2009
	技能的改变	Y 证据冲突	Brettle 2003, Taylor et al. 2000
	行为的改变	Y 证据冲突。有互动，包括讨论和临床情景融入，可能有少量效果	Bero et al. 1998, Coomarasamy & Khan 2004, Parkes et al. 2001, Pennington et al. 2005
		R 如果只是理论教学	Bero et al. 1998
持续质量改善（continuous quality improvement），以地方层面的证据实施行为为目标	行为的改变	G 有效果，然而非常小	Shortell et al. 1998, Grimshaw et al. 2001, 2003, Grol & Grimshaw 2003, Haines et al. 2004
以被动方式传播的**教材**（educational materials），包括临床建议、视听材料等	行为的改变	R	Soumerai et al. 1989, Lomas 1991, Oxman et al. 1995, Fremantle et al. 1996, Bero et al. 1998, Grimshaw et al. 2001, 2004, Grol & Grimshaw 2003, Haines et al. 2004
经济干预（financial interventions），对循证的行为提供经济激励，或用预算和基金来预防不恰当行为的发生	行为的改变	G	Haines et al. 2004
期刊俱乐部（journal clubs）	知识的改变	G	Del Mar et al. 2001, Deenadayalan et al. 2008
	行为的改变	Y 证据不充分	Deenadayalan et al. 2008
知识经纪人（knowledge brokers），负责促进研究证据在研究者和专业人员之间的转化	行为的改变	Y 低水平的支持性证据和一项随机对照试验表示效果较小	尚无系统性回顾，因此采用了原始资源证据：Lomas 2007, Ketelaar et al. 2008, Dobbins et al. 2009, Russell et al. 2010

续表

策略	关注的结果	证据交通警示代码	参考文献
图书管理员助理(libra-rian assistance),在作决策时帮忙寻找和解释文献	行为的改变	Y 证据不充分	Winning & Beverly 2003
大众传媒(mass media),关注专业人员和患者对目标证据的采纳	行为的改变	G	Grilli & Lomas 1998, Grimshaw et al. 2001, Grol & Grimshaw 2003, Haines et al. 2004
多方面(multifaceted)的干预,如结合使用审计、差距分析、提醒、共识、电子图书馆和政策的策略	行为的改变	G	Davis et al. 1995, Bero et al. 1998, Wensing et al. 1998, Grimshaw et al. 2001, 2004, Grol & Grimshaw 2003, Haines et al. 2004, Menon et al. 2009
	态度的改变	R 虽然态度在干预中没有产生改变,但如果临床工作者可自主决定他/她是否使用循证,这可以作为行为的预测指标	Menon et al. 2009, Liza-rondo et al. 2011
舆论领袖(opinion leader),通过具有说服力的工作坊演说来影响临床决定	行为的改变	Y 证据冲突	Thomson et al. 1997b, Bero et al. 1998, Grimshaw et al. 2001, Grol & Grimshaw 2003, Haines et al. 2004, Flodgren et al. 2011
已经经过培训的人员到卫生专业人员所在单位**探访**(outreach visits)	行为的改变	G 效果为小至中等	Thomson et al. 1997a, Grimshaw et al. 2001, 2004, Grol & Grimshaw 2003, Haines et al. 2004
患者沟通策略(patient communication strat-egies),帮助患者了解证据和表达偏好	患者的知识	Y 可帮助作决策但是缺少平衡性、准确性、完整性及充分的患者咨询	Feldman–Stewart et al. 2006
	患者结果	G	Trevena et al. 2006

续表

策略	关注的结果	证据交通警示代码	参考文献
以患者为介导（patient-mediated）的干预，目的在于改变专业人员的行为	行为的改变	Y 低水平的支持性证据。效果为中等	Bero et al. 1998, Grol & Grimshaw 2003, Grimshaw et al. 2004, Haines et al. 2004
同行的对比反馈（peer comparison feedback），目的在于对证据使用进行反馈	行为的改变	G 单独使用似乎无效	Balas et al. 1996, Grimshaw et al. 2001
在进行决策时对诊断性测试结果或最基于证据的选择进行**提醒**（reminders）（人工的或电子的）	行为的改变	G	Buntinx et al. 1993, Austin et al. 1994, Sullivan & Mitchell 1995, Yano et al. 1995, Balas et al. 1996, Shea et al. 1996, Bero et al. 1998, Hunt et al. 1998, Grimshaw et al. 2001, Grol & Grimshaw 2003, Haines et al. 2004
	患者结果	Y 证据不充分	Sullivan & Mitchell 1995, Grimshaw et al. 2001
本单位**积极投身研究**（research-active）或循证实践的员工作为循证实践决策的榜样的作用	行为的改变	G	Lizarondo et al. 2011
小组会议（small group meetings）	行为的改变	Y 低水平的支持性证据	Grol & Grimshaw 2003, Haines et al. 2004
团队成员之间的**任务替换**（task substitution），拓宽专业人员的角色范围，以确保采纳新的干预措施	行为的改变	Y 证据冲突	Grol & Grimshaw 2003, Haines et al. 2004
量身定制的干预措施（tailored interventions），以克服特定工作场所改变而产生的障碍	行为的改变	Y 比指南更有效	Cheater et al. 2005, Baker et al. 2010

六、知识转化的评估工具

随着对 KT 策略有效性的兴趣的日益增长，评估其效果的各种工具也应运而生。范·埃德（Van Eerd）及其同事们（2011）对 KT 研究中所使用的工具进行了概述。他们发现有各种各样的工具，如问卷、访谈和从管理数据中计算事件发生次数，然而，极少有文章报道测评工具的特征，如信度和效度，他们也注意到，几乎没有研究使用患者或客户层面的工具。

我们曾经说过，没有某个单一的干预可以自动地使 KT 和临床实践产生变化，我们也认为，干预措施应该是针对具体工作场所的特定障碍、阶段和关注的结果而量身定制的。同样很显然，没有单一的工具可以用来评估所有的 KT 干预措施。

基于 KTA 框架（图 19.1）和改变模型的不同阶段（Grol & Wensing 2004），研究者应该根据特定的阶段来制订目标，并对策略和评估进行相应的计划，有几个有用的框架可以帮助这个计划进程（如 Reardon et al. 2006, 安大略省东部儿童医院儿童和青少年精神健康省级英才中心 2006, Barwick 2011）。说到评估，如果目标是提高熟悉度或知识，那就需要使用问卷来直接测试；如果目标是为了改变专业行为，那就需要评估特定的行为，如询问专业人员、同事、甚至是儿童或其家人；如果目标是了解 KT 是否在机构组织里产生了变化，则需要评估工作的方案和程序。

最近有两项有关知识经纪人方法效果的研究运用了混合方法，通过收集定性和定量的数据来深入理解特定目标的完成情况及完成过程。已研制出一个有关测评工具的熟悉度评级和使用方法的问卷，并在使用前进行信度检验，其中包括了关于机构支持的问题，通过访谈收集定性信息，来深入了解知识经纪的过程（Ketelaar et al. 2010, Russell et al. 2010, Rivard et al. 2010, Cameron et al. 2011）。第二个例子是一项关于知识、态度和实践的研究（Lyons et al. 2011），这项研究被用来获取参与者参与意愿和执行与研究实施、利用有关的活动的能力方面的知识。

因此，选择最合适的工具来评估 KT 活动需要仔细地确定目标和可能的结果。精确的规范能使实施更可行，并且对是否能完成有更大的把握。还有，要认识到 KT 的主要目标不应该仅仅是改变专业知识、态度或临床实践，最终 KT

应该可以改善患者及其家庭的结局。

七、针对临床情景的证据

将研究证据转化到临床实践并不是一个简单的过程，它需要复杂的临床推理。回到约翰妈妈希望提高约翰在运动场的参与性这一目标，在决定以力量训练作为可能的解决办法前，应该要知道导致约翰参与困难的原因是否主要是肌肉力量不足。最好观察约翰在运动场上的情况并使用评估方法来确定肌肉力量弱是否是限制约翰参与的一个因素。如果肌肉力量弱是其中的因素，那么应该使用一个可回答的临床问题，以可搜索的问题形式，寻找文献中已知的关于力量训练的益处，例如，"力量训练是否能促进脑瘫儿童的功能和参与性"，我们会发现，力量训练不会加重痉挛，并且对一些脑瘫儿童来说是有效且有益的干预措施（Damiano & Abel 1998, Dodd et al. 2003），但关于力量改变是否与参与性提高有关的研究证据很少。

约翰是这些儿童中的一个吗？这些受益的儿童有什么特征呢？我们在文献中发现，力量训练能有效地增加肌肉力量，从而提高他们的活动能力（Franki et al. 2011），但是却未发现对提高参与性的帮助（Scianni et al. 2009, Verschuren et al. 2011）。约翰渴望的结果是提高在运动场上的参与性，那么我们应该如何回应他妈妈金关于增强约翰的肌肉力量是否有帮助这一问题呢？我们应该分享我们的研究发现，力量训练作为增强肌肉力量是绿灯干预措施（即可选择的治疗项目），但对于提高参与性是黄灯干预措施（即不确定的效果）。如果力量训练是约翰和金想尝试的，我们则需要对每次力量训练进行客观测评，以观察能否帮助约翰实现他的目标。我们也会建议寻找提高参与性的其他相关策略的证据，并着力于能更直接提高在运动场上参与性这一目标的策略。

八、展望

我们只是刚开始了解在实践和政策上增加研究证据的使用来支持循证决策的方法，还需要可信且有效的结果测评，包括（在儿童健康领域）对儿童、青年人和家庭结局的关注。另外，我们需要更多地采用随机对照试验和混合方法的研究来推进 KT 科学。机构需要重视支持 KT 活动所花费的时间和资源，并为服务提供者提供机会，以形成真正的循证依据。这最终将提升服务提供者的能力，确保我们为神经发育性障碍的人群及其家庭提供最新的卫生服务来改善他们的结局。

更多讯息

加拿大医学会信息库：临床实践指南：www.cma.ca/index.php/ci_id/54316/la_id/1.htm

• 临床实践（Clinical Evidence）：http://clinicalevidence.bmj.com/ceweb/index.jsp

• Cochrane 协作和 Cochrane 系统综述（Cochrane Collaboration Cochrane Reviews）：www2.cochrane.org/reviews/

• 国家临床指南信息交换中心（National Clinical Guideline Clearinghouse）：www.guideline.gov/

• 国家健康和临床卓越研究所（National Institute for Health and Clinical Excellence，NICE）：www.nice.org.uk/

• 新西兰临床实践指南研究组（New Zealand Guidelines Group）：www.nzgg.org.nz/

• 职业治疗证据数据库（Occupational therapy evidence database，OT Seeker）：www.otseeker.com/

• 物理治疗证据数据库（Physiotherapy Evidence Database，PEDro）：www.pedro.org.au/

• 脑损伤疗效心理学数据库（Psychological Database for Brain Impairment Treatment Efficacy，PsycBITE）：www.psycbite.com/

• 苏格兰院际指南网络（Scottish Intercollegiate Guidelines Network，SIGN）：www.sign.ac.uk/

• 最佳干预及疗效的语言病理学数据库（Speech Pathology Database for Best Interventions and Treatment Efficacy，speechBITE）：www.speechbite.com/

• TRIP 数据库（TRIP database）: www.tripdatabase.com/

• 华盛顿大学医学院（University of Washington, School of Medicine）: www. dme.washington.edu/

许多研究者和临床工作者协作，将针对某一特定诊断人群的证据进行整合，形成实践指南和推荐，以下是部分例子：

• 脑瘫 – 国际假肢矫形学会（Cerebral palsy – ISPO）: http://ispoint.org/

• 针对发展性协调障碍（DCD）的 EACD 建议 [Developmental Coordination Disorder（DCD）EACD Recommendations]: www.eacd.org/index.php

研究小组经常会以通俗的语言摘要和情况说明书的形式发表他们的研究成果：

• Can Child: www.canchild.ca

• Net Child: www.netchild.nl/

• 美国脑瘫和发育医学会证据报告数据库（American Academy for Cerebral Palsy and Developmental Medicine Database of Evidence Reports）: www.aacpdm.org/

参考文献

* 主要参考文献

Austin SM, Balas EA, Mitchell JA, Ewigman GB (1994) Effect of physician reminders on preventative care: meta-analysis of randomized clinical trials. *Proc Annu Sympt Comput Appl Med Care* 121–124.

*Baker R, Camosso-Stefinovic J, Gillies C, et al (2010) Tailored interventions to overcome identified barriers to change: effects on professional practice and health care outcomes. *Cochrane Database Syst Rev* 3: CD005470. http://dx.doi.org/10.1002/14651858. CD005470.pub2

Balas EA, Boren SA, Brown GD, Ewigman BG, Mitchell JA, Perkoff GT (1996) Effect of physician profiling on utilisation. *J Gen Interm Med* 11: 584–590. http://dx.doi.org/10.1007/BF02599025

Bamm EL, Rosenbaum P (2008) Family-centred theory: origins, development, barriers, and supports to implementation in rehabilitation medicine. *Arch Phys Med Rehabil* 89: 1618–1624. http://dx.doi.org/10.1016/j.apmr.2007.12.034

Barwick M (2011) Knowledge Translation Planning Template™ Hospital for Sick Children, Toronto. Fillable form available online at: www.melaniebarwick.com/training.php (accessed 21 April 2011).

Barwick MA, Peters J, Boydell K (2009) Getting to uptake: do communities of practice support the implementation of evidence-based practice? *J Can Acad Child Adolesc Psychiatry* 18: 16–29.

Bates DW, Kuperman GJ, Wang S, et al (2003) Ten commandments for effective clinical decision support: making the practice of evidence-based medicine a reality. *J Am Med Inform Assoc* 10: 523–530. http://dx.doi.org/10.1197/jamia.M1370

Bero LA, Grilli R, Grimshaw JM, Harvey E, Oxman AD, Thomson MA (1998) Closing the gap between research and practice: an overview of systematic reviews of interventions to promote the implementation of research findings. *BMJ* 317: 465. http://dx.doi.org/10.1136/bmj.317.7156.465

Brettle A (2003) Information skills training: a systematic review of the literature. *Health Info Libr J* 20(Suppl. 1): 3–9. http://dx.doi.org/10.1046/j.1365-2532.20.s1.3.x

Buntinx F, Winkens R, Grol R, Knottnerus JA (1993) Influencing diagnostic and preventative performance in ambulatory care by feedback and reminders: a review. *Fam Pract* 10: 219–228. http://dx.doi.org/10.1093/fampra/10.2.219

Cameron D, Russell DJ, Rivard L, Darrah J, Palisano R (2011) Knowledge brokering in children's rehabilitation organizations: perspectives from administrators. *J Contin Educ Health Prof* 31: 28–33. http://dx.doi.org/10.1002/chp.20098

Campbell L, Novak I, McIntyre S (2011) Effectiveness of providing evidence-based practice education with workplace supports for changing health professionals decision-making and outcomes of care: an evaluator blinded randomised controlled trial. *Aust Occup Ther J* 58(Suppl. 1): 120.

*Canadian Institutes of Health Research. Available at: www.cihr-irsc.gc.ca/e/29418.html (accessed 10 June 2011).

*Cheater F, Baker R, Gillies C, et al (2005) Tailored interventions to overcome identified barriers to change: effects on professional practice and health care outcomes. *Cochrane Database Syst Rev* 3: CD005470. http://dx.doi.org/10.1002/14651858.CD005470

Cochrane LJ, Olson CA, Murray S, Dupuis M, Tooman T, Hayes S (2007) Gaps between knowing and doing: understanding and assessing the barriers to optimal healthcare. *J Contin Educ Health Prof* 27: 94–102. http://dx.doi.org/10.1002/chp.106

Coomarasamy A, Khan KS (2004) What's the evidence that postgraduate teaching in evidence-based medicine changes anything? A systematic review. *BMJ* 329: 1017–1019. http://dx.doi.org/10.1136/bmj.329.7473.1017

Damiano DL, Abel MF (1998) Functional outcomes of strength training in spastic cerebral palsy. *Arch Phys Med Rehabil* 79: 119–125. http://dx.doi.org/10.1016/S0003-9993(98)90287-8

*Davis DA, Taylor-Vaisey A (1997) Translating guidelines into practice. A systematic review of theoretical concepts, practical experience and research evidence in the adoption of clinical practice guidelines. *Can Med Assoc J* 157: 408–416.

Davis DA, Thomson MA, Oxman AD, Haynes RB (1995) Changing physician performance: a systematic review of the effect of continuing medical education strategies. *JAMA* 274: 700–705. http://dx.doi.org/10.1001/jama.1995.03530090032018

Deenadayalan Y, Grimmer-Somers K, Prior M, Kumar S (2008) How to run an effective journal club: a systematic review. *J Eval Clin Pract* 14: 898–911. http://dx.doi.org/10.1111/j.1365-2753.2008.01050.x

Del Mar CB, Glasziou PP (2001) Ways of using evidence-based medicine in general practice. *Med J Aust* 174: 347–350.

Dizon JM, Grimmer-Somers K (2011) Complex interventions required to comprehensively educate allied health practitioners on evidence-based practice. *Adv Med Educ Pract* 2: 105–108. http://dx.doi.org/10.2147/AMEP.S19767

Dobbins M, Robeson P, Ciliska D, et al (2009) A description of a knowledge broker role implemented as part of a randomized controlled trial evaluating three knowledge translation strategies. *Implement Sci* 4: 23. http://dx.doi.org/10.1186/1748-5908-4-2

Dodd KJ, Taylor NF, Graham HK (2003) A randomized clinical trial of strength training in young people with cerebral palsy. *Dev Med Child Neurol* 45: 652–657. http://dx.doi.org/10.1111/j.1469-8749.2003.tb00866.x

Egger M, Davey Smith G, Altman D, editors (2001) *Systematic Reviews in Health Care: Meta-Analysis in Context*, 2nd edition. London: BMJ Publishing Group.

Feldman-Stewart D, Brennenstuhl S, McIssac K, et al (2006) A systematic review of information in decision aids. *Health Expect* 10: 46–61. http://dx.doi.org/10.1111/j.1369-7625.2006.00420.x

Flodgren G, Parmelli E, Doumit G, et al (2011) Local opinion leaders: effects on professional practice and health care outcomes. *Cochrane Database Syst Rev* 8: CD000125. http://dx.doi.org/10.1002/14651858. CD000125.pub4

Flores-Mateo G, Argimon JM (2007) Evidence based practice in postgraduate healthcare education: a systematic review. *BMC Health Serv Res* 7: 119. http://dx.doi.org/10.1186/1472-6963-7-119

*Forsetlund L, Bjorndal A, Rashidian A, et al (2009) Continuing education meetings and workshops: effects on professional practice and health care outcomes. *Cochrane Database Syst Rev* 2: CD003030.

Franki I, Desloovere K, De Cat J, et al (2011) Evidence-based physical therapy in cerebral palsy: a systematic review of literature in an ICF framework. Part A: basic physical therapy techniques. *Dev Med Child Neurol* 53(Suppl. 5): 44–45.

Fremantle N, Harvey EL, Wolf F, et al (1996) Printed educational materials to improve the behaviour of health care professionals and patient outcomes (Cochrane review). *Cochrane Database Syst Rev* 3.

Fung-Kee-Fung M, Watters J, Crossley C, et al (2009) Regional collaborations as a tool for quality improvements in surgery: a systematic review of the literature. *Ann Surg* 249: 565–572. http://dx.doi.org/10.1097/SLA.0b013e31819ec608

Gilbert R, Salanti G, Harden M, See S (2005) Infant sleeping position and the sudden infant death syndrome: systematic review of observational studies and historical review of recommendations from 1940 to 2002. *Int J Epidemiol* 34: 874–887. http://dx.doi.org/10.1093/ije/dyi088

Graham I, Logan J, Harrison M, et al (2006) Lost in translation: time for a map? *J Contin Educ Health Prof* 26: 13–24. http://dx.doi.org/10.1002/chp.47

Grilli R, Lomas J (1994) Evaluating the message: the relationship between compliance rate and the subject of practice guideline. *Med Care* 32: 202–213. http://dx.doi.org/10.1097/00005650-199403000-00002

*Grimshaw JM, Shirran L, Thomas R, et al (2001) Changing provider behavior: an overview of systematic reviews of interventions. *Med Care* 39(Suppl. 2): 112–145.

Grimshaw J, McAuley LM, Bero LA, et al (2003) Systematic reviews of the effectiveness of quality improvement strategies and programmes. *Qual Safe Health Care* 12: 298–303. http://dx.doi.org/10.1136/qhc.12.4.298

*Grimshaw JM, Thomas RE, MacLennan G, et al (2004) Effectiveness and efficiency of guideline dissemination and implementation strategies. *Health Technol Assess* 8(6).

Grol R, Grimshaw J (2003) From best evidence to best practice: effective implementation of change in patient care. *Lancet* 362: 1225–1230. http://dx.doi.org/10.1016/S0140-6736(03)14546-1

Grol R, Wensing M (2004) What drives change? Barriers to and incentives for achieving evidence-based practice. *Med J Aust* 180: S57–S60.

Grol RP, Bosch MC, Hulscher ME, Eccles MP, Wensing M (2007) Planning and studying improvement in patient care: the use of theoretical perspectives. *Milbank Q* 85: 93–138. http://dx.doi.org/10.1111/j.1468-0009.2007.00478.x

Haines A, Kuruvilla S, Borchert M (2004) Bridging the implementation gap between knowledge and action for health. *Bull World Health Org* 82: 724–732.

Haynes B, Haines A (1998) Barriers and bridges to evidence based clinical practice. *BMJ* 317: 273. http://dx.doi.org/10.1136/bmj.317.7153.273

Hunt DL, Haynes RB, Hanna SE, Smith K (1998) Effects of computer-based clinical decision support systems on physician performance and patient outcomes: a systematic review. *JAMA* 280:1339–1346. http://dx.doi.org/10.1001/jama.280.15.1339

Jadad AR (1999) Promoting partnerships: challenges for the internet age. *BMJ* 319: 761–764. http://dx.doi.org/10.1136/bmj.319.7212.761

Jamtvedt G, Young JM, Kristoffersen DT, O'Brien MA, Oxman AD (2006) Audit and feedback: effects on professional practice and health care outcomes. *Cochrane Database Syst Rev* 2: CD000259. doi:10.1002/14651858.CD000259.pub2.

Ketelaar M, Russell D, Gorter JW (2008) The challenge of moving evidence-based measures into clinical practice: lessons in knowledge translation. *Phys Occup Ther Pediatr* 28: 191–206. http://dx.doi.

org/10.1080/01942630802192610

Ketelaar M, Harmer-Bosgoed M, Willems M (2010) Knowledge Brokers PERRIN. Bridging the gap between research and practice: the role of a network of knowledge brokers in the implementation of measurement instruments in pediatric rehabilitation. Newsletter available at: www.perrin.nl/pdf/NewsletterresultsProjectKBPERRIN2008-2010.pdf (accessed 13 May 2011).

Li LC, Grimshaw JM, Nielsen C, Judd M, Coyte PC, Graham ID (2009) Use of communities of practice in business and health care sectors: a systematic review. *Implement Sci* 4: 27. http://dx.doi.org/10.1186/1748–5908–4–27. Available at: www.implementationscience.com/content/4/1/27 (accessed)

Lizarondo L, Grimmer-Somers K, Kumar S (2011) A systematic review of the individual determinants of research evidence use in allied health. *J Multidiscip Healthcare* 4: 261–272. http://dx.doi.org/10.2147/JMDH.S23144

Lomas J (1991) Words without action? The production, dissemination, and impact of consensus recommendations. *Annu Rev Public Health* 12: 41–65. http://dx.doi.org/10.1146/annurev.pu.12.050191.000353

Lomas J (2007) The in-between world of knowledge brokering. *BMJ* 334: 129–132. http://dx.doi.org/10.1136/bmj.39038.593380.AE

Lyons C, Brown T, Tseng MH, Casey J, McDonald R (2011) Evidence-based practice and research utilization: perceived research knowledge, attitudes, practices and barriers among Australian pediatric occupational therapists. *Aust Occup Ther J* 58: 178–186. http://dx.doi.org/10.1111/j.1440-1630.2010.00900.x

McKibbon A, Lokker C, Wilczynski N, et al (2010) A cross-sectional study of the number and frequency of terms used to refer to knowledge translation in a body of health literature in 2006: a Tower of Babel? *Implement Sci* 5: 16. http://dx.doi.org/10.1186/1748-5908-5-16

*Menon A, Korner-Bitensky N, Kastner M, McKibbon KA, Straus S (2009) Strategies for rehabilitation professionals to move evidence-based knowledge into practice: a systematic review. *J Rehabil Med* 41: 1024–1032. http://dx.doi.org/10.2340/16501977-0451

*Michie S, Johnston M (2004) Changing clinical behaviour by making guidelines specific. *BMJ* 328: 343–345. http://dx.doi.org/10.1136/bmj.328.7435.343

Mitton C, Adair CE, McKenzie E, Patten SB, Waye Perry B (2007) Knowledge transfer and exchange: review and synthesis of the literature. *Milbank Q* 85: 729–768. http://dx.doi.org/10.1111/j.1468-0009.2007.00506.x

Moseley AM, Herbert RD, Sherrington C, Maher CG (2002) Evidence for physiotherapy practice: a survey of the Physiotherapy Evidence Database (PEDro). *J Physiother* 48: 43–49.

Mugford M, Banfield P, O'Hanlon M (1991) Effects of feedback of performance on clinical practice: a review. *BMJ* 303: 398–402. http://dx.doi.org/10.1136/bmj.303.6799.398

Novak I, McIntyre S (2010) The effect of education with workplace supports on practitioners' evidence-based practice knowledge and implementation behaviours. *Aust Occup Ther J* 57: 386–393. http://dx.doi.org/10.1111/j.1440-1630.2010.00861.x. Available at: http://onlinelibrary.wiley.com/doi/10.1111/j.1440–1630.2010.00861.x/pdf (accessed)

Oxman AD, Thomson MA, Davis DA, Haynes RB (1995) No magic bullets: a systematic review of 102 trials of interventions to improve professional practice. *Can Med Assoc J* 153: 1423–1431.

Palisano R, Rosenbaum P, Walter S, Russell D, Wood E, Galuppi B (1997) Development and reliability of a system to classify gross motor function in children with cerebral palsy. *Dev Med Child Neurol* 39: 214–223. http://dx.doi.org/10.1111/j.1469-8749.1997.tb07414.x

Palisano RJ, Campbell SK, Harris SR (2012) Evidence-based decision making in pediatric physical therapy. In: Campbell SK, Palisano RJ, Orlin M, editors. *Physical Therapy for Children*, 4th edition. St. Louis, MO: Elsevier Saunders, pp. 1–36.

Parkes J, Hyde C, Deeks J, Milne R (2001) Teaching critical appraisal skills in health care settings. *Cochrane Database Syst Rev* 3: CD001270.

Peach H (2003) Should Australia's hospitals be reviewing the use of research in patient care by nurses, managers and allied health professionals? A systematic review of recent evidence. *Aust Health Rev* 26: 49–62. http://dx.doi.org/10.1071/AH030049

Pennington L, Roddam H, Burton C, Russell I, Godfrey C, Russell D (2005) Promoting research use in speech and language therapy: a cluster randomised controlled trial to compare the clinical effectiveness and costs of two training strategies. *Clin Rehabil* 19: 387–397. http://dx.doi.org/10.1191/0269215505cr878oa

Provincial Centre of Excellence for Child and Youth Mental Health at Children's Hospital of Eastern Ontario (2006) *Doing More with What You Know: A Tool Kit on Knowledge Exchange*. Available at: www.onthe-point.ca/ke/documents/KEtoolkit.pdf (accessed 12 May 2012).

Ranmuthugala G, Plumb J, Cunningham F, Georgiou A, Westbrook J, Braithwaite J (2010) *Communities of Practice in the Health Sector: A Systematic Review of the Peer-reviewed Literature*. Sydney: University of New South Wales, Australian Institute of Health Innovation.

Reardon R, Lavis J, Gibson J (2006) *From Research to Practice: A Knowledge Transfer Planning Guide*. Toronto, ON: Institute for Work & Health. Available at: www.ktecop.ca/wp-content/uploads/2008/01/iwh_kte_workbook.pdf (accessed 28 April 2011).

Rivard LM, Russell DJ, Roxborough L, Ketelaar M, Bartlett DJ, Rosenbaum P (2010) Promoting the use of measurement tools in practice: a mixed-methods study of the activities and experiences of physical therapist knowledge brokers. *Phys Ther* 90: 1580–1590. http://dx.doi.org/10.2522/ptj.20090408

Rodger S, Brown T, Brown A (2005) Profile of paediatric occupational therapy practice in Australia. *Aust Occup Ther J* 52: 311–325. http://dx.doi.org/10.1111/j.1440-1630.2005.00487.x

Russell DJ, Rivard LM, Walter SW, et al (2010) Using knowledge brokers to facilitate the uptake of pediatric measurement tools into clinical practice: a before–after intervention study. *Implement Sci* 5: 92. http://dx.doi.org/10.1186/1748-5908-5-92

Saleh MN, Korner-Bitensky N, Snider L, et al (2008) Actual vs. best practices for young children with cerebral palsy: a survey of paediatric occupational therapists and physiotherapists in Quebec, Canada. *Dev Neurorehabil* 11: 60–80. http://dx.doi.org/10.1080/17518420701544230

Scianni A, Butler JM, Ada L, Teixeira-Salmela LF (2009) Muscle strengthening is not effective in children and adolescents with cerebral palsy: a systematic review. *J Physiother* 55: 81–87. http://dx.doi.org/10.1016/S0004-9514(09)70037-6

Shea S, DuMouchel W, Bahamonde L (1996) A meta-analysis of 16 randomized controlled trails to evaluate computer-based clinical reminder systems for preventative care in the ambulatory setting. *J Am Med Inform Assoc* 3: 399–409. http://dx.doi.org/10.1136/jamia.1996.97084513

Shortell SM, Bennett CL, Byck GR (1998) Assessing the impact of continuous quality improvement on clinical practice: what it will take to accelerate programs. *Milbank Q* 76: 1–37. http://dx.doi.org/10.1111/1468-0009.00107

Sitzia J (2002) Barriers to research utilisation: the clinical setting and nurses themselves. *Intensive Crit Care Nurs* 18: 230–243. http://dx.doi.org/10.1016/S0964339702000125

Soumerai SB, McLaughlin TJ, Avorn J (1989) Improving drug prescribing in primary care: a critical analysis of the experimental literature. *Milbank Q* 67: 268–317. http://dx.doi.org/10.2307/3350142

Sudsawad P (2007) Knowledge Translation: Introduction to Models, Strategies and Measures. Madison, WI: University of Wisconsin-Madison and the National Center for the Dissemination of Disability Research. Available at: www.ncddr.org/kt/products/ktintro/ (accessed 4 August 2011).

Sullivan F, Mitchell E (1995) Has general practitioner computing made a difference to patient care? A systematic review of published reports. *BMJ* 311: 848–852. http://dx.doi.org/10.1136/bmj.311.7009.848

Taylor R, Reeves B, Ewings P, Binns S, Keast J, Mears R (2000) A systematic review of the effectiveness of critical appraisal skills training for clinicians. *Med Educ* 34: 120–125. http://dx.doi.org/10.1046/j.1365-2923.2000.00574.x

Thomas LH, Cullen NA, McColl E, Russeau N, Soutter J, Steen J (2009) Guidelines in professions allied to medicine. *Cochrane Database Syst Rev* 1: CD000349. http://dx.doi.org/10.1002/14651858.CD00349

Thomson MA, Oxman AD, Davis DA, et al (1997a) Outreach visits to improve health professional practice and health care outcomes. *Cochrane Database Syst Rev* 3.

Thomson MA, Oxman AD, Davis DA, et al (1997b) Local opinion leaders to improve health professional practice and health care outcomes. *Cochrane Database Syst Rev* 3.

Thomson MA, Oxman AD, Davis DA, et al (1998a) Audit and feedback to improve health professional practice and health care outcomes. Part I. *Cochrane Database Syst Rev* 3.

Thomson MA, Oxman AD, Davis DA, et al (1998b) Audit and feedback to improve health professional practice and health care outcomes. Part II. *Cochrane Database Syst Rev* 3.

Trevena LJ, Davey HM, Barratt A, Butow P, Caldwell P (2006) A systematic review on communicating with patients about evidence. *J Eval Clin Pract* 12: 13–23. http://dx.doi.org/10.1111/j.1365-2753.2005.00596.x

Van Eerd D, Cole D, Keown K, et al (2011) Report on knowledge transfer and exchange practices: a systematic review of the quality and types of instruments used to assess KTE implementation and impact. Available at: www.iwh.on.ca/sys-reviews/kte-evaluation-tools (accessed 11 August 2011).

Verschuren O, Ada L, Maltais DB, Gorter JW, Scianni A, Ketelaar M (2011) Muscle strengthening in children and adolescents with spastic cerebral palsy: considerations for future resistance training protocols. *Phys Ther* 91: 1–10. http://dx.doi.org/10.2522/ptj.20100356

Ward V, House A, Hamer S (2009) Developing a framework for transferring knowledge into action: a thematic analysis of the literature. *J Health Serv Res Policy* 14: 156–164. http://dx.doi.org/10.1258/jhsrp.2009.008120

Wensing M, van der Weijden T, Grol R (1998) Implementing guidelines and innovations in general practice: which interventions are effective? *Br J Gen Pract* 48: 991–997.

Winning MA, Beverly CA (2003) Clinical librarianship: a systematic review of the literature. *Health Info Libr J* 20(Suppl. 1): 10–21. http://dx.doi.org/10.1046/j.1365-2532.20.s1.2.x

*Worrall G, Chaulk P, Freake D (1997) The effects of clinical practice guidelines on patient outcomes in primary care: a systematic review. *Can Med Assoc J* 156: 1705–1712.

Yano EM, Fink A, Hirsch SH, Robbins AS, Rubenstein LV (1995) Helping practices reach primary care goals. Lessons from the literature. *Arch Intern Med* 155: 1146–1156. http://dx.doi.org/10.1001/archinte.1995.00430110051006

*Zwarenstein M, Reeves S (2006) Knowledge translation and interprofessional collaboration: where the rubber of evidence-based care hits the road of teamwork. *J Contin Educ Health Prof* 26: 46–54. http://dx.doi.org/10.1002/chp.50

Zwarenstein M, Bryant W, Bailie R, Sibthorpe B (1997) Interventions to change collaboration between nurses and doctors. *Cochrane Database Syst Rev* 2.

第二十章 跨专业教育和协作：改善服务的重要方法

斯科特·里夫斯（Scott Reeves）

概要

跨专业教育（interprofessionnal education，IPE）旨在为学生和实践者提供学习的机会，来发展获得有效的跨专业协作（interprofessional collaboration，IPC）所需的特质和技能。过去的几十年中，学者们对IPE和IPC的兴趣显著增加。30年前分布在世界各地的爱好者仅是少数群体，而近年跨专业的活动呈指数级增长，尤其在卫生和社会保健中更常见。本章对IPE和IPC较重要的发展历程进行概述。具体来说，本章将关注IPE和IPC的出现、采取的不同方法、日益丰富的循证基础及实现有效IPE和IPC所需的组织要素。本章还将讨论跨专业活动在存在神经发育性障碍的儿童和年轻人的医疗中的潜在贡献，此外，也将讨论如何使用理论来指导跨专业活动的发展。最后，本章强调了跨专业领域的一些重要发展方向。

一、跨专业主义的出现

三十多年来，全球的卫生政策制定者确认了跨专业教育（interprofessionnal education，IPE）在改善医疗保障系统和医疗结果中的重要角色（WHO 1976，2010）。尤其是在过去的10年里，IPE在国家及国际层面的大多数课程、研究、政策和监管活动中都处于前沿位置。IPE 得以推广是源于患者的健康需求和医疗卫生系统的复杂性、多面性，并且研究证实，在多种专业的卫生服务人员中进行有效的跨专业协作（interprofessional collaboration，IPC）对于提供有效且全面的医疗服务至关重要。

有关卫生保健专业人员中 IPC 的关键问题已经得到了很好的记录，尤其是在关于患者安全的文献中，例如，协作失败是全球范围内许多卫生和社会性机构的核心问题。因此，医疗卫生和社会专业人员显然需要态度、知识、技能和行为方面的教育来有效协作，以提供安全、高质量的患者服务。有人认为要实现有效的IPC，传统的单一专业化教育方法是不够的，所以，需要引入 IPE（WHO 2010）。

有政策文件对 IPE 在改善 IPC 和卫生保健系统方面的作用做出了描述，例如，英国的政策制定者们以文件形式再次强调了他们对 IPE 的责任，其中文件指出，未来医疗和社会保健专业的教育需要支持团队合作，以更好地协作服务并提供更好的患者医疗服务（卫生部 2000）。在加拿大，有若干卫生政策文件出台以概述 IPE 在泛加拿大卫生人力资源战略中的作用（加拿大卫生 2006）。

近来，WHO 以《跨专业教育和协作实践行动框架》（*Framework for Action on Interprofessional Education and Collaborative Practice*）（WHO 2010）重新说明了其对 IPE 的责任。此文件强调了 IPE 对于发展有效 IPC、患者护理和合作所需技能的重要性，以改善世界范围内碎片化的卫生系统。尽管此领域的研究越来越多，但是目前关于 IPE 对 IPC 和团队合作影响的循证基础仍有限，如下文所述。

关于 IPE 的政策文件正在对教育、专业和组织层面的改变产生影响，并逐渐将 IPE 纳入教育方案、职业要求和组织政策。美国、加拿大、英国、欧洲大陆和澳大利亚等国家的高等教育机构已经设立了 IPE 课程（Barr et al. 2005, Reeves et al. 2010a）。例如，有一项研究比较了医学生分别以单一专业和跨专业方式学习患者安全的知识，结果发现，虽然所有学生的知识都有所丰富，但那些参与 IPE 的学生从这些交流中获得了更多的知识，并且能够更好地将他们的学习运用在安全的 IPC 中（Anderson et al. 2009）。

卫生保健组织也支持 IPE 的倡议。例如，巴尔（Barr）等（2005）曾发表报告，美国和英国通过实施初级卫生服务机构和医疗中心的项目及与 IPE 和 IPC 相关的跨专业活动，来支持卫生保健的改善（Barr et al. 2005, Freeth et al. 2009）。

二、罹患神经发育性障碍的儿童和青少年

慢性神经发育性障碍是复杂的，并给家长和专业人员带来多方面的挑战。他们需要为此类患者提供高质量且安全的服务，这意味着有效的 IPE 和 IPC 非常重要（如 Pearson 1983）。为了实现此目标，一项重大的发展就是 WHO 出版了一套统一的、共通的语言框架来描述与健康和健康状态有关的专业术语，称为 ICF（WHO 2001）（参见第四章）。重要的是，该框架采用了统一的术语，艾伦（Allan）等（2006）认为它可以作为一种"跨专业"语言，使不同专业领域之间可以进行医疗信息交流。这些作者认为，该框架的使用及其中的共通语言是实现高质量 IPC 的基本步骤，如艾伦（Allan）等（2006）强调，进行有关该框架及其与 IPE 相关性的教育，对医疗专业人员来说是重要的一步。近来，罗森鲍姆和高特（Gorter）（2011）就医疗专业人员如何在慢性神经发育性障碍患者的服务中应用此框架进行了富有启发性的讨论。

令人鼓舞的是，关于该领域专业人员如何发展和实施各种跨专业活动和倡议的描述有所增加。如拉加塞（Lagacé）及其同事（2008）介绍，他们使用的跨专业方法将儿童的听力、语言、学习和相关特征都考虑在内，来确保对其进行合适的干预和管理；他们概述了其跨专业干预模式是如何为有听觉处理障碍及相关学习困难的学龄儿童提供服务的。本文所报道的跨专业团队由一位听力学家、一位言语病理学家和一位作业治疗师组成，报告还称该团队合作良好，并帮助解决了此类儿童的需求。

然而，如上文所述，考虑到发展跨专业活动的复杂性，要发展、实施并维持这些倡议可能困难重重。确实，从事神经发育性障碍儿童和青少年照护的专

业人员可能要面对很多该领域内的特定问题，如不同的诊所、部门和单位在时间和地域上的差异可能导致专业人员难以协调时间来讨论服务计划。传统社会化进程产生了不同的专业视角（如 Reeves et al. 2010b），这意味着从事神经发育性障碍领域的专业人员们可能有不同的理解或语言体系。比如，在一项旨在探讨对发育术语通俗理解的研究中，彼得斯（Peters）等（2001）发现其中部分参与该研究的专业人员在术语理解上有一致意见，除此之外，也存在着明显的理解差异及专业间差异。

蒂勒福斯（Thylefors）等（2000）的一项研究为在合作模式下为神经发育性障碍儿童和青少年提供服务工作的复杂性提供了另一种视角。这些研究者通过对全国范围内 202 名专业人员进行分析，研究了 IPC 在瑞典儿童神经康复中的特点。该研究关注了在不同类型正式团队会议期间的专业间合作与互动，发现这些会议的主要困难有缺乏时间、互动不良及参会人数过多等。专业人员们似乎是在一个相当平等的基础上进行互动，并能够对他人的观点提出质疑。尽管物理治疗师和儿科医生通常被认为是最具主导作用的，但不同团队成员的贡献根据儿童的年龄和不断变化的需求而不同。作者总结，在这种情况下，IPC 存在的前提是会议结构及不同专业之间"民主"的交流模式。然而，挑战仍然存在，尤其是很难统一各专业人员的开会时间。

神经发育及相关障碍的领导能力教育（Leadership Education in Neurodevelopmental and Related Disabilities，LEND）项目是一项重要的跨专业倡议，目标是为神经发育性障碍儿童及青少年提供有效的照顾。过去的 50 年，由美国母婴健康局资助的 LEND 项目旨在改善残疾婴儿、儿童和青少年的健康状况。此项目通过培训不同专业的人员（如听力学、牙科、家庭医学、卫生管理、法律、护理、营养、作业治疗、物理治疗、心理学、公共卫生、社会工作和言语治疗等），使其在各自领域发挥领导作用，同时确保高水平的跨专业临床能力。

LEND 项目在大学系统内运作，并与当地医院和 / 或医疗卫生中心合作，这使其可以获得支持有效 IPE 和 IPC 活动所需的专家、设施和其他资源。目前，美国的 37 个州有 43 个 LEND 项目，他们共同组成了一个共享信息和资源的网络，并努力解决对存在神经发育性障碍的儿童和青少年及其家庭具有重要意义的问题、交流最好的实践经验、开发共享产品，各地的 LEND 项目人员也会聚在一起来处理具体问题。虽然该项目提供了一系列 IPE 和 IPC 活动，但很少发表正式的评估性研究来为其效果提供严格的实证基础。

三、跨专业的循证基础

在过去的 10 年里，有很多系统性综述对 IPE 和 IPC 的证据进行了检查和总结。这些综述采用不同的纳入标准来筛选研究，尽管存在重复，但每篇综述都检测了不同的研究。最近，有人将这些综述综合起来，以便全面地了解证据基础（Reeves et al. 2010c）。以下是这项工作的一些主要发现，大概说明了 IPE 目前的证据水平及其对 IPC 的影响。

综合报告共包含了 6 篇关于 IPE 的系统性综述，这些综述报告了 1974—2005 年 200 多项研究的效果。这一综合报告发现，即使 6 篇综述所报告研究使用的方法质量不同，报告的结果指标不同，但是对跨专业的定义却都相似。报告同时还发现，IPE 是在各种急症及初级和社区医疗环境中进行的，针对的是多种健康状况（如哮喘、关节炎）或急性疾病（如心脏病）。即使参与此项目的专业人员之间有着不同的组合，但医学和护理人员始终是所有学习组的参与者。

这一综合报告发现，大多数研究报告了跨专业项目会产生积极的影响，参与者们可以"享受"这些跨专业互动的经历，同时，还发现这些项目会产生一些观念 / 态度上的积极改变，如对其他专业的看法、对 IPC 的看法及对合作价值的看法有所改变。此外，报告还认为这种类型的项目提高了学习者专业间合作的知识和技能，通常表现为对其他专业群体的角色和责任及对专业间合作性质的理解有所提高，合作 / 沟通技能得到了发展。

报告还发现，很少有项目报告与个人行为变化有关的结果（如与其他专业同事合作的方式）。在那些确实有这类证据的项目中，通常会提及参与者在互动方面的积极变化。少数研究指出，IPE 的实施使组织机构内的实践发生了积极变化，表现为跨专业转诊实践 / 工作模式的改进或记录文件的改进（如指南、诊疗方案、共享记录的使用）。少数研究报告了患者服务实施的改变，通常会报告临床结果（如感染率、临床错误率）、患者满意度评分和 / 或患者住院时间的积极变化。

这一综合报告揭示，大多数研究几乎没有讨论与他们的研究相关的方法学上的局限性，因此，很难理解偏倚的性质和研究的总体质量。大多数 IPE 研究项目较少或没有关注研究中的抽样技术或研究损耗有关的问题。所有研究都倾向于报告与 IPE 相关的短期结果，导致我们对这种教育方法的长期影响知之甚少。此外还发现，研究中广泛使用未经验证的工具来检测 IPE 对学习者和 / 或患者的满意度的影响，虽然这些工具的使用可以为局部的质量保证提供有用的数据，但它影响了研究的质量，因为这些工具的有效性或可靠性很难评估。

重要的是，综合报告表明，IPE 的影响取决于多种项目属性（如持续时间、不同专业间的参与平衡）和各种质量研究方法（如定量、定性研究），以及不同的结果（如学习者对医疗服务变化的满意度）（Reeves et al. 2010c）。

四、跨专业主义和理论

社会科学理论可以为 IPE、IPC 活动的发展和评价提供参考，但迄今为止，大多数跨专业项目都很少借鉴这些理论。巴尔等（2005）提出了三个中心理论，其中的一些社会科学理论可以用于跨专业活动，包括为实践者们作好协作的准备、在小组和团队中培养协作精神及提高服务和医疗质量。

（一）为实践者们作好协作的准备

社会交换理论（Challis et al. 1988）认为，社会变革和稳定是各方谈判交流的过程。根据这个理论，所有人际关系的形成都是基于主观成本效益分析和各种选择之间的比较。这一理论有助于理解跨专业项目中不同专业人员之间的关系，也有助于每个人对工作环境中自己与他人关系的理解（Barr et al. 2005）。

协商理论由施特劳斯（Strauss）（1978）提出，目的是解释正式角色如何经常被个人目标和他人目标之间的非正式权衡打破，此理论可以用来解释协商是如何改变各专业人员之间的关系及影响跨专业活动的发展和实施。在跨专业教育的背景下，协商是跨专业间和/或跨组织机构间的，以及跨人际的，这使得协商理论变得更为复杂。

（二）培养小组／团队协作

工作小组心理理论（Bion 1961）基于心理动力学视角，旨在解释小组无法处理其"主要任务"时所涉及的无意识过程。根据这个理论，小组通常会避免做出阻止成员提出小组内潜在问题的决定。斯托克斯（Stokes）（1994）和其他人将这一理论扩展到专业间关系，并提出，跨专业团队之间的会议通常是没有成效的，一种错觉上的协作使成员们无法处理潜在的问题。具有小组动态形式的专业间活动，能使参与者反思形成组内跨专业关系的潜意识力量，并以此来提高他们对工作中这种力量的理解。

学习型团队的概念是从学习型组织的概念发展而来的（Senge 1990）。团队学习是支持高效能团队发展的一种方法。一般来说，在一个团队中，成员不一定相互信任或拥有共同的目标，但是随着学习型团队的发展，成员开始共同承担责任，有共同的目标，并关心团队的福祉。在跨专业教育方面，团队学习有助于将一个松散的医疗"小组"转变为一个更有效的跨专业团队，成员们相互信任，共同致力于团队的目标和同事的福利（Barr et al. 2005）。

（三）改善服务和医疗质量

对于冯·贝塔兰菲（Von Bertalanffy）（1971）来说，"系统"的概念是为了应对单一专业学科在解决复杂问题时的局限性而提出的，它适用于所有学科，从物理学、生物学到社会科学和行为科学，认为整体大于各部分的总和，各部分之间的互动是有目的的，并且它们之间的边界是可渗透的，其中的因果关系是相互依存的，而不是线性的。系统理论（systems theory）背后的基本哲理是自然的统一性，所有领域都基于同样的基本法则。系统内部的某一专业在某一时间点进行的干预将会影响整个系统，而其影响方式只能从多专业角度进行预测。

系统理论在跨专业教育中有很多的应用。它提供了一个统一和动态的框架，使所有参与者都可以与他人、家庭、社区和环境有关联，他们中的一个或多个可能是干预点，与整体存在互动。它还可用于理解各专业、服务机构、教育、实践及利益相关者内部和互相之间的关系，用于规划和管理项目。

福柯（Foucault）（1972）认为，讨论有助于定义一种特定的文化、该文化所使用的语言和隶属于该文化的个人行为。莱萨（Lessa）（2006）对福柯的话作了很好的总结，正如他所说的，讨论是由思想、态度、行动、信仰和实践组成的知识系统，影响着个人的思维、看法和说话方式。

活动理论（activity theory）为从微观和宏观层面理解和影响各种关系提供了一种方法，从而影响人际间、专业间和机构间关系的变化（Engestrom et al. 1999）。活动分析涉及对个人关系的理解，以及它们如何与宏观层面的集体、社区联系起来；这种方法的一个重要组成部分是**编织（knotworking）**—— 一个有助于描述协同工作的概念，其中，通过将单独的活动（线）进行联结、解开、再联结，使每个个体在互动中建立联系。

五、跨专业活动的实施

组织层面的支持对发展成功的跨专业项目很重要。拥有一位具有兴趣、知识和经验的高层领导至关重要，他能将跨专业活动作为一项优先活动来进行倡导和推进。还需要有支持 IPE 和 IPC 的组织和专业的教学 / 临床工作人员，来逐步向学生和专业执业人员灌输对跨专业方法的积极态度（Wilhelmsson et al. 2009）。考虑到发展和实施 IPE 和 IPC 所需的资源，各级的机构政策和领导支持也很重要。

具体需要什么类型的组织支持，往往取决于教育所处的阶段。由于存在大量的组织障碍，如学生数量多、专业资格认证要求及现有的不灵活的课程，计划和实施 IPE 的资格预审是一项具有挑战性的工作。要获得每个参与其中的行业监管机构的批准，还要就责任问题达成一致，这往往会增加额外的难度。因为组织 / 后勤的障碍较少，所以计划一个已经获得资格的 IPE 项目可能就没有那么多问题，但仍需要高级教员的支持以确保参与者有足够的时间和资源参加 IPE 项目，而且，要将从 IPE 获得的任何知识成功地转化为实践工作中的协作方式改变，这种支持是至关重要的。

此外，在规划任何跨专业活动时都需要仔细考虑资金问题。由于这种形式的教育成本往往涉及许多不同的专业或部门，资金安排达成一致往往是 IPE 一个相当大的困难。因此，高级教员在支持实施任何拟议的跨专业项目之前，往往需要确认其可行性和可接受性。

开发任何跨专业活动都是一个复杂的过程，可能涉及来自不同部门、单位和地点的医疗工作人员和教育工作者。的确，对该活动感兴趣且来自不同项目的教员的参与很重要，而且他们在所有参与项目中都应具有主人翁意识，这对一些教职员工来说可能是个挑战。平等代表权可确保没有某一个群体能够主导规划过程，而使主动权不会向任何一个方向倾斜。让教职员工参与项目评估计划的研发很关键，可以增加评估结果被用于项目发展的可能性。

开发一个跨专业项目可能需要相当多的时间和精力，因此，团队成员需要有奉献精神和热情。然而，如果项目仅依赖于少数关键人物的投入，当这些人去其他组织时，此项目的长期可持续性就会受到威胁（Reeves 2008）。

选举出一名 IPE 项目负责人十分重要，负责人能协调小组活动并确保取得进展。组织者需要安排定期会议并考虑到所有人的观点，这都需要跨专业的技能（Wihelmsson et al. 2009）。小组成员需要分享他们对这一活动的目标和假设，以确保所有成员都朝着一个共同的目标努力，当发现分歧时，需要讨论并解决。定期规划会议使小组成员互相了解各自的进展，共同解决他们在规划过程中遇到的任何困难。

持续发展 IPE、IPC 活动同样也很复杂，需要参与者之间保持良好的沟通、对开展中的工作有热情，以及分享如何看待和理解开展新活动的好处。组织机构需要不断评估和修改其跨专业活动（必要时），以提醒所有成员此项活动的总目标（Wihelmsson et al. 2009）。

另外，还需要为那些参与跨专业活动的开发、实施和评估的教职员工提供个人发展机会。对于大多数教职员工来说，从事新的（通常是未经测试的）跨专业活动可能是一种富有挑战性的经历，如对 IPC 和实践的日益重视可能会挑战传统的职业认同感。教职员工自身的发展或许可以减少其孤立的感觉，并有助于创造更多可以分享知识、经验和想法的合作方式。

跨专业教职员工发展项目越来越多。一般来说，这些项目的重点是提供一系列类似的准备性活动，如了解不同专业人员的角色和责任，探讨专业精神问题，并规划跨专业小组的学习策略。还需要有提升参与者促进个人和组织层面变革的能力的项目，这些项目应该以不同的利益相关者为目标，并解决领导力和组织变革问题（Steinert 2005, Silver & Leslie 2009）。

在无法获得正式支持的情况下，建议从对 IPE 和 IPC 更有经验的同事中寻求非正式意见。要成功地实施任何跨专业项目，教职员工的早期经验必须是正面的，这将确保他们会继续参与并愿意进一步发展这些活动。

六、启示

越来越多的证据表明，不同医疗服务提供者之间跨专业方法的迫切需要，以及由此产生的对卫生保健质量和安全的影响，已经激励决策者们支持这些方法。因此，在过去的 30 年中，世界各地正在开发和实施的 IPE 和 IPC 倡议一直在不断扩大。

如上所讨论的，研究对不同跨专业项目的影响力的认识越来越深入。我们现在已经知道了 IPE 的价值及它对 IPC 的影响，但是，如上所述，在宏观层面上，还需关注处于 IPE 和 IPC 交界处的项目，也要关注组织机构的支持和领导力问题。同时，教员和专业人员的发展应与课程和实践的发展并行。组织机构持续的参与、支持和承诺，对解决 IPE 和 IPC 大量的后勤和资源问题至关重要，可以支持教职员工的发展及培养一种跨专业文化。专业协会、大学和临床组织的领导对鼓励、支持学生和实践者充分参与跨专业活动和项目也是必不可少的。跨专业活动发展的一个关键领域是照顾神经发育性障碍儿童和青少年，如上所述，这需要有效的 IPE 和 IPC 方法来确保为他们提供的服务最优化。

然而，对跨专业活动的投入必须基于有理论观点支撑的依据。令人鼓舞的是，跨专业主义的证据库正在日益丰富。有综述表明，IPE 在 IPC 相关的态度、知识/技能、行为及实践方面有积极的效果。随着研究数量的不断增加和时间的推移，这一领域的循证有望变得越来越严谨，并显示出其影响力和可持续性。

参考文献

* 主要参考文献

*Allan C, Campbell W, Guptill C, Stephenson F, Campbell K (2006) A conceptual model for interprofessional education: the International Classification of Functioning, Disability and Health (ICF). *J Interprof Care* 20: 235–245. http://dx.doi.org/10.1080/13561820600718139

Anderson E, Thorpe L, Heney D, Petersen S (2009) Medical students benefit from learning about patient safety in an interprofessional team. *Med Educ* 43: 542–552. http://dx.doi.org/10.1111/j.1365-2923.2009.03328.x

Association of University Centers on Disabilities (2012) About LEND. Available at: www.aucd.org/template/page.cfm?id=473 (accessed 1 December 2012).

*Barr H, Koppel I, Reeves S, Hammick M, Freeth D (2005) *Effective Interprofessional Education: Argument, Assumption and Evidence*. Oxford: Blackwell. http://dx.doi.org/10.1002/9780470776445

Bion WR (1961) *Experiences in Groups and Other Papers*. London: Tavistock Publications. http://dx.doi.org/10.4324/9780203359075

Challis L, Fuller S, Henwood M, et al (1988) *Joint Approaches to Social Policy*. Cambridge: Cambridge University Press.

Department of Health (2000) *A Health Service of all the Talents: Developing the NHS Workforce*. London: HMSO.

Engestrom Y, Engestrom R, Vahaaho T (1999) When the center does not hold: the importance of knotworking. In: Chaklin S, Hedegaard M, Jensen UJ, editors. *Activity Theory and Social Practice*. Aarhus: Aarhus University Press, pp. 345–374.

Foucault M (1972) *The Archeology of Knowledge*. London: Tavistock.

Freeth D, Ayida G, Berridge EJ, et al (2009) Multidisciplinary obstetric simulated emergency scenarios (MOSES): promoting patient safety in obstetrics with teamwork-focused interprofessional simulations. *J Contin Educ Health Prof* 29: 98–104. http://dx.doi.org/10.1002/chp.20018

Health Canada (2006) Pan-Canadian Health Human Resource Strategy. Available at: www.hc-sc.gc.ca/hcs-sss/pubs/system-regime/2006-wait-attente/hhr-rhs/index-eng.php (accessed 1 December 2012).

Joint Commission (2004) Sentinel Event Alert: Preventing infant death and injury during delivery. Available at: www.aap.org/nrp/simulation/JCAHOSentinelEvent.pdf (accessed 1 December 2012).

*Kvarnstrom S (2008) Difficulties in collaboration: a critical incident study of interprofessional healthcare teamwork. *J Interprof Care* 22: 191–203. http://dx.doi.org/10.1080/13561820701760600

Lagacé J, Bélanger-Schaadt M, Savard J, Dubouloz CJ (2008) Interprofessional approach to auditory processing disorders. *Perspect School Based Issues* 9: 140–150.

Lessa I (2006) Discursive struggles within social welfare: restaging teen motherhood. *Br J Soc Work* 36: 283–298. http://dx.doi.org/10.1093/bjsw/bch256

Pearson P (1983) The interdisciplinary team process, or the professionals' 'Tower of Babel'. *Dev Med Child Neurol* 25: 390–395. http://dx.doi.org/10.1111/j.1469-8749.1983.tb13779.x

*Peters J, Barnett A, Henderson S (2001) Clumsiness, dyspraxia and developmental coordination disorder: how do health and educational professionals in the UK define the terms? *Child Care Health Dev* 27: 399–412. http://dx.doi.org/10.1046/j.1365-2214.2001.00217.x

Rees D, Johnson R (2007) All together now? Staff views and experiences of a pre-qualifying interprofessional curriculum. *J Interprof Care* 21: 543–555. http://dx.doi.org/10.1080/13561820701507878

Reeves S (2008) *Developing and Delivering Practice-Based Interprofessional Education*. Munich: VDM Publications.

*Reeves S, Lewin S, Espin S, Zwarenstein M (2010a) *Interprofessional Teamwork for Health and Social Care*. Oxford: Wiley-Blackwell.

Reeves S, MacMillan K, van Soeren M (2010b) Leadership within interprofessional health and social care teams: a socio-historical overview of some key trials and tribulations. *J Nurs Manage* 18: 258–264. http://dx.doi.org/10.1111/j.1365-2834.2010.01077.x

*Reeves S, Goldman J, Sawatzky-Girling B, Burton A (2010c) A synthesis of systematic reviews of interprofessional education. *J Allied Health* 39: S198–S203.

*Rosenbaum P, Gorter J (2012) The 'F-words' in childhood disability: I swear this is how we should think. *Child Care Health Dev* 38: 457– 463. http://dx.doi.org/10.1111/j.1365-2214.2011.01338.x

Senge PM (1990) *The Fifth Discipline the Art and Practice of the Learning Organization*. New York, NY: Doubleday/Currency.

Silver I, Leslie K (2009) Faculty development for continuing interprofessional education and collaborative practice. *J Contin Educ Health Prof* 29: 172–177. http://dx.doi.org/10.1002/chp.20032

*Steinert Y (2005) Learning together to teach together: interprofessional education and faculty development. *J Interprof Care* 19: S60–S75. http://dx.doi.org/10.1080/13561820500081778

Stokes J (1994) Problems in multidisciplinary teams: the unconscious at work. *J Soc Work Practice* 8: 161–167. http://dx.doi.org/10.1080/02650539408413977

Strauss A (1978) *Negotiations: Varieties, Contexts, Processes and Social Order*. San Francisco, CA: Jossey-Bass.

*Thylefors I, Price E, Persson O, von Wendt L (2000) Teamwork in Swedish neuropaediatric habilitation. *Child Care Health Dev* 26: 515–532. http://dx.doi.org/10.1046/j.1365-2214.2000.00162.x

Von Bertalanffy L (1971) *General Systems Theory*. London: Allen Lane.

Wilhelmsson M, Pelling S, Ludvigsson J, Hammar M, Dahlgren LO, Faresjö T (2009) Twenty years experience of interprofessional education in Linköping – ground-breaking and sustainable. *J Interprofessional Care* 23: 121–133. http://dx.doi.org/10.1080/13561820902728984

Williams R, Silverman R, Schwind C, et al (2007) Surgeon information transfer and communication: factors affecting quality and efficiency of inpatient care. *Ann Surg* 245: 159–169. http://dx.doi.org/10.1097/01.sla.0000242709.28760.56

World Health Organization (1976) *Continuing Education of Health Personnel*. Copenhagen: WHO Regional Office for Europe.

*World Health Organization (2001) *International Classification of Functioning, Disability and Health*. Geneva: WHO Press.

*World Health Organization (2010) Framework for Action on Interprofessional Education and Collaborative Practice. Available at: http://whqlibdoc.who.int/hq/2010/WHO_HRH_HPN_10.3_eng.pdf (accessed 1 December 2012).

第二十一章　特定学习环境对改善认知障碍儿童结果的效果

伊丽莎白·N. 克尔（Elizabeth N. Kerr）

米里亚姆·里奇斯（Miriam Riches）

概要

在 ICF 的理念框架内，教育在两个领域有着明显的代表性，即"活动与参与"和"环境"。对于神经发育性障碍的学生，教育是决定健康的一个主要因素。然而不幸的是，对于教育者来说，满足这些学生的教育需求是一个巨大的挑战。理解并解决神经生物、认知、行为和心理问题及环境因素，对于帮助在困难中挣扎的学生学习并获取基本和复杂的技能及加强社会心理健康是非常重要的。本章重点讨论神经发育性障碍的学生及其家庭所面对的负担和他们需要的补救方案及支持的类型。如果这些儿童想要发展自己的技能、提高自信、发挥学习潜力所需的抗挫力，那么服务方案就应该基于儿童整体的需求，必须既包含社会－情感方面的功能，也包含认知方面的功能。一个特定的学习环境能有效地在健康和生活质量方面产生积极的、可能改变人生的变化。

一、引言

ICF 理念框架（WHO 2001）和其中的儿童－青少年版本（ICF-CY）（WHO 2007）都是根据个体在特定环境中的功能情况来描述其健康及残疾程度。对于神经发育性障碍儿童，认知功能（即身体能力）、学校的教育和学习（即活动与参与）、教育和训练的服务／体系及提供的支持（即环境），均呈现了与儿童健康结果相关的主要生物－心理－社会互动成分。具体来说，一种神经发育性障碍可能使个体在认知功能上有很多不足，可能包括智力和高级认知功能缺陷，如执行技巧（包括抽象能力、组织能力、计划能力、灵活性和解决问题能力等），这些都是一个成人获得更高水平教育、独立功能、过好日常生活所必需的能力。其他可能遇到的挑战包括各种注意力问题（如注意力维持、注意力转移、注意力分配、冲动控制等），记忆力局限，言语能力损伤，精神运动障碍，以及大量社会心理学问题（如乐观、自信、自我认知、情绪反应）。通过教育来学习和获得知识是一种主要的生存能力。一个人在活动与参与中是成功的还是表现出受限和障碍，很大程度上取决于他／她的损伤程度及所处的特定环境因素，包括其他人的态度、得到的帮助和教育的方法等。

"全民教育"指出，无论学生的学习能力、行为表现和社会情感需求如何，他／她们都有获得最合适的教育的权利以发挥自身潜力。事实上，解决神经发育性障碍儿童的健康需求是充满困难的。在发达国家中，与这项人权有关的一个问题就是，没有适当的项目来满足这些儿童在普通课堂上无法满足的需求。这些项目设计属于一个连续体范围，范围的一端是完全融合，另一端则是完全隔离开。在这样一个范围内，学生可能在合适的资源支持下接受融合的教育，或者在单独的教室度过全天或一小段时间。我们的目的并不是挑战之前有关融合教育益处的研究，而是要承认那些为各种神经发育性障碍儿童（如癫痫、自闭症、脑瘫、言语学习障碍、交流障碍、早期创伤性脑损伤、胎儿酒精综合征、智力障碍、总体能力在第2和第9百分位之间的儿童及存在听觉和视觉障碍的儿童）分别设立的特殊教育机构（无论是由政府还是由社会基金建立），这些教育环境为教育工作者和卫生保健从业者提供了支持和解决儿童未被满足的健康需求的机会，而这些需求与他们当前和未来的生活质量直接相关。

二、教育的挑战

神经生物学、认知能力、行为学、社会心理学的问题和环境，都影响到学业上的成功（Fletcher et al. 2007）。普通的课堂设置常常难以满足那些神经发育性障碍儿童的教育需求。大多数教育工作者对神经发育性障碍及其伴随的认知和社会情感挑战缺乏了解；此外，他们也没有接受过如何帮助这些学生发挥潜能的必要培训（Garrison–Wade et al. 2007）。图 21.1 展示了一个关于老师对神经发育性障碍学生关注等级的感知模型。最优先的考虑是人身安全，而这是在 ICF（Fayed & Kerr 2009a）中未被解决的一个需求，可以通过一个安全计划来很好地解决。紧接着关注的是行为管理问题，对神经发育性障碍儿童（如ADHD）的课堂干预通常侧重于减少他们的问题行为（Iseman & Naglieri 2011）。然而，对于存在认知障碍的儿童，某些行为表现是因为缺乏与身体功能障碍和参与问题相关的技能，而不是因为反抗。社会情感功能及学习需求（如学习阅读、写作和计算、获取基本和复杂的技能、应用知识等）这些原本应该被重点关注的问题，却被认为无须优先考虑。

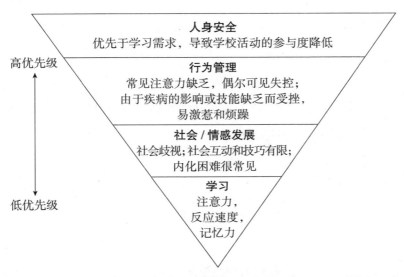

图 21.1　教育工作者对神经发育性障碍学生的关注等级概念

学生的认知、行为、社会情感和教育需求，以及家庭的需求，都不是单独存在的，而是不断相互影响的。正如一位家长的评论所示，由此产生的情景令人沮丧。

在确诊时，我们的女儿在学习中已经遇到了困难。前一年她被安排在一个小型的特殊教育课堂里。然后，她被安排在一个普通课堂，有全职教育助理（educational assistant，EA）为她和其他学生提供了两年的帮助。尽管有特殊教育资源老师、课堂老师和 EA 的帮助，她在学业上仍然很吃力。将神经心理学评估结果及言语治疗师给出的建议融入教学的努力对其学习成绩的提高并没有起到很大的作用。事实上，她在学业上反而有退步，也开始有情感交流和社交困难。她的自信心降低了，我们的担忧也随之增加了。

一般来说，接受环境和快乐参与（Schonert–Reichl & Hymel 2007, Hawn Foundation 2011）及有针对性的明确干预对于轻度认知缺陷的学生也是必不可少的（Minskoff & Allsopp 2003）。ICF–CY 框架（另见第四章的 ICF）可作为指导神经发育性障碍学生制订教育目标和过程的工具（Simeonsson 2003, Hollenweger 2010, 2011, Moretti et al. 2012, Rowland et al. 2012）。从环境角度来说，隔离的特殊教育课堂可以提供机会以平衡优先事项与实现学生最佳功能的需要，从而支持健康和生活质量的积极结果。

三、隔离的特殊教育

（一）身体功能和活动与参与：以癫痫为例

1. 概述

癫痫（Epilepsy）是儿童最常见的神经系统疾病之一，也是一个常见的致残原因。我们用这个疾病来说明存在神经发育性障碍的学生复杂的健康需求、活动的局限和参与的受限，并强调教育环境、健康因素对他们的健康结果及生活质量的重要性。

癫痫与许多中枢神经系统的慢性障碍有关，其特征是癫痫反复性发作，然而，又不仅仅是癫痫发作。除了反复的癫痫发作，癫痫儿童伴随的认知、行为和社会心理障碍的发生率都要高于其他慢性健康问题儿童及一般同龄人（Ronen et al. 2003）。患有癫痫的年轻人参加高等教育的比例较低，在社交上会更加孤立，不愿意去建立亲密关系或生育子女，而更愿意从事不需要太多技能的机械工作，否则就会面临失业。因此，即使我们在癫痫病因、治疗及控制癫痫发作方面取得重大科学突破，也未能解决与疾病相关的众多健康问题，因而需要采取其他替代策略来提高其幸福感及生活质量。

2. 认知问题和心理社会问题共生（另见第七章）

了解任何与神经发育性障碍共生的问题对实现教育成功至关重要。对于患有癫痫的个体而言，其智力缺陷的风险增加（Aldenkamp & Bodde 2005, Cormack et al. 2007），难治性癫痫患者的智力平均表现低于正常 1 ~ 2 个标准差（stanard deviation，SD）（Cormack et al. 2007）。实际上，一个年龄在 15 岁半的儿童比正常标准低 1 个 SD（位于第 16 个百分位）意味着其功能比正常同龄人低了近 5 年（SD 为 2 年）。重要的是，用智力指标评估的缺陷未能体现出其认知问题的复杂性。最常见的认知问题有记忆力、反应速度和注意力方面的障碍（Aldenkamp & Bodde 2005）。此外，在某些学术领域，高达 50％的儿童的表现低于期待值（McCarthy et al. 1995）。学习障碍不能仅通过认知测试分数来解释（Berg et al. 2011），社会情感因素对于任何一个学生来说都是影响学习的最重要因素（Wang et al. 1997）。

已知癫痫儿童精神健康问题的发病率高，约为 26％ ~ 58％，而正常人群的发病率为 7％ ~ 9.3％，非神经发育相关的其他疾病及慢性病的儿童发病率为 10.6％ ~ 12％（Rutter et al. 1970，Davis et al. 2003）。癫痫儿童抑郁障碍、焦虑障碍和 ADHD 的发病率显著高于健康同龄人（Caplan et al. 2005, Jones et al. 2007），然而，社会心理方面的问题带来的负担超出了疾病本身。艾略特（Elliot）等（2005）阐明了难治性癫痫是如何影响儿童生活质量的各个方面的，特别是身体上的限制、迟钝、情绪问题及癫痫发作的不可预测性都会给儿童学习和参与社会活动造成限制。活动参与度也是一个影响因素（Carpay et al. 1996）。家长调查报告显示，这些儿童难以完成与执行功能相关的每日活动（Hermman et al. 2007）及日常作业活动（Fayed & Kerr 2009b）。参与的局限性、认知 – 发育水平和与他人消极态度有关的自我认知，限制了这些儿童的社会交往（Austin & Dunn 2000，Elliot et al. 2005），并影响他们正常的认同感和归属感（Elliot et al. 2005），进而对其他功能不利（如积极性、乐观、自信心、对经历的开放性）。社会问题是儿童及其家长的巨大负担（Drewel & Caplan 2007），包括感受到的或经历过的社会歧视（另见第十二章）。

已经有与其他神经发育性障碍儿童 [如沟通和特定语言障碍（Campbell et al. 2007, Vitkovitch 2008）和脑瘫（Beckung & Hagberg 2002）] 有关的研究报道呈现了上文强调的身体功能和活动与参与之间的重合和交互作用。

（二）隔离的环境：癫痫课堂

1. 概述

癫痫课堂是多伦多儿童医院的一个给患病儿童提供的特定学习环境，是安大略省教育部第 23 部分项目之一，也是该医院大脑及行为中心和多伦多地区学校委员会之间的合作项目。与第 23 部分其他项目一样，它是一个治疗项目，以帮助那些通过普通学校途径无法满足医疗、行为或情感需求的儿童。参加该课堂的儿童通常都有上述三方面的问题。在课堂上使用的方法可以从非分类的角度来看待，这是为存在复杂神经发育性障碍和神经行为问题的儿童而设的环境，这些儿童存在某种认知（如注意力、执行功能、语言功能等）或智力方面的共同缺陷。

该教室于 20 世纪 90 年代初建立，为一至八年级的癫痫学生提供补救方案。基于我们对儿童健康需求的了解、对补充策略的经验增加及技术的进步，该项目在不断地发展。我们的目标是帮助儿童克服或弥补他们在个人学习上的不足，使他们尽可能独立地实现学业上的成功，并建立自信心和抗挫力，从而提高他们的幸福感和生活质量。

该课堂是有效的全景式教育方法模型，它适用于所有存在慢性情绪或行为问题的儿童（Quinn & Lee 2007）。确切地说，多学科团队的成员之间可以形成无缝结合，来为每位儿童和每个家庭提供协作的服务。日常中有 1 名特殊教育老师和 2 名教育助理与 6~8 名儿童在教室里，儿童与教职员工最大的比例为 8∶3。课堂环境还包括全面的健康服务，这些服务来自社会工作者、神经心理学家和发育儿科医生的共同协作。此外，在需要时，作业治疗师、护士、神经科医生和精神科医生会在课堂上提供会诊。评估结果会被综合到日常课程中，以提供最大的帮助，明确儿童及家庭的根本利益、能力和需求，并由此制订相应的医疗计划。在教育方面，我们致力采用基于研究和科学验证的方法。以前，儿童只参加一个学期，在 2009 年，该计划扩展为一个完整的学年，为儿童提供同化和整合新技能的时间，使他们更顺利地过渡，并增加持续成功的可能性。

知识转化（另见第十九章"知识转化"）是该计划的重要组成部分，能以多种方式发生。首先，在学年中会举办一个研讨会，邀请现有学生的家长和学校的代表，来了解学生们复杂的健康需求、计划和取得的效果。其次，在学年底，会为每个儿童举行过渡会议。儿童的父母、将要转学的学校的代表及多学科教师团队会见面，来讨论儿童未来的服务变化及在学业和社交上取得的进步，并为学生未来的教育计划提供建议。这种讨论会符合文献的共识，即建议服务的转接应该是机构和学科之间的个性化和协作的过程（Kraus de Camargo 2011）。最后，教育委员会将教学合同期限定为 3 年，并允许续签第二期。完成任务后，老师则承担起向学校委员会的同事介绍学生情况和有效教育干预措施的角色（实际上就是作为"知识经纪人"）。

2. 教育和方法规划

通过明确的、仔细计划的指令性教学方案，提供指导性练习和累积学习机会，对有特殊教育需求的儿童是有帮助的（Fletcher et al. 2007）。直接指导（Engelmann 1969, Adams & Engelmann 1996）是一种经过科学验证的结构／系统化指导方法，被证明在帮助残疾学生学习方面是有效的（Carnine 1999），并且是课堂上主要使用的方法。课程以统一的风格呈现，使用熟悉的语言，以便儿童可以专注于课程内容而不是授课的风格。大部分课程都被编排过，这样可以在轻松的节奏中，提高儿童注意力，并最大限度地完成课程内容。指导性练习和一致性应答进一步增加了儿童对任务的关注，提高了儿童的成功率，从而建立了自信心。重点内容的着重强调和重复，有利于强化记忆。此外，老师参与到与学生的互相学习中去，可以快速找出学习的差距和需求。指导从儿童的功能水平开始，并期待其掌握在进入下一个水平之前需要的技能。掌握基本技能是发展高阶思维的必要的步骤（Fletcher et al. 2007）。通过间接的方案规划，老师起初以问题 - 解决的策略引导儿童，然后逐渐减少辅助，从而使其能独立完成（Kameenui & Carnine 1998）。

通过逐渐扩展到全年课程，课堂已经能够为二至五年级的学生加入授权阅读项目（Empower Reading™）（Lovett et al. 2006）。这个项目是洛维特（Lovett）博士及其团队基于对加拿大和美国 4000 多名阅读困难者的严谨研究而创建的，以解决阻碍阅读困难者和拼写困难者学习的核心问题，并且只采用那些能够产生最佳长期效果的教学特点。授权阅读项目传授特定的解码策略，并指导儿童有效和独立地实施该策略，在此过程中建立起儿童的动力和自信心。

虽然教学重点是提高基本的学习技能，但课堂时间表也包含社会研究和科学。此外，通过自我调节策略、辅助的技术和社交情感建立来扩充课程也是十分重要的。自我调节策略带来的益处超出了明确的系统性指导（Fletcher et al. 2007）。让儿童认识到他们的努力和成功，使用带有纠正性反馈的互动教学，让他们学会学习的策略，以及结合关于大脑功能和注意力集中的教育，都是课堂上常规实施的教学。

将先进技术融入特殊教育中，让儿童有机会获得以前无法获得的课程（Girgin et al. 2011），并改善学习态度（Jeffs et al. 2006）和学习效果（Jeffs et al. 2006, Mechling et al. 2008, Maor et al. 2011）。我们课堂上的儿童通过互动式白板、在计算机软件程序辅助下（如单词预测、语音输入和组织程序）的培训及触控板的使用来接受教学指导，目的是促进对任务的投入，提高学生的能力，弥补他们的学习需求，并使他们当前和未来的成功最大化，变成自信、有能力的儿童。

经验研究证据表明，社会－情感学习计划不仅可以改善一般学生的社交情感技能，还可以改善他们的态度、行为和学习表现（Durlak et al. 2011）。在我们的隔离课堂中，每周有一个下午是社交情绪小组课程，有三个重点：（1）社会心理功能，目的是提高学生对其自身神经相关疾病的认识，提高他们自我主张的能力；（2）社交技能训练，使儿童能够更充分地参与社交活动（例如，发展理解社交暗示的技能，与他人建立关系，根据社会规则进行互动，维持社交空间，规范行为等）；（3）定心课程（MindUp™），一个基于神经认知科学、思维教育、社会情感学习和积极心理学等方面研究结果的课程，旨在促进学生的自我调节、抗挫力及乐观心态（Hawn Foundation 2011）。另外，根据学生的个人需求，他／她可能参与社会工作人员提供的个体化治疗。社会工作人员也会帮助他们的家庭明确在学校以外的可以帮助他们的资源（如社会保障和支持服务）。最后，由于对学生身体安全的担心，许多学生之前都不曾参与外出实践，因此，在我们的课堂学习期间，会安排特定的事项和出行来加强教育课程及学生的社区生活经验。

3. 社会情感上的效果

学生感觉越安全，他们就越能以有意义的方式参与到学习环境中（Hawn Foundation 2011）。案例生动有力地说明了隔离的特殊教育课堂如何促进儿童社会心理功能，包括归属感和自信心。照顾者也描述了肖恩（Sean）的转变。

情境案例

肖恩早年和其他儿童一样。然而，与大多数儿童不同的是，他在 4 岁时第一次癫痫发作，从此他的人生轨迹发生了变化。几年来，他服用了几种抗惊厥药物，癫痫发作控制良好，并且他的发育进程基本符合相应年龄。当他 10 岁时，癫痫再次发作，肖恩的认知和社会心理发育轨迹发生了变化。根据父母的描述，肖恩相关的认知能力下降。在自我描述中肖恩显示出很多的健康问题。

我 11 岁半时，生活发生了变化。我有过一次长时间的强直－阵挛性癫痫发作，需要紧急治疗。……癫痫发作影响了我的生活质量、破坏睡眠、影响我的学习、记忆力及走路和说话的能力，并且我经常会颤抖。由于癫痫，我在学校经常受到欺负，常被嘲笑为"癫痫人"。……我服用了几种新药物，每天仍有多次癫痫发作，面对身体功能上的限制和欺凌行为，我陷入了情感困境。我变得压抑，特别焦虑，完全没有自尊。但有一天，一切都改变了：我成了癫痫课堂的学生。癫痫课堂无论在短期还是长期内都极大地改变了我的生活。

肖恩 13 岁时，刚进入八年级两个月，他在情感上的需求非常突出，所以，他的医生建议他在家接受教育。这个家庭在隔离的课堂里找到了另一种选择来满足他的需求。在入学时，肖恩几乎都是在白天经历不同的癫痫发作，并且是不定时发生的。他每天服用四种抗惊厥药物，以及一种延长癫痫发作时间的药物。入校时的心理教育评估显示，他的智力推理能力在平均水平以上，但存在注意力、处理速度和语音处理方面的欠缺。他的学业完成度比年级预期水平低 1～2 年。

在肖恩两年后为基金赞助者写的一篇演讲中，我们可以看到他上学期间经历了社会情感的益处和较少的社会歧视。

……这是几个月以来第一次，我做了一件非常简单又真诚的事情。我笑了。我觉得自己被接受了，并且总是被别人恰当对待。其中一位老师拍了我的照片，当我把它带回家给妈妈和爸爸看时，他们热泪盈眶。因为距离上次他们看到我这么开心已经很久了，这个课堂在数天内已经完成了我的医生、家人和朋友们尝试了几个月的事情！

我非常感谢癫痫课堂能够理解癫痫对一个人生活的影响，课堂的一切都是基于学生生活的整体需要。

在我接受教育的这些年里，其学习便利性仍然无与伦比，……课堂不仅关注我们的学业，同时也关注我们的社交和情感健康。

我不仅成为一名成功的学生，而且还感受了其他方面的成功。是的，我还是有癫痫，我现在服用六种不同的药物，……我仍然会遇到多种难以忍受的副作用。……但是，癫痫课堂告诉我们，虽然我们面前存在许多障碍，但我们永远不应该停下脚步，直到我们达到目标。癫痫患者可以完成他们想做的任何事情！

肖恩已被他所选择的大学录取，并成为了一名癫痫课堂的志愿者。

一个曾在一年级的普通课堂中存在学业和情绪问题的7岁女孩在进入课堂一个月后，她的祖母打电话给老师说："好像以前那个笑着和我们一起玩耍的孙女又回来了。"同样，一位存在社交焦虑的9岁儿童的母亲，在女儿到该课堂几周后评论说，这是她女儿第一次见到另一个患有相同的神经性疾病的儿童，她终于感觉自己是"正常的"。那位母亲强调说，"感到正常"显著增强了女儿在社交场合的自信心。事实上，经历过多年逃避社交的生活后，她的女儿终于敢在公园接近其他儿童，并加入了他们的游戏。家长们也谈到他们自己的解脱，"参与这个独立计划的机会对我们来说是一个巨大的放松。……经过多年的奋斗、强烈的支持和额外的辅助（社交技能课程等），我们很高兴看到我们的女儿有着怎样巨大的变化，……她提高了自信心，学习有了进步，我们非常开心"。

意识到自我及父母报告在了解课堂环境对生活质量结果的有效性的巨大价值，我们最近完成了选择评估方法的过程。作为此过程的一部分，我们用生活质量问卷（Fayed & Kerr 2009a）进行了系统性文献综述，并试验了各种标准化的学生自我报告调查。学生在工作记忆和持续注意力方面的不足及李克特量表的概念模型限制了我们的选择。我们目前正在完成一项前瞻性研究，调查父母对儿童自我能力、社交技能和生活质量改变的看法，以及儿童对自己自尊心变化的报告。

4.学业上的效果

在这种特殊教育环境中，学生的学业一个学期就能得到有效提高，无论是原始分（Humphries et al. 2005）、标准分还是等级分数（EN Kerr 个人交流2011）。这里我们展示 28 名学生的成功结果，他们在连续五个学期内接受了基础学科直接指导教学，每学期 12～13 周。学生入选标准是至少有一个智力推理指标（即言语或表现）降至第二区间以下；言语智商平均为 83.4（标准差 12.8，范围 63～112），表现智商平均为 84.1（标准差 12.6，范围 64～109）。学期开始时学生的平均年龄为 10.0（标准差 1.9，范围 7.1～13.2）。最终，我们评估所有与识字内容相关的项目（即拼写、单词阅读、单词识别，$P<0.001$；段落理解，$P=0.008$）和数学（即计算和定量概念，分别为 $P<0.001$ 和 $P=0.001$），都有显著性差异。图 21.2 描绘了相应平均分数的改善，除了单词识别（$P=0.001$）和段落理解（$P=0.018$）之外，所有学习技能项目均 $P<0.001$，提示具有显著性提高。显示的效果超出了对该时长的预期效果。

四、结论

虽然全面教育的运动已经被提出很久了，但是在普通课堂的环境中满足神经发育性障碍学生的教育需求还是未能实现。这些学生承受着沉重的负担，包括认知和心理健康共生的问题、社会歧视、不好的同伴关系和校内表现不佳，

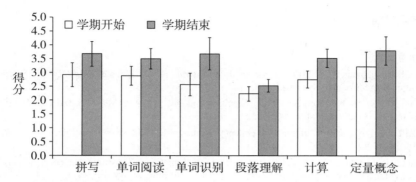

图 21.2　从直接指导学期开始到结束（12～13 周）期间学习能力平均得分的提高
（± SEM）

这都使他们与正常发展的同龄人区分开来。他们无法完全参与同龄人的活动使他们孤立而情绪低落，然而，强烈的归属感对抵御挫折很必要。解决这些儿童的身体功能需求和实施行为管理策略不足以促进他们的社会情感健康和学业成功。学生不知道如何从对学习的感受中分离出他们对自我、社会互动和环境的感受（Schnoret–Reichl & Hymel 2007）。神经发育性障碍学生的社会心理和学习困难是如何被帮助和解决的能够促进或阻碍学习体验和成绩。特定的学习环境为改善神经发育性障碍儿童的健康状况和生活质量提供了变革机会。

　　隔离项目展现了教育相关方面的有效经验（Casserly 2011）。此外，经验研究证据（Humphries et al. 2005, Lovett et al. 2006, Fletcher et al. 2007, Durlak et al. 2011, Iseman & Naglieri 2011, Maor et al. 2011）强烈表明了改善学习困难的专门方案的有效性。这都说明旨在改善学生的社交情感健康和学习的科学有效的干预措施对神经发育性障碍学生取得成功至关重要。存在慢性或急性情绪或行为障碍（Quinn & Lee 2007）、认知障碍的学生或多种障碍并发的学生可从解决学生及其家庭个体需要的多学科团队合作方法中受益。这种方法不仅可以培养学生积极的社会情感和学业成就，而且对改变学生的社会和学业轨迹至关重要，从而使他们能够发挥自己的潜能。

参考文献

* 主要参考文献

*Adams GL, Englemann S (1996) *Research on Direct Instruction: 25 Years Beyond DISTAR*. Seattle, WA: Educational Achievement Systems.

Aldenkamp AP, Bodde N (2005) Behaviour, cognition and epilepsy. *Acta Neurol Scand* 182: 19–25. http://dx.doi.org/10.1111/j.1600-0404.2005.00523.x

Austin JK, Dunn DW (2000) Children with epilepsy: quality of life and psychosocial needs. *Annu Rev Nurs Res* 18: 26–47.

*Beckung E, Hagberg G (2002) Neuroimpairments, activity limitations and participation restriction in children with cerebral palsy. *Dev Med Child Neurol* 44: 309–316. http://dx.doi.org/10.1111/j.1469-8749.2002.tb00816.x

Berg AT, Hesdorffer DC, Zelko FAJ (2011) Special education participation in children with epilepsy: what does it reflect? *Epilepsy Behav* 22: 336–341. http://dx.doi.org/10.1016/j.yebeh.2011.07.014

*Campbell WN, Skarakis-Doyle E (2007) School-aged children with SLI: the ICF as a framework for collaborative service delivery. *J Commun Disord* 40: 513–535.

Caplan R, Siddarth P, Gurbani S, Hanson R, Snakar R, Shields WD (2005) Depression and anxiety disorders in pediatric epilepsy. *Epilepsia* 46: 720–730. http://dx.doi.org/10.1111/j.1528-1167.2005.43604.x

Carnine D (1999) Bridging the research-to-practice gap. *Excep Child* 63: 513–520.

Carpay HA, Vermeulen J, Stronik H, et al (1991) Disability due to restrictions in childhood epilepsy. *Dev Med Child Neurol* 39: 521–526. http://dx.doi.org/10.1111/j.1469-8749.1997.tb07480.x

*Casserly AN (2011) Children's experiences of reading classes and reading school in Ireland. *Support Learning* 26: 17–24.

Cormack F, Cross JH, Isaacs E, et al (2007) The development of intellectual abilities in pediatric temporal lobe epilepsy. *Epilepsia* 44: 944–949.

Davis S, Heyman I, Goodman R (2003) A population survey of mental health problems in children with epilepsy. *Dev Med Child Neurol* 45: 292–295. http://dx.doi.org/10.1111/j.1469-8749.2003.tb00398.x

*Drewel EH, Caplan R (2007) Social difficulties in children with epilepsy: review and treatment recommendations. *Exp Rev Neurotherapeutics* 7: 865–873. http://dx.doi.org/10.1586/14737175.7.7.865

*Durlak JA, Weissberg RP, Dymnicki AB, Taylor RD, Schellinger KB (2011) The impact of enhancing students' social and emotional learning: a meta-analysis of school-based universal interventions. *Child Dev* 82: 405–432. http://dx.doi.org/10.1111/j.1467-8624.2010.01564.x

*Elliot IM, Lach L, Smith ML (2005) I just want to be normal: a qualitative study exploring how children and adolescents view the impact of intractable epilepsy on their quality of life. *Epilepsy Behav* 7: 664–678. http://dx.doi.org/10.1016/j.yebeh.2005.07.004

*Engelmann S (1969) *Conceptual Learning*. Sioux Falls, SD: ADPAT Press.

Fayed N, Kerr EN (2009a) Comparing quality of life scales in childhood epilepsy: what's in the measures? *Int J Disabil Commun Rehabil* 8(3). Available at: www.ijdcr.ca/VOL08_03/articles/fayed.shtml (accesed 28 November 2012).

Fayed N, Kerr EN (2009b) Identifying occupational issues among children with intractable epilepsy: individualized versus norm-referenced approaches. *Can J Occup Ther* 76: 90–96.

*Flectcher JM, Lyon GR, Fuchs L, Barnes MA (2007) *Learning Disabilities: From Identification to Intervention*. New York: Guilford.

Garrison-Wade D, Sobel D, Flumer C (2007) Inclusive leadership: preparing principals for the role that awaits them. *Educ Leadership Admin Teach Program Dev* 19: 117–132.

Girgin U, Kurt AA, Odabasi F (2011) Technology integration issues in a special education school in Turkey. *Cypriot J Educ Sci* 1: 13–21.

*Hawn Foundation (2011) *The MindUP Curriculum*. New York, NY: Scholastic, Inc.

Hermann B, Jones J, Dabbs K, et al (2007) The frequency, complication and aetiology of ADHD in new onset paediatric epilepsy. *Brain* 130: 3135–3148. http://dx.doi.org/10.1093/brain/awm227

Hollenweger J (2010) MHADIE's matrix to analyse the functioning of education systems. *Disabil Rehabil* 32(Suppl. 1): S116–S124. http://dx.doi.org/10.3109/09638288.2010.520809

Hollenweger J (2011) Development of an ICF-based eligibility procedure for education in Switzerland. *BMC Public Health* 11(Suppl. 4): S7. http://dx.doi.org/10.1186/1471-2458-11-S4-S7

Humphries T, Neufel M, Johnson C, Engels K, McKay R (2005) A pilot study of the effect of Direct Instruction programming on the academic performance of students with intractable epilepsy. *Epilepsy Behav* 6: 405–412. http://dx.doi.org/10.1016/j.yebeh.2005.01.015

Iseman JS, Naglieri JA (2011) A cognitive strategy instruction to improve math calculation for children with ADHD and LD: a randomized controlled study. *J Learn Disabil* 44: 184–195. http://dx.doi.org/10.1177/0022219410391190

*Jeffs T (2006) Assistive technology and literacy learning: reflections of parents and children. *J Spec Educ Technol* 21: 37–44.

Jones JE, Watson R, Sheth R, Koehn M, Seidenberg M, Hermann B (2007) Psychiatric comorbidity in children with new onset epilepsy. *Dev Med Child Neurol* 49: 493–497. http://dx.doi.org/10.1111/j.1469-8749.2007.00493.x

*Kameenui EJ, Carnine DW (1998) *Effective Teaching Strategies that Accommodate Diverse Learners*. Upper Saddle River, NJ: Merill.

Kraus de Camargo O (2011) Systems of care: transition from the bio-psycho-social perspective of the International Classification of Functioning, Disability and Health. *Child Care Health Dev* 37: 792–799. http://dx.doi.org/10.1111/j.1365-2214.2011.01323.x

Lovett MW, Lacerenza S, Borden L (2006) *Empower Reading*™. Toronto, ON: The Hospital For Sick Children.

McCarthy AM, Richman LC, Yarbrough D (1995) Memory, attention and school problems in children with seizure disorders. *Dev Neuropsychol* 11: 71–86 http://dx.doi.org/10.1080/87565649509540604

*Maor D, Currie J, Drewry R (2011) The effectiveness of assistive technologies for children with special needs: a review of research based studies. *Eur J Spec Needs Educ* 26: 283–298. http://dx.doi.org/10.1080/08856257.2011.593821

*Mechling L, Gast D, Thompson K (2008) Comparison of the effect of smart board technology and flash card instruction on sight word recognition and observational learning. *J Spec Educ Technol* 23: 34–46.

Minskoff E, Allsopp D (2003) *Academic Success Strategies for Adolescents with Learning Disabilities and ADHD*. Baltimore, MD: Paul H Brookes Publishing Co.

*Moretti M, Alves I, Maxwell G (2012) A systematic literature review of the situation of the International Classification of Functioning, Disability, and Health and the International Classification of Functioning, Disability, and Health-Children and Youth version in education: a useful tool or a flight of fancy. *Am J Phys Med Rehabil* 91(Suppl. 1): S103–S117.

*Quinn KP, Lee V (2007) The wraparound approach for students with emotional and behavioral disorders: opportunities for school psychologist. *Psychol School* 44: 101–111. http://dx.doi.org/10.1002/pits.20209

Ronen GM, Streiner DL, Rosenbaum P (2003) Health-related quality of life in childhood epilepsy: moving beyond 'seizure control with minimal adverse effects'. *Health Qual Life Outcomes* 1: 36–45. http://dx.doi.org/10.1186/1477-7525-1-36

*Rowland C, Fried-Oken M, Steiner SA, et al (2012) Developing the ICF-CY for AAC profile and code set for children who rely on AAC. *Augment Altern Commun* 28: 21–32.

*Rutter M, Grapham P, Yule W (1970) *A Neuropsychiatric Study in Childhood. Clinics in Developmental Medicine Nos. 35/36*. London: William Heineman Medical Books.

Schonert-Reichl KA, Hymel S (2007) Educating the heart as well as the mind. *Educ Can* 47: 20–25

Simeonsson RJ (2003) Classification of communication disabilities in children: contribution of the International Classification on Functioning, Disability and Health. *Int J Audiol* 42(Suppl. 1): S2–S8. http://dx.doi.org/10.3109/14992020309074618

*Vitkovitch J (2008) Speech and language skills: their importance in development. *J Fam Health Care* 18: 93–95.

*Wang MC, Haertel GD, Walberg HJ (1997) Learning influences. In: Walberg HJ, Haertal GD, editors. *Psychology and Educational Proactive*. Berkely, CA: McCatchan, pp. 199–211.

World Health Organization (2001) *International Classification of Functioning, Disability and Health*. Geneva: WHO Press.

World Health Organization (2007) *International Classification of Functioning, Disability and Health, Children and Youth Version*. Geneva: WHO Press.

神经发育性障碍儿童至成年的过渡期

第二十二章　过渡到成年：为神经发育性障碍的年轻成人改善健康和生活质量

简·威廉·戈特（Jan Willem Gorter）

马里吉·罗伯克（Marij Roebroeck）

概要

　　大部分神经发育性障碍儿童可存活至成年。在迈向成年的过程中，这些神经发育性障碍患者在不同生活领域中经历了很多转变，离开以家庭为中心的儿科服务环境，走向以个体为中心的成年人服务体系，这对这些年轻患者和他们的家庭来说是一个艰难的挑战。从儿科到成人卫生保健的过渡不良会对患者产生消极的影响，包括对卫生保健的依从度、健康结果和生活质量。本章为读者提供深度视角来讨论神经发育性障碍青少年的临床过渡过程，并以健康和生活质量的结果作为改善成人保健的"切入点"。本章还讨论了这一特定人群的未来保健模式。

情境案例

　　我，47岁，患有脑瘫，过着相当平凡的生活，已婚，有2个孩子，是一名经理。47年前，我还是个孩子，当时关于脑瘫的信息非常有限，只有一些关于诊断的资料，而你只能尽你最大能力活下去。幸运的是，我的症状轻微，并且我在一个充满爱的环境下成长。年幼时，我只知道脑瘫的症状是稳定的、不会恶化的。但随着长大，我发现情况有所不同。我的肌肉和身体到处疼痛，缺乏能量（疲劳）。去看医生时（我没有家庭医生），他认为根源在于脑瘫及长期患病对身体造成的影响。

> 我想寻求你们的帮助，看是否知道有关脑瘫成年人及衰老的信息。脑瘫成年患者最适合找什么医生？哪些专家可以帮助我找到改善日常生活的合适工具？我需要做完整的评估，需要知道如何应对过早衰老，需要知道如何去改善我的症状。我现在感到孤立无援，因为我联系了一些医生但并没有得到相关的信息。

一、引言

大多数神经发育性障碍儿童都可存活至成年，例如，在过去的几十年里，随着新生儿科和儿科医疗的改善，脑瘫儿童的预期寿命发生了巨大改变（Strauss et al. 2008, Baird et al. 2011）。在一份来自瑞典的报告中，韦斯特布姆（Westbom）等（2011）在 1990—2010 年研究了脑瘫儿童的存活率。在该研究中，几乎所有具有良好运动能力的儿童（占所有脑瘫儿童的 96%）均存活至成年期。尽管重度脑瘫儿童的死亡风险最高，但在 19 岁时他们的预计存活率是 60%（Westbom et al. 2011）。脑瘫儿童如何面对成年已成为一个新的现实问题，正如很多其他神经发育性障碍的儿童和青少年一样，如脊柱裂（Webb 2010, Oakeshott et al. 2011）、肌营养不良（Gordon et al. 2011）和少儿时期发生的癫痫（Forsgren et al. 2005）。

青春期（从拉丁语 adolscere 演变而来，意思是"成长"）是指儿童从一个状态（童年）过渡成另一个状态（成年前期）。在青春期后期，青少年通常（但并不总是）能够调节好他们的生活（表现出自主和独立）。"准成年人"（emerging adulthood）（Arnett 2004）一词用于形容人生命过程中的一个新阶段，其典型的标志就是中学毕业。很多十几岁和二十岁出头的年轻人认为他们既不是青少年也不是成年人。青春期和成年初期是建立成人行为的过渡时段，因此这也为促进健康行为提供了一个机会窗。然而，我们对"过渡"的观点不应该太狭隘。有关神经发育性障碍青少年特殊需求和经历的文献教会我们拓宽健康的概念，应包括身体健康、社会交往、认知及情感方面，将"参与"（如生活情景中的参与）作为最终的结局评价指标之一（WHO 2011）。国际健康专家在 2011 年的讨论报告中提出了一个更加动态和主动的健康定义："健康是一种适应及自我管理的能力（Huber et al. 2011）。"换句话说，神经发育性障碍患者的健康可以被看作是机遇和局限的动态平衡，在一生中不断变化。这种平衡会受外部条件的影响，当年轻人面临个人和环境重大改变的转折点时，这种动态是最重要的（Gorter et al. 2011）。WHO 提出的国际功能、残疾和健康分类（ICF）（图 22.1），既提供了人类健康和功能各个方面的细化分类，也提供一个立体形象的框架，使我们能够在一个更广泛的社会 – 生态背景中去考虑健康问题。健康和背景性因素不同板块间的互联性呈现出这是一个"动态的系统"（dynamic system）——框架里任何区域的改变都可能影响到系统中其他的部分（另见第二章和第四章）。

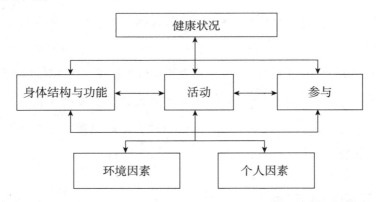

图 22.1 国际功能、残疾和健康分类（ICF）框架（WHO 2001）

二、不同生活领域中的过渡

为了制订过渡计划，通过评估健康状况、环境因素和个人特性及偏好的相互联系来理解年轻人的功能是很重要的（Kraus de Camargo 2011）。基于 ICF 而非单纯临床诊断来描述功能，有助于设计过渡计划，解决年轻人认为在其生活中很重要的活动问题。在过渡到成年的过程中会发生重要的人生事件，如完成学业、开始工作、寻找伴侣、暂离家庭、离开父母自己居住。年轻人，无论是否存在障碍，都需要学习一系列的新技能去系统管理自己的生活，这是一个需要延续几年的复杂过程。过渡到成年发生在参与方面的数个领域，包括使用医疗服务。在参与的每个领域，每个人的过渡没必要遵循相同的节奏，例如，年轻人工作后仍然可以和家人一起居住。荷兰的一项抽样调查显示，处于 16～22 岁患有脑瘫但并没有严重智力障碍的年轻人，几乎都已处在过渡过程中，或已经在参与的某些领域实现了自主（Donkervoort et al. 2009）；他们独立地安排交通出行（开车、叫出租车或使用公共交通工具，约占 90%），去参加派对或夜生活的娱乐活动（约占 80%）；大约 25% 的脑瘫年轻人自己居住，25% 有工作，比例低于一般同龄人群体；过去 2 年中，他们在各方面的独立性都有提高，包括财物、亲密关系和成人康复医疗的使用（Donkervoort et al. 2009）。在一项定性研究中，18～35 岁患有癫痫和认知障碍的成年人能清楚地从教育、就业、社会生活、自我照顾和对未来的展望的角度讲述癫痫带来的影响（Gauffn et al. 2011）。在神经发育性障碍年轻人中，损伤的严重程度可预测他们是否会被雇用或是否可以进入高等教育，进而预测他们能否更好地参与休闲活动和更多地进行社会交往，而且，社会交往也是生活质量的预测因素（MacCulloch 2012）。

三、卫生保健的过渡

尽管我们对于年轻人在青春期如何"经历"卫生保健服务所知甚少，但对于神经发育性障碍年轻人的"成年之旅"，有一些需要重点的关注点。离开以家庭为中心的儿科医疗服务环境，进入以个体为中心的成人医疗服务环境（医疗过渡或转换的一个主要部分），对神经发育性障碍儿童而言是一个很大的挑战。事实上，很多国家的年轻人，以及他们的父母/照顾者，把他们的过渡经历比作是"从悬崖上掉落"。卫生保健过渡不良会给所有的慢性疾病患者带来负面影响，包括对卫生保健服务的依从性、健康结果、生活质量等方面，例如，20~22岁脑瘫患者对自己健康状况的评级要比15~16岁的患者几乎差两倍（21%∶9%）（Young et al. 2010）。在加拿大，脑瘫年轻人在门诊看物理治疗师的频率是同龄人的两倍，青少年和年轻患者每年住院的比例分别是同龄人的11倍和4倍。北美、欧洲和南亚的最新调查表示，当神经发育性障碍儿童成长至成人时，他们使用卫生保健的模式相似（Gorter 2009a）。

毫不意外，在卫生保健领域急切需要综合的服务模式，采取终身的方法来弥补患有童年期发病的慢性疾患的青少年和成人的医疗和社会心理服务方面的缺失，其中包括过渡性服务项目，以促进有规划地过渡，而不是以"自由放任"的方式（Verhoof et al. 2011, Oskoui et al. 2012）。现实情况是，由于疾病的影响，神经发育性障碍青少年会涉及更多的"系统"，例如，医疗和社会服务对青少年及其家庭的期待存在着很大的差异，过渡可能要面对很多压力，需要大量的计划和准备（Gorter 2009b, Young et al. 2009, van Staa et al. 2011）。在单纯卫生保健系统内部的过渡过程会比从儿科到成人服务机构的简单转换更为复杂（Kraus de Camargo 2011）。

本章的讨论关注支持神经发育性障碍青少年及其家庭顺利过渡必须要考虑的一些关键因素，主要是在卫生保健环境中的过渡。青少年的能力建设，尤其是培养自主决策、解决问题和建立关系的能力，已经被确立为加强神经发育性障碍青少年能力的重要策略（Gorter et al. 2011）。

进行过渡性规划的基本原理并不复杂，且适用于所有神经发育性障碍患者。本章将着重阐述以下主题。

1. 年轻人及其家庭需要为从儿科转向成人服务事先作好准备，需要有蓬勃发展的必备技能。

2. 卫生保健服务提供者需要倾听青少年关于他们的生活及需求的看法。

3. 有必要准备和培养成人服务以接收在儿童期发生障碍的青少年，因为他们通常对这些服务不熟悉。

四、主题 1：年轻人和他们家庭的准备

过渡到成年是个人生命历程中的重要旅程。把过渡的过程比作旅程，可以分为三个关键阶段：准备、旅程本身和登陆成人世界（Stewart et al. 2009a）。每次旅程的准备都很重要。有力的证据表明，过渡的过程应尽早开始，采用发育和过渡的全生命周期方法，并认识到儿童疾患和障碍的长期性特征（Priestly 2001）。虽然过渡的问题到 17 岁儿科服务结束之前会加剧，但儿童早在 12 岁时似乎已经开始考虑过渡（Moola & Norman 2011）。本章关注的阶段为年轻人的童年后期到青春期，他/她开始向前看和为成年生活作准备的时候。临床服务的过渡过程处于青春期的阶段，其准备工作不应该晚于 14 岁开始。

根据来自加拿大安大略省的脑瘫、脊柱裂、童年获得性脑损伤的年轻人和成人的说法，我们可以清楚地知道，年轻人和他们的家人希望能提前为儿科到成人医疗服务的过渡作好准备（Young et al. 2009）。扬（Young）和同事（2009）认为，早期提供详细信息和广泛的支持是两个可能的解决方案。例如，青少年应有机会单独见儿科医疗提供者，以便他们能学习和练习如何应对个人化的成人医疗服务系统。同时，父母应学着对自己的孩子"放手"。相比提供广泛的支持，（儿科）卫生保健提供者应该重视在整个过渡过程中为年轻人赋能的策略。这个策略可以基于共享管理模式，用一个有计划的系统性方法，根据适当的发育水平，将责任从卫生保健提供者和父母身上逐渐转移到年轻人身上。这个方法建立在生活技能养成项目的基础上，该项目鼓励儿童从小开始承担对任务或家务的责任，并要求父母采用积极的养育模式（见图 22.2）（Gall et al. 2006）。要使这一模式有效，就需要对卫生保健过渡中的任务进行明确的描述，并证明这一模式对儿童适应和自我管理生活的能力有帮助。当然，可以（并且我们相信应该）鼓励父母在他们的孩子小时候便采用和练习这些基本概念，并根据年轻人的需求和能力持续发挥他们的作用。因此，父母需要得到持续和协调的支持去应对复杂的服务过渡过程，那种培养家庭参与的方法可以增强他们

提供者 ➡ 父母 / 家庭 ➡ 年轻人

□ 主要责任	□ 提供照顾	□ 接受照顾
□ 支持父母 / 家庭和孩子 / 年轻人	□ 管理	□ 参与者
□ 顾问	□ 指导	□ 管理者
□ 资源	□ 顾问	□ 指导

图 22.2　共享管理模式（Gall et al. 2006）

作为照顾提供者、管理者、监督者和咨询者的作用，如通过父母对父母支持的形式。

　　目前为止，几乎没有关于改善年轻人卫生保健过渡准备工作的干预措施有效性的评估数据（Liptak 2008, Grant & Pan 2011）。在一个以结果为导向的准备过程中，人们希望年轻人有能力总结他们疾病的主要（医疗）问题，如当他们被转到成人卫生保健提供者那里时，会要求他们做所谓的"3 分钟总结"。另一个改善年轻成年人和服务提供者伙伴关系的方法是使用青少年版 KIT（Keeping It Together, Youth Version；Stewart et al. 2006），这是加拿大安大略省汉密尔顿大学 *Can Child* 儿童残疾研究中心的研究员开发的一个工具，它将青少年 / 年轻成人视为其个人需求方面的专家（Stewart et al. 2009b）。青年版 KIT 促进信息收集和自我健康管理的作用已经在儿科机构和过渡期服务中被证明有效；该工具正在与一个年轻人可用来进行线上互动的"基于互联网的过渡协调者"（Internet-based Transition Coordinator，TRACE）项目一起进行测试（Punthakee & Gorter 2011）。该方法的新颖之处在于它为年轻人和年轻的成年人提供服务的方式，因为它从"医生最了解"转变为授权给进入成人世界的年轻人，使他们知道什么最重要，以及如何应对提供服务的系统。

希望这种过程和信息的呈现能促进一种由患者主导的新的过渡模式，以增强自我决定能力和医疗连续性。对于神经发育性障碍年轻人和服务提供者而言，采用鹿特丹过渡过程剖析量表（Rotterdam Transition Profile）有助于将注意力集中在参与的多个领域的自主发展（Donkervoort et al. 2009）。该量表监测年轻人在生活健康管理 7 个方面的过渡过程，区分过渡阶段从没有经验、依赖成年人、中间阶段（正在经历和面向未来）到自力更生或自主独立。对于神经发育性障碍年轻人，鹿特丹过渡过程剖析量表可以在其 14 岁时尽早开始使用。量表的项目让年轻人反思他们的发育过程，并谈论其移动能力（交通）、上学、就业、财务、人际关系、性经历、生活状况和休闲活动。目前该量表已经有了用于年轻人和临床医生沟通的谈话版本和用于年轻人自我报告的版本，包括英语、荷兰语和挪威语版本（鹿特丹过渡过程剖析量表，2010）（表 22.1）。

五、主题 2：倾听年轻人的心声

让年轻人表达想法，可以改善神经发育性障碍个体的健康和生活质量。当让青少年描述他们的卫生保健体验时，他们都非常感谢有这样的机会来表达自己的意见（Siebes et al. 2007, Gan et al. 2008）。成年脑瘫患者的调查问卷中披露了大量的未被满足的需求，最常提到的需求是关于其障碍的信息（80%），关于脑瘫的病因、并发症和预后。这种信息需求可能是由于在成长过程中向儿童传递的信息不充分，或是在儿童长大为成人时出现了新问题（Nieuwenhuijsen et al. 2008）。在一项以客户为中心视角完成的研究中，患有脑瘫的年轻人，尤其是那些粗大运动功能较差的年轻人，指出了日常生活中的一些问题（Nieuwenhuijsen et al. 2009）；他们发现了在移动能力（使用公共交通工具、开车）、就业（寻找工作）、准备饭菜、做家务（如清洁）和活动量大的休闲活动（如体育）方面的问题，有几个问题涉及适龄儿童的或在脑瘫儿童长大后出现的活动。治疗师和医生应该意识到，当年轻脑瘫患者成长到成年期时可能会出现新的问题，这些可能需要其他方法或干预措施，而不是儿科的方法或干预措施（Nieuwenhuijsen et al. 2009）。

表 22.1　鹿特丹过渡过程剖析量表（Rotterdam Transition Profile）

参与的领域	过渡阶段	0	1	2	3
教育和就业	0. 没有接受教育，没有工作 1. 普通教育 2. 职业培训，工作实习 3. 有薪工作，志愿者服务				
经济	0. 没有零用钱 1. 零用钱，服装津贴 2. 兼职，助学金 3. 财务独立：工作收入，福利				
家务	1. 与父母居住，无须进行家务劳动 2. 承担部分家务活动，进行家务培训，或寻找合适的家务 3. 独立居住				
休闲 （社会活动）	1. 年轻人安排和同伴在家里进行休闲活动 2. 白天，年轻人安排和同伴在户外进行休闲活动 3. 年轻人和同伴在晚上外出				
亲密关系	0. 年轻人没有约会经历 1. 年轻人有约会经历但无亲密关系 2. 年轻人有亲密关系的经历 3. 年轻人目前有亲密关系 / 伴侣				
性	0. 年轻人没有法式亲吻的经历 1. 年轻人有法式亲吻的经历 2. 年轻人有在衣服下进行爱抚或裸体拥抱的经历 3. 年轻人有性经历				
出行	1. 父母或照顾者接送青少年 / 年轻人 2. 父母或照顾者安排交通，但不与其同行 3. 年轻人自行安排交通				
卫生保健					
服务需求	1. 父母表达服务需求 2. 父母和年轻人一起表达服务需求 3. 年轻人可独立表达服务需求				
服务和帮助	1. 父母帮忙申请服务和帮助 2. 年轻人学习申请服务和帮助的流程 3. 年轻人独立申请服务和帮助				
康复服务	在过去一年里： 1. 年轻人看过儿科康复服务 2. 没有看过儿科康复服务 3. 年轻人看过成人康复服务				

注：鹿特丹过渡过程剖析量表，© 鹿特丹伊拉斯姆斯大学医学中心康复医学系：www.erasmusmc.nl/

来源：Donkervoort et al.（2009）.

从较年长的青少年脑瘫患者的经验和认识中吸取的教训是，应鼓励服务提供者促使年轻人积极参与有关移动方法、任务调整、辅助技术和环境改造的策略，而不是只关注改善损伤和活动限制的治疗（Palisano et al. 2009）。神经发育性障碍年轻患者做出的选择和权衡的复杂性肯定了考虑人与环境动态互动的重要性（而这是所有年轻患者面临的发展历程的一部分），并讨论了他们现在和未来所作选择中权衡取舍的必要性。年轻脑瘫患者认为的重要选择之一是他们参与社会活动所需的支持的数量和类型（Stewart et al. 2012）。总之，建议所有的服务提供者都向客户询问他们生活中各种经历的意义，包括移动问题、健康状况和他们的生活质量——所有这些都应该把重点放在选择和解决方案上，而不仅仅是问题本身。

六、主题 3：准备和培养成人服务（另见第二十三章）

显然，神经发育性障碍个体需要持续服务以降低合并问题的发生率并改善生活质量（Aisen et al. 2011, Webb 2010），应为所有长期神经发育性障碍患者提供充分的常规医疗、口腔科和专科保健（Liptak 2008, Webb 2010）。虽然从理论上讲，卫生保健提供者和政策制定者在这一人权问题上几乎没有异议，但事实上，脑瘫、脊柱裂和童年期获得性脑损伤的年轻患者和成年患者在过渡过程中都存在着困难，包括获取卫生保健的渠道缺失，专业人员的知识缺乏，过渡过程中信息缺乏和不确定性（Young et al. 2009）。由于大多数神经发育性障碍在传统上被视为儿童期障碍，所以没有对成人的服务进行培训以满足这些人的需求。例如，成人卫生保健提供者在住院医师培训时没有学习对儿童时期发病的成年患者的管理知识（Aisen et al. 2011）。对医疗和牙科学员进行适当的培训（知识、态度）对提高能力有很大帮助。应该为神经发育性障碍患者建立有助于过渡的工具和信息资源中心，既包括年轻人向成人卫生保健系统的过渡，也包括他们的家庭、医疗团队和其他服务提供者的过渡（参考例子见 http://healthytransitionsny.org 和 http://www.gottransition.org/）。要克服在儿科专家、成人医疗服务专家与初级卫生保健提供者之间的差距，建立起他们之间的联系至关重要（Gorter 2012）。需要在个人或项目层面，围绕神经发育性障碍个体及其家庭，建立起成人卫生保健提供者的网络；也需要组织层面的协作，为卫生保健提供者提供支持和资源，以满足患者整个生命周期的需要。

例如，荷兰康复中心网络（TransitionNet）为儿童期发病的神经发育性障碍和残疾的年轻人（16～25岁）提供创新的过渡和终身医疗服务。在年轻人团队（young adult teams，YATs）中，他们制订并实施适合相应年龄的干预措施，旨在改善年轻人在几个生活领域的自主权（Roebroeck et al. 2009）。YATs通常包括康复医学顾问、心理学家、治疗师和社会工作者。如上所述的一些健康问题和必要的生活技能将决定与年轻人协商的目标（Chamberlain & Kent 2005）。在英国，YATs已被证明具有"成本效益"（Bent et al. 2002）。根据鹿特丹过渡过程剖析量表中的参与领域，荷兰中心为年轻人制订了一组8项干预措施，重点关注各种主题和生活领域，包括健康的生活方式和体能健康。有一个模块专为父母而设，鼓励他们为儿童提供体验新环境的空间，并朝着独立自主的方向发展。关于一些干预措施可行性的研究显示了初步的积极结果，大多数参与者实现了特定的干预目标，如职业表现水平提高和参与有偿工作（工作干预）、性自尊（亲密关系）、日常体力活动（健康的生活方式），以及家庭和专业人员更加关注儿童在生活领域的自主发展（成长技能）（Buffart et al. 2010, Hilberink et al. 2013, Verhoef et al. 2013）。除了提供适合成长发育水平的过渡服务外，如果需要，YATs还可以提供成年后医疗检查和适当随访的机会。

七、总结

神经发育性障碍的年轻人的发育轨迹可以向多个方向发展，这取决于个人风险和保护因素与环境障碍和支持间的相互作用。这些相互作用在过渡时最为重要，因为这时年轻人要应对个人和环境变化的重大挑战，包括从儿科卫生保健提供者到成人卫生保健提供者的过渡。只有通过在儿童和青少年时期积极的、与生长发育水平相适应的生活经历和常规的参与及融合，神经发育性障碍的年轻人才能为健康、成功和有意义的成年生活作好准备。

参考文献

* 主要参考文献

*Aisen ML, Kerkovich D, Mast J, et al (2011) Cerebral palsy: clinical care and neurological rehabilitation. *Lancet Neurol* 9: 844–852. http://dx.doi.org/10.1016/S1474-4422(11)70176-4

Arnett JJ (2004) *Emerging Adulthood. The Winding Road from the Late Teens through the Twenties*. Oxford: Oxford University Press.

Baird G, Allen E, Scrutton D, et al (2011) Mortality from 1 to 16–18 years in bilateral cerebral palsy. *Arch Dis Child* 96: 1077–1081. http://dx.doi.org/10.1136/adc.2009.172841

*Bent N, Tennant A, Swift T, Posnett J, Scuffham P, Chamberlain MA (2002) Team approach versus ad hoc health services for young people with physical disabilities: a retrospective cohort study. *Lancet* 360: 1280–1286. http://dx.doi.org/10.1016/S0140-6736(02)11316-X

Buffart LM, van den Berg-Emons HJG, van Mechelen W, et al (2010) Promoting physical activity in an adolescent and a young adult with physical disabilities. *Disabil Health J* 3: 86–92. http://dx.doi.org/10.1016/j.dhjo.2009.08.005

*Chamberlain MA, Kent RM (2005) The needs of young people with disabilities in transition from paediatric to adult services. *Eur Medicophys* 41: 111–123.

*Donkervoort M, Wiegerink DJHG, van Meeteren J, Stam HJ, Roebroeck ME, Transition Research Group South West Netherlands. (2009) Transition to adulthood: validation of the Rotterdam Transition Profile for young adults with cerebral palsy and normal intelligence. *Dev Med Child Neurol* 51: 53–62. http://dx.doi.org/10.1111/j.1469-8749.2008.03115.x

Forsgren L, Hauser WA, Olafsson E, Sander JW, Sillanpää M, Tomson T (2005) Mortality of epilepsy in developed countries: a review. *Epilepsia* 46(Suppl. 11): 18–27. http://dx.doi.org/10.1111/j.1528-1167.2005.00403.x

*Gall C, Kingsnorth S, Healy H (2006) Growing up ready: a shared management approach. *Phys Occup Ther Pediatr* 26: 47–62. http://dx.doi.org/10.1080/J006v26n04_04

Gan C, Campbell KA, Snider A, Cohen S, Hubbard J (2008) Giving Youth a Voice (GYV): a measure of youths' perceptions of the client-centredness of rehabilitation services. *Can J Occup Ther* 75: 96–104.

Gauffin H, Flensner G, Landtblom AM (2011) Living with epilepsy accompanied by cognitive difficulties: young adults' experiences. *Epilepsy Behav* 22: 750–758. http://dx.doi.org/10.1016/j.yebeh.2011.09.007

Gordon KE, Dooley JM, Sheppard KM, Macsween J, Esser MJ (2011) Impact of bisphosphonates on survival for patients with Duchenne muscular dystrophy. *Pediatrics* 127: e353–e358. http://dx.doi.org/10.1542/peds.2010-1666

Gorter JW (2009a) Rehabilitative therapies for the child with cerebral palsy: focus on family, function and fitness. *Minerva Pediatr* 4: 425–440.

Gorter JW (2009b) Transition to adult-oriented health care: perspectives of youth and adults with complex physical disabilities. *Phys Occup Ther Pediatr* 4: 362–366. http://dx.doi.org/10.3109/01942630903222100

Gorter JW (2012) Making links across the lifespan in neurology. *Can J Neurol Sci* 39: 1–2.

*Gorter JW, Stewart D, Woodbury-Smith M (2011) Youth in transition: care, health and development. *Child Care Health Dev* 37: 757–763. http://dx.doi.org/10.1111/j.1365-2214.2011.01336.x

Grant C, Pan J (2011) A comparison of five transition programmes for youth with chronic illness in Canada. *Child Care Health Dev* 37: 815–820. http://dx.doi.org/10.1111/j.1365-2214.2011.01322.x

Hilberink SR, Vos I, Roebroeck ME, Maathuis CGB (2013) Improving skills for growing up in youth with a physical disability. A feasibility and effectiveness study. Submitted for publication.

Huber M, Knottnerus JA, Green L, et al (2011) How should we define health? *BMJ* 343: d4163. http://dx.doi.org/10.1136/bmj.d4163

Kraus de Camargo O (2011) Systems of care: transition from the bio-psycho-social perspective of the International Classification of Functioning, Disability and Health. *Child Care Health Dev* 37: 792–799. http://dx.doi.org/10.1111/j.1365-2214.2011.01323.x

*Liptak GS (2008) Health and well being of adults with cerebral palsy. *Curr Opin Neurol* 21: 136–142. http://dx.doi.org/10.1097/WCO.0b013e3282f6a499

MacCulloch R (2012) *Interpreting the Myth of Independence 1: The Transition to Adulthood for Youth with Neurodevelopmental Disorders. Comprehensive Examination.* Montreal, QC: School of Social Work, McGill University.

Moola FJ, Norman ME (2011) 'Down the rabbit hole': enhancing the transition process for youth with cystic fibrosis and congenital heart disease by re-imagining the future and time. *Child Care Health Dev* 37: 841–851. http://dx.doi.org/10.1111/j.1365-2214.2011.01317.x

*Nieuwenhuijsen C, van der Laar Y, Donkervoort M, Nieuwstraten W, Roebroeck ME, Stam HJ (2008) Unmet needs and health care utilization in young adults with cerebral palsy. *Disabil Rehabil* 30: 1254–1262. http://dx.doi.org/10.1080/09638280701622929

*Nieuwenhuijsen C, Donkervoort M, Nieuwstraten W, Stam HJ, Roebroeck ME, the Transition research Group South West Netherlands (2009) Experienced problems of young adults with cerebral palsy: targets for rehabilitation care. *Arch Phys Med Rehabil* 90: 1891–1897. http://dx.doi.org/10.1016/j.apmr.2009.06.014

Oakeshott P, Hunt GM, Poulton A, Reid F (2010) Expectation of life and unexpected death in open spina bifida: a 40-year complete, non-selective, longitudinal cohort study. *Dev Med Child Neurol* 52: 749–753. http://dx.doi.org/10.1111/j.1469-8749.2009.03543.x

*Oskoui M (2012) Growing up with cerebral palsy: contemporary challenges of healthcare transition. *Can J Neurol Sci* 39: 23–25.

Palisano RJ, Shimmell LJ, Stewart D, Lawless JJ, Rosenbaum PL, Russell DJ (2009) Mobility experiences of adolescents with cerebral palsy. *Phys Occup Ther Pediatr* 29: 133–153. http://dx.doi.org/10.1080/01942630902784746

Priestly M (editor) (2001) *Disability and the Life Course. Global Perspectives.* Cambridge, UK: Cambridge University Press.

Punthakee Z, Gorter JW, for the TRACE Study Group (2011) TRansition to Adulthood with Cyber guide Evaluation (TRACE). Available at: www.canchild.ca/en/ourresearch/trace.asp (accessed 28 November 2012).

*Roebroeck ME, Jahnsen R, Carona C, Kent RM, Chamberlain MA (2009) Adult outcomes and lifespan issues for people with childhood-onset physical disability. *Dev Med Child Neurol* 51: 670–678.

Rotterdam Transition Profile (2010) Dutch en English versions. Available at: http://erasmusmc.nl/revalidatie/research/transition/ (accessed 28 November 2012).

Siebes RC, Wijnroks L, Ketelaar M, van Schie PE, Vermeer A, Gorter JW (2007) Validation of the Dutch Giving Youth a Voice Questionnaire (GYV-20): a measure of the client-centredness of rehabilitation services from an adolescent perspective. *Disabil Rehabil* 29: 373–380. http://dx.doi.org/10.1080/09638280600835218

*van Staa AL, Jedeloo S, van Meeteren J, Latour JM (2011) Crossing the transition chasm: experiences and recommendations for improving transitional care of young adults, parents and providers. *Child Care Health Dev* 37: 821–832. http://dx.doi.org/10.1111/j.1365-2214.2011.01261.x

Stewart D, Law M, Burke-Gaffney J, et al (2006) Keeping It Together: an information KIT for parents of children and youth with special needs. *Child Care Health Dev* 32: 493–500. http://dx.doi.org/10.1111/j.1365-2214.2006.00619.x

*Stewart D, Freeman M, Law M, et al (2009a) The Best Journey to Adult Life for Youth with Disabilities: An Evidence-based Model and Best Practice Guidelines for the Transition to Adulthood for Youth with Disabilities. Available at: http://transitions.canchild.ca/en/OurResearch/resources/BestPractices.pdf (accessed 28 November 2012).

Stewart D, Freeman M, Missiuna C, et al (2009b) *Keeping it Together: Youth Version*. Hamilton, ON: *CanChild* Centre for Childhood Disability Research, McMaster University.

Stewart DA, Lawless JJ, Shimmell LJ, et al (2012) Social participation of adolescents with cerebral palsy: trade-offs and choices. *Phys Occup Ther Pediatr* 32: 167–179. http://dx.doi.org/10.3109/01942638.2011.631100

Strauss DJ, Shavelle RM, Rosenbloom L, Brooks JC (2008) Life expectancy in cerebral palsy: an update. *Dev Med Child Neurol* 50: 487–493. http://dx.doi.org/10.1111/j.1469-8749.2008.03000.x

Verhoef JAC, Miedema HS, van Meeteren J, Stam HJ, Roebroeck ME (2013) A new intervention to improve work participation of young adults with physical disabilities: a feasibility study. Submitted for publication.

Verhoof E, Maurice-Stam H, Heymans H, Grootenhuis M (2012) Growing into disability benefits? Psychosocial course of life of young adults with a chronic somatic disease or disability. *Acta Paediatr* 101: e19–e26. http://dx.doi.org/10.1111/j.1651-2227

*Webb TS (2010) Optimizing health care for adults with spina bifida. *Dev Disabil Res Rev* 16: 76–81. http://dx.doi.org/10.1002/ddrr.99

Westbom L, Bergstrand L, Wagner P, Nordmark E (2011) Survival at 19 years of age in a total population of children and young people with cerebral palsy. *Dev Med Child Neurol* 53: 808–814. http://dx.doi.org/10.1111/j.1469-8749.2011.04027.x

World Health Organization (2001) *International Classification of Functioning, Disability and Health (ICF)*. Geneva: WHO Press.

Young N, McCormick A, Mills W, et al (2006) The transition study: a look at youth and adults with cerebral palsy, spina bifida and acquired brain injury. *Phys Occup Ther Pediatr* 26: 25–45. http://dx.doi.org/10.1080/J006v26n04_03

*Young NL, Barden WS, Mills WA, Burke TA, Law M, Boydell K (2009) Transition to adult-oriented health care: perspectives of youth and adults with complex physical disabilities. *Phys Occup Ther Pediatr* 29: 345–361. http://dx.doi.org/10.3109/01942630903245994

*Young NL, Rochon TG, McCormick A, Law M, Wedge JH, Fehlings D (2010) The health and quality of life outcomes among youth and young adults with cerebral palsy. *Arch Phys Med Rehabil* 1: 143–148. http://dx.doi.org/10.1016/j.apmr.2009.08.152

Young NL, McCormick AM, Gilbert T, et al (2011) Reasons for hospital admissions among youth and young adults with cerebral palsy. *Arch Phys Med Rehabil* 1: 46–50. http://dx.doi.org/10.1016/j.apmr.2010.10.002

第二十三章　为什么儿童期发病的神经发育性障碍患者需要成人专科服务人员？

伯纳德·丹（Bernard Dan）

概要

　　医疗职业已经变得高度专科化。神经发育性障碍儿童和青少年会经常接受儿童健康、神经病学、康复医学等方面的专家的服务。可是，当他们成年后，能够满足这个群体需求且拥有丰富经验和专业知识的专业人员却很少。本章介绍为什么需要培训人们成为成人服务专家，以服务越来越多的带着目前还没有得到充分解决的医疗和社会问题进入"成人"世界的"发育"障碍人群。有人认为，这些医疗服务的发展，既有利于那些从儿童健康领域"毕业"进入成人医疗服务的青少年，也有利于那些主要服务成人的专业人员，因为关注这些患有终身疾病的人群会加深他们对神经发育性障碍的理解。

一、引言

　　医学科学和实践中的专业化概念可能和医学本身一样历史久远，但其形式及体系和目前情况大致类似，大部分的发展出现在 19 世纪（Weisz 2003），直到近些年才有了新的补充。显然，对独立医学专家的界定在某种程度上是随意的，而且在不同国家也有不同的情况，甚至在同一个国家内，执业活动的安排也可能存在地区差异。因此，现有能够负责照顾神经发育性障碍儿童的最有能力的医生可能是一位全科医生或是儿科、发育儿科、社区儿科、儿童神经病学、神经病学、精神病学或物理医学方面的专科医生。专家的头衔不一定与其处理这类临床问题的专业水平相当。

更复杂的是，医学专科可能按照不同的轴线来建立，有些是基于特定的器官或生理系统（如心脏学或血液学），有些只是处理外科（如神经外科）和内科（如神经内科）方面，还有一些是关注诊断程序（如放射学或病理学）或治疗程序（如放射治疗），有些专科是根据患者的年龄来定义（如新生儿学或老年病学）。最后一种方法包括儿科和儿科亚专科，如果疾病持续存在或有很高的复发风险，在年龄组之间过渡则是一个特殊的挑战。这意味着会有专科医生知识转换的问题，不仅涉及疾病的特性，也涉及处理临床情况的特殊方式。这种知识转换是指导儿童期发病的神经发育性障碍患者医疗服务的理论核心。令人意外的是，不仅这一领域的专科医生之间的知识转换很差，而且更大的问题是，在大多数的实践或培训项目中，那些针对照顾儿童期发病的神经发育性障碍成年患者的专业人员的有效培训一直处于边缘化状态。因此，为这些成年人提供的卫生保健服务缺乏如成年性疾患所具有的循证基础，而且从业者还没有作好识别和满足他们需求的准备。

在缺乏更合适选择的情况下，基于儿科医疗包含"从胎儿到成熟生物体发育的所有年龄和阶段，以及儿童疾病的成年幸存者"的假设，一定比例的儿童期发病的神经发育性障碍成年患者仍在继续接受儿科医生的治疗（Johnson et al. 2001, p. 1）。但是，套用儿科格言"儿童不是成人的缩小版"，**神经发育性障碍成年患者并不是发育障碍的大孩子**，他们有不同的需求且要面对不同的挑战。培训一些为神经发育性障碍人士提供全生命周期医疗服务的专科医生的尝试，也在当地取得了一些显著的成功（Palmer et al. 2003）。这一角色在 1999 年得到了美国医学亚专科委员会的认可。这个为期四年的培训课程包括成人神经病学、儿童神经病学/发育障碍，以及相关的基础和临床的神经科学。针对患有脑瘫、脊柱裂、肌营养不良等疾病的年轻人，英国的一些地方和其他地区已经成立了专门的多学科团队（Kent & Chamberlain 2004），通过这种方法，加上有效的过渡方案，使神经发育性障碍的人群更多地参与到社会中去，并且与各自为阵的医疗相比，这样不需要额外的经济成本（Bent et al. 2002）。不幸的是，上述的专科医生和服务机构资源目前都很有限。因此，可能很有必要考虑在培训为存在这些障碍的成年患者提供医疗服务的医学专科人才时加入神经发育性障碍的内容，尽管神经发育性障碍不是他们的首要关注点。

二、为什么要培训神经发育性障碍方面的成人专科医生?

有许多原因可以解释为什么要促进那些参与神经发育性障碍儿童和成人医疗服务的专业人员之间的信息共享。最明显的一点就是，我们认识到，最初在儿童时期出现的慢性疾病会一直持续到成年，他们会面临一些特别的挑战。我们还必须认识到，同为神经功能异常，如果在发育早期发生，与典型的成人神经疾病的已有功能发生丧失相比，其表现是不一样的（另见第六章）。最显著的方面是，障碍往往是综合的，其影响多重神经系统，导致运动、感觉、认知和行为方面的症状，这被定义为共患病（Bax & Gillberg 2010）。此外，一些神经发育性障碍的特征性表现，如抑郁和癫痫，虽然在儿童或青少年期可能已经很大程度得到缓解或完全不出现，但在后期可能（又）出现问题。另外一个原因是，管理方面已经发展，开始采用一种复杂的、涉及多个学科的协作性方法来解决在儿童时期就出现的问题，这种方法与成年同类患者的常见服务模式大不相同。这种发展给向成人医疗服务过渡带来了困难和问题，但它也可能对优化成人医疗服务具有启发作用。

（一）因为儿童期发病的神经系统疾病在成年后仍然存在

儿童期发病的神经性疾病的持续存在并不是因为管理不当，相反，它与更好地处理危及生命的并发症从而寿命得以延长有关。曾经是儿童时期致命的疾病，如脊柱裂和进行性假肥大性肌营养不良，现在可能活到成年。一些常见的神经性疾病，如脑瘫（Stevenson et al. 1997, Strauss et al. 2007），存活率也有了
显著的提高（Stevenson et al. 1997, Strauss et al. 2007）。有些作者认为，"许多童
年疾病造成障碍的真实程度只有在成年后才能知道"（Johnson et al. 2001），然
而，人们对成年后这些疾病的后果却知之甚少（Rosenbaum 2003）。这种专业
知识相对贫乏的状态在罕见病中表现得更明显，这些疾病的自然转归往往很少
或完全没有被记录，因此，这些疾病的成年患者临床特征表现来自片面报道，
或基于错误的观念。例如，有几篇综述得出结论说天使综合征患者的寿命是
正常的，他们的依据仅仅是一些患者在 70 岁时身体还比较健康的散在病例报
告。这一说法不是基于任何的系统性研究，它与预期寿命的缩短相矛盾。预
期寿命缩短通常与活动能力下降、严重脊柱侧凸、吞咽困难、误吸、或很多
成年患者都存在的严重癫痫综合征有关（Dan 2008, Roebroeck et al. 2009）。如
果数据确实存在，它们有可能显示，存活率的提高不是线性的，而是与某些
因素的变化密切相关 [如雷特综合征（Freilinger et al. 2010）]。必须指出的
是，无论单一疾病的发病率如何，都会有大量的患者需要成人医务从业者的
服务。

（二）因为在儿童期发病的疾病的神经病学特征是不同的

神经损伤的一些临床表现可能会因其是发生在发育早期或生命的后期而有
所不同，也许是由于成熟度、脑的可塑性和经验因素的影响，这是脑瘫定义的
主要根据之一（Rosenbaum et al. 2007）。它还要求对异常运动的特征做出一些
具体的定义，因为这些特征无法运用常见成人神经疾病的现象学进行描述，或
者描述得令人困惑（Sanger et al. 2003, 2006）。发育性功能障碍和后天获得性功
能障碍的区别在某些领域的表现已经被明确，如言语障碍（dysphasia）和运动
障碍（dyspraxia）（前缀 dys- 表示发育性障碍）与失语症（aphasia）和失用症
（apraxia）（前缀 a- 表示失去已有的功能）分别有着各自不同的病因、特征和含
义。许多发育性疾病在成年患者中的表现仍然是特异性的，例如，与脑卒中的
成年患者相比，患有偏瘫型脑瘫的成年人会表现出不同的运动模式。神经发育

性障碍中另一个重要事实就是，它们可能表现为多重神经回路的功能障碍，这些异常有的可能是"原发性"神经损伤或中断的反映，有的则可能是活动受限的结果，而活动受限会限制学习和知觉发育的经历（Rosenbaum et al. 2007）。

此外，尽管神经发育性障碍会持续到成年期，但其症状有不同的侧重点，需要不同的管理。例如，疲劳和疼痛的症状，在脑瘫患儿中很少是重点，却是成年患者的主诉（Turk et al. 1997, Jahnsen et al. 2004, Opheim et al. 2009）；相反，某些行为表现会对儿童产生很大的破坏性影响（如胎儿酒精综合征、雷特综合征、天使综合征中过度旺盛和活跃），但在青春期后会改善或消失（Streissguth et al. 1985, Pelc et al. 2008a, Smeets et al. 2012）。有一些疾病（如雷特综合征或天使综合征）在青春期时，癫痫症状可能会消失（这曾经是个共识），但是经常在成年期时复发，且难以被发现（Clayton–Smith 2001, Pelc et al. 2008b）。患者的需求也随着年龄的增长而变化，与疾病的自然转归、个人因素和社会因素有关。自我感知的健康相关生活质量在青少年和成年脑瘫患者中显著降低，尤其是在身体功能方面（Bjornson et al. 2008, Gaskin et al. 2008, van der Slot et al. 2010）。

（三）因为从儿科保健过渡的需要

向神经发育性障碍儿童和青少年提供卫生保健需要多学科合作（Patel et al. 2008）。除了患儿和他/她的家人以外，可能还需要一大群专业人员参与其中，包括儿科医生、儿童神经科医生、骨科医生、物理治疗师、言语治疗师、作业治疗师、临床心理学家、神经心理学家、正畸专家、耳鼻喉科医生、听力专家、眼科医生、矫形师、精神科医生、心理学家、神经外科医生、社会工作者、老师等。许多机构已发展出有利于相关人员之间互动和协调的方法，贯穿评估、确定目标、干预、再评估的过程。虽然在儿童时期投入了很多，但许多患者在成年后就失去了专科随访。

一些研究发现，患儿自从离开学校后，与医护人员的接触显著减少（Stevenson et al. 1997, Ng et al. 2003）。从儿科向成人保健的过渡很少有计划和安排。许多神经发育性障碍的年轻患者缺乏自我维持服务的社会技能（Cappelli et al.

1999），只有在出现紧急情况时才寻求医疗帮助（Viner 1999），然而，成人医疗专业人员往往不熟悉这些疾病。有大量证据表明，那些失去随访的患者后期出现了疾病相应的并发症（Bax et al. 1988）。因此，为了响应神经发育性障碍成年患者的具体需要，有必要仔细考虑与服务转换有关的问题。和其他慢性疾病一样，这个过渡应该也是一个彻底重新评估的时机，这样，成人专科人员可能会注意到患者的病史或临床/临床相关的特征中一些长期被忽视的方面，这可能导致人们质疑之前的诊断或促成新的处理方法。早期的随访时间长度不能保证诊断的准确性，但它对预后、遗传咨询、治疗都有意义。如前所述，因为许多神经发育性障碍涉及多系统并伴有并发症，所以常常需要多专业服务。目前已经建立起来的以儿童为中心的服务模式或许可以作为优化成人卫生保健的一个范例。

三、成人专科服务人员关于神经发育性障碍的培训应该以谁为中心？

许多不同的卫生专业人员可能参与到预防性（包括二级和三级预防）、治疗性（复杂症状的一些特征）、促进性或康复性服务中。所有专业人员都应该接受适当的培训，以便了解和满足神经发育性障碍成人的需要。此外，有必要在医学（或辅助医学）专业人员的专科培训课程中系统地列入更多与这些患者临床表现直接相关的具体内容。很显然应该包括神经病学，其专业特点是考虑主要问题并用相应的临床方法来治疗神经系统功能障碍的患者。神经科医生最擅长将临床特征与神经解剖学、神经生理学、神经病理学的知识相结合，以提出适当的处理方法，即使他们很少有关于神经发育性障碍的概念或经验。

另一个重要的学科是物理医学和康复（rehabilitation），尽管在这里 "habilitation" 一词更准确。有人认为康复医学专业人员特别合适，因为他们具备诊断和治疗技能，可以满足医疗服务的协调需要（Chamberlain 2003）。他们与其他内科和外科医生保持联系，自身的基本训练使他们能够识别和治疗诸如肌肉骨骼并发症、疼痛、痉挛、泌尿系统和神经系统疾病的问题。他们熟悉步态和姿势分析，以及矫形器、改良座椅和辅助器具的选择和使用。骨科医生处理肌肉骨骼的问题，该问题存在于大多数神经发育性障碍中，其中最典型的（但不是唯一）是脑瘫。

骨科问题非常繁多，包括肌肉／肌腱挛缩、骨扭转、髋关节脱位和脊柱畸形，与发育因素高度相关，但发育因素在骨科医生治疗的大多数疾病中完全不存在。有研究强调，骨科问题可能较晚才完全显示出来，那时它们会成为影响移动、身体健康、生活质量的最主要特征（Graham 2006）。高位髌骨、髋关节发育不良、腰椎峡部裂、颈椎管狭窄是成人脑瘫常见的进行性加重的问题（Murphy 2009）。近期数据也表明，综合性痉挛处理，包括肉毒毒素注射和骨科手术，明显改善了智力障碍成人在日常生活活动中的自我表现和护理水平（Charles et al. 2010）。与之相似，精神科医生能较好地治疗情感障碍、焦虑症、自闭症谱系障碍及一系列行为问题，这些可能是神经发育性障碍成年患者最常见的表现。

神经外科学在神经发育性障碍成年患者一些常见症状的治疗方法上取得了进展，如严重痉挛的鞘内巴氯芬治疗，类似的问题也摆在了神经外科医生面前。正如他们需要接受关于成人多发性硬化症和中风的培训，以优化他们最终提供给患者的服务，他们也应该知道在脑瘫和神经发育性障碍这些疾病的治疗中他们可能起到重要的作用。也有人建议，通过定期仔细监测脊髓脊膜膨出青少年和成年患者而对脑积水脑室分流术或脊柱裂后窝减压术进行修正，这对预防脊柱侧凸有决定性的作用（Rowe & Jadhav 2008）。泌尿外科学和妇科学也应该考虑。除了这些医学专科，许多相关专业也能从这些基础训练中获益，包括物理治疗、作业治疗、言语治疗（也解决进食问题）、矫形治疗和社会服务等等。这种培训也可以整合到结构化的跨学科问题解决方法的培训中，这种方法要求对潜在疾病有很好的了解，如疼痛诊所（另见第二十章）。

四、关于神经发育性障碍的成人专科服务人员培训的重点应该是什么？

从历史来看，神经发育性障碍领域是在基础神经科学和临床神经科学的坚实基础上发展起来的（Palmer et al. 2003）。为了优化对神经发育性障碍成年患者的医疗服务，相关专业人员应该理解这些疾病的病理、临床特征和治疗方法，以及对患者成年后的影响，他们也应该理解指导儿科治疗这些疾病及其终身影响的发育性视角（也可见第六章）。在许多情况下，对成人的定义本质上是基于年龄（有点随意），而不是常见的自主性心理学和社会学内涵。事实上，向成人服务过渡可以被视为成年仪式的一部分（Schidlow & Fiel 1990）。同样重要的是，他们应该明白这种方法建立所依据的概念和实用框架，包括 ICF、生活质量问题、以家庭为中心的方法、以团队为基础的方法，以及整合性教育和社会服务。接受培训的专业人员应该掌握能够制订合适目标、实施调查和治疗、咨询患者及其亲属、随访且提供支持作用的技能；他们也应该熟悉一些伦理问题，包括制订决策和终止生命的自主性问题，还应该鼓励患者参与残疾人社会宣传活动。

最近有人提出了一种分类方法，来说明部分儿科神经系统疾病的成年结局（Camfeld & Camfeld 2011），其中有一些可以作为讨论神经发育性障碍的基础。在这个分类中，进行性假肥大性肌营养不良被认为是**一种以前是儿童时期致命的，现在通过治疗（非治愈性的）可以存活到成年期的障碍**。这个疾病解释了我们在这一章提出的很多观点。治疗的进展的确提高了预期寿命，以至于大约 85% 的患者都至少可以活到 35 岁。因此，一些特征，如心肌病变，变得更加明显且必须尽早被认识到，因为它是可治疗的。这需要多学科的专业知识，包括成人神经病学、康复医学、肺病学、心脏病学，以及各种治疗和社会服务。神经肌肉病诊所内部可以建立起更优化的管理模式。

另外，**有一些疾病在儿童时期得以治愈，但其神经后遗症一直持续到成年时期**，如脑肿瘤（Macedoni–Luksic et al. 2003）和镰状细胞贫血（Ferster et al. 1995)。在这些患者中，神经方面的问题也许非常复杂，需要特别的专科知识。还有一类疾病是**在儿童期静止，在成年期活跃**，以脑瘫为例来说明。有关脑瘫在儿童时期有一个静止的过程的说法需要进一步理清；虽然它必须区别于那些因为病理生理机制而一直保持活跃的疾病（Rosenbaum et al. 2007），但脑瘫的临床表现长期以来一直被认为是"持续而非不变的"，特别是在儿童时期（Mac Keith et al. 1959）。无论如何，这个类别无疑强调了成年人严重恶化的风险（Dan 2007, Day et al. 2007）。唐氏综合征也属于这一类，它让人们开始关注治疗成年发病的阿尔茨海默病（Costa 2012）和其他认识不清的疾病的可能性，如老年肌阵挛性癫痫（De Simone et al. 2010）。

与这类疾病相似的是**儿童时期被诊断、但其最严重的表现出现在成年期的疾病**，以 I 型神经纤维瘤为典型，脑血管疾病、肉瘤和肾衰竭是该类疾病起于成年时期的严重并发症，在美国，它们与此类患者寿命降低（中位数为 59 岁）有关（Rasmussen et al. 2001）。这类疾病也包括结节性硬化症，除了癫痫外，其肾脏疾病在成年时期可能变得显著。许多儿童期癫痫都归在**儿童期可能缓解也可能不缓解，但对成人社会功能有持续影响的疾病**中。这个分类方案也为智力障碍提供了一个特殊类型，属于**可能让成人卫生保健不舒服的障碍**，因为受影响的成年人往往"无人知晓"（Bigby 2008），这个表述似乎证实了培训成人神经发育性障碍专家的必要性。

五、应该如何对成人专科服务人员进行神经发育性障碍的培训?

为了改善神经发育性障碍患者一生的医疗管理，我们强烈建议应该设计处理儿童期发病的神经发育性障碍的针对性课程，并整合到成人基础医疗培训中。这些课程应涵盖上述的领域，并针对那些从事全科医学和专科医学的人员进行特别安排，包括神经科、物理和康复医学科、骨科、神经外科和精神病科等。除了一个共同核心之外，每个课程应处理专科特异性的问题。开设这些课程将意味着在为神经发育性障碍儿童服务的科室轮转时要提供实操性临床教学，从而在儿科和成人专科医学之间建立必要的动态联系。这种动态联系可以通过共同会议，也可以通过期刊编辑政策鼓励发表关于整个生命周期相关问题的文章的方式来实现。反过来，儿科医生也会从他们的成人医疗专科同事那里学习到很多。所有的这些对辅助医疗专业来说也很重要。由于跨学科是这些课程的关键信息之一，因此课程进行期间应促进持续的互动（另见第二十章）。

除了将这些课程整合到全科医学及部分内科和外科的专科培训课程之外，还应设计一个更普适的课程，以适应任何希望获得相关技能的执业者们的需要，来为神经发育性障碍成年患者提供更好的卫生保健。

鉴于基础研究和临床研究的进展，关于神经发育性障碍的成人专科培训也应以继续教育的形式推出。毫无疑问，这项工作将为记录、审计和研究创造环境，也将有助于在神经发育性障碍患者服务方面取得全面进展。希望成人医疗专科能力的提升能够使患者个人得到更多的能力发展。

六、结论

在不久以前，康复有时被称为神经学研究中的"灰姑娘"（Tesio et al. 1995），说的是这个童话人物，尽管她有很多优点，却遭到了不应有的忽视，被迫陷入一种凄惨的境地，有希望通过几十年的重新审视需求、临床实践、技术发展、充分的科学研究和培训课程，来消除这一比喻的负面形象。对许多神经系统疾病康复的积极研究，如脑卒中、多发性硬化症、帕金森病、脊髓损伤和肌萎缩侧索硬化等，已经极大地改善了功能性结果，而且基础科学和管理的实用方面现在都是神经科医生基本训练的一部分。"灰姑娘"的比喻也曾用于儿童神经发育性障碍的康复（Soares Pinto et al. 2005）；同样，强化儿童整体方法，整合医疗、社会和教育因素，并在考虑这些因素复杂性的前提下与循证实践原则紧密结合，有希望极大地减少"灰姑娘"的负面比喻（Dan 2010）。目前的挑战是要显著改善患者整个生命周期的生活质量。为了实现这一目标，不要期待有圣母式的神奇干预，而要在成人卫生保健中为神经发育性障碍成年患者积极实施适合的优质康复服务。为此，应当培训医学和辅助医学的成人专科服务人员，以便确定患者的需要，并发展适当的专业知识以满足患者的需要。

参考文献

Bax C, Gillberg M (2010) *Comorbidities in Developmental Disorders*. London: Mac Keith Press.

Bax MC, Smyth DP, Thomas AP (1988) Health care of physically handicapped young adults. *BMJ* 296: 1153–1155.

Bent N, Tennant A, Swift T, Posnett J, Scuffham P, Chamberlain MA (2002) Team approach versus ad hoc health services for young people with physical disabilities: a retrospective cohort study. *Lancet* 360: 1280–1286. http://dx.doi.org/10.1016/S0140-6736(02)11316-X

Bigby C (2008) Known well by no-one: trends in the informal social networks of middle-aged and older people with intellectual disability five years after moving to the community. *J Intellect Dev Disabil* 33: 148–157. http://dx.doi.org/10.1080/13668250802094141

Bjornson KF, Belza B, Kartin D, Logsdon RG, McLaughlin J (2008) Self-reported health status and quality of life in youth with cerebral palsy and typically developing youth. *Arch Phys Med Rehabil* 89: 121–127. http://dx.doi.org/10.1016/j.apmr.2007.09.016

Camfield P, Camfield C (2011) Transition to adult care for children with chronic neurological disorders. *Ann Neurol* 69: 437–444. http://dx.doi.org/10.1002/ana.22393

Cappelli M, MacDonald NE, McGrath PJ (1999) Assessment of readiness to transfer to adult care for adolescents with cystic fibrosis. *Child Health Care* 18: 218–224. http://dx.doi.org/10.1207/s15326888chc1804_4

Chamberlain MA (2003) Advances in rehabilitation: an overview and an odyssey. *Clin Med* 3: 62–67.

Charles PD, Gill CE, Taylor HM, et al (2010) Spasticity treatment facilitates direct care delivery for adults with profound intellectual disability. *Mov Disord* 25: 466–473. http://dx.doi.org/10.1002/mds.22995

Clayton-Smith J (2001) Angelman syndrome: evolution of the phenotype in adolescents and adults. *Dev Med Child Neurol* 43: 476–480. http://dx.doi.org/10.1017/S0012162201000871

Costa AC (2012) Alzheimer disease: treatment of Alzheimer disease in Down syndrome. *Nat Rev Neurol* 8: 182–184. http://dx.doi.org/10.1038/nrneurol.2012.40

Dan B (2007) Progressive course in cerebral palsy? *Dev Med Child Neurol* 49: 644. http://dx.doi.org/10.1111/j.1469-8749.2007.00644.x

Dan B (2008) *Angelman Syndrome*. London: Mac Keith Press.

Dan B (2010) Measuring outcomes: an ethical premise in management of childhood disability. *Dev Med Child Neurol* 52: 501. http://dx.doi.org/10.1111/j.1469-8749.2010.03688.x

Day SM, Wu YW, Strauss DJ, Shavelle RM, Reynolds RJ (2007) Change in ambulatory ability of adolescents and young adults with cerebral palsy. *Dev Med Child Neurol* 49: 647–653. http://dx.doi.org/10.1111/j.1469-8749.2007.00647.x

De Simone R, Puig XS, Gélisse P, Crespel A, Genton P (2010) Senile myoclonic epilepsy: delineation of a common condition associated with Alzheimer's disease in Down syndrome. *Seizure* 19: 383–389. http://dx.doi.org/10.1016/j.seizure.2010.04.008

Deconinck N, Dan B (2007) Pathophysiology of Duchenne muscular dystrophy: current hypotheses. *Pediatr Neurol* 36: 1–7. http://dx.doi.org/10.1016/j.pediatrneurol.2006.09.016

Ferster A, Christophe C, Dan B, Devalck C, Sariban E (1995) Neurological complications after bone marrow transplantation for sickle cell anaemia. *Blood* 86: 408–409.

Freilinger M, Bebbington A, Lanator I, et al (2010) Survival with Rett syndrome: comparing Rett's original sample with data from the Australian Rett Syndrome Database. *Dev Med Child Neurol* 52: 962–965. http://dx.doi.org/10.1111/j.1469-8749.2010.03716.x

Gaskin CJ, Morris T (2008) Physical activity, health-related quality of life, and psychosocial functioning of adults with cerebral palsy. *J Phys Act Health* 5: 146–157.

Graham HK (2006) Absence of reference to progressive musculoskeletal pathology in definition of cerebral palsy. *Dev Med Child Neurol* 48: 78–79. http://dx.doi.org/10.1017/S0012162206220164

Jahnsen R, Villien L, Stanghelle JK, Holm I (2003) Fatigue in adults with cerebral palsy in Norway compared with the general population. *Dev Med Child Neurol* 45: 296–303. http://dx.doi.org/10.1111/j.1469-8749.2003.tb00399.x

Johnson DA, Rivlin E, Stein DG (2001) Paediatric rehabilitation: improving recovery and outcome in childhood disorders. *Pediatr Rehabil* 4: 1–3.

Kent RM, Chamberlain MA (2004) Transition from paediatric to adult neurological services. *J Neurol Neurosurg Psychiatry* 75: 1208. http://dx.doi.org/10.1136/jnnp.2003.033076

Kohler M, Clarenbach CF, Bahler C, Brack T, Russi EW, Bloch KE (2009) Disability and survival in Duchenne muscular dystrophy. *J Neurol Neurosurg Psychiatry* 80: 320–325. http://dx.doi.org/10.1136/jnnp.2007.141721

Macedoni-Luksic M, Jereb B, Todorovski L (2003) Long-term sequelae in children treated for brain tumours: impairments, disability, and handicap. *Pediatr Hematol Oncol* 20: 89–101. http://dx.doi.org/10.1080/0880010390158595

MacKeith RC, MacKenzie ICK, Polani PE (1959) The Little Club Memorandum on terminology and classification of 'cerebral palsy'. *Cereb Palsy Bull* 1: 27–35.

Murphy KP (2009) Cerebral palsy lifetime care: four musculoskeletal conditions. *Dev Med Child Neurol* 51(Suppl. 4): 30–37. http://dx.doi.org/10.1111/j.1469-8749.2009.03431.x

Ng SY, Dinesh SK, Tay SK, Lee EH (2003) Decreased access to health care and social isolation among young adults with cerebral palsy after leaving school. *J Orthop Surg* 11: 80–89.

Opheim A, Jahnsen R, Olsson E, Stanghelle JK (2009) Walking function, pain, and fatigue in adults with cerebral palsy: a 7-year follow-up study. *Dev Med Child Neurol* 51: 381–388. http://dx.doi.org/10.1111/j.1469-8749.2008.03250.x

Palmer FB, Percy AK, Tivnan P, Juul D, Tunnessen WW, Scheiber SC (2003) Certification in neurodevelopmental disabilities: the development of a new subspecialty and results of the initial examinations. *Ment Retard Dev Disabil Res Rev* 9: 128–131. http://dx.doi.org/10.1002/mrdd.10069

Patel DR, Pratt HD, Patel ND (2008) Team processes and team care for children with developmental disabilities. *Pediatr Clin North Am* 55: 1375–1390. http://dx.doi.org/10.1016/j.pcl.2008.09.002

Pelc K, Cheron G, Dan B (2008a) Behaviour and neuropsychiatric manifestations in Angelman syndrome. *Neuropsychiatr Dis Treat* 4: 577–584.

Pelc K, Boyd SG, Cheron G, Dan B (2008b) Epilepsy in Angelman syndrome. *Seizure* 17: 211–217. http://dx.doi.org/10.1016/j.seizure.2007.08.004

Rasmussen SA, Yang Q, Friedman JM (2001) Mortality in neurofibromatosis 1: an analysis using U.S. death certificates. *Am J Hum Genet* 68: 1110–1118. http://dx.doi.org/10.1086/320121

Roebroeck ME, Jahnsen R, Carona C, Kent RM, Chamberlain MA (2009) Adult outcomes and lifespan issues for people with childhood-onset physical disability. *Dev Med Child Neurol* 51: 670–678. http://dx.doi.org/10.1111/j.1469-8749.2009.03322.x

Rosenbaum P (2003) Cerebral palsy: what parents and doctors want to know. *BMJ* 326: 970–974. http://dx.doi.org/10.1136/bmj.326.7396.970

Rosenbaum P, Paneth N, Leviton A, et al (2007) A report: the definition and classification of cerebral palsy April 2006. *Dev Med Child Neurol* 109(Suppl.): 8–14.

Rowe DE, Jadhav AL (2008) Care of the adolescent with spina bifida. *Pediatr Clin North Am* 55: 1359–1374. http://dx.doi.org/10.1016/j.pcl.2008.09.001

Sanger TD, Delgado MR, Gaebler-Spira D, Hallett M, Mink JW, Taskforce on Childhood Motor Disorders (2003) Classification and definition of disorders causing hypertonia in childhood. *Pediatrics* 111: e89–e97. http://dx.doi.org/10.1542/peds.111.1.e89

Sanger TD, Chen D, Delgado MR, et al (2006) Definition and classification of negative motor signs in childhood. *Pediatrics* 118: 2159–2167. http://dx.doi.org/10.1542/peds.2005-3016

Schidlow DV, Fiel SB (1990) Life beyond paediatrics. *Med Clin North Am* 74: 1113–1120.

van der Slot WMA, Nieuwenhuijsen C, van den Berg-Emons RJ, et al (2010) Participation and health-related quality of life in adults with spastic bilateral cerebral palsy and the role of self-efficacy. *J Rehabil Med* 42: 528–535. http://dx.doi.org/10.2340/16501977-0555

Smeets EE, Pelc K, Dan B (2012) Rett syndrome. *Mol Syndromol* 2: 113–117.

Soares Pinto K, Ponte Rocha A, Bonfim Coutinho AC, Mafra Gonçalves D, Siebra Beraldo PS (2005) Is rehabilitation the Cinderella of health, education and social services for children? *Dev Neurorehabil* 8: 33–43. http://dx.doi.org/10.1080/13638490400011173

Stevenson CJ, Pharoah PO, Stevenson R (1997) Cerebral palsy: the transition from youth to adulthood. *Dev Med Child Neurol* 39: 336–342. http://dx.doi.org/10.1111/j.1469-8749.1997.tb07441.x

Strauss D, Shavelle R, Reynolds R, Rosenbloom L, Day S (2007) Survival in cerebral palsy in the last 20 years: signs of improvement? *Dev Med Child Neurol* 49: 86–92. http://dx.doi.org/10.1111/j.1469-8749.2007.00086.x

Streissguth AP, Clarren SK, Jones KL (1985) Natural history of the fetal alcohol syndrome: a 10-year follow-up of eleven patients. *Lancet* 2: 85–91. http://dx.doi.org/10.1016/S0140-6736(85)90189-8

Tesio L, Gamba C, Capelli A, Franchignoni FP (1995) Rehabilitation: the Cinderella of neurological research? A bibliometric study. *Ital J Neurol Sci* 16: 473–477. http://dx.doi.org/10.1007/BF02229325

Turk MA, Geremski CA, Rosenbaum PF, Weber RJ (1997) The health status of women with cerebral palsy. *Arch Phys Med Rehabil* 78(Suppl. 5): 10–17. http://dx.doi.org/10.1016/S0003-9993(97)90216-1

Viner R (1999) Transition from paediatric to adult care. Bridging the gap or passing the buck? *Arch Dis Child* 81: 271–275. http://dx.doi.org/10.1136/adc.81.3.271

Weisz G (2003) The emergence of medical specialization in the nineteenth century. *Bull Hist Med* 77: 536–574. http://dx.doi.org/10.1353/bhm.2003.0150

第二十四章　采用纵向和基于人口的方法研究神经发育性障碍儿童的终身轨迹

珍妮·唐斯（Jenny Downs）

海伦·伦纳德（Helen Leonard）

概要

　　在本章中，我们将讨论使用基于人口的研究设计（包括那些有纵向比较成分的），以更好地了解存在神经发育性障碍和儿童期发病的神经系统疾病的儿童的人生轨迹和结局。我们认为，基于人口的研究很重要，它能够克服很多临床样本选择中的偏倚，并发现疾病真实的多样性。我们将讨论纵向研究如何追踪儿童随着时间推移的成长和发育过程，既可向前看获得重要的预后信息，也可往回看评估结果的前因。我们倡议将纵向研究持续到成年期，以理解神经发育性障碍和儿童期发病的神经系统疾病的儿童的"成功老化"过程。最后，我们用澳大利亚雷特综合征研究的方法和结果来论证这些论点，这是一个将基于人口的研究方法与纵向随访相结合的研究实例。

一、引言

　　由让·皮亚杰（Jean Piaget）（1927）、阿诺德·格塞尔（Arnold Gesell）（1928）和罗纳德·伊林沃思（Ronald Illingworth）（1963）等先驱研究者进行的形成期研究为当代对儿童发展的理解奠定了基础，并在 20 世纪后半期开始认为生物因素和环境因素是互补的。这一重要原则已被我们用来理解儿童非典型性发展的进程（WHO 2001）。21 世纪以来，分子生物学领域出现了巨大的发展，包括对基因组和特定基因突变结构的认识，以及它们对细胞生物学和器官功能的下游效应。目前，一些以往病因不明的智力障碍的基因致病机制已被发现。然而，遗传途径也可以通过后天的影响来修正，包括生物学效应和社会环境中的发展经验（Champagne 2010）。一系列复杂的因素会影响儿童（无论有无障碍）的成长和发育，其中遗传与环境都发挥着关键作用。

与此同时，研究方法的日益进步让我们能够研究随着时间推移而呈现的多样化影响。与儿童发育特别相关的一个重要方法是纵向研究，这种研究设计可以在多年的多个时间点对一大群参与者（一个队列）进行研究（Last 2001）。纵向数据的收集可以用于多种目的，通过一个纵向数据系列，研究人员和临床工作者不仅可以前瞻性地预测患者未来的能力和需求，还可以回顾后期临床结果的前因。展望未来，纵向研究可以为临床工作者累积重要的预后信息，并为家属提供指导。

一个初诊孩子的父母会对孩子的未来有很多疑问——孩子是否会走路或说话，当前的医疗需求将如何随时间推移而发生变化，以及哪种治疗方法会带来最佳效果等。这些问题会随着孩子年龄的增长而改变，例如，学龄期的问题是有什么最佳方式来支持孩子满足教育需求，孩子成年后会怎么样，以及让孩子保持良好生活质量的重要因素有哪些。与横断面研究相反，纵向研究有助于找到诸如此类问题的答案。回顾过去的数据，在调整相关干扰因素后，可以将那些接受过物理治疗、药物治疗或手术等管理策略的患者与那些并未接受过治疗的患者进行对比。基于人口的研究是指从某个特定地域的人口中确定病例的研究（Last 2001 年）。通过结合现代统计方法对纵向数据进行建模，包含纵向研究成分的基于人口的研究是一种作用强大的研究设计方法。

本章将对神经发育性障碍儿童的基于人口的纵向研究进行回顾，并以澳大利亚雷特综合征研究（Australian Rett Syndrome Study）为例说明关键的理论原则。

二、神经发育性障碍和儿童期发病的神经系统疾病

神经发育性障碍和儿童期发病的神经系统疾病是指那些在儿童期的生长发育过程中，神经系统结构和功能受到不利影响的一类疾病，它们通常发展缓慢并且存在不同程度的智力、行为、运动和 / 或感觉障碍。这类疾病的病因并不总是很清楚。然而，现在已知许多离散障碍，如雷特综合征、唐氏综合征和脆性 X 染色体综合征等，有明确的遗传性病因。环境性病因导致的疾病较少见，如胎儿酒精综合征或先天性风疹综合征。其他一类疾病如自闭症和脑瘫，是根据其行为或运动特征来定义的，它们的病因呈现多样化（Bishop 2010）。最后，还有一些因素使儿童处于神经发育不良的高风险之下，如早产（Saigal & Doyle 2008）。

根据 ICF（WHO 2001）的框架，神经系统疾病可能表现出肌张力改变、运动障碍、平衡不良、协调性受损和日常功能性活动相关能力受限，如行动、沟通和学习等，以及参与教育、社会和娱乐的机会受限。另外还有一些个人和环境因素，如与社会、经济和物质环境有关的因素，这些因素在每个孩子和家庭中都会有复杂的关系，并且会随着时间而变化（Berkman & Kawachi 2000），需要进行多变量分析来确定这些因素与儿童及其家庭的生活质量和幸福感等重要结果之间的关系。（更多详细信息，请参阅第二章至第五章）

目前，大多数神经发育性障碍尚无治愈方法。患者及其家庭的需求是复杂的，需要在其整个生命周期内制订详细的计划，以协助日常管理并规划未来的需求。在一项关于针对不同神经发育性障碍进行的研究数量的系统综述中，包括那些离散的及病因更复杂的疾病，发现研究发表的数量因疾病种类和病情严重程度而异（Bishop 2010），例如，最近发表的关于自闭症的研究急剧增加，有关脑瘫、癫痫和唐氏综合征等疾病的大量研究仍在陆续发表，但对胎儿酒精综合征和不明原因的智力障碍的研究较少。尽管临床研究增长不多，但基因研究的数量却急剧增加，罕见的严重遗传性疾病的研究也较多，但情况并不绝对，

如对努南综合征的研究就很少（Bishop 2010）。到目前为止，研究可以为神经发育性障碍的管理提供一些指导，但要充分满足家庭需求，还需作更多的工作。

三、基于人口的神经发育性障碍研究

人口研究是指从特定的地理种群中确定病例的研究（Last 2001）。它避免了大多数临床样本中固有的选择偏倚，因为临床样本更可能纳入那些受到比较严重影响的患者。在人群框架下，有两种研究神经发育性障碍的途径。第一种是建立一个以人口为基础的注册平台，并通过一种机制找出所在地理区域内某种疾病的所有病例；若没有以人口为基础的注册平台，也可以使用记录链接来找到满足某些标准的病例，如服用癫痫药物的儿童。第二种途径涉及跟踪一个出生队列的全部或其中一部分，确定儿童在何时出现所研究的疾病，这种途径也可以使用包括记录链接在内的各种策略来实现。

一个基于人口的注册平台的例子是澳大利亚雷特综合征研究，本章后面有详细描述，该平台目前正在持续发现澳大利亚人口中患有雷特综合征的女孩和妇女。令人惊讶的是，很少有其他注册平台涉及与智力障碍相关的离散性疾病。然而，英国已经通过基于人口的数据估算出了普拉德－威利综合征的出生率、患病率和死亡率。他们通过联系卫生、教育和社会服务的专业人员及英国普拉德－威利协会等多种认定策略，来找出所有已知的居住在英国一个地区的普拉德－威利综合征患者，包括 8 个县、约 500 万人口（Whittington et al. 2001）。

另一个基于人口的注册平台是智力障碍探索答案（Intellectual Disability Exploring Answers，IDEA）数据库，该数据库确定了西澳大利亚州（Western Australia，WA）的所有智障人士（Petterson et al. 2005），是世界上为数不多的此类数据库之一。所有个案通过两个重叠的行政组织来确定：残疾服务委员会（Disability Services Commission）和西澳大利亚州政府组织，前者为智障儿童和成人提供服务，后者为有特殊需要的儿童提供教育服务。最近一项记录链接研究使用了来自这个数据库和其他来源的数据，比较了智力障碍和自闭症儿童母亲的风险因素。与自闭症儿童的母亲相比，存在轻度至中度智力障碍儿童的母亲似乎更年轻，更多是原住民，并处于更大的社会劣势（Leonard et al. 2011）。维多利亚州脑瘫注册平台是另一个基于人口的注册平台，用于找出自1970年以来在维多利亚州出生或接受服务的脑瘫人士。其数据的多种来源包括维多利亚州两所三级儿童医院的住院和门诊名单，磁共振成像和步态实验室评估的患者名单，以及来自儿科医生和家属的转诊记录等。该注册平台现在被用作各种研究项目的抽样框架，如最近用于调查脑瘫儿童的听力损失研究（Reid et al. 2011）。

记录链接本身可以作为一种以人口为基础的识别病例的途径。例如，芬兰的抗癫痫药物使用者国家注册数据（注册是根据癫痫的临床诊断和神经科医生提供的附加信息）与整个人口注册和医院出院数据库相链接，以确定1986—2008年癫痫发病率的区域性差异和随时间变化的趋势。据估计，这一注册涵盖了97%的新发癫痫患者，使流行病学调查结果更具说服力（Sillanpaa et al. 2011）。这些数据提供了有关癫痫自然病史的随访超过37年的人口调查结果（Sillanpaa & Schmidt 2006），以及从儿童期随访至平均年龄23岁患者的就业结果（Sillanpaa & Schmidt 2010）。

基于人口注册平台的使用，阐明了公共卫生在使用具有成本效益的方法检查大量参与者和提供重要流行病学信息方面的优势。使用此类数据的研究可以在最小选择性偏倚的情况下明确长期临床结果。但是，如果注册数据是源于其他初始目的的管理性数据，它们也许无法直接从患儿父母处获得有效信息，如与功能和参与有关的问题。

另一种可用的策略是通过对一个出生队列的全部新生儿或其中一部分进行前瞻性随访来确定某种疾病会在什么时候发生。在加拿大阿尔伯塔省，所有出生体重极低的婴儿都被收入两个区域性新生儿重症监护病房中的一个，并且在北部区域中心已经实现了对研究群体进行随访（Robertson et al. 2007）。根据1974—2003年对这组人口的随访，已经估计出了孕龄在20~29周的婴儿脑瘫的发病率和风险因素（Robertson et al. 2007）。这项研究的时间长，找出相关人口的比例高（只有1%的数据缺失），使其具备了很高的质量。

总之，尽管许多神经和发育方面的文献都是基于临床的研究，但只有基于人口的研究才能成功地减少参与者选择和随访的偏倚。尽管可获得的临床/功能方面的细节可能少于那些与参与者直接接触的研究，人口或出生队列数据的使用，也可以使我们理解神经发育性障碍的危险因素。基于人口的特殊疾病注册平台可以帮助确定疾病的真实变异性，并且近年来在文献中报道的研究越来越多。这种方法的使用将为家庭和临床工作者带来益处。

四、神经发育性障碍的纵向研究

（一）记录生长和发育

对被诊断为或有风险患神经发育性障碍的儿童进行纵向研究，可以提供机会监测其随时间的变化。为了说明这点，本节选取了几个针对特定离散性疾病（如脆性X染色体综合征）和多病因疾病（如脑瘫）的纵向研究的例子，这些研究可能使用也可能不使用基于人口的确定方法。本节还倡导将纵向研究持续到患者成年时期，以更好地理解儿童期发生神经发育性障碍的患者的成长模式。最后，本节回顾一些有关早产儿跟踪结果的纵向研究文献。

纵向研究已经在离散性神经发育性障碍的儿童中开展。例如，一项研究在国家脆性X染色体综合征协会中招募了145名患有脆性X染色体综合征的儿童及其1名未受影响的兄弟姐妹，对他们的智力发展情况进行了平均时间为3年11个月的随访（Hall et al. 2008）；另外一项研究招募了来自8个专科中心和家庭协会的1型神经纤维瘤病、Williams–Beuren综合征或脆性X染色体综合征患者，并对他们的IQ和发育情况进行了为期2年的随访（Fisch et al. 2010）；还有一项研究，在国际克斯提洛氏弹性蛋白缺陷症会议（International Costello Syndrome Conference）上招募了11名克斯提洛氏弹性蛋白缺陷症患者，并对其功能结果进行了为期4年的随访（Axelrad et al. 2009）。这些研究提供了关于对家庭有重大影响的罕见遗传性疾病进展过程的重要信息，然而，这些研究总体上随访时间相对较短，样本量较小，结果分析可能没有控制干扰变量，招募过程也不是基于人口的。我们还对许多其他神经发育性障碍的纵向发展过程知之甚少，尤其是那些会导致智力障碍的疾病（如阿姆斯特丹型侏儒征）。

有更多的随访研究可用来说明那些由症状学而非病因学定义的疾病（如癫痫、脑瘫）的过程。对生活在芬兰图尔库大学医院（Turku University Hospital）地理集水区的癫痫儿童进行基于人口的纵向研究，研究者现已随访至患者中年，并对其生活质量（Sillanpaa et al. 2004）和就业（Sillanpaa & Schmidt 2010）等重要临床结果进行调查。对于脑瘫患者，安大略省运动成长研究（Ontario Motor Growth Study）跟踪了 657 名儿童粗大运动功能的发展进程，其中一些儿童的随访时间超过 10 年，根据年龄和 GMFCS 的等级，对儿童进行分层，然后从一个抽样框架中随机选择，该抽样框架包括 19 个中心，其中有 18 个专科中心和 1 个治疗中心（一个社区没有专科中心）；该研究收集了 200 多名儿童的 10 次观察结果，时间超过 10 年，以确定不同 GMFCS 分级脑瘫患者的粗大运动功能发展轨迹（Rosenbaum et al. 2002, Hanna et al. 2009）。还有一些对脑瘫患者特殊治疗后进行纵向评估的研究，如一项研究的对象是在一个诊所顺序就诊的 156 名脑瘫患儿，评估多水平骨科手术 2 年后和 5 年后的移动能力（Harvey et al. 2012）。英国的一项研究，对象是到 3 个专业多学科喂养诊所就诊的 57 名儿童，评估接受胃造口术 6 个月后和 1 年后的生长结果（Sullivan et al. 2005）。尽管总体而言，结果分析通常没有考虑可能影响成长轨迹的混杂变量，但这些研究正在建立起一个图景，使临床工作者能够预测疾病的临床过程并计划适当的服务。

对于早产儿，无论是否怀疑有损伤，一般都会对其进行纵向随访。已有纵向研究发现，早产儿出生后前几年发生神经发育不良和呼吸功能障碍的比例较高，到学龄阶段，学习和行为障碍常常变得明显，发生频率与出生时的孕龄呈负相关（Saigal & Doyle 2008）。进一步跟踪随访到成年期，发现了与早产相关的其他下游效应，例如，现在观察到，极低出生体重儿在青春期时体重加速增长及体重指数百分位数变化，这些会增加长大成人后患心血管疾病和 2 型糖尿病的风险（Saigal & Doyle 2008）。对于在新生儿期存活的婴儿，这项纵向研究发现许多婴儿在以后的生活中表现良好，这一信息非常重要，可以用来咨询并帮助父母度过婴儿情况急重时的焦虑阶段，也可以让政策制定者了解实施诸如新生儿重症监护等昂贵干预措施后的临床结果。

研究已经观察到，神经发育性障碍患者的寿命呈现延长的总体趋势（Janicki et al. 2008），包括雷特综合征（Freilinger et al. 2010）和唐氏综合征（Yang et al. 2002）。老年学文献（Doyle et al. 2010）中描述了"成功老化"（successful ageing）的概念，需要进行系统研究将此概念应用于神经发育性障碍患者。例如，有证据表明脑瘫患者会随着年龄增长出现肌肉、骨骼并发症，如疼痛、畸形和疲劳（Horsman et al. 2010），但人们对早期管理策略的影响知之甚少（Haak et al. 2009，Kembhavi et al. 2011）。针对唐氏综合征青少年和年轻人的临床实践指南（Van Cleve et al. 2006）已经发表，作者主张在儿童期向成人期过渡的过程中提供无缝医疗服务。阿尔茨海默病在唐氏综合征患者中的发展较一般人口和其他智力障碍人口早，在 50 岁时就约有 50% 的患者同时患有阿尔茨海默病（Strydom et al. 2010）。纵向研究已经观察到成年期症状的演变（Holland et al. 2000，Ball et al. 2006），但迄今为止，还没有研究追踪过阿尔茨海默病在儿童期的前因。对整个生命周期进行持续纵向研究以帮助制订过渡期间的最佳照顾策略仍任重而道远。

与任何研究一样，研究结果的有效性取决于研究设计的质量，而高质量的纵向研究设计则需要募集一个完整的人群，或一个代表性队列，随访过程中要保持高度参与性（例如，澳大利亚雷特综合征研究在每次随访评估中都保持着大于 80% 的反应率），并在每次评估中使用前后一致的、已确定信度和效度的评估方法。使用一致性评估方法的例子，如一项纵向研究在 30 年的随访期间使用相同的诊断标准和脑瘫分类方法（Robertson et al. 2007），而且在使用 GMFM 评估脑瘫患者的 10 年中，对评估的物理治疗师在第一次综合培训课程之后，每年进行一次审查（Rosenbaum et al. 2002, Hanna et al. 2009）。

进行纵向研究也存在挑战。随着患者长大成人，维持家庭参与度是一项耗时且昂贵的任务，这需要纳入研究预算。研究人员需要识别并解决参与研究的家庭的负担。由于家庭负担和研究预算两方面的原因，研究人员必须仔细设计有效的数据收集方法，还需向参与的家庭提供与研究发现有关的、及时有用的反馈。最后，人们日益认识到研究人员应该与患者及其家属合作，更好地将研究重点、实践和政策引导到最需要的领域（Telford et al. 2004, Saunders et al. 2007）。他们之间的合作关系可以提升研究与社区的相关性、研究方法的实用性和研究结果的散播。

（二）识别从儿童期和青春期到成年期的需求变化

在刚刚诊断时，家庭有许多与儿童目前的问题和需求有关的问题，当然还有对儿童未来的担忧。随着时间的推移，患者的发展轨迹变得更加清晰，能力的变化和对外界支持的需求被明确，家人的问题将发生变化。这可以理清纵向研究的重点，表 24.1 列出了 5 个主要生命阶段中关于发展和支持需求的问题实例。随着儿童的成长和发展，临床服务必须对变化做出反应，而纵向研究是了解不断变化的需求的最佳信息模型。随着神经发育性障碍患者年龄的增加，可提供的服务通常较少，纵向研究在继续倡导基于需求的服务方面具有重要作用。

五、范例：澳大利亚雷特综合征研究

（一）雷特综合征的描述

雷特综合征是一种罕见的严重神经发育性障碍，主要见于女性。雷特综合征是 8000 种罕见疾病（共影响高达 10% 的人口）中的一种（Zurynski et al. 2008），其 0 ~ 32 岁女性的发病率为 1/9000（Fehr et al. 2011a）。它有许多罕见

表 24.1　有关神经发育性障碍儿童需求的家庭问题示例

生命阶段	家庭的问题
新诊断	这是什么疾病？ 他 / 她是否需要更多的检查来发现可能的并发症？ 这种疾病有哪些已知的信息？有与疾病有关的书面信息吗？ 病因是什么？ 我们该怎么照顾孩子？怎么喂养他 / 她？ 我们现在该做什么？ 他 / 她会越来越好还是越来越差？ 他 / 她的未来会是什么样的？ 这是否会影响我们未来的生育计划？ 我们社区里是否有其他家庭也有患这种疾病的孩子？ 是否有针对父母的支持群体？
学龄前期	我的孩子应接受哪种治疗来学习发育性技能——运动和沟通？ 他 / 她会发生癫痫吗？ 我们该如何确保他 / 她能够生长得最好？ 他 / 她可以接受如厕训练吗？ 我们家庭成员与他人合作来给孩子提供高质量治疗的最好办法是什么？ 我们应该去看什么方面的专家？谁是最好的医生？ 我们应该怎么向其他孩子描述我们孩子的困难？ 我们应该怎么向其他人描述我们孩子的困难？
学龄期	哪种学校可以最好地满足我们孩子的需求？ 对于他 / 她来说，最好的沟通系统是什么？我们如何确保他 / 她可以和家庭成员以外的人进行有效的交流？ 站立和行走训练应该怎样融入日常生活？ 我们应该如何促进他 / 她参与娱乐活动？ 我们应该如何支持他 / 她交朋友？ 我们应该如何管理各种各样的健康问题，如癫痫和发生变形？ 我们应该如何信任他人有能力为孩子提供高质量的服务？ 有适合我们十多岁孩子的临时托管设施吗？
成年过渡期	我们应该如何支持青少年发展友情？ 在儿童期向成人医疗服务过渡时，我们如何确保可以支持他 / 她的活动与参与的能力目标？ 我们如何给予她最好的帮助以度过这段时期？ 我们应该如何信任他人有能力为青少年提供高质量的服务？ 有适合青少年的临时托管设施吗？ 当我们孩子的年龄不适合儿童医疗服务时，谁会帮忙从中协调并提供医疗服务？

生命阶段	家庭的问题
成年期	他 / 她获得较高生活质量的要素有哪些？ 现在他 / 她离开了校园，应该如何度过每一天？ 我们应该如何确保服务的持续性？ 我们应该如何支持他 / 她在整个成年期的身体健康——预防挛缩、保持活动技能、与不同人物和在不同地点获得良好生活体验的机会？ 我们如何支持他 / 她维持社交网络和技能？ 我们如何支持他 / 她维持整个成年期的健康和幸福感？ 现在他 / 她已经是成年人，抗癫痫药物的使用应该多久审查一次？ 我们应该如何帮助他 / 她独立生活？ 我们应该如何信任他人有能力为我们的儿子 / 女儿提供高质量的服务？

疾病的典型特点，即始于儿童时期，难以诊断，并且持续整个（并可能缩短）生命周期。它常常带来严重障碍，目前无法治愈。

20 世纪 60 年代，奥地利的安德烈亚斯·瑞特（Andreas Rett）医生首次描述了雷特综合征的临床特点。最新的诊断标准包括：相对正常的产前和围产史，出生后前 6 个月正常发育，逐渐丧失手功能和沟通能力，伴有刻板的手部运动及步态异常（Neul et al. 2010）；合并症包括脊柱侧凸、生长不良、骨质疏松、癫痫、呼吸异常和睡眠困难。1999 年确定了雷特综合征与甲基 –CpG 结合蛋白 2（methyl CpG–binding protein 2，MECP2）基因突变之间的因果关系（Amir et al. 1999）。现在已报道了超过 200 种的致病性 MECP2 基因突变（Christodoulou et al. 2003），其中有 8 种较为常见。目前的基因检测采用突变筛查和外显子 3、4 测序相结合的方法检查小序列变化（Buyse et al. 2000），而多重连接依赖式探针扩增（multiplex ligation-dependent probe amplification, MLPA）或定量聚合酶链反应（quantitative polymerase chain reaction，qPCR）则用于检查大面积缺失和复制（Erlandson et al. 2003）。

（二）澳大利亚雷特综合征数据库

澳大利亚雷特综合征数据库于 1993—1995 年建立，成为全国雷特综合征患者的注册平台。目前正在通过澳大利亚儿科监测单位（澳大利亚皇家医学院致力推进对罕见儿科疾病研究的一个部门）（He et al. 2010）和澳大利亚雷特综合征协会不断纳入病例。2012 年 1 月，数据库中共有 382 名女性，自注册以来，有 58 名（15.2%）已经死亡。多途径的病例来源有助于全面收集数据。

澳大利亚雷特综合征研究旨在描述雷特综合征的自然发展史，研究基因型与表型之间的关系，并了解雷特综合征给患者及其家庭带来的负担。该数据库在招募时登记临床和遗传数据，随后大约每 2 年采用问卷形式（自 1996 年以来）及每 4 年以视频形式（自 2004 年起）收集全澳大利亚各家庭的纵向数据。随访过程每个节点的参与率均超过 80%。此外还收集了临床数据，包括 2 次双能 X 射线吸收扫描和对体力活动客观评估的数据。这些数据已用于研究与诊断时间相关的问题（Fehr et al. 2011a）、基因型与表型之间的关系（Bebbington et al. 2008）、功能能力（Downs et al. 2008a，2010）及最近有关女患者何时从学校过渡到成年期医疗服务的问题。重要的是，分子生物学领域正在研究治愈雷特综合征的方法，该数据库中的数据和发现可以为未来临床试验的组织提供信息。图 24.1 说明了澳大利亚雷特综合征研究的基于人口的招募和纵向结构。

更具体地说，研究过程包括对所有转诊到本研究的雷特综合征患者进行确诊，与家人联系以获得其参与研究的同意，收集描述早期发育情况、诊断、功能能力、合并症及管理策略的初始数据。随访中的调查问卷会跟踪这些临床信息，并包括其他的问卷来对家庭支持、应对和幸福感进行评估。重要的是，患者家属参与了研究方法的计划并提供反馈，例如，用户参考小组于 2005 年成立，包括来自澳大利亚各地的约 12 个家庭，他们每季度召开一次电话会议。

总之，该研究的优势包括对澳大利亚女性雷特综合征患者的多源性确认与招募，全面的数据收集，每一个随访节点的高参与度，以及由一群稳定的研究人员持续进行研究。在某些女性患者中现有高达 10 个数据点可用于分析。研究通过一年两次简报、研究报告和网站 www.aussierett.org.au（包括研究论文摘要汇编）来向家庭提供定期反馈。从该数据库产生的研究已经为我们对雷特综合征的流行病学、自然病史、合并症、遗传和功能特征的理解做出了重大贡献。

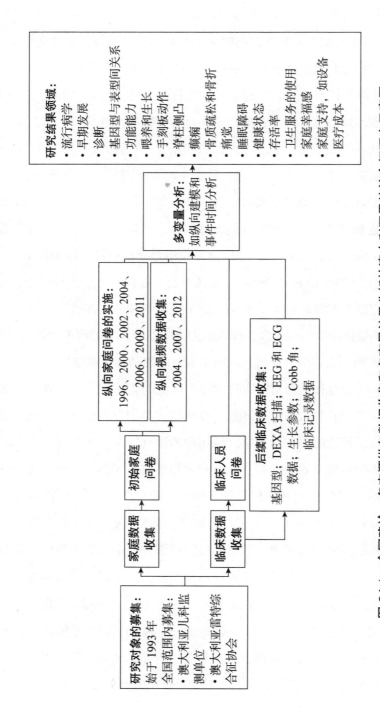

图 24.1 全国确诊、多来源纵向数据收集和多变量结果分析的澳大利亚雷特综合征研究示意图

DEXA，双能 X 射线吸收（dual-energy X-ray absorptiometry）；EEG，脑电图（electroencephalography）；

ECG，心电图（electrocardiography）

（三）数据收集的价值

研究已经调查了诊断前的早期发育（Fehr et al. 2011b）和与诊断年龄相关的因素（Fehr et al. 2010），以更好地理解早期表现。已进行了许多横断面研究，以确定表型和临床结果与特定突变之间的相关程度。例如，已发现 p.R133C 突变具有较轻微的表型（Leonard et al. 2003），p.R270X 和 p.R255X 突变具有较严重的表型（Bebbington et al. 2008）。然而，这些遗传因素仍需在可影响功能结果的非遗传因素背景下加以考虑。为了符合雷特氏综合征影响的多个身体系统和功能领域及家庭、社会和环境背景的复杂性，许多基因型 – 表型研究已经使用了包括纵向建模和事件时间分析等多种回归技术。研究的例子包括调查功能能力纵向发展轨迹（Downs et al. 2011, Foley et al. 2011），随时间推移出现的骨折（Downs et al. 2008b），以及女孩长大成人时的健康状况变化（Young et al. 2011）。

临床工作者喜欢使用最佳实践，但雷特综合征较罕见，且支持疾病管理的高水平证据很少甚至不存在。在已开展临床实践却没有证据基础的条件下进行临床试验存在伦理问题。然而，通过随机对照试验的替代性研究设计，运用澳大利亚人口队列中收集的 16 年以上的纵向信息库，我们可以确定一些现行管理策略的效果（West et al. 2008）；我们之前曾经使用纵向重复测量设计，来比较脊柱侧凸手术受试者术后的功能变化与保守治疗受试者的功能变化，已经验证了这种研究方法的可行性（Downs et al. 2009a）。通过连续问卷构建药物治疗史，我们发现使用丙戊酸钠治疗癫痫发作与潜在的骨折风险增加有关（Leonard et al. 2010）。该数据库让我们可以实施队列研究，调查脊柱融合和胃造口术等治疗方法的临床效果，而这些治疗方法是无法通过临床试验进行测试的。最后，澳大利亚小组通过系统的文献综述和德尔菲技术（Delphi technique），与由儿童神经专家、发育儿科医生、骨科医生和物理治疗师组成的专家小组讨论，领导完成了雷特综合征患者脊柱侧凸临床管理指南的制定（Downs et al. 2009b）。该指南目前有英文和西班牙文两种译本，且已编制成手册，分发给临床工作者和患者家属。

六、结论

总之，与横断面研究相比，纵向研究设计在明确发展轨迹和治疗策略的有效性方面更有优势。通过在不同生命阶段对神经发育性障碍儿童及其家庭进行研究，我们可以明确与改善患者成长轨迹有关的因素。我们还可以尝试理解通过何种途径可以促使易感群体从不良健康状态向更好的健康结果转变。以人口为基础使纵向研究的价值得到极大提高，这是一种避免选择偏倚的重要策略，并确保疾病的多样性可以被发现。基于人口和纵向设计相结合的研究很少见，但神经发育性障碍儿童及其家庭却迫切需要这些研究。澳大利亚雷特综合征研究就是这种研究的一个例子，它为理解和管理雷特氏综合征做出了重大贡献。

参考文献

* 主要参考文献

Amir RE, Van den Veyver IB, Wan M, Tran CQ, Francke U, Zoghbi HY (1999) Rett syndrome is caused by mutations in X-linked MECP2, encoding methyl-cpg-binding protein 2. *Nat Genet* 23: 185–188. http://dx.doi.org/10.1038/13810

Axelrad ME, Schwartz DD, Fehlis JE, et al (2009) Longitudinal course of cognitive, adaptive, and behavioural characteristics in Costello syndrome. *Am J Med Genet A* 149A: 2666–2672. http://dx.doi.org/10.1002/ajmg.a.33126

Ball SL, Holland AJ, Hon J, Huppert FA, Treppner P, Watson PC (2006) Personality and behaviour changes mark the early stages of Alzheimer's disease in adults with Down's syndrome: findings from a prospective population-based study. *Int J Geriatr Psychiatry* 21: 661–673. http://dx.doi.org/10.1002/gps.1545

Bebbington A, Anderson A, Ravine D, et al (2008) Investigating genotype–phenotype relationships in Rett syndrome using an international data set. *Neurology* 70: 868–875. http://dx.doi.org/10.1212/01.wnl.0000304752.50773.ec

Berkman LF, Kawachi I (2000) *Social Epidemiology*. Oxford: Oxford University Press.

*Bishop DVM (2010) Which neurodevelopmental disorders get researched and why? *PLoS One* 5: e15112. http://dx.doi.org/10.1371/journal.pone.0015112

Buyse IM, Fang P, Hoon KT, Amir RE, Zoghbi HY, Roa BB (2000) Diagnostic testing for Rett syndrome by dhplc and direct sequencing analysis of the MECP2 gene: identification of several novel mutations and polymorphisms. *Am J Hum Genet* 67: 1428–1436. http://dx.doi.org/10.1086/316913

*Champagne F (2010) Epigenetic perspectives on development: evolving insights on the origins of variation. *Dev Psychobiol* 52: e1–e3. http://dx.doi.org/10.1002/dev.20443

Christodoulou J, Grimm A, Maher T, Bennetts B (2003) Rettbase: the IRSA mecp2 variation database – a new mutation database in evolution. *Hum Mutat* 21: 466–472. http://dx.doi.org/10.1002/humu.10194

Downs JA, Bebbington A, Jacoby P, et al (2008a) Gross motor profile in Rett syndrome as determined by video analysis. *Neuropediatrics* 39: 205–210. http://dx.doi.org/10.1055/s-0028-1104575

*Downs J, Bebbington A, Woodhead H, et al (2008b) Early determinants of fractures in Rett syndrome. *Pediatrics* 121: 540–546. http://dx.doi.org/10.1542/peds.2007-1641

Downs J, Young D, de Klerk N, Bebbington A, Baikie G, Leonard H (2009a) Impact of scoliosis surgery on activities of daily living in females with Rett syndrome. *J Pediatr Orthop* 29: 369–374. http://dx.doi.org/10.1097/BPO.0b013e3181a53b41

Downs J, Bergman A, Carter P, et al (2009b) Guidelines for management of scoliosis in Rett syndrome patients based on expert consensus and clinical evidence. *Spine* 34: e607–e617. http://dx.doi.org/10.1097/BRS.0b013e3181a95ca4

Downs J, Bebbington A, Jacoby P, et al (2010) Level of purposeful hand function as a marker of clinical severity in Rett syndrome. *Dev Med Child Neurol* 52: 817–823. http://dx.doi.org/10.1111/j.1469-8749.2010.03636.x

Downs J, Bebbington A, Kaufmann W, Leonard H (2011) Longitudinal hand function in Rett syndrome. *J Child Neurol* 26: 334–340. http://dx.doi.org/10.1177/0883073810381920

*Doyle YG, McKee M, Sheriff M (2010) A model of successful ageing in British populations. *Eur J Public Health* 22: 71–76. http://dx.doi.org/10.1093/eurpub/ckq132

Erlandson A, Samuelsson L, Hagberg B, Kyllerman M, Vujic M, Wahlstrm J (2003) Multiplex ligation-dependent probe amplification (MLPA) detects large deletions in the MECP2 gene of Swedish Rett syndrome patients. *Genet Test* 7: 329–332. http://dx.doi.org/10.1089/109065703322783707

Fehr S, Downs J, Bebbington A, Leonard H (2010) Atypical presentations and specific genotypes are associated with a delay in diagnosis in females with Rett syndrome. *Am J Med Genet A* 152A: 2535–2542. http://dx.doi.org/10.1002/ajmg.a.33640

Fehr S, Bebbington A, Nassar N, et al (2011a) Trends in the diagnosis of Rett syndrome in Australia. *Pediatr Res* 70: 313–319. http://dx.doi.org/10.1203/PDR.0b013e3182242461

Fehr S, Bebbington A, Ellaway C, Rowe P, Leonard H, Downs J (2011b) Altered attainment of developmental milestones influences the age of diagnosis of Rett syndrome. *J Child Neurol* 26: 980–987. http://dx.doi.org/10.1177/0883073811401396

Fisch GS, Carpenter N, Howard-Peebles PN, Holden JJ, Tarleton J, Simensen R (2010) The course of cognitive-behavioural development in children with the FMR1 mutation, Williams-Beuren syndrome, and neurofibromatosis type 1: the effect of gender. *Am J Med Genet A* 152A: 1498–1509.

Foley KR, Downs J, Bebbington A, et al (2011) Change in gross motor abilities of girls and women with Rett syndrome over a 3- to 4-year period. *J Child Neurol* 26: 1237–1245. http://dx.doi.org/10.1177/0883073811402688

*Freilinger M, Bebbington A, Lanator I, et al (2010) Survival with Rett syndrome: comparing Rett's original sample with data from the Australian Rett Syndrome Database. *Dev Med Child Neurol* 52: 962–965. http://dx.doi.org/10.1111/j.1469-8749.2010.03716.x

Gesell A (1928) *Infancy and Human Growth*. New York: Macmillan.

Haak P, Lenski M, Hidecker MJ, Li M, Paneth N (2009) Cerebral palsy and ageing. *Dev Med Child Neurol* 51(Suppl. 4): 16–23. http://dx.doi.org/10.1111/j.1469-8749.2009.03428.x

Hall SS, Burns DD, Lightbody AA, Reiss AL (2008) Longitudinal changes in intellectual development in children with Fragile X syndrome. *J Abnorm Child Psychol* 36: 927–939. http://dx.doi.org/10.1007/s10802-008-9223-y

*Hanna SE, Rosenbaum PL, Bartlett DJ, et al (2009) Stability and decline in gross motor function among children and youth with cerebral palsy aged 2 to 21 years. *Dev Med Child Neurol* 51: 295–302. http://dx.doi.org/10.1111/j.1469-8749.2008.03196.x

Harvey A, Rosenbaum P, Hanna S, Yousefi-Nooraie R, Graham HK (2012) Longitudinal changes in mobility following single-event multilevel surgery in ambulatory children with cerebral palsy. *J Rehabil Med* 44: 137–143. http://dx.doi.org/10.2340/16501977-0916

He S, Zurynski Y, Elliott E (2010) What do paediatricians think of the Australian Paediatric Surveillance Unit? *J Paediatr Child Health* 46: 412–418. http://dx.doi.org/10.1111/j.1440-1754.2010.01755.x

Holland AJ, Hon J, Huppert FA, Stevens F (2000) Incidence and course of dementia in people with Down's syndrome: findings from a population-based study. *J Intellect Disabil Res* 44: 138–146. http://dx.doi.org/10.1046/j.1365-2788.2000.00263.x

Horsman M, Suto M, Dudgeon B, Harris S (2010) Growing older with cerebral palsy: insiders' perspectives. *Paediatr Phys Ther* 22: 296–303. http://dx.doi.org/10.1097/PEP.0b013e3181eabc0f

Illingworth RS (1963) *The Development of the Infant and Young Child: Normal and Abnormal*. Edinburgh: E. & S. Livingstone.

Janicki M, Henderson CM, Rubin IL (2008) Neurodevelopmental conditions and ageing: report on the Atlanta Study Group charrette on neurodevelopmental conditions and ageing. *Disabil Health J* 1: 116–124. http://dx.doi.org/10.1016/j.dhjo.2008.02.004

Kembhavi G, Darrah J, Payne K, Plesuk D (2011) Adults with a diagnosis of cerebral palsy: a mapping review of long-term outcomes. *Dev Med Child Neurol* 53: 610–614. http://dx.doi.org/10.1111/j.1469-8749.2011.03914.x

Last JM (2001) *A Dictionary of Epidemiology*. Oxford: Oxford University Press.

Leonard H, Colvin L, Christodoulou J, et al (2003) Patients with the R133C mutation: is their phenotype different from patients with Rett syndrome with other mutations? *J Med Genet* 40: e52. http://dx.doi.org/10.1136/jmg.40.5.e52

*Leonard H, Downs J, Jian L, et al (2010) Valproate and risk of fracture in Rett syndrome. *Arch Dis Child* 95: 444–448. http://dx.doi.org/10.1136/adc.2008.148932

*Leonard H, Glasson E, Nassar N, et al (2011) Autism and intellectual disability are differentially related to sociodemographic background at birth. *PLoS One* 6: e17875. http://dx.doi.org/10.1371/journal.pone.0017875

Neul JL, Kaufmann WE, Glaze DG, et al, for the RettSearch Consortium (2010) Rett syndrome: revised diagnostic criteria and nomenclature. *Ann Neurol* 68: 944–950. http://dx.doi.org/10.1002/ana.22124

*Petterson B, Leonard H, Bourke J, et al (2005) IDEA (Intellectual Disability Exploring Answers): a population-based database for intellectual disability in western Australia. *Ann Hum Biol* 32: 237–243. http://dx.doi.org/10.1080/03014460500075035

Piaget J (1927) *The Language and Thought of the Child*. London: Kegan Paul, Trench & Trubner.

Reid SM, Modak MB, Berkowitz RG, Reddihough DS (2011) A population-based study and systematic review of hearing loss in children with cerebral palsy. *Dev Med Child Neurol* 53: 1038–1045. http://dx.doi.org/10.1111/j.1469-8749.2011.04069.x

*Robertson CMT, Watt M, Yasui Y (2007) Changes in the prevalence of cerebral palsy for children born very prematurely within a population-based program over 30 years. *JAMA* 297: 2733–2740.

*Rosenbaum PL, Walter SD, Hanna SE, et al (2002) Prognosis or gross motor function in cerebral palsy – creation of motor development curves. *JAMA* 288: 1357–1363. http://dx.doi.org/10.1001/jama.288.11.1357

*Saigal S, Doyle L (2008) An overview of mortality and sequelae of preterm birth from infancy to adulthood. *Lancet* 371: 261–269. http://dx.doi.org/10.1016/S0140-6736(08)60136-1

Saunders C, Crossing S, Girgis A, Butow P, Penman A (2007) Operationalizing a model framework for consumer and community participation in health and medical research. *Aust New Zealand Health Policy* 4: 13. http://dx.doi.org/10.1186/1743-8462-4-13

*Sillanpaa M, Schmidt D (2006) Natural history of treated childhood-onset epilepsy: prospective, long-term population-based study. *Brain* 129: 617–624. http://dx.doi.org/10.1093/brain/awh726

Sillanpaa M, Schmidt D (2010) Long-term employment of adults with childhood-onset epilepsy: a prospective population-based study. *Epilepsia* 51: 1053–1060. http://dx.doi.org/10.1111/j.1528-1167.2009.02505.x

Sillanpaa M, Haataja L, Shinnar J (2004) Perceived impact of childhood-onset epilepsy on quality of life as an adult. *Epilepsia* 45: 971–977. http://dx.doi.org/10.1111/j.0013-9580.2004.44203.x

Sillanpaa M, Lastunen S, Helenius H, Schmidt D (2011) Regional differences and secular trends in the incidence of epilepsy in Finland: a nationwide 23-year registry study. *Epilepsia* 52: 1857–1867. http://dx.doi.org/10.1111/j.1528-1167.2011.03186.x

*Strydom A, Shooshtari S, Lee L, et al (2010) Dementia in older adults with intellectual disabilities – epidemiology, presentation, and diagnosis. *J Policy Pract Intellect Disabil* 7: 96–110. http://dx.doi.org/10.1111/j.1741-1130.2010.00253.x

Sullivan PB, Juszczak E, Bachlet AME, et al (2005) Gastrostomy tube feeding in children with cerebral palsy: a prospective, longitudinal study. *Dev Med Child Neurol* 47: 77–85. http://dx.doi.org/10.1017/S0012162205000162

Telford R, Boote J, Cooper C (2004) What does it mean to involve consumers successfully in NHS research? A consensus study. *Health Expect* 7: 209–220. http://dx.doi.org/10.1111/j.1369-7625.2004.00278.x

Van Cleve SN, Cannon S, Cohen WI (2006) Part ii: Clinical practice guidelines for adolescents and young adults with Down syndrome: 12 to 21 years. *J Pediatr Health Care* 20: 198–205. http://dx.doi.org/10.1016/j.pedhc.2006.02.006

West S, Duan N, Pequegnat W, et al (2008) Alternatives to the randomized controlled trial. *Am J Public Health* 98: 1359–1366. http://dx.doi.org/10.2105/AJPH.2007.124446

*Whittington JE, Holland AJ, Webb T, Butler J, Clarke D, Boer H (2001) Population prevalence and estimated birth incidence and mortality rate for people with Prader-Willi syndrome in one UK health region. *J Med Genet* 38: 792–798. http://dx.doi.org/10.1136/jmg.38.11.792

World Health Organization (2001) *International Classification of Functioning, Disability and Health*. Geneva: WHO Press.

Yang Q, Rasmussen S, Friedman JM (2002) Mortality associated with Down's syndrome in the USA from 1983 to 1997: a population-based study. *Lancet* 359: 1019–1025. http://dx.doi.org/10.1016/S0140-6736(02)08092-3

Young D, Bebbington A, de Klerk N, Bower C, Nagarajan L, Leonard H (2011) The relationship between MECP2 mutation type and health status and service use trajectories over time in a Rett syndrome population. *Res Autism Spectr Disord* 5: 442–449. http://dx.doi.org/10.1016/j.rasd.2010.06.007

Zurynski Y, Frith K, Leonard H, Elliott E (2008) Rare childhood diseases: how should we respond? *Arch Dis Child* 93: 1071–1074. http://dx.doi.org/10.1136/adc.2007.134940

青年、残疾与社会

第二十五章 政策、方案和实践：关于生活质量的冲突

吉娜·格里登（Gina Glidden）

雷切尔·比恩鲍姆（Rachel Birnbaum）

概要

　　本章探讨了能够为神经发育性障碍儿童及其家庭做出决策指导的政策、方案和实践，它们可能对神经发育性障碍儿童及其家庭的生活质量产生重要影响。关于谁定义生命的质量、谁有决定死亡的权利或有权利寻找协助自杀的方式等这些问题存在着固有的冲突。作者的结论是：方案提供者、政策制定者和政府在致力做出改变以改善儿童及其家庭的生活质量时，有责任结合儿童的经历和心声。

一、引言

　　对神经发育性障碍幼儿的早期干预方案已经受到了广泛的关注（Blackman 2002），各种研究也在进行，目的是探讨神经发育性障碍儿童和青少年的生活质量（Zekovic & Renwick 2003，Canty-Mitchell et al. 2005，Wang & Brown 2009），了解照顾神经发育性障碍儿童的经济成本（Anderson et al. 2007，Burton & Phipps 2009），以及最近需要确定照顾神经发育性障碍儿童对家庭产生的负担和要求（Saposnek et al. 2005，Birnbaum et al. 2012，Mednick & Koocher 2012）。

《加拿大权利和自由宪章》（Canadian Charter of Rights and Freedoms）（1982）保障人人享有平等权利——包括神经发育性障碍人士；然而，针对有"特殊需要"的儿童的政策、项目和实践，在加拿大各省之间有很大的差异，更不用说在不同国家之间了。儿童经历着多样化的障碍，但每个儿童都是独一无二的个体。在2003年加拿大提交给联合国儿童权利委员会（加拿大儿童权利联盟，2003）的最新报告中，作者报告："……在加拿大，残疾儿童不能确保获得免费和适当的早期诊断、干预和早期儿童教育（p.33）。"

本章将讨论为了改变神经发育性障碍儿童和青少年的生活质量，已经存在哪些政策、方案和实践，以及这些政策对他们家庭的影响。第一部分探讨一些全球的方案和实践，突出政策制定和落实之间的冲突，以及政策和方案如何具体影响到儿童和家庭的需要。第二部分探讨要改善神经发育性障碍儿童和青少年的生活质量，需要改变什么。第三部分总结展示全球有关有尊严地死亡的权利立法中固有的冲突，以帮助我们了解政策如何积极或消极地回应残疾人及其家庭的需求。作者认为：虽然有许多政策和方案来改善神经发育性障碍儿童和青少年的生活质量，但是在生活质量方面仍然存在着固有的冲突。此外，人们强调的仍然是基于障碍的结果，因此关注的是旨在改善身体健康的方法，而不是改善这些人群的功能能力和生活质量的政策、方案和实践。

二、第一部分：探讨方案及实践

残疾立法在世界范围内存在，有的存在于针对残疾的法律和法案中，有的则整合在已有的国家人权立法中（Kovacs Burns & Gordon 2010，Kim & Fox 2011）。对于障碍和残疾概念理解上的差异，使世界各地对残疾的衡量和体验不同，进而导致支持残障人士及其家庭的方案和服务在全球范围内大不相同（Bedell et al. 2011）。这点很重要，不仅因为残疾的定义有助于确定在社会中谁被认为是残疾人、是否有资格获得支持性服务，还因为它反映了社会的观点，而这些观点反过来又能影响到政策的侧重点。一个通用的关于残疾和相关概念的理解，包括环境背景因素，如居所、平等机会及特殊需要，正如在 ICF（WHO 2001）中所描述的那些，这一理解可能有助于更好地确定国家之间的可比较数据，进而可能有助于确定最佳实践模式，并创建必要的政策以确保模式的实施（Bedell et al. 2011）。

无论定义或结构位置的差异如何，残疾立法都面临着关于必要性和有效性的不同观点和争议。支持残疾立法的人相信这是鼓励权利平等的良好起点，它将有助于振兴残疾运动，提高公众意识和与残疾人联盟，并且有助于用社会镜头来固化残疾的定义，促进对《加拿大权利和自由宪章》和省级人权规范的理解（Prince 2010）。那些对残疾立法持着怀疑态度的人认为，残疾立法并不重要，它实际上隔离了残疾人团体，并将对高度优先事项的责任从政府转移到残疾人团体的肩上。主要的争议是，一旦立法，执政党会认为，残疾人的需要和关切已经得到了适当处理，从而转向考虑其他群体的需要。

尽管在世界范围内，对残疾有不同的看法和理解，但现有的残疾立法反映了几个重要的概念。第一个是**反歧视**（antidiscrimination），指防止因为人的缺陷而对其产生歧视，补救歧视造成的伤害，改变社会对歧视的看法。第二个概念是**基于能力的服务**（strengths-based services），反映了关注能力和需求的重要性。服务必须满足对特定个人有意义的需求，并且必须基于对个人能力和兴趣领域的准确评估（ICF 概念及其适用性在第四章中讨论）。服务还必须包括对提供服务的专业人员的评估，这些服务包括对能力和可用资源的评估，这些资源将用于提高个人的整体能力。至关重要的是，转诊服务的过程取决于专业人员对残疾相关障碍及最能满足个人和家庭需求的服务的了解（Bedell et al. 2011）。强调优势和能力推广了提升生活质量而不只是试图修复损伤的概念（Turnbull et al. 2001）。

在制定残疾立法方面，第三个和第四个重要的概念是**赋权**（empowerment）和**自主**（autonomy）。两者都有助于确保以这样的方式提供服务，即神经发育性障碍患者将获得对自己生活的掌控权，他们在提供服务的方向上有发言权，并且他们将有权接受或拒绝干预，有权改变主意（Turnbull et al. 2001）。

在制定和实施残疾立法时，也考虑了其他概念，包括：（1）**隐私和保密**（privacy and confidentiality），确保由专业人员收集和讨论的私人信息是保密的；（2）**融合**（integration），确保神经发育性障碍人士不被隔离和封闭，可以与正常发育的人一起参与所有生活领域的活动；（3）**生产和贡献**（production and contribution），确保残疾人士有必要的安置，让他们能够工作和为社会做出贡献；（4）**家庭的完整性和统一性**（family integrity and unity），这将推动必要的支持，使家庭能够抚养存在缺陷的孩子，并使有残疾的孩子能在他们家庭单位中得到抚养；（5）**以家庭为中心**（family centredness），确保为神经发育性障碍人士的整个家庭提供服务，并考虑到文化和种族问题；（6）**责任**（accountability），确保政策制定者和政策实施者都有责任担当（Trtnbull et al. 2001）。

除了分享与残疾有关的概念之外，在世界各地实施的服务和方案还通过各种立法论坛分享重要的主题和关切的内容。可及性和包容性是这些服务的基本特征，尽管他们并不都是针对"儿童残疾"，但通常提供服务给照顾儿童的成年人（父母和法定监护人）。许多服务和方案都可以归入以下几类：（1）财政援助，如政府费用分摊方案、税收优惠和资助直接服务的资金；（2）医疗和教育；（3）就业和职业培训，提高就业参与水平；（4）获得公共服务，如建筑和公园，以及交通、住房和通信；（5）司法权，支持起诉歧视。

注意事项和警告

针对残疾立法是确保神经发育性障碍人士享有平等权利的一种手段（Kim & Fox 2011）。然而，经验也表明，尽管法律可以提供一个框架，但不足以促进获得机会，更别说平等（Prince 2010），而且，仅靠这些法律的存在并不能保证法律的有效实施（Kim & Fox 2011）（另见第十三章关于促进神经发育性障碍儿童的权利）。此外，当残疾立法实施时，不会也不能完全确保反歧视。

普林斯（Prince）（2004）认为：造成这一现实的一个主要原因在于，负责制定和实施有关法例的各级政府之间缺乏协调的管理、和谐一致和团队合作。此外，缺少问责制导致尽管政府在法律的书面起草上付出了很大的努力，但几乎没有后续行动（Kovacs Burns & Gordon 2010）。残疾问题在各级政府和各部门机构中被反复推诿，最后被忽略或遗忘，因此，需要跨部门支持与合作的重大举措从未取得成果。普林斯（2004）总结道，即使政府部门能够联合起来实现与残疾相关的目标，在联邦一级建立明确的问责制也很重要。

三、第二部分：制订改革目标

直到20世纪90年代末，残疾人的政策权利才得到承认，还谈不上人尽皆知。在某种程度上，当涉及神经发育性障碍儿童和青少年时，这可以归因于医学模式的普遍性质（Campell 2001）。无论是关于他们的言论、思想和结社自由的权利（《联合国儿童权利公约》第十三、十四、十五条），儿童保护和福利（第十九条），他们被听取和被展示的权利（第十二、十三条），还是关于他们的障碍（第二十三条），儿童的声音仍然是通过成年人的视角来被听到，进而导致政策和方案完全从成年人的角度拟定，很少或没有儿童和青少年这一利益相关群体的参与。残障儿童及其家庭的情况如此（Hanvey 2002），土著儿童更是如此（Valentine 2001）（见第十三章），举例如下。

没有为自闭症儿童提供的全国性服务标准和治疗项目，在到达各省份不同的截止年龄之后，父母往往需要支付后续费用，这种情况导致儿童得不到治疗。

（2005年参议院人权委员会：109）

医生们简单地做出注意缺陷多动障碍的诊断，并给多动的儿童开药，而不去寻找针对这种行为的医学诊断之外的替代方案。

（2005年参议院人权委员会：109）

因此，在加拿大，在为神经发育性障碍儿童提供服务和对其家庭提供支持方面，各省和各地区的问责制存在很大差异（Prince 2004）。奥古斯特（August）

（2009）认为，残疾政策还在借用医学的工具，虽然医学诊断有时是描述和治疗特定残疾的一种准确方法，但它不能记录和衡量残疾程度或与障碍儿童及其家庭有关的社会和经济成本。甘农尼（Gannoni）和舒特（Shute）强调，在将关注点从残疾的医学部分转移到社会和环境因素时，有必要将儿童纳入临床过程。

ICF（WHO 2001）将残疾定义为一个人的特定健康状况的生理方面与他的生活环境（物理、态度、结构）之间的消极相关关系（关于"残疾"的概念见第二章，关于 ICF 的内容见第四章）。尽管有这个公认的定义，残疾研究和现行政策还是反映了关于残疾及其相关障碍如何被看待、接受和优先考虑的现存社会观念（Prince 2010）。社会对所谓的"正常"的看法会把存在缺陷的人隔离、排除在外（Prince 2004）。改变这一观点需要更多的教育和宣传，不仅对公众，也对医疗、政府和社区机构中的专业人员（Kovacs Burns & Gordon 2010）。除了需要改变社会对残疾的看法，还需要审查一个长久的观念——家庭是对儿童唯一的负责方。这个观念宣扬了残疾不是一种社会责任，而是家庭自己的问题，应该在家庭内处理（Kim & Fox 2011）。

社会倾向于用功能水平来判断生活质量，医疗服务系统也倾向于按照这一概念来组织。人们假设，一个人越独立，其生活质量就越高（Gibson et al. 2009），然而，研究发现了其他重要的决定因素。在研究日常活动中需要中度至高度帮助的脑瘫患儿的生活质量时，扬等（2007）发现，儿童认为家庭关系、和同龄人的友谊及参与休闲活动，是给他们带来较大乐趣的主要因素。同样，罗森鲍姆等（2007）认为，儿童的功能能力与他们对健康状况和生活满意度的看法并不直接相对应。

此外，并不是所有的损伤都会以同样的方式影响每个儿童。一种神经发育性障碍，无论是脑瘫、注意缺陷多动障碍或自闭症，对每个儿童的情感、医疗和身体健康的短期和长期影响都可能截然不同（Birnbaum et al. 2012）。此外，将神经发育性障碍视为离散性概念是有问题的，因为治疗方法可以重叠，例如，自闭症不仅会影响儿童的社交过程，还会影响儿童的情感及其家庭的环境。此外，一种致残性疾病的影响会因为个人和经济情况及儿童的个人特征而有所不同。存在神经发育性障碍的人并不属于一个具有相同需求的同质群体，甚至在残疾人群体内部，也将不同的障碍分为三六九等，有些障碍会受到更多的歧视（Campbell 1994）。

这些并不是对残疾政策现状的唯一批评。目前，关于支持资源在多大程度上被用来满足神经发育性障碍人士需要的资料很少。此外，伦纳迪（Leonardi）（2010）认为，全球缺乏一个关于功能和残疾的整体可比数据。政策制定的基础是收集数据，以及最终政府如何使用这些数据。普林斯（2004）认为，政策制定者很少有机会创建证据充分的残疾政策，换句话说，政策往往是保守的。正如我们前面所看到的，缺乏数据的一个原因可能是在世界范围内对残疾的理解存在差异，国家层面收集的数据无法在全球层面进行比较（Leonardi 2010，WHO 2011）。在某些国家，残疾是根据就业或其他社会活动的表现水平来定义的，在其他一些国家，残疾是根据医疗或康复概念来定义的，这导致了对同一事物有几个不同的说法（Leonardi 2010）。这常常会导致残疾人士落在残疾定义的区域之外，失去可能有益的支持服务。

四、第三部分：残疾政策与生或死的冲突

生活质量是所有儿童生活中最重要的结果，促进神经发育性障碍患儿的生活质量对残疾政策至关重要。考虑到儿童的最大利益，政策有助于确定哪些儿童应该接受可能改善他们生活质量的医疗辅助技术；政策也可以指导应该对哪些儿童停止维持生命的技术，或根本不提供这些技术；政策也有助于确定提供给障碍儿童及其家庭的支持服务类型。

例如，由于提供了辅助设备、先进的通讯辅助和医疗设备，有些人就能更舒适地生活，提高生活质量。然而，对于其他患有退行性疾病或不治之症的人来说，医疗技术并没有让情况缓解，有时还延长了他们的痛苦（更多关于痛苦的内容请看第二章）。这些人常常寻求死亡的权利。但问题是，什么时候生活质

量恶化到认为可以终止生命？由谁来作这个决定？

在加拿大，《刑法典》（RSC，1985，c.C-46）制定了若干条款，以保护个人免受安乐死和停止医疗。例如，在《刑法典》第14条中：

> 任何人都无权同意对其施加死亡，而且这种同意不影响任何可能对给予同意的人造成死亡的人的刑事责任。

此外，《刑法典》第241条：

> 任何人：a.劝告某人自杀；b.辅助或教唆他人自杀，不论是否发生自杀，均属可公诉罪行，并可被判监禁不超过14年。[1]

在世界范围内，允许协助自杀的立法是非常有限的（Hwang 2005）。在欧盟，只有荷兰[2]、比利时[3]和卢森堡[4]有立法规定安乐死合法。自愿安乐死和协助自杀也曾在澳大利亚合法化了9个月，直到1997年该法律被废除。

在荷兰，法律在2002年正式改变，《请求终止生命和协助自杀法案》出台，使荷兰和瑞士一起成为仅有的两个允许实施患者对象可以是外国人的国家。荷兰也是唯一对12～18岁的儿童有规定的国家（Fadem et al. 2003）。比利时于2002年9月通过了《比利时安乐死法》，允许实施安乐死，但没有说明其方法或程序。

1 　s.749皇家特权：在这一法案中，没有任何东西以任何方式限制或影响女王陛下的皇家特权，适用于正义、人道和同情高于自然司法的特殊情况。可能相关的其他规定：s.45：外科手术；s.215：提供生活必需品的人的义务；s.216：从事危害生命行为的人的义务；s.217：从事行为的人的义务；s.219：刑事过失；s.220：刑事过失致死；s.221：因刑事过失造成身体伤害；s.222：杀人；s.229：谋杀；s.231：谋杀的分类；s.234：过失杀人；s.245：使用有毒物品。

2 　对12岁以下的儿童来说，安乐死在技术上是违法的。

3 　比利时关于安乐死的法案。

4 　法案于2009年3月19日通过，需要两名医生和一个专家小组的批准。

　　俄勒冈州是美国第一个将医生协助自杀合法化的州。根据 1994 年的《有尊严死亡法案》，患者必须年满 18 岁，而且必须患有终末期疾病、预期寿命不超过 6 个月，他们还必须被评估鉴定为没有罹患抑郁症，能够独立使用处方中的药物（Fadem et al. 2003）。华盛顿州在 2008 年效法了这一法案。

　　在俄勒冈州，残疾人组织强烈反对这项立法，他们担心，将协助自杀合法化会降低了残疾人的生命价值。因为政府的精力将会聚焦在促进终结生命的措施，而不是聚焦在促进和便利生活的结构上。此外，有人担心，协助自杀可能会使那些本可以为生存努力的人放弃。那些反对这类立法的人还质疑是谁制定了这些规则，是基于什么标准。关于医生协助自杀的讨论大多发生在医学领域，很少有残疾人被纳入其中（Fadem et al. 2003）。

　　残障人士对俄勒冈州的立法有什么看法？在一项研究中，对 45 名存在严重残疾的人进行了定性访谈，访问的研究人员也存在残疾。30% 的参与者赞成这项立法，但他们强调有一点很重要，那就是不要简单地假定认为残障人士不想活下去（Fadem et al. 2003）。自主性和临终选择对参与者来说很重要，他们认为生死的选择不应该掌握在别人的手中，而应该掌握在自己的手中。三分之二的参与者表示自己是残疾人团体的一员，其中，几乎一半对此立法保持强烈的谨慎态度，并表达以下担忧：担心立法会鼓励残疾人选择协助自杀，因为他们的生命被社会贬低；对政府及健康产业普遍缺乏信任；还有一种观点，即不应该存在任何立法来控制生命的领域，因为决定结束自己生命是非常个人的事情。另一些人认为，如果向残疾人提供更多以社区为基础的支持性服务，他们将能够充实地生活（Fadem et al. 2003）。

　　在讨论影响神经发育性障碍人士生活质量的障碍时，共同的主题包括：对残疾人士能力和生产力水平的负面社会观点，以及缺乏可用和可获得的支持服务来帮助他们融入和参与教育、就业、医疗和社交渠道（WHO 2011）。支持服务使残疾人士尽可能地独立生活，这对他们的生活满意度有极大的影响，从而降低了他们患抑郁症的可能性，避免产生想要结束生命的想法（Batavia 2001）。

失去自主权（91%）、缺少参与愉悦活动的能力（88.1%）和感觉自己是家庭的负担（35.3%），是俄勒冈州自从1994年接受协助自杀合法化到2011年1月期间525个成功安乐死患者给出的选择安乐死的主要原因（俄勒冈州公共卫生部2012）。此外，《世界卫生报告》指出，世界上约有两亿残疾人在生活中遇到功能性困难，这在一定程度上导致他们对他人的依赖和参与能力的限制（WHO 2011）。这强调了包容性支持应该在政策制定中具有的重要地位，以及他们可能对挽救残疾人的生命产生巨大影响。我们需要各级政府、私营部门、残疾人及其家人，以及普通民众的影响和参与，以推动和实施变革（WHO 2011）。

受到退化性疾病或不治之症损害的人有尊严地死去的权利，这点引发了许多法院的质疑，并且辩论呈现两极分化，一些人认为这是那些想要有尊严死去的人的权利，而另外一些人则认为立法会被滥用并可能导致意想不到的后果。加拿大的许多案件挑战了法律关于有尊严地死去的权利，反过来也提出了一个问题，即个人是否有权控制自己的身体，并最终决定自己的死亡时间（Tiedmann & Valiquet 2008）。

例如，在英属哥伦比亚高等法院（the Supreme Court of British Columbia）的卡特（Carter）诉加拿大案（2012）中，泰勒（Taylor）女士的律师辩称，法律规定，帮助那些身体受损、希望结束自己生命的人结束生命是犯罪行为（赫芬顿邮报2011）。泰勒女士患有肌萎缩侧索硬化（Lou Gehrig病，也被称为运动神经元病），这最终将夺去她的生命，她希望自己能够选择生命应该在何时终结。

在加拿大另一个著名的罗德里格斯（Rodriguez）诉英属哥伦比亚案（1993）中，罗德里格斯女士患有肌萎缩侧索硬化，她在法庭上质疑《加拿大权利和自由宪章》第241条是违反宪法的。她认为第7条（人的生命、自由和安全权利）、第12条（残忍和不寻常的惩罚）和第15条（平等）侵犯了她在加拿大宪章下的权利和自由。高等法院认为这些条款并不影响她的选择自由。法院裁定，是疾病剥夺了她实现愿望、有尊严地死去的权利，而不是法律。这一裁决被上诉到哥伦比亚省上诉法院（the British Columbia Court of Appeal），之后又被加拿大最高法院（the Supreme Court of Canada）驳回。在加拿大最高法院五票对四票的多数裁决中，索品卡（Sopinka）法官写道，该法律符合基本正义原则。他强调这项立法是必要的，因为它保护可能被说服而自杀的弱势人群，保护人类生命的神圣，同时，法院不想建议国家容忍自杀，而且很难建立防止滥用的保障措施。（这些问题在第十三章中有更充分的讨论）

尽管将协助自杀合法化的国家并不多，但限制使用生命维持性干预的做法却被广泛接受，即使这个决定可能导致死亡（Hwang 2003）。今天的社会更重视身体健全的人，而不是存在缺陷的人，他们感到屈辱，而且他们对援助的需要被与丧失尊严联系起来。残疾人权利组织不同意需要援助就等于丧失尊严这样一种观点，并指出，政府和社会几乎没有采取什么行动来解决这种普遍的社会观点，或帮助公众了解残障人士有自主权和有尊严的实际生活状态（Coleman 2010）。社会和卫生保健服务提供者方面的消极态度会影响儿童的自我价值感。比如，拉里维耶尔－巴斯汀（Lariviere–Bastine）和拉辛（Racine）（2011）提出，由于有沟通困难，脑瘫儿童往往被视为无法提供关于他们服务需求的意见，因此难以将他们作为完整的人来对待，这反过来又损害他们的尊严（Hwang 2003, Lariviere–Bastien & Racine 2011）。以下关于儿童权利的案例突出了这种冲突。

加拿大最高法院对一个年轻人决定自己健康结局的愿望采取了以下立场：尽管这个年轻人没有任何残疾，但她持有强烈的宗教观点，如果不接受输血，最终她的生命将处于危险之中。在 A.C. 诉马尼托巴省案（2009）中，加拿大最高法院认为，在医疗决策中，法院必须考虑成熟青少年（16 岁以下）的意见。虽然立法，如《马尼托巴省儿童和家庭服务法》，表明法院有权授权其认为符合儿童的最佳利益的医疗方法。但是最高法院裁定，当决定儿童的最佳利益时，16 岁以下的儿童的观点应该被考虑。阿贝拉（Abella）法官提出一种"滑动的审查尺度"，即根据他或她的成熟程度，对青少年的决定给予越来越多的尊重，但同时要考虑到这些观点的独立性和医疗决定的严重性。

当父母和医疗从业者必须做出直接或间接导致孩子死亡的决定时，这违背了他们的关爱本性。做出这样的决定是非常困难的，不能掉以轻心，但是选择让一个患有威胁生命疾病或严重残疾的儿童活着，以避免决定他们是否应该死亡也是同样困难的（Camnevale 2007）。在北美，人们普遍接受由父母担任孩子结局的最终决定者，父母根据对儿童最有利的框架，决定何种治疗或不治疗对孩子有利。相比之下，在法国，人们关注的焦点是，父母需要受到保护，不让他们对自己的孩子做出生死抉择，因此，责任就落在负责治疗的医生身上，通常是在团队协商中决定，家长应被告知他们的孩子所处的状况以及为什么提供或不提供某些治疗方案的原因，但是最终的决定是由医生做出的，作为减轻父母负罪感的一种手段（Carnevale et al. 2006）。

医生通常不会提供复苏和其他重症医疗介入，除非他们认为这样符合孩子的最佳利益。在这些情况下，当父母要求不实施拯救生命的措施时，医生会遵从他们的意愿（Laventhal et al. 2011）。反之亦然，如果医生认为，实施拯救生命的干预措施符合孩子的最大利益，他们就会否决那些希望不实施此类措施的父母的愿望。但是医生是如何做出这个决定的呢？复苏患者的决定似乎更多地基于个人情况，而不是基于患者的预后或考虑什么对患者最有利（Laventhal et al. 2011）。

一项针对美国 587 名新生儿科医生和 108 名高危产科医生的研究，评估他们在艰难的伦理道德环境下对复苏的看法。拉文塔尔（Laventhal）等（2011）发现，采取最终导致儿童死亡的措施，通常基于认为最符合儿童利益的考虑，但是有时家庭作为一个整体的最大利益超过了儿童个人的最大利益（另见第十三章）。

五、结论

本章中，我们探讨了残疾人立法中的冲突和挑战，为制订方案和实践方法提供信息。改革的目标是改善残障儿童的生活质量，重点是功能和能力，而不是缺陷。我们还讨论了关于有尊严地死亡权利立法中的冲突，支持性服务对生活质量和结束生命的决定的重要性，以及有关立法可能导致的意外后果。显而易见的是，无论他们有何特殊的缺陷，在利用法律法规和 / 或疾病诊断来支持或阻止儿童发挥其最大潜力方面存在着固有的不公平。无论障碍、地理位置、父母收入、文化信仰和价值观如何，当涉及到帮助他们实现最佳生活质量的方案、政策和实践时，儿童都必须是讨论的一部分。

参考文献

* 主要参考文献

Anderson D, Dumont S, Jacobs P, Azzaria L (2007) The personal costs of caring for a child with a disability: a review of the literature. *Public Health Rep* 122: 3–16.

*August R (2009) Paved with good intentions: the failure of passive disability policy in Canada. Caledon Institute of Social Policy, Toronto, Ontario: 1–27.

Batavia A (2001) The ethics of PAS: morally relevant relationships between personal assistance services and physician-assisted suicide. *Arch Phys Med and Rehabil* 82: S25–S31.

Bedell GM, Khetani MA, Cousins MA, Coster WJ, Law MC (2011) Parent perspectives to inform development of measures of children's participation and environment. *Arch Phys Med Rehabil* 92: 765–773. http://dx.doi.org/10.1016/j.apmr.2010.12.029

*Birnbaum R, Lach L, Saposnek D, MacCulloch R (2012) Co-parenting children with neurodevelopmental disorders. In: Kuehnle K, Drozd L, editors. *Parenting Plan Evaluations: Applied Research for the Family Court*. Oxford: Oxford University Press, pp. 270–329.

Blackman J (2002) Early intervention: a global perspective. *Infants Young Child* 15: 11–19. http://dx.doi.org/10.1097/00001163-200210000-00004

*Burton P, Phipps S (2009) Economic costs of caring for children with disabilities in Canada. *Can Public Policy* 35: 269–290. http://dx.doi.org/10.3138/cpp.35.3.269

Campbell J (1994) Unintentional consequences in public policy: persons with psychiatric disabilities and the Americans with disabilities act. *Policy Studies Journal* 22: 133–145. http://dx.doi.org/10.1111/j.1541-0072.1994.tb02186.x

Campbell L (2001) Rights and disabled children. In: Franklin B, editor. *The New Handbook of Children's Rights: Comparative Policy and Practice*. London: Routledge, pp. 196–207.

*Canadian Coalition for the Rights of Children (2003) 2003 Update to Canada's Report to the UN Committee for the Rights of Children. Available at: http://rightsofchildren.ca/wp-content/uploads/2009/05/03update.pdf (accessed 13 March 2012).

Canty-Mitchell J, Austin JK, Perkins SM, Qi A, Swigonski N (2005) Health-related quality of life in Children with Special Health Care Needs (CSHCN). *Child Health Care* 34: 1–18. http://dx.doi.org/10.1207/s15326888chc3401_1

*Carnevale FA (2007) The birth of tragedy in pediatrics: a phronetic conception of bioethics. *Nurs Ethics* 14: 571–582. http://dx.doi.org/10.1177/0969733007080203

*Carnevale FA, Canou P, Hubert P, et al (2006) The moral experience of parents regarding life-support decisions for their critically-ill children: a preliminary study in France. *J Child Health Care* 10: 69–82. http://dx.doi.org/10.1177/1367493506060209

*Coleman D (2010) Assisted suicide laws create discriminatory double standard for who gets suicide prevention and who gets suicide assistance: Not Dead Yet responds to Autonomy, Inc. *Disabil Health J* 3: 39–50. http://dx.doi.org/10.1016/j.dhjo.2009.09.004

De Wispelaere J, Walsh J (2007) Disability rights in Ireland: chronicle of a missed opportunity. *Irish Political Stud* 22: 517–534. http://dx.doi.org/10.1080/07907180701699265

*Fadem P, Minkler M, Perry M, et al (2003) Attitudes of people with disabilities towards physician-assisted suicide legislation: broadening the dialogue. *J Health Polit Policy Law* 28: 977–1001. http://dx.doi.org/10.1215/03616878-28-6-977

Gannoni A, Shute RH (2009) Parental and child perspectives on adaptation to childhood chronic illness: a qualitative study. *Clin Child Psychol Psychiatry* 15: 39–53. http://dx.doi.org/10.1177/1359104509338432

Gibson BE, Darrah J, Cameron D, et al (2009) Revisiting therapy assumptions in children's rehabilitation: clinical and research implications. *Disabil Rehabil* 31: 1446–1453. http://dx.doi.org/10.1080/09638280802621390

*Hanvey L (2002) Children with disabilities and their families in Canada: a discussion paper. Commissioned by the National Children's Alliance for the First National Roundtable on Children with disabilities. Available at: http://www.nationalchildrensalliance.com/nca/pubs/2002/hanvey02.pdf

The Huffington Post (2011) Assisted suicide in Canada: dying woman challenges laws 20 years after last attempt. Available at: www.huffingtonpost.ca/2011/11/13/assisted-suicide-canada-law_n_1090820.html http//www.thecourt.ca/2012/01/18/canadas-assisted-suicide-debate-alive-and-well/ (accessed 12 February 2013).

*Hwang K (2005) Attitudes of persons with physical disabilities towards physician-assisted death. *J Disabil Policy Stud* 16: 16–21. http://dx.doi.org/10.1177/10442073050160010301

Jongbloed L (2003) Disability policy in Canada. *J Disabil Policy Stud* 13: 203–209. http://dx.doi.org/10.1177/104420730301300402

*Kim MK, Fox MH (2011) Disability and society: a comparative examination of disability anti-discrimination legislation in the United States and Korea. *Disabil Soc* 26: 269–283. http://dx.doi.org/10.1080/09687599.2011.560371

*Kovacs Burns K, Gordon GL (2010) Analysing the impact of disability legislation in Canada and the United States. *J Disabil Policy Stud* 20: 205–218. http://dx.doi.org/10.1177/1044207309344562

*Lariviere-Bastien D, Racine E (2011) Ethics in health care services for young persons with neurodevelopmental disabilities: a focus on cerebral palsy. *J Child Neurol* 26: 1221–1229. http://dx.doi.org/10.1177/0883073811402074

*Laventhal N, Larkin LK, Spelke MB, Andrews B, Meadow W, Janvier A (2011) Ethics of resuscitation at different stages of life: a survey of perinatal physicians. *Pediatrics* 127: e1221–e1229. http://dx.doi.org/10.1542/peds.2010-1031

*Leonardi M (2010) Measuring health and disability: supporting policy development: the European MHADIE project. *Disabil Rehabil* 32: S1–S8. http://dx.doi.org/10.3109/09638288.2010.520806

Mednick L, Koocher G (2012) Co-parenting children with chronic medical conditions. In: Kuehnle K, Drozd L, editors. *Parenting Plan Evaluations: Applied Research for the Family Court*. Oxford: Oxford University Press, pp. 235–270.

Oregon Public Health Division (2012) Characteristics and end-of-life care. Available at: http://public.health.oregon.gov/ProviderPartnerResources/EvaluationResearch/DeathwithDignityAct/Pages/index.aspx (accessed 22 February 2012).

*Prince MJ (2001) Canadian federalism and disability policy making. *Can J Polit Sci* 34: 791–817. http://dx.doi.org/10.1017/S0008423901778092

*Prince MJ (2004) Canadian disability policy: still a hit-and-miss affair. *Can J Socio* 29: 59–82. http://dx.doi.org/10.2307/3341945

*Prince MJ (2010) What about a disability rights act for Canada? Practices and lessons from America, Australia, and the United Kingdom. *Can Public Policy* 36: 199–214. http://dx.doi.org/10.3138/cpp.36.2.199

Rosenbaum P, Livingston MH, Palisano RJ, Galuppi BE, Russel DJ (2007) Quality of life and health-related quality of life of adolescents with cerebral palsy. *Dev Med Child Neurol* 49: 516–521. http://dx.doi.org/10.1111/j.1469-8749.2007.00516.x

Saposnek D, Perryman H, Berkow J, Ellsworth S (2005) Special needs children in family court. *Fam Court Rev* 43: 566–581. http://dx.doi.org/10.1111/j.1744-1617.2005.00056.x

Standing Senate Committee on Human Rights (2005) Who's in charge here? Effective implementation of Canada's international obligations with respect to the rights of children. Available at: http://publications.gc.ca/collections/collection_2011/sen/yc32-0/YC32-0-381-19-eng.pdf (accessed 13 March 2012).

*Tiedemann M, Valiquet D (2008) Euthanasia and assisted suicide in Canada. Available at: http://www.parl.gc.ca/Content/LOP/researchpublications/919-e.htm (accessed 13 March 2012).

*Turnbull RH III, Beegle G, Stowe MJ (2001) The core concepts of disability policy affecting families who have children with disabilities. *J Disabil Policy Stud* 12: 133–143. http://dx.doi.org/10.1177/104420730101200302

*Valentine F (2001) Enabling citizenship: full inclusion of children with disabilities and their parents. Canadian Policy Research Networks. Available at: http://cprn.org/documents/ACFZwv9Kd.PDF (accessed 13 March 2012).

Wang M, Brown R (2009) Family quality of life: a framework for policy and social service provisions to support families of children with disabilities. *J Fam Social Work* 12: 144–167. http://dx.doi.org/10.1080/10522150902874842

World Health Organization (2001) *International Classification of Functioning, Disability and Health*. Geneva: WHO.

*World Health Organization (2011) *World Health Report*. Available at: http://www.who.int/disabilities/world_report/2011/report/en/index.html (accessed 7 July 2012).

Young B, Rice H, Dixon-Woods M, Clover AF, Parkinson KN (2007) A qualitative study of the health-related quality of life of disabled children. *Dev Med Child Neurol* 49: 660–665. http://dx.doi.org/10.1111/j.1469-8749.2007.00660.x

Zekovic B, Renwick R (2003) Quality of life for children and adolescents with developmental disabilities: review of conceptual and methodological issues relevant to public policy. *Disabil Soc* 18: 19–34. http://dx.doi.org/10.1080/713662199

案例和法律

A.C. v. *Manitoba (Director of Child and Family Services)* [2009] SCC 30.

Canada Charter of Rights and Freedoms (1982) Enacted by the Canada Act 1982 [UK] c.11; proclaimed in force 17 April 1982. Amended by the Constitution Amendment Proclamation, 1983, SI/84-102, effective 21 June 1984. Amended by the Constitution Amendment, 1993 [New Brunswick], SI/93-54, *Can. Gaz. Part II*, 7 April 1993, effective 12 March 1993.

Carter v. *Canada (Attorney General)* [2012] BCSC 886.

Rodriguez v. *British Columbia* [1993] SCC.

第二十六章 家长和社区组织在促进儿童健康中的作用

克里斯托弗·莫里斯（Christopher Morris）

瓦尔·希林（Val Shilling）

概要

　　本章将首先参考 WHO 的相关概念来考虑"健康促进"的概念。其次，将介绍相关的父母和社区组织的例子，以及他们寻求促进残疾儿童及其家庭健康和幸福的各种方法。最后，指出父母领导的组织在实现其目标时所面临的挑战，并提出进一步建立有意义的伙伴关系的机会。许多组织和政策的例子来自英国，反映了作者的位置和经验。希望读者能够认识到适用于自己环境的原则，并能够在自己的国家中找到这些由父母主导的倡议或机会的例子。

一、引言

　　本章考虑了各种父母和社区组织在促进神经发育性障碍青少年及其家庭的健康和福祉方面所发挥的作用。有些组织已经存在很长一段时间了。最古老的非医疗组织可能是 19 世纪为感觉障碍儿童设立的慈善机构，如专门为聋哑或失明儿童设立的学校。1921 年，在美国成立的全国残疾儿童协会 [后改名为"复活节封印"（Easter Seals）] 经常被认为是最古老的由父母领导的团体。从那时以来，父母和社区组织的数目有了相当大的增加，特别是为了支持存在特定障碍的儿童。获得适当教育一直是占主导地位的主题。例如，国家痉挛协会（National Spastics Society，原名 Scope）是在 1952 年由 3 名家长和 1 名社会工作者在英国成立的，他们希望残疾儿童享有平等的受教育权利。

这些组织所发挥的作用已经发生了演变，他们继续在不同的国家和环境中调整他们的角色。这一章的主题是呼吁在卫生保健和社会服务领域的专业人员，与家长及社区组织之间建立更有意义、更有效的合作伙伴关系。专业人员应寻求并重视家庭的各种贡献，将他们视为对自己工作的补充和必不可少的组成部分，目的是改善缺陷儿童的健康和福祉。

二、什么是健康促进?

在本书的其他章节中，对健康状况（第二章和第四章）、参与（第五章）及生活质量主题的变化（第二章和第三章）等概念进行了重要的区分。在促进健康方面，WHO 广泛寻求在所有以上这些领域促进社会正义和健康结果公平的原则。1986 年，WHO 将"健康促进"定义为具有里程碑意义的《渥太华宪章》（Ottawa Charter）的一部分："……使人们能够加强对自己健康的控制和改善的过程。为了达到身体、精神和社会的完全幸福状态，个人或团体必须能够自我改善和实现愿望，满足需求，并改变或应对环境。因此，健康被视为日常生活的一种资源，而不是生活的目标。健康是一个积极的概念，强调社会和个人资源及身体能力。因此，促进健康不仅是卫生部门的责任，而且超越了健康的生活方式，也超越了幸福。"（WHO 2009）

《渥太华宪章》和随后有关 WHO 健康促进会议的报告作了明确说明，通过深思熟虑的政策制定来促进健康是政府的法定责任。"健康促进政策结合了多种不同但互补的方法，包括立法、财政措施、税收和组织变革，采取协调一致的行动，促进健康、收入和社会政策，促进更大的平等"（WHO 2009）。另外，WHO 还强调，有必要赋权给社区，"通过具体和有效的社区行动，确定优先事项，制订决策，规划战略并实施，以实现更好的健康"（WHO 2009）。为了鼓励公众参与决策，我们要认识到获取信息、学习机会和资金的必要性。

WHO 在健康促进方面的许多努力与针对成年人的行为问题有关，如烟草和酒精的消费、减少肥胖、改善妇女健康。然而，最近的一些文件，如 2005 年的《曼谷宪章》（Bangkok Charter），明确承认了儿童和残疾人所面临的挑战，突出了他们被排斥在外的可能性（WHO 2009）。为了克服这些挑战，WHO 提议采取协调一致的行动："伙伴关系、联盟、网络和协作提供了激动人心和有益的方式，使人们和组织围绕共同目标和共同行动团结起来，以改善人口健康。每个部门（政府间、政府、民间社会和私营部门）都有其独特的作用和责任。"（WHO 2009）

那么我们做得怎么样了？最近对英国国家卫生服务体系（National Health Service，NHS）的儿童服务进行的一项审查显示：由于 NHS 内部结构和文化上的障碍（Kennedy 2010），WHO 宪章所支持的许多观点都没有得以实现。伊恩·肯尼迪（Ian Kennedy）爵士的评论列出了在国家、地区、地方和个人照顾水平上的一系列文化障碍：（1）对儿童服务的投资缺乏优先权；（2）卫生服务协调不力，特别是对有复杂需求的儿童；（3）卫生服务、教育和社会服务之间缺乏协调；（4）共享和获取信息的能力差（Kennedy 2010）。他的一项主要建议是，所有相关方面都应就为儿童实现的目标达成一致，然后共同努力实现这些目标——"在特定领域承担责任和提供服务的所有相关机构和专业人员，必须在儿童和青少年积极参与的情况下，就儿童和青少年的医疗、健康和福祉达成共同愿景，并合作实现其愿景"（Kennedy 2010），这是对英国先前政策中所倡导目标的更强烈声明（如卫生部 2004，教育和技能部 2005，卫生部和儿童、学校及家庭部 2009）。

因此，代表残疾儿童的父母和社区组织的关键作用是与卫生服务决策者和提供者接触，寻求就我们希望实现的健康结果达成共同愿景。同样重要的是，卫生和社会服务领域的专家要重视由父母领导的组织，并与他们进行有意义的合作。戴维斯（Davies）和霍尔（Hall）（2005）发现，卫生专业人员可能对由父母领导的团体持有保留和／或消极的看法，包括担心父母之间的接触可能会削弱他们的专业权威。尽管如此，戴维斯和霍尔（2005）赞同家庭"赋权"，促进卫生专业人员和由家长领导的组织之间建立真正的伙伴关系。

三、父母和社区组织

这里列举一些不同类型父母和社区组织的例子似乎会有帮助，他们在促进儿童和家庭的健康方面发挥了作用。

（一）慈善组织和志愿者团体

为促进残疾儿童的健康和福祉，政府成立了多个慈善组织和志愿者团体。有些组织是针对特殊障碍的（如自闭症、肌营养不良等），而其他的则支持所有类型残疾儿童的家庭，采用"非分类方法"对待儿童残疾。有些组织支持所有的儿童和／或家庭，有残疾儿童的家庭只是其中一部分。大多数组织的活动都集中在一个国家或地区，但是也有一些国际援助机构从全球角度看待儿童和（或）伤残问题。

通常这些组织宣称的使命是赋能或支持受常见致残性疾病影响的儿童和家庭"过上普通的生活"或"过他们所选择的生活"。有些慈善机构提供设备或资助治疗费用，有些则资助或参与研究，探索治疗方法，或评估治疗的有效性，或探讨家庭面临的其他问题和经验。这可能是英国体系的一个特点，许多组织注册为慈善机构，但提供收费的教育或主流、补充及替代的疗法。

除了有组织的机构之外，还有非正式的当地父母和家庭团体的定期聚会。这些团体可以通过公共部门的资金支持其活动，也可能依靠自愿捐款。

（二）法定代理机构

地方政府和其他公共资助的服务机构可能召集"服务使用者小组"，就如何改善服务的提供方式征询他们的意见，这样就为残疾儿童和他们的父母提供了聚集起来的机会，也让他们与服务提供者交流并表达他们的意见。例如，英格兰和威尔士的地方政府为"家长伙伴关系"提供资金，教育部的中央资金支持"国家家长伙伴关系网络"（www.parentpartnership.org.uk）。

（三）学校

教育是人的一项基本权利，也是健康和福祉的公认决定因素（WHO 2009）。神经发育性障碍儿童就读于"综合"的主流学校还是"隔离"的特殊学校或学院，这取决于教育的可及性、国家和地方的教育政策、儿童的认知能力、孩子和父母的喜好。学校和学院为老师、儿童和家长提供了正式的和非正式的机会，让他们合作寻找方法，帮助有额外需要的儿童发挥潜力，并为家庭提供支持。

（四）娱乐和休闲活动的提供者

公共部门、私人和社区组织为儿童和家庭提供一系列的娱乐和休闲机会，其中包括为所有儿童提供的"综合"机会和专门为残疾儿童设置的"隔离"机会，家庭对这两者都很重视（Beresford et al. 2010）。儿童参与积极和包容性的活动与较好的健康和福祉有关（Beresford et al. 2010）。

四、角色

这些家长和社区组织通过多种方式促进残疾儿童及其家庭的健康和福祉。一些活动是与专业人员共同进行的，而其他活动是由父母主导的，没有卫生专业人员的参与。

（一）同伴支持

人们普遍认为，残疾儿童的父母有更多的婚姻问题、压力、抑郁和睡眠不足的风险（联系一个家庭 2003）。家庭关系可能会受到疲劳和压力的影响，父母会感到孤独和无助（Davies & Hall 2005）。父母们报告说他们的身心健康受到不利的影响，并认为原因是照顾孩子的实际需求和对孩子健康和未来的焦虑（Murphy et al. 2006）。父母经常说他们希望与其他残疾儿童父母有更多的接触，以分享信息、建议和社会支持（Schreiber et al. 2011），甚至在等候室与其他家长交谈也可以成为一些家长获得支持的宝贵机会（Cohn 2001）。父母并不总是拥有足够的知识或信息来获取现有的服务或福利，有时与专业人员的关系也很紧张。提供同伴支持有可能减轻残疾儿童家庭面临的一些问题，并对以后的结果产生重大的积极影响。

同伴支持的定义特征是，它是由现在有或曾经有过类似经历的人提供的支持（Dennis 2003），即残疾儿童的父母支持其他残疾儿童的父母。同伴是指与"目标"群体或个人具有共同特征的人，使他或她与之交往并产生共鸣，这样的交往程度是一个非同伴无法达到的（Doull et al. 2008）。这种类型的支持之所以被认为是重要的，是因为"共同的经历"，即一个人理解你正在经历的事情，因为他或她已经经历过了。与其他父母见面可以减少孤立感，帮助父母有归属感，父母可以分享应对策略和信息（King et al. 2000），能够与他人分享自己的知识和专长，也能帮助父母实现自我价值并获得自信（Davies & Hall 2005）。同伴支持可以帮助父母了解现有信息和服务，提供情感支持和分享经验及目标（Koroloff et al. 1999）。

同伴支持依据多个心理学理论，包括社会支持、经验性知识、助人治疗原则、社会学习理论和社会比较理论等。然而，同伴支持的性质使得我们难以使用传统的研究方法来检验这些理论（Solomon 2004）。事实上，对残疾儿童父母的同伴支持进行研究和评估并不常见，正如劳（Law）和他的同事（2001）所报告的，很少进行系统的、严谨的评估。

同伴支持可以在互动类型（如一对一的会面、互联网论坛）、环境（家庭、医院、学校）、目标（提供信息、提供情感支持）、提供者（专业人员领导的项目或志愿者组织）和结构（正式或非正式）等方面表现出不同，以下是一些例子。

- 非正式的接触，如在候诊室或会议上的偶遇。
- 由家长领导的非正式的支持小组，可能支持患有类似疾病或就读于同一所学校的孩子的父母。
- 网上论坛很常见，这些论坛是非正式的，非常灵活，父母可以自由访问论坛，时间有限的或不愿一对一见面的家庭也可使用。家长可以匿名，从而使家长可以讨论在面对面情况下难以启齿的问题。

- 组织机构提供训练有素的顾问，进行一对一电话或电子邮件支持。
- 组织机构协调的由家长领导的支持小组，通常在区域层面上——在某些情况下，可能向支持小组领导人提供训练课程。
- 家长之间的一对一支持，例如，Face 2 Face（英国的一个全国性的慈善网络）辅导志愿者家长成为"友情援助"，然后在当地有报酬的协调员的督导下支持其他家长。

（二）提供信息

另一个关键作用是提供信息。由家长领导的组织或特色组织往往比专业人员更能胜任这一角色，因为他们对特定问题和资源的区域性或全国范围的情况都了解，而且他们常常很清楚哪些事项和问题对父母和残疾青少年是最重要的。

信息由家长领导的组织传播给不同的听众，而不仅仅是其他家长。例如，英国国家儿童局下属的残疾儿童委员会为青少年、父母、公共部门专业人员和志愿部门等群体提供不同类型的信息，他们提供的信息和资源与促进所有慢性健康问题儿童的健康与福祉有关。针对具体障碍的慈善机构，如国家自闭症协会（National Autistic Society）、癫痫基金会（Epilipsy Foundation）（美国）和前文提到的 Scope，提供类似范围的资源，也提供关于他们聚焦的障碍的信息。许多卫生专业人员会发现，获取由父母领导的组织提供的信息是有益的，而且可能具有启发意义。这些信息旨在介绍家庭的观点，以鼓励专业人员在其专业角色中采取综合的方法，使他们了解到家庭正面临的一系列问题。

在一些关键阶段，家庭寻求信息是为了找到更多关于他们孩子疾病的信息，找到治疗方法，或者找到其他可用的服务和支持。在诊断前后，关于疾病的信息对家庭来说是一个宝贵的资源（Davies & Hall 2005）。英国的一个由父母领导的组织——联系一个家庭（Contact a Family），提供了大约 440 种疾病的信息，按照 A ~ Z 排列，对于每一种疾病，都有以通俗语言书写的医学信息、治疗简介及向儿童家庭提供支持的组织信息（www.cafamily.org.uk/medicalinformation/

conditions/azlistings/a.html）。

许多组织都提供关于治疗的信息，这些信息的质量因作者、动机和偏见而存在差异。有许多网站推广未经证实的干预措施和治疗方法，其中许多都有推销治疗的利益驱动。然而，的确有一些信息来自更可靠的资源，例如，"联系一个家庭"（Comtata Family）提供的信息是由英国皇家儿科和儿童健康学院的成员编写的。不过，还有许多不太可靠的来源，其中一些是以"慈善"为名的网站，实际是销售未经验证的治疗方法。最近我们的研究小组为家庭提供了一些指导，帮助他们评估互联网上信息的可靠性（www.pencru.org）。由父母领导的组织也会向家庭提供关于他们可能享有的福利及支持的信息，这取决于他们的生活地点，这会在下一节关于宣传的部分讨论。

（三）宣传和获得权利

父母和社区组织经常为他们所代表的团体或个人宣传，以确保他们获得他们应该享有的支持和服务。如上所述，这可能涉及提供关于个人或家庭目前或可能获得的福利和权利的信息，以及关于如何申请这些权利的建议。在英国，完全有资格的残疾儿童家庭要申请这些福利必须要填写许多不同表格，然而，即使在英国国内，申请的权利和制度也因地区而异。令人遗憾的是，一些由父母领导的组织发现，填写这些表格是复杂而困难的，这使得家庭很难申请他们的权利。有几个组织提供一般性指导（例如，www.cafamily.org.uk/families/rightsandentitlements/beneftstaxcredits），但是这些组织也强烈建议父母寻求个人帮助，以确保他们提供所有适当的信息。

在英国，专门针对残疾儿童家庭的一个领导性活动团体是"每一个残疾儿童都很重要"（Every Disabled Child Matters，EDCM）。EDCM游说英国政府立法，以改善残疾儿童的健康和福祉，并确保投入必要的资源，使这些权利变为现实（www.ncb.org.uk/edcm）。他们活动的一个例子是最近互联网上的一个由父母领导的组织"妈妈网"（Mumsnet）开展的一项运动，呼吁为存在失禁的残疾儿童提供足够的尿布，该运动获得了卫生部高层的回应，认为"尿布的数量应该与个人的实际需求相适应，而随意限定数量是不合适的"（www.ncb.org.uk/edcm/campaigns/health.aspx）。

英国有一些以社会政策为导向的成熟的慈善机构，如约瑟夫·郎特里基金会（Joseph Rowntree Foundation）和巴纳德（Barnardo's），在他们的工作项目中，包括了关于残疾儿童及其家庭生活状况的研究。然后他们使用并且鼓励其他人使用这些研究结果，去游说政府改善对残疾儿童的支持。尽管许多游说活动是普适性的，但针对具体障碍的慈善机构也为所代表和关注的儿童家庭进行游说。

（四）参与政策制定

让"服务使用者"或"消费者"参与到卫生和社会服务的政策制定和规划中，其潜在好处是公认的（WHO 1978）。的确，残疾儿童参与的权利在《联合国儿童权利公约》（1989）和《残疾人权利公约》（2006）里都被认为是不可侵犯的。阿恩斯坦（Arnstein）的《公民参与阶梯》（ladder of citizen participation）经常被引用作为服务使用者参与的模式，"阶梯"里的参与范围是从象征性的咨询到公民控制（Arnstein 1969）。虽然让服务使用者参与决策的做法越来越普遍（WHO 2006），但是实施和实现参与的有效方法还没有被建立起来（Nilsen et al. 2006）。在界定和测量服务使用者参与的效果方面也存在困难（Fudge et al. 2008）。

让服务使用者参与决策的理由是基于民主的价值观和原则，但已存在的父母或社区组织在多大程度上代表服务使用者，而不是说客，这是值得商榷的。尽管如此，这些组织是国家及地方卫生和社会服务负责机构的重要资源，他们通过这些组织吸引和征聘积极的、有兴趣的人员，并进行合作，以发展出更好的系统和服务方案。服务使用者参与英国卫生和社会服务政策的制定已经存在了约30年。最近设立了一个地方参与网络系统，这些网络为个人提供了一个论坛，让他们在如何设计和提供服务方面发挥作用（www.nhs.uk/NHSEngland/links/yourrights/Pages/whylink.aspx）。服务使用者，即在本章中讨论的残疾儿童的家庭，有许多倡议和机会参与决策。然而，目前还不清楚，服务使用者的意见在多大程度上影响了卫生和社会服务在实践中的组织和提供（Craig 2008）。

（五）参与研究

随着越来越多的服务使用者参与政策的制定，也出现了患者和公众参与研究的情况。罗森鲍姆（2011）提出了"以家庭为中心的研究"（family-centred research）一词，以描述家庭作为研究伙伴的参与。正如我们所回应的，让残疾儿童的家庭参与到儿童残疾研究有三个关键的前提（Morris et al. 2011）。首先，从哲学观点出发，家庭应该参与决定研究议程，因为研究涉及他们及那些有相似生活环境的人，因此，家庭有独特的地位，可以考虑哪些方面的研究调查是最相关的，并且可能对他们的生活有显著影响。其次，让家庭参与决定哪些研究问题将被解决及如何设计研究，具有实用性方面的优势。家庭可能更想参与那些解决他们认为需要优先解决的问题、并通过他们可以接受的研究程序来进行的研究。第三个前提并非普遍适用，但是在英国，当申请政府机构卫生服务研究资金时，有患者和公众成员参与是强制性要求。让公众成员参与决定研究议程的理由是基于这样一个事实，即在公共资金的体系中，公众的税收被用来资助研究，所以他们有权去影响被支持的事项（Morris et al. 2011）。

这里的"参与"，涵盖了研究的所有阶段，包括想法的产生和发展、确定优先级、修订研究问题、设计研究、寻找资金、开展研究、传播结果。"INVOLVE"是一个英国顾问机构，支持公众更多地参与 NHS、公共卫生和社会服务研究。INVOLVE 定义了三个层次的参与：咨询、协作和使用者控制（Hanley et al. 2003），很大程度上基于阿恩斯坦的《公民参与阶梯》（Amstein 1969）。

研究的一个关键阶段是决定哪些主题是最重要的。詹姆斯·林德联盟（James Lind Alliance，JLA）提倡将患者和临床医生聚在一起的方式，以确定在关于治疗效果的知识中最重要的空白，这些"优先级设定伙伴关系"力求对某种特定疾病的"十大"最重要研究问题进行识别、优先排序，并达成一致（JLA 2010）。JLA 还支持更广泛的活动，来收集患者的观点，例如，他们利用一项调查来确定患者对癫痫研究的优先次序的看法（DUETS 患者代表 & JLA 2008）。在少数同行评议的关于儿童残疾的优先级设定的研究中，澳大利亚的一个小组描述了一项德尔菲调查，分三轮将消费者选择的和临床医生选择的脑瘫研究主题进行确定和排定优先次序（McIntyre et al. 2009）。他们的研究结果发现，每个组的想法都有相当大的重叠，但是他们也发现，一些家庭认为重要的主题被临床医生忽略了，其中一些是社会问题，如"脑瘫与贫困"或"社区便利"，这可能不会刺激"以医学为导向"的临床医生。与此类似，临床医生不会认为"替代疗法的有效性"是一个重要的研究课题，然而，许多家庭在常规治疗没有任何帮助或希望的情况下寻求并使用替代疗法。因此，为研究确定优先主题的过程必须考虑到这些研究的所有相关目标群体（Morris et al. 2011）。

（六）促进包容

与高收入国家相比，低收入国家的残疾更普遍，也更有可能影响贫困家庭的儿童（世界卫生组织和世界银行 2011）。据报道，英国残疾儿童的贫困程度和个人及社会劣势程度高于正常发育的儿童（Blackburn et al. 2010），他们的住房往往不够（Beresford & Rhodes 2008），家庭花销更高，但是家庭获得的赚钱机会更少（Emerson et al. 2005）。因此，许多残疾儿童和青少年在生活机遇上处于劣势，面临着参与限制和社会排斥的风险。

《世界残疾报告》建议，残疾人组织可以采取一系列行动，促进社会对残疾人的包容性并提供有利的机会（表 26.1）。有些活动已经在前面被描述过，如宣传、运动和参与政策制定，组织机构履行其他一些职责以促进包容性。这些活动针对更广泛的社会障碍，如改善公众和专业人员对残疾的态度和 / 或支持个人独立生活和发展技能。

大众传媒运动是各个组织积极尝试和改善公众对残疾的普遍态度的一种方式。这些活动由一系列国家和国际组织进行，例如，联合国儿童基金会（2010）和由隆纳济世助残组织（Leonard Cheshire Disability）举办的获奖的"生物的烦恼"（Creature Discomforts）运动，基于人们的真实经历提供一系列轻松的动画和严肃的信息（www.creaturediscomforts.org）。

表 26.1 《世界残疾报告》建议"残疾人组织"可以采取促进包容的行动

残疾人组织可以：
• 支持残疾人士认识到自己的权利，支持独立生活和发展技能
• 支持残疾儿童及其家人，确保他们能接受教育
• 在国家决策者、地方决策者和服务提供者面前表达他们的看法，并倡导他们的权利
• 参与服务的评估和监测，并与研究人员合作，支持可促进服务发展的应用研究
• 提高专业人员及公众对残疾人士权利的认识和理解，如通过活动、倡导和残疾平等培训等

资料来源：WHO（2011）

在个人层面，许多组织设法支持年轻人寻求积极和包容的机会。这些活动通常面向儿童的娱乐活动、休闲活动及就业，并使青年人能够独立生活。组织通常会寻求与私人和 / 或公共部门的雇主合作，为年轻人找到合适的工作，如英国的 Scope 和美国的复活节封印（Easter Seal）。

五、未来的挑战

WHO 于 1986 年发表的《渥太华健康促进宪章》的"号召国际行动"中总结说道："会议坚信，如果社会各阶层的人、非政府组织和志愿者组织、政府、世界卫生组织及所有其他有关机构，根据构成本宪章基础的道德和社会价值观念，共同推进促进健康的战略，到 2000 年，人人享有健康将成为现实。"（WHO 2009）

尽管取得了进展，但是 25 年过去了，在健康结果方面仍然存在明显的不平等，特别是受神经发育性障碍影响的青少年和他们的父母 / 监护人。WHO 如此描述执行方面的差距：虽然许多国家签署了做出承诺的协议，但是实际上并不总是能采取必要的行动（WHO 2009）。《世界残疾报告》呼应了许多相同的主题，并且继续呼吁所有机构共同努力，提高参与和包容性（世界卫生组织和世界银行 2011）。我们似乎知道需要做些什么，但是仍然觉得难以采取必要的行动。

《世界残疾报告》的建议针对的是促进残疾儿童和青少年及他们家庭的健康和福祉的各种利益攸关方（WHO 2011）。我们必须希望进行必要的投资，包括自上而下提供服务的资金和资源，以及个人和社区态度自下而上的改变，使他们能够实现现代化并包容多样性。

六、总结

希望本章能够使人们更多地认识到父母和社区组织在改善残疾儿童和家庭的健康和福祉方面的能力和作用，并应当鼓励他们做出的贡献。

参考文献

* 主要参考文献

Arnstein S (1969) A ladder of participation. *J Am Inst Planners* 35: 216–224. http://dx.doi.org/10.1080/019443669089777225

Beresford B, Clarke S, Borthwick, R (2010) *Improving the Wellbeing of Disabled Children and Young People through Improving Access to Positive and Inclusive Activities. Disability Knowledge Review 2.* London:

Centre for Excellence and Outcomes in Children and Young People's Services (C4EO). Available at: www.c4eo.org.uk/themes/disabledchildren/positiveactivities/files/c4eo_improving_the_wellbeing_improving_access_full_knowledge_review.pdf (accessed 31 July 2011).

Beresford B, Rhodes D (2008) *Housing and Disabled Children. Round-up: Reviewing the Evidence.* York, UK: Joseph Rowntree Foundation. Available at: www.jrf.org.uk/sites/files/jrf/2208.pdf (accessed 5 September 2011).

Blackburn CM, Spencer NJ, Read JM (2010) Prevalence of childhood disability and the characteristics and circumstances of disabled children in the UK: secondary analysis of the Family Resources Survey. *BMC Pediatrics* 10: 21.

Cohn ES (2001) From waiting to relating: parents' experiences in the waiting room of an occupational therapy clinic. *Am J Occup Ther* 55: 167–174. http://dx.doi.org/10.5014/ajot.55.2.167

Contact a Family (2003) *No Time for Us: Relationships Between Parents who Have a Disabled Child.* Available at: www.cafamily.org.uk/media/446233/no_time_for_us_report_2003final.pdf (accessed 27 November 2012).

Craig GM (2008) Involving users in developing health services. *BMJ* 336: 286–287. http://dx.doi.org/10.1136/bmj.39462.598750.80

*Davies S, Hall D (2005) 'Contact a Family': professionals and parents in partnership. *Arch Dis Child* 90: 1053–1057. http://dx.doi.org/10.1136/adc.2004.070706

Dennis CL (2003) Peer support within a health care context: a concept analysis. *Int J Nurs Stud* 40: 321–332. http://dx.doi.org/10.1016/S0020-7489(02)00092-5

Department for Education and Skills (2005) Statutory Guidance on Inter-agency Cooperation to Improve the Wellbeing of Children: Children's Trusts. London: Department for Education and Skills.

Department of Health (2004) National Service Framework for Children, Young People and Maternity Services. London: Department of Health.

Department of Health and Department for Children, Schools and Families (2009) Healthy Lives, Brighter Futures – The Strategy for Children and Young People's Health. London: Department of Health.

Doull M, O'Connor A, Welch V, Tugwell P, Wells G (2008) Peer support strategies for improving the health and well-being of individuals with chronic diseases. *Cochrane Library* 4.

Emerson E, Graham H, Hatton C (2005) Household income and health status in children and adolescents in Britain. *Eur J Publ Health* 16: 354–360. http://dx.doi.org/10.1093/eurpub/cki200

Fudge N, Wolfe CDA, McKevitt C (2008) Assessing the promise of user involvement in health service development: ethnographic study. *BMJ* 336(7639): 313–317. http://dx.doi.org/10.1136/bmj.39456.552257.BE

Hanley B, Bradburn J, Barnes M, et al (2003) Involving the Public in NHS, Public Health and Social Care Research: Briefing Notes for Researchers, 2nd edn. INVOLVE, pp. 8–12. Available at: www.invo.org.uk/pdfs/Briefing%20Note%20Final.dat.pdf (accessed 31 July 2011).

James Lind Alliance (2010) Guidebook. Available at: www.JLAguidebook.org (accessed 1 February 2011).

Kennedy I (2010) Getting it right for children and young people. Overcoming cultural barriers in the NHS so as to meet their needs. London: Department of Health. Available at: www.dh.gov.uk/prod_consum_dh/groups/dh_digitalassets/@dh/@en/@ps/documents/digitalasset/dh_119446.pdf (accessed 31 July 2011).

*King G, Stewart D, King S, Law M (2000) Organizational characteristics and issues affecting the longevity of self-help groups for parents of children with special needs. *Qual Health Res* 10: 225–241. http://dx.doi.org/10.1177/104973200129118381

Koroloff NM, Friesen BJ (1991) Support groups for parents of children with emotional disorders: a comparison of members and non-members. *Commun Ment Health J* 27: 265–279. http://dx.doi.org/10.1007/BF00757261

*Law M, King S, Stewart D, King G (2001) The perceived effects of parent-led support groups for parents of children with disabilities. *Phys Occup Ther Pediatr* 21: 29–48. http://dx.doi.org/10.1080/J006v21n02_03

Macaulay AC, Commanda LE, Freeman WL, et al (1999) Participatory research maximizes community and lay involvement. *BMJ* 319: 774–778. http://dx.doi.org/10.1136/bmj.319.7212.774

McIntyre S, Novak I, Cusick A (2009). Consensus research priorities for cerebral palsy: a Delphi survey of consumers, researchers and clinicians. *Dev Med Child Neurol* 52: 270–275. http://dx.doi.org/10.1111/j.1469–8749.2009.03358.x

*Morris C, Shilling V, McHugh C, Wyatt K (2011) Why it is crucial to involve families in all stages of childhood disability research. *Dev Med Child Neurol* 53: 769–771. http://dx.doi.org/10.1111/j.1469–8749.2011.03984.x

Murphy NA, Christian B, Caplin DA, Young PC (2006) The health of caregivers for children with disabilities: caregiver perspectives. *Child Care Health Dev* 33: 180–187. http://dx.doi.org/10.1111/j.1365–2214.2006.00644.x

Nilsen ES, Myrhaug HT, Johansen M, Oliver S, Oxman AD (2006) Methods of consumer involvement in developing healthcare policy and research, clinical practice guidelines and patient information material. *Cochrane Database Syst Rev* 3: CD004563. http://dx.doi.org/10.1002/14651858.CD004563.pub2

PatientView on behalf of DUETS and James Lind Alliance (2008) Patients' priorities for research into epilepsy: a survey of patient groups. Available at: www.lindalliance.org/pdfs/Epilepsy/Patients'%20Priorities%20for%20Epilepsy%20Research%20JLA%20%20DUETs.pdf (accessed 1 February 2011).

Rosenbaum PL (2011). Family-centred research: what does it mean and can we do it? Editorial. *Dev Med Child Neurol* 53: 99–100.

Schreiber J, Benger J, Salls J, Marchetti G, Reed L (2011) Parent perspectives on rehabilitation services for their children with disabilities: a mixed methods approach. *Phys Occup Ther Pediatr* 31: 225–238.

Solomon P (2004) Peer support/peer provided services underlying processes, benefits, and critical ingredients. *Psychiatr Rehabil J* 27: 392–401. http://dx.doi.org/10.2975/27.2004.392.401

UNICEF (2010) 'It's about ability.' Available at: www.unicef.org/montenegro/Its_About_Ability(1).pdf (accessed 5 September 2011).

United Nations (1989) Convention on the Rights of the Child. Available at: www.unicef.org/crc (accessed 31 July 2011).

United Nations (2006) Convention on the Rights of Persons with Disabilities. Available at: www.un.org/disabilities/index.asp (accessed 31 July 2011).

World Health Organization (1978) Declaration of Alma Ata: Report of the International Conference on Primary Health Care. Available at: www.who.int/hpr/NPH/docs/declaration_almaata.pdf (accessed 5 September 2011).

World Health Organization (2006) Ninth futures forum on health systems governance and public participation. Available at: www.euro.who.int/document/e89766.pdf (accessed 31 July 2011).

*World Health Organization (2009) Milestones in Health Promotion: Statements from Global Conferences. Available at: www.who.int/healthpromotion/Milestones_Health_Promotion_05022010.pdf (accessed 31 July 2011).

World Health Organization and World Bank (2011) World Report on Disability 2011. Available at: http://whqlibdoc.who.int/publications/2011/9789240685215_eng.pdf (accessed 5 September 2011).

编后记

第二十七章　ICF 和生活质量

彼得·L. 罗森鲍姆（Peter L.Rosenbaum）

伽布瑞尔·M. 罗南（Gabriel M.Ronen）

一、引言

"生活质量"是在临床讨论和健康服务研究领域中一个相对新的重点。这个话题将我们的关注点从传统的主要针对疾病、损伤和紊乱的生物医学角度，转移到对经历这些疾病的人的生活方面进行更广泛的考虑；在患者是儿童和青少年的情况下，要考虑他们的父母和家庭的生活。在认可生物医学领域优质研究价值的基础上，本书的目的是将"生活质量"作为临床、研究和政策领域发展的重点来展开探讨。我们认为，认识到生物医学的局限性是一项必要的责任，生物医学对神经发育性障碍患者的身心健康，对患有这些疾病的儿童和青少年的发展轨迹及对他们的家庭，至少能做出必要但不充足的贡献。这本书试图提供对这些观点的全面探讨。

本书同样适用于服务提供者、项目经理、研究人员（在残疾领域）及政策制定者。他们所有的行动都可能对神经发育性障碍儿童和青少年产生巨大的影响。在规划这本书和联系作者们（所有人都热情回应邀请，并贡献他们的观点）的过程中，编辑借助了 ICF 的概念（WHO 2001）。我们认为，这些相互关联的观点是一种从整体上看待残疾人生活经历的重要方式，这些生活经历很可能影响他们的神经系统和心理的健康发展。因此，在整合这本书的时候，我们再次使用 ICF 语言，以便突出关键的思想，同时指出 ICF 的局限性在哪里，以及如何完善。我们希望向所有读者发出挑战，让他们认识并抓住机遇，推动该领域向前发展，开展新的研究，倡导行动和政策发展，丰富所有公民的生活——包括那些存在神经发育性障碍的人。

二、联系实际讨论 ICF 概念中的问题

这可以帮助读者重温 ICF 概念的相关重点，因为这些概念都在本书中讨论过，最后这一章简要地进行回顾。

（一）身体结构与功能

读者应该知道，ICF 的身体结构与功能部分一直是残疾儿童和青少年健康研究的传统焦点。许多传统的干预措施都是针对"残损"，应用生物医学思维、"治疗"手段及物理康复手段，来改变被认为与功能限制相关的潜在的生物体差异。人们常常认为，是损伤本身及其表现限制了人们的身体功能，而修复这些问题将改善身体功能，从而使得生活更美好。

很明显，这本书中没有涉及生物医学方面的探讨。作者和编辑认为，我们感兴趣的所有疾病都有生物学基础，在干预的某些方面的确需要采取分类方法。但是，已经有无数优秀的文本，既提供了神经发育性障碍的生物医学基础知识，又提供了对现有的最佳治疗和手段的深刻见解。因此，在本书中，我们试图做的是鼓励读者去关注身体结构与功能的缺损对人们生活产生的很多非分类的影响——对儿童发展、家庭幸福感和生活质量的影响，对服务、专业人员培训和专业人员行为的影响，对社会问题的影响和对多种不同障碍患者生命历程的影响。

（二）活动

关于活动所隐含的内容和意义，本书未能一一描述。但是，本书通篇尽量鼓励人们去认识到一点，即人们所做的事情在很大程度上应该是他们想做的事情（如下面所讨论的"参与"和"生活质量"），而且某件事是否"正常地"完成——以我们的思维方式来看是否正常——远不及完成活动的能力重要，而那些活动应该是对个人具有重要意义的。

（三）参与

ICF 的这个主题是本书的一个主要元素。可以说，参与是我们所有临床干预工作的目标。我们相信，我们有责任鼓励父母帮助他们的孩子在自身能力和个人兴趣范围内"尽力去生活，找到归属感，成为自己想成为的人"。这意味着我们需要不断地问"那又怎样呢"，对我们所给出的治疗建议提出疑问，以此来确保干预措施能够增加儿童和青少年的参与度（他们参与到对他们有意义的生活领域）。

参与的意义包括为儿童提供融入社会的机会，这种融入是没有歧视的，儿童能够参与交往和玩耍；这种融入机会促使家庭意识到社会参与是有价值的，并以"发育性"和"积极心理学"的视角来看待儿童的残障；这种融入机会把性当作是成长过程的一个重要的部分，哪怕是存在残障的年轻人也一样。

（三）个人因素

本书所强调的重点之一是神经发育性障碍儿童和长大后的青少年的"人格"。我们强调了识别他们的个性、声音、愿望和身心完整的重要性，以及这些方面如何被他们自身能力之外的力量所挑战或改变（变好或变坏）的潜在可能性。因此，重要的是要识别并利用每个人的个人特点〔儿童（和家庭）的优势、价值观、偏好、潜在能力和表现能力〕，并在这一系列因素的基础上，为他们实现最佳的"生活质量"提供支持。

（四）环境因素

本书的另一个重点是认识到环境和生态的力量，这些力量是影响神经发育性障碍儿童和青少年及其家庭的生活的基本决定因素。这些因素之首是家庭本身，这本书很多内容是关于家庭和家庭的需求。我们在这里和其他地方都讨论过，对于在儿童健康领域工作的人来说，家庭的幸福绝对是儿童幸福成长的关键——包括（或尤其是）神经发育性障碍儿童。"孩子是家庭中的孩子"这种更宽泛的生态观点正在流行，但是要将这一真理体现在政策中，即将家庭（而不是存在障碍的孩子）视为利益整体，还有很长的路要走。我们还认为，"以家庭为中心"策略的固有特性就是，在我们与所有家庭的关系中，我们都要尊重他们的独一性和特异性。采用和实施这种策略使服务提供者能够了解和适应社会文化因素，这些因素是我们生活和工作的多元文化和多种族社区中的重要组成部分。

基于这些原因，本书强调了法律、政策、社会结构和态度的社会－生态环境。这样做的目的之一是提醒读者，在医疗卫生系统之外，还有其他对儿童和家庭具有重要影响的力量，且常常是决定性的力量，对这些力量的改进，会给所有儿童和家庭带来巨大影响，包括本书中提到的儿童和家庭。

我们的作者们还讨论了一些问题，如知识转化（KT）和交流、培训及跨专业教育，并把这些问题作为重要的环境因素，因为它们能够支持专业人员尽可能获得充分的信息和技能，为神经发育性障碍青少年及其家人提供服务。在知识转化中需要的大部分是概念上的转变和发展（如接受 ICF 的语言和思想，抛弃已被证明无效的旧观念）。我们认为，只有在重视和鼓励跨学科学习、研究和服务提供，并使人们超越传统学科界限的环境中，才能最有效地解决转变和发展的挑战。这反过来又提醒我们，有必要对成人服务专家进行有效的培训，他们应该有信心、有能力为"存在儿童期障碍的成年人"提供服务。此外，还需要来自父母和倡导团体的互动和支持，向法院和公共政策制定者提供基于证据的指导，监控不断增长但往往未加鉴别的医学新闻报道的质量，并且以建设性和负责任的方式与记者和新闻媒体互动，确保客观的沟通（Wilson 2010, Macilwain 2010, Ronen & Dan 2013）。

三、ICF 缺少什么？

ICF 是本书讨论所有问题的唯一透镜，因此，有必要对其可能存在的局限性进行评论。首先，虽然 ICF 目前的建构形式使描述时刻简况成为可能，但它实际上是静态的。我们喜欢将 ICF 提供的框架当成一个模板，帮助我们在框架的若干元素中发现并"划入（纳入）"人们当前生活的各个方面。这样，人的优势和挑战都可以包含在 ICF 模型的一个二维图景中，有助于我们识别与儿童或青少年及其家庭一起工作的潜在切入点，识别这些元素之间有何关联。因此，在临床（个人）层面，ICF 可以针对个人的状态提供一个跨维度的图景，而在政策层面，它可以识别那些存在困境的领域，这些困境无法仅仅依靠更好的"医疗措施"来解决，需要补充政治、社会或环境的干预措施。

针对（ICF）这种实时的视角，我们需要增加**时间和空间**的维度，来判定某个残障人士未来可能走向的、一些特定的因素配置；这些附加因素可能包括对成长和生活的动态过程的认识，如过渡到成人服务的早期准备。在神经发育性障碍患者成长及逐渐变老的社区和社会环境中，还同时存在其他影响因素，如对残疾人的态度、教育或社会政策的包容度、家庭支持机制等，这些都可以显著影响残障人士及其家庭的生活质量。也正是由于这些，人们可以从中寻求改变的机会（在 ICF 图景的任何方面），并评估这些改变对相关目标在附加时间和空间维度上的影响。这种思考和行动的方式提供了扩展的纵向视角，这种视角没有包括在 ICF 之内，却是整个生命周期动态"结果"概念的固有属性。

其次，ICF 可以对一个人的各种生活要素提供**客观**的描述，但是**不包括生活品质的本质性主观维度**。尽管 ICF 的"个人因素"成分允许人们识别他们个人的好恶和优、缺点，但是 ICF 并不寻求人们对个人生活的价值和判断做出自我评估和报告（患者报告结果）。正如本书中许多地方所强调的那样，阿尔布雷希特（Albrecht）和德夫列热（Devlieger）（1999）所指出的"残疾悖论"，清楚地说明了了解人们对自己生活的"主观"看法的重要性，因为"主观"看法和"客观"看法通常是截然不同的。因此，必须把了解人们自我评估的"生活质量"和 ICF 提供的图景视为同等重要且互补的。

四、最后一点想法

ICF 并不意味着一种规范。我们认为，最好的情况是，它提供机会，让我们能够与我们工作的对象一起，找出**他们**生活的哪些方面对**他们**很重要，同时这些方面也可能是我们提供资源、建议和经验所针对的目标。我们希望这本书中所阐述的观点可以启发人们的思考和行动，以此来丰富神经发育性障碍儿童和青少年及其家庭的生活（提高生活质量）。我们特别希望，学者和研究的同事们可以找到无尽的机遇，去探索本书作者们所发现的专业领域内的挑战。任何一个单独的想法或研究，都可以而且应该作为一个切入点来推动该领域向前发展。如果这个目标实现了，这本书的下一版将比我们现在努力完成的版本更加丰富和实用！

参考文献

Albrecht GL, Devlieger PJ (1999) The disability paradox: high quality of life against all odds. *Soc Sci Med* 48: 977–988. http://dx.doi.org/10.1016/S0277-9536(98)00411-0

Macilwain C (2010) Calling science to account. *Nature* 463: 875. http://dx.doi.org/10.1038/463875a

Ronen GM, Dan B (2013) Ethical considerations in pediatric neurology. In Dulac O, Lassonde M, Sarnat HB, editors. *Handbook of Clinical Neurology Vol. 111, Pediatric Neurology, Part I*. Chennai: Elsevier.

Wilson PM (2001) A policy analysis of the expert patient in the United Kingdom: self-care as an expression of pastoral power? *Health Soc Care Commun* 9: 134–142. http://dx.doi.org/10.1046/j.1365–2524.2001.00289.x

World Health Organization (2001) *International Classification of Functioning, Disability and Health*. Geneva: WHO Press.

图书在版编目（CIP）数据

神经发育性障碍儿童和青少年：康复效果与生活质量/(加)伽布瑞尔·M.罗南 (Gabriel M. Ronen)，(加)彼得·L.罗森鲍姆 (Peter L. Rosenbaum) 著；魏国荣，刘笑婴，张芳芳译. --北京：华夏出版社有限公司，2021.7

书名原文: Life Quality Outcomes in Children and Young People with Neurological and Developmental Conditions -Concepts, Evidence and Practice

ISBN 978-7-5222-0131-3

Ⅰ. ①神… Ⅱ. ①伽… ②彼… ③魏… ④刘… ⑤张… Ⅲ. ①神经系统疾病—康复 Ⅳ. ①R741

中国版本图书馆 CIP 数据核字（2021）第 114527 号

Title:Life Quality Outcomes in Children and Young People with Neurological and Developmental Conditions -Concepts, Evidence, and Practice by Gabriel M. Ronen and Peter L. Rosenbaum

ISBN:978-1-908316-58-5

Copyright ©2013 Mac Keith Press

All Rights Reserved. Authorised translation from the English language edition published by Mac Keith Press Ltd. Responsibility for the accuracy of the translation rests solely with Huaxia Publishing House and is not the responsibility of John Wiley & Sons Limited or Mac Keith Press. No part of this book may be reproduced in any form without the written permission of John Wiley & Sons Limited.

Copies of this book sold without a Wiley sticker on the cover are unauthorized and illegal.

本书中文简体中文文字版专有翻译出版权由 John Wiley & Sons, Inc.公司授予华夏出版社有限公司。未经许可，不得以任何手段和形式复制或抄袭本书内容。

本书封底贴有 Wiley 防伪标签，无标签者不得销售。

北京市版权局著作权合同登记号：图字 01-2018-2563 号

神经发育性障碍儿童和青少年：康复效果与生活质量

著　者	［加］伽布瑞尔·M.罗南		［加］彼得·L.罗森鲍姆
主　译	魏国荣　刘笑婴　张芳芳		
责任编辑	张冬爽　张晓瑜		
责任印制	顾瑞清		

出版发行　华夏出版社有限公司
经　销　新华书店
印　装　三河市万龙印装有限公司
版　次　2021 年 7 月北京第 1 版　　2021 年 7 月北京第 1 次印刷
开　本　720×1030　　1/16 开
印　张　30
字　数　424 千字
定　价　129.00 元

华夏出版社有限公司　　地址：北京市东直门外香河园北里 4 号　　邮编：100028

网址: www.hxph.com.cn　　电话：（010）64663331（转）

若发现本版图书有印装质量问题，请与我社营销中心联系调换。